临床常见内科疾病
—诊疗新进展—

主编 宋 敏 黄彩娜 刘雪芳
韩善乐 宋晓燕 王君波

上海科学普及出版社

图书在版编目（CIP）数据

临床常见内科疾病诊疗新进展／宋敏等主编. —上海：上海科学普及出版社，2022.12
ISBN 978-7-5427-8339-4

Ⅰ.①临… Ⅱ.①宋… Ⅲ.①内科–疾病–诊疗 Ⅳ.①R5

中国版本图书馆CIP数据核字（2022）第244381号

统　　筹　张善涛
责任编辑　陈星星
整体设计　宗　宁

临床常见内科疾病诊疗新进展
主编　宋　敏　黄彩娜　刘雪芳
韩善乐　宋晓燕　王君波
上海科学普及出版社出版发行
（上海中山北路832号　邮政编码200070）
http://www.pspsh.com

各地新华书店经销　　山东麦德森文化传媒有限公司印刷
开本　787×1092　1/16　印张　28.75　插页 2　字数 742 400
2022年12月第1版　　2022年12月第1次印刷

ISBN 978-7-5427-8339-4　定价：128.00元
本书如有缺页、错装或坏损等严重质量问题
请向工厂联系调换
联系电话：0531-82601513

编委会 BIANWEIHUI

◎ **主　编**

宋　敏（聊城市退役军人医院）

黄彩娜（青岛市市立医院）

刘雪芳（广州医科大学附属第四医院/广州市增城区人民医院）

韩善乐（山东省聊城市莘县人民医院）

宋晓燕（烟台业达医院）

王君波（山东省青州市人民医院）

◎ **副主编**

路庆雷（成武海吉亚医院）

於寅斌（湖北省黄冈市团风县人民医院）

熊　婷（咸宁市中心医院）

朱耿增（山东第一医科大学第三附属医院）

田　文（沧州市中心医院）

戴　芬（江山市人民医院）

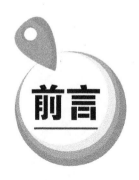

前言

　　内科学是研究疾病的病因、诊断、治疗和预后的学科,在临床医学中占有极其重要的位置,是临床四大学科之一。近年来,随着对疾病病因和发病机制认识的不断深入,内科学得到了突破性进展,疾病诊断、治疗和预防方法得到较大改善。此外,循证医学、整合医学等也对临床内科学产生了巨大的影响,使得新理念和新方法不断涌现。为了全面总结先进的学术思想和丰富的临床经验,系统整理内科常见病的诊断、治疗方法,反映现代内科学发展的新成就,我们特组织专家精心编写了《临床常见内科疾病诊疗新进展》一书,旨在规范临床内科疾病诊治工作流程。

　　本书从不同方位、多层次、多角度反映了近年来内科疾病基础研究与临床实践的最新成果。内容涵盖了急诊科疾病、心内科疾病、消化内科疾病、神经内科疾病、内分泌科疾病、肾内科疾病等,未对疾病的病因、发病机制、病理生理等基础知识进行赘述,而是重点论述了临床表现、实验室检查、诊断方法、鉴别诊断、治疗原则及预后等与临床实际工作联系紧密的知识。本书立足临床实践,内容全面翔实、重点突出,层次清晰,具有实用性、系统性、科学性。希望本书能对培养内科医师良好的诊疗思维能力有所帮助。

　　在临床上,由于患者个体差异和现代医学的迅速发展,以及诊断技术和治疗方法的不断变化,本书提供的资料仅供参考,要根据患者的实际病情具体分析诊疗策略。

本书从酝酿筹备、制订大纲、写出样稿、完成初稿、统审定稿，历时数月。编者以高度的事业心、责任感，以及求实、创新的精神编成此书。但由于编写者经验有限，难免有遗漏或不当之处，恳望广大读者见谅，并望批评指正。

《临床常见内科疾病诊疗新进展》编委会

2022 年 9 月

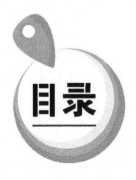

目录

第一章

绪 论

第一节　现代内科学的发展

一、疾病谱演变

20世纪上半叶之前，威胁人类生命的最主要疾病是传染病。历史上曾出现多次鼠疫、霍乱等急性重大传染病大流行，其传染性强、流行面广、迅速致命的特点曾造成亿万人死亡。慢性传染病如疟疾、结核等也给人类造成了持续、巨大的生命和财产损失。因此，早期内科学面临的是以传染病占主要地位的疾病模式。随着医学的不断进步，针对传染病的预防和治疗手段层出不穷，各种疫苗、抗生素以及化学药物的出现使大部分传染病得到了控制甚至于1979年宣布天花在全球范围内被消灭。虽然传染病在一定程度上得到了有效防控，但新的全球健康问题随之而来，那就是与社会和自然环境变迁、人类寿命延长、生活水平提高、不良生活方式泛滥以及心理行为密切相关的心脑血管疾病、恶性肿瘤以及其他慢性病。世界卫生组织（WHO）公布的数据显示，2012年全世界估计5 600万人死亡，其中68%由非传染性疾病导致，比2000年的60%升高了8%，四类主要非传染性疾病分别为心血管疾病、肿瘤、糖尿病以及慢性肺部疾病；从具体病种来看，目前全球范围造成死亡的三大最主要疾病依次是缺血性心脏病、脑卒中以及慢性阻塞性肺疾病。因此，与慢性非传染病的斗争成为当前医学以及内科学的首要任务。

然而，近十余年先后有严重急性呼吸综合征（severe acute respiratory syndrome，SARS）、人感染禽流感、埃博拉病毒、寨卡病毒等在全球或者局部地区暴发流行，艾滋病、结核病等仍然位列当前全球致死主要病因之列，这都给我们的卫生工作敲响警钟：尽管全球疾病谱已转变为慢性非传染性疾病占主要地位，但是对传染性疾病的防控工作仍不能放松，而且还要不断加强。面对这些挑战，内科学任重而道远。

二、医学模式的变迁

医学模式是医学发展和实践活动中逐渐形成的观察和处理医学领域相关问题的基本思想和基本方法，是人们看待和研究医学问题时所遵循的总的原则，反映了特定时期人们认识健康和疾病及其相互关系的哲学观点,影响着这一时期整体医学工作的思维和行为方式。伴随科技文化的不断发展以及疾病谱的演变,医学模式也发生了深刻变化。从远古时代到 20 世纪 70 年代以前,人类先后经历了神灵主义的医学模式、自然哲学的医学模式、机械论的医学模式以及生物医学模式。

生物医学模式极大促进了现代医学的发展,使人们对疾病的认识愈加深入,对疾病的预防和治疗更加有效。但是,这一模式本身的缺陷也不断暴露,尤其是"心身二元论"的观点使人们忽视了人的生理、心理以及诸多社会环境因素之间的关系和影响,致使诸多疾病仅从生物学角度难以解释,单纯依靠生物学手段也难以达到理想疗效。在此背景下,美国 George L.Engel 教授于 1977 年在《科学》杂志撰文,评价了传统生物医学模式的局限性,提出应该用"生物-心理-社会医学模式"取代生物医学模式,标志着医学模式发展进入新纪元。在生物-心理-社会医学模式中看待健康与疾病问题,既要考虑患者自身的生物学特性,还要充分考虑有关的心理因素及社会环境的影响;医疗工作从以疾病为主导转变为以健康为主导,从以医疗机构为基础转变为以社会为基础,从主要依靠医护人员和医学科技转变为需要全社会、多学科共同参与;卫生保健不仅面向个体更要面向群体,疾病防治的重点不仅是躯体疾病,也要重视与心理、社会和环境因素密切相关的疾病。新的医学模式的提出和建立使医疗工作发生了从局部到全身、从个体到群体、从医病到医人、从生物医学到生物-心理-社会整体医学的跨越,这对包括内科学在内的整个医学领域的发展都具有重要的理论和指导意义。

内科学作为医学的重要部分,临床工作中已经充分展现了生物-心理-社会医学模式的影响。例如,部分心血管病患者可能容易合并精神心理方面的问题,应激、焦虑等又会增加心血管事件的发生。因此,在对待心血管病患者时,除了检查患者的心脏,还要注意了解其心理。消化性溃疡的发生也被认为与心理和社会因素密切相关,在临床药物治疗的基础上辅以适当的心理疏导和社会支持,可能取得更好的疗效。我们处在科学、技术、思想不断变革的时代,可以预见,未来的医学模式也不会一成不变,医师应该始终保持发展的眼光,并不断探寻每一个时期最合适的医学模式。

三、生命科学、临床流行病学的发展对内科学的促进作用

在过去的数十年,得益于生命科学的飞跃以及临床流行病学的创立、发展,我们对人类自身生命本质的认识,对疾病发生、发展规律的理解,对疾病预防、诊断和治疗手段的探索,都在不断进步。

基础医学研究的进步使越来越多内科疾病的病因和发病机制得到阐明,进而丰富了治疗手段。例如,心脏重构和神经内分泌系统不适当激活机制的发现使人们对心力衰竭(心衰)的认识不止停留在血流动力学异常的层面,进而大大促进了血管紧张素转化酶抑制剂、β 受体阻滞剂等药物在心力衰竭中的应用,使射血分数降低的心力衰竭患者的预后得到了一定程度的改善;幽门螺杆菌与消化性溃疡关系的阐明也是内科疾病病因与机制研究取得突破的典型案例,根除幽门螺杆菌也成为当下消化性溃疡治疗方案的重点;分子生物学的发展也使对异常血红蛋白病的认识从过去的遗传病发展到现在的血红蛋白分子病,同时也使血红蛋白病的产前和基因诊断得以在临床实施。

在内科疾病诊断技术的发展中,细胞和分子生物学扮演了重要角色。高效液相层析、放射免疫和免疫放射测量、酶学检查技术、酶联免疫吸附测定、聚合酶链反应、生物芯片等技术的建立,

使测定体液或组织中的微量物质、免疫抗体、微生物 DNA 或 RNA 等成为可能,大大提高了疾病诊断的敏感度和特异度。例如,高敏肌钙蛋白的测定使急性心肌梗死(AMI)的诊断时间大大缩短,血乙型肝炎病毒 DNA 载量的测定为慢性乙型肝炎的治疗提供了重要参考等。医学、生命科学与物理学、化学、数学、机械工程等多学科交叉研究促成了多排螺旋计算断层扫描(CT)、磁共振成像(MRI)、正电子发射断层成像(positron emission tomography,PET)等辅助检查技术的开发和应用,使疾病的影像诊断条件发生了翻天覆地的改变,尤其是 PET 及正电子发射计算机体层显像(PET-CT)的问世,使肿瘤性疾病和部分心脑血管疾病在解剖和功能层面得到早期、快速、全面、准确的诊断,具有重大的临床意义。在细胞分子水平上针对致癌位点(特定蛋白或基因)设计的分子靶向治疗使肿瘤化学药物治疗(简称化疗)具有了更强的针对性和更好的效果,反映了肿瘤治疗理念的根本性转变,开创了肿瘤药物治疗的新局面,在内科药物治疗史上具有划时代的意义。新近问世的 CRISPR-Cas9 基因编辑技术不但对生命科学研究中各种动物模型的构建提供了极大便利,而且医师和科学家也开始尝试将这种最新的技术应用到人类疾病的诊治中。

启动于 1990 年、由多国科学家合作开展、被誉为生命科学"登月计划"的人类基因组计划(human genome project,HGP)是一项里程碑式的工作。通过长达 13 年的探索,HGP 测序了人类基因组 30 亿碱基对,为探索生命奥秘迈出了重要一步。借助 HGP 的成果,我们可以了解基因如何在决定人类生长、发育、衰老、患病中发挥作用,从基因水平发现或者更深入认识一批遗传性疾病或与遗传有关的疾病,使基因诊断、基因治疗以及基于基因组信息的疾病识别、人群预防、危险因素干预等成为现实。作为 DNA 双螺旋结构提出者(之一)以及 HGP 主要领导者的 James D.Watson 教授于 2015 年在《自然》杂志撰文回顾 HGP 以及大生物学过去的 25 年,认为 HGP 不仅大力推动了生物医学研究的发展,还开启了科学探索的新途径,HGP 迄今仍在不断启发新的大规模医学与生命科学项目的探索,来源于 HGP 的六条重要经验在其中起到了重要作用,这些经验包括:通力合作、数据分享最大化、有计划地分析数据、优先发展技术、追踪研究进展带来的社会影响、大胆而灵活。这些经验对于当下我们内科学相关研究的开展同样值得借鉴。

与生命科学类似,临床流行病学的建立和发展也极大改变了内科学的面貌。临床流行病学于 20 世纪 70 年代开始兴起,是建立在临床医学基础上的一门关于临床研究的设计、测量和评价的方法学,以患病群体为研究对象,将流行病学、统计学、临床经济学以及医学社会学的原理和方法结合在一起探索疾病的病因、诊断、治疗和预后的规律。临床流行病学的发展反映了当代医学模式的转变,也促进了临床决策的科学化。医疗活动是一个不断决策的过程。既往医师决策主要依靠个人经验,但是经验决策的局限在于容易以偏概全和过于主观。例如,心脏科医师曾经一直认为 β 受体阻滞剂具有负性肌力作用而将其禁用于慢性心力衰竭的治疗,这种片面的认识直到 20 世纪 90 年代末三个经典的临床试验结果相继公布才被扭转,因为这三项大规模的研究一致证实 β 受体阻滞剂能够降低慢性心力衰竭患者的死亡率。这看似有悖常理的结论改变了慢性心力衰竭治疗的历史,β 受体阻滞剂作为能够明确改善心力衰竭患者预后的药物被写入国内外指南,成为以临床流行病学和循证医学为基础的"科学决策"代替"经验决策"的经典案例。所谓科学的临床决策,就是为了解决临床诊疗过程中遇到的各种问题,根据国内外医学科学的最新进展,在充分评价不同诊断或治疗方案的风险和收益之后做出对患者相对获益更多的选择。这其中蕴含了循证医学的概念。21 世纪的临床医学被认为是循证医学的时代,"任何医疗干预都应建立在新近最佳科学研究结果的基础上"这一核心思想已经深入人心,各种指南文件在疾病的诊疗中开始发挥巨大作用。需要注意的是,在临床实践中医师的个人经验并非不再重要,而是要与科学证据结合起来以使患者得到最佳的诊治。

四、微创、介入理念和技术为内科学带来的变革

内科学发展至今,已经不再是单纯依靠药物的传统学科,介入技术、内镜技术等掀开了"微创内科学"崭新的一页,其以创伤小、疗效好、风险低、康复快等优点,快速发展为与药物治疗、外科手术并驾齐驱的三大治疗手段之一,越来越多的内科疾病在微创手段的干预下得到了理想的诊断和治疗。心血管内科是成功运用微创介入诊疗技术的典范。1929 年德国 Werner Forssmann 医师在 X 线透视下通过自己的肘部静脉亲手成功将导管置入右心房,从此拉开了介入心脏病学时代的序幕,他也因为这一创举荣获 1956 年诺贝尔生理学与医学奖。之后,介入心脏病学蓬勃发展;1977 年进行了世界首例经皮冠状动脉成形术,1986 年开展了世界首例冠状动脉支架植入术,2002 年药物洗脱支架应用于临床,2006 年完全可降解支架问世;此外,心律失常射频消融术、心脏起搏器植入术、先天性心脏病介入封堵术也都已广泛开展。当下,心脏介入治疗已经进入了后冠脉介入时代,新的技术不断涌现,包括经皮心脏瓣膜介入治疗、经皮左心耳封堵术、经皮左心室重建术、经皮肾动脉交感神经消融术等。心血管微创介入技术的发展解决了诸多既往单靠药物难以解决的临床问题,甚至某些外科认为的手术禁区,如今也可以尝试利用内科介入技术使难题迎刃而解。

此外,呼吸内科、消化内科等也都已经广泛开展微创诊疗。例如,纤维支气管镜在呼吸系统领域的应用已不再限于肺癌的诊断,在肺部感染、肺不张、弥漫性肺疾病及呼吸急诊中也得到广泛应用;支气管内超声将支气管镜与超声系统相结合弥补了肉眼的不足。消化内科内镜技术飞速发展,经历了硬式内镜、纤维内镜到目前的电子内镜三个阶段,在消化系统疾病的诊治中发挥了重要作用。微创介入理念和技术的兴起、发展是现代内科学变革的一个缩影,可以预见未来这仍将是内科学发展的重要方向。

(宋　敏)

第二节　内科学机遇和挑战

一、转化医学、整合医学的兴起给内科学带来新的机遇

过去半个多世纪,生命科学发展迅速,解答了人类关于自身的诸多不解,政府在政策和经济上的鼓励和资助在其中起到了重要的支撑作用。20 世纪末,美国国立卫生研究院每年支出的研究经费就高达 200 多亿美元。但是,生命科学和基础医学的飞跃,与疾病得到解决之间仍然存在巨大的沟壑,如何将实验室中尖端的科研成果转变为临床上疾病诊治的工具,成为新时期医师和科学家需要着重研究的问题。在这个背景下,转化医学的概念应运而生。转化医学并不是狭义的单一学科,而是一种理念、一个平台,重点在于从临床到实验室、再从实验室到临床,强调实验室科研成果的临床转化,联合基础医学研究者、医师、企业甚至政府,利用来源于临床的问题促进实验室更深入全面解析疾病,并进一步帮助实验室研究成果转化为临床应用的产品与技术,最终目的是促进基础研究、提高医疗水平、解决健康问题。药物研发、分子诊断、医疗器械、生物标志

物、样本库等都属于转化医学的范畴。尽管转化医学的概念近十几年才提出,但是转化医学的思想和行为由来已久。例如,从 20 世纪 20 年代加拿大 Frederick Grant Banting 教授发现胰岛素,到 50 年代英国 Frederick Sanger 教授确定了胰岛素的完整氨基酸序列结构,到 60 年代我国科学家在世界上首次人工合成牛胰岛素,再到当前多种胰岛素制剂在临床糖尿病治疗上的广泛应用,胰岛素近百年的发展史其实也是践行转化医学的一个缩影。在坚持医学基础研究的同时,注重研究成果的临床转化,这是对新时期医学以及内科学的要求,同时也带来了学科发展的新机遇。

当前医学处在专科化的时期,内科学、外科学等都细化成诸多专科。专科化使疾病的诊疗越来越精细,但是也带来很多局限性,医师往往只看到“病”,不能看到“人”;只关注某一个器官,忽视了人的整体性。古人云“天下大势,分久必合,合久必分”,在内科学的实践中,我们也应该重视“分中有合、合中有分”,使专科化与整体性和谐并存,这也是整体整合医学(holistic integrative medicine,简称整合医学)的观点。整合医学指在理念上实现医学整体和局部的统一,在策略上以患者为核心,在实践上将各种防治手段有机融合。它将医学各领域最先进的知识理论和临床各专科最有效的实践经验有机结合,并根据社会、环境、心理等因素进行调整,使之成为更加适合人体健康和疾病防治的新的医学体系。医学模式由最初的神灵主义变迁为今天的生物-心理-社会医学模式,经历的其实也是“整体—局部—整体”的过程,整合医学也是新的医学模式的要求。内科学的临床实践也需要整合医学思想的指导,不但实现内科学各专科之间相互交流、协作诊治,还要注重与外科、心理医学科等其他学科的沟通合作。目前很多医院已经在开展的多学科综合诊疗的模式(multi-disciplinary team,MDT)其实也是顺应整合医学潮流而产生的新的工作模式。从广义上讲,整合医学强调的是整体观、整合观和医学观,要求的是将生物因素、社会环境因素、心理因素整合,将最先进的科学发现、科学证据与最有效的临床经验整合,将自然科学的思维方式与医学哲学的思考方式整合。具体地讲,是把数据证据还原成事实,把认识共识提升成经验,把技术艺术凝练成医术,然后在事实、经验、医术这个层面反复实践,实践出真知,最后不断形成新的医学知识体系。整合医学不是一种实体医学,而是一种认识论、方法学,通过整合医学可以不断形成或完善新的医学知识体系。由于自然在变,社会在变,医学对人体的认识在积累,人类对健康的需求在增加,所以整合医学或医学整合是一个永恒的主题。整合医学的兴起和发展对内科学提出了新的要求,也必将会促进内科学的发展。

二、信息化、大数据与精准医疗背景下的内科学

处在信息时代的今天,信息化、网络化、数字化已经渗透到医学的各个领域,使传统医学的理论、思想、方法和模式发生了极大转变,为医学的发展不断注入新的内容与活力。当下我们的日常医疗活动中到处都有网络和信息技术的身影,包括移动医疗、远程医疗、电子病历、医疗信息数据平台、智能可穿戴医疗产品、信息化服务等,信息化、数字化武装下的医学和内科学的发展比以往任何一个历史阶段都迅速。同时不容忽视的是,在网络和信息技术的影响下内科学面临的挑战和机遇并存。我们应该注意到信息和技术资源享有的地域性差异导致的医疗资源分配不均和医疗质量参差不齐,注意到医学信息与网络环境的污染问题以及由虚假医学信息传播导致的社会问题,注意到网络化和信息化带来的医学伦理问题等。

互联网、云计算、超强生物传感器、基因测序等创造性技术喷涌而出,我们已不可避免地身处“大数据”时代。从人类文明萌芽到公元 2003 年,整个人类文明记录在案的数据量一共有 5EB。

而今天，全世界两天就能产生5EB的新增数据。生物与医学领域可能是下一轮更大的数据海啸发源地。例如，每位接受基因测序的人将产生约2 400亿字节的数据，截至2011年，已有3 000～10 000人接受了完整DNA测序，随着测量费用的走低，愿意接受DNA测序的人群会飞速增长，随之基因数据库的容量将呈指数级增长。再如，越来越多的人佩戴可穿戴医疗设备，持续发送个体生理数据，他们通过移动终端互动、下达指令、发送照片、在线视频甚至预约诊疗，这些活动的同时产生了大量的数据。同时环境中也存在智慧网络，交通、气候、水、能源等被实时监测，并不断被上传至云数据端。这些来源多样、类型繁多、容量巨大、具有潜在价值的数据群称为"大数据"。大数据好似"未来的石油"，不加以挖掘利用，则永远沉睡于地下。但如果掌握了有效技术对它们进行开发，大数据将变得价值连城。在医学的方方面面，包括临床研究分析、临床决策制订、疾病转归预测、个体化治疗、医疗质量管控等，大数据的分析和应用都将发挥巨大的作用。大数据时代医师的日常诊疗已伴随产生大量患者信息数据，如果与他们的基因组学和其他个人资料相结合，利用信息分析技术，完全可以产生具有相当价值的医学信息，甚至可以部分替代传统的医学研究模式。

与大数据相对应的是"精准医学计划"。大数据的特点是全部数据，而非随机取样；反映的是宏观大体方向，缺乏适当的微观精确度；庞大繁杂的数据之间更多的是相关关系，而不是科学研究中更喜欢的因果关系。在这种背景下，西方和我国都开始倡导实施精准医学计划，旨在大数据时代注重个体化医学研究，强调依据个人信息（如基因信息）为肿瘤以及其他疾病患者制定个体医疗方案。狭义的精准医学指"按照基因匹配治疗方法"，而广义的精准医学则可以认为是"集合现代科技手段与传统医学方法，科学认知人体功能和疾病本质，以最有效、最安全、最经济的医疗服务获取个体和社会健康效益最大化的新型医疗"。

精准医疗第一步是精准诊断。采集患者的个人情况、临床信息、生物样本，再通过基因测序、遗传学分析，进一步收集患者分子层面信息。除了传统的DNA、RNA、染色体检测，目前还不断出现新型基因组学标志物，包括表达谱、小RNA、表观遗传修饰、全基因组DNA序列、全外显子组DNA序列、蛋白质组、代谢组检测等。这些标志物深入不同维度，反映不同层面组学信息，帮助科研人员和临床医师更全面、深入、精确定位疾病的组学缺陷。第二步是精准治疗。对患者所有信息进行整合并分析，制定符合个体的治疗方案。尤其在分子层面，针对疾病的基因突变靶标，给予针对性治疗药物进行"精确打击"。精准医疗，在一定程度上可以理解为更为精确的个体化治疗，其在内科学的各个专业领域都是适合的，例如，肿瘤性疾病的基因诊断和靶向治疗，心血管疾病患者抗栓治疗前相关基因检测以及针对性选择药物等。虽然精准医学概念提出的时间并不长，但是国家已经在政策层面给予了高度重视和支持。以此为契机，内科学各学科可以探索适合自身的精准之路，在大数据时代做到有的放矢，为个体化的患者带来个体化的诊治策略与受益。

（宋　敏）

第二章

内科疾病常见症状与体征

第一节 发 热

一、概述

正常人体的体温在体温调节中枢的控制下,人体的产热和散热处于动态平衡之中,维持人体的体温在相对恒定的范围之内,腋窝下所测的体温为 36～37 ℃;口腔中舌下所测的体温为 36.3～37.2 ℃;肛门内所测的体温为 36.50～37.7 ℃。在生理状态下,不同的个体、不同的时间和不同的环境,人体体温会有所不同。①不同个体间的体温有差异:儿童由于代谢率较高,体温可比成年人高;老年人代谢率低,体温比成年人低。②同一个体体温在不同时间有差异:正常情况下,人体体温在早晨较低,下午较高;妇女体温在排卵期和妊娠期较高,月经期较低。③不同环境下的体温亦有差异:运动、进餐、情绪激动和高温环境下工作时体温较高,低温环境下工作时体温较低。在病理状态下,人体产热增多,散热减少,体温超过正常时,就称为发热。发热持续时间在2 周以内为急性发热,超过 2 周为慢性发热。

(一)病因

引起发热的病因很多,按有无病原体侵入人体分为感染性发热和非感染性发热两大类。

1.感染性发热

各种病原体侵入人体后引起的发热称为感染性发热。引起感染性发热的病原体有细菌、病毒、支原体、立克次体、真菌、螺旋体及寄生虫。病原体侵入机体后可引起相应的疾病,不论急性还是慢性、局限性还是全身性均可引起发热。病原体及其代谢产物或炎性渗出物等外源性致热原,在体内作用致热原细胞如中性粒细胞、单核细胞及巨噬细胞等,使其产生并释放白细胞介素-1、干扰素、肿瘤坏死因子和炎症蛋白-1 等而引起发热。感染性发热占发热病因的 50%～60%。

2.非感染性发热

由病原体以外的其他病因引起的发热称为非感染性发热。常见于以下原因。

(1)吸收热:由于组织坏死,组织蛋白分解和坏死组织吸收引起的发热称为吸收热。①物理和机械因素损伤:大面积烧伤、内脏出血、创伤、大手术后,骨折和热射病等。②血液系统疾病:白血病、恶性淋巴瘤、恶性组织细胞病、骨髓增生异常综合征、多发性骨髓瘤、急性溶血和血型不合输血等。③肿瘤性疾病:各种恶性肿瘤。④血栓栓塞性疾病:静脉血栓形成,如静脉、股静脉和髓静脉血栓形成。动脉血栓形成,如心肌梗死、脑动脉栓塞、肠系膜动脉栓塞和四肢动脉栓塞等。微循环血栓形成,如溶血性尿毒综合征和血栓性血小板减少性紫癜。

(2)变态反应性发热:变态反应产生时形成外源性致热原抗原抗体复合物,激活了致热原细胞,使其产生并释放白细胞介素-1、干扰素、肿瘤坏死因子和炎症蛋白-1等引起的发热。如风湿热、药物热、血清病和结缔组织病等。

(3)中枢性发热:有些致热因素不通过内源性致热原而直接损害体温调节中枢,使体温调定点上移后发出调节冲动,造成产热大于散热,体温升高,称为中枢性发热。①物理因素:如中暑等。②化学因素:如重度安眠药中毒等。③机械因素:如颅内出血和颅内肿瘤细胞浸润等。④功能性因素:如自主神经功能紊乱和感染后低热。

(4)其他:如甲状腺功能亢进,脱水等。

发热都是由于致热因素的作用使人体产生的热量超过散发的热量,引起体温升高超过正常范围。

(二)发生机制

1.外源性致热原的摄入

各种致病的微生物或它们的毒素、抗原抗体复合物、淋巴因子、某些致炎物质(如尿酸盐结晶和硅酸盐结晶)、某些类固醇、肽聚糖和多核苷酸等外源性致热原多数是大分子物质,侵入人体后不能通过血-脑屏障作用于体温调节中枢,但可通过激活血液中的致热原细胞产生白细胞介素-1等。白细胞介素-1等的产生:在各种外源性致热原侵入人体内后,能激活血液中的中性粒细胞,单核-巨噬细胞和嗜酸性粒细胞等,产生白细胞介素-1,干扰素、肿瘤坏死因子和炎症蛋白-1。其中研究最多的是白细胞介素-1。

2.白细胞介素-1的作用部位

(1)脑组织:白细胞介素-1可能通过下丘脑终板血管器(此处血管为有孔毛细血管)的毛细血管进入脑组织。

(2)POAH 神经元:白细胞介素-1亦有可能通过下丘脑终板血管器毛细血管到达血管外间隙(即血脑屏腌外侧)的 POAH 神经元。

3.发热的产生

白细胞介素-1作用于 POAH 神经元或在脑组织内再通过中枢介质引起体温调定点上移,体温调节中枢再对体温重新调节,发出调节命令,一方面可能通过垂体内分泌系统使代谢增加和域通过运动神经系统使骨骼肌阵缩(即寒战),引起产热增加;另一方面通过交感神经系统使皮肤血管和立毛肌收缩,排汗停止,散热减少。这几方面作用使人体产生的热量超过散发的热量,体温升高,引起发热,一直达到体温调定点的新的平衡点。

二、发热的诊断

(一)发热的程度诊断

(1)低热:人体的体温超过正常,但低于 38 ℃。

(2)中度热:人体的体温为 38.1～39 ℃。

(3)高热:人体的体温为 39.1～41 ℃。

(4)过高热:人体的体温超过 41 ℃。

(二)发热的分期诊断

1.体温上升期

此期为白细胞介素-1 作用于 POAH 神经元或在脑组织内再通过中枢介质引起体温调定点上移,体温调节中枢对体温重新调节,发出调节命令,可通过代谢增加,骨骼肌阵缩(寒战),使产热增加;皮肤血管和立毛肌收缩,使散热减少。因此,产热超过散热使体温升高。体温升高的方式有骤升和缓升两种。

(1)骤升型:人体的体温在数小时内达到高热或以上,常伴有寒战。

(2)缓升型:人体的体温逐渐上升在几天内达高峰。

2.高热期

此期为人体的体温达到高峰后的时期,体温调定点已达到新的平衡。

3.体温下降期

此期由于病因已被清除,体温调定点逐渐降到正常,散热超过产热,体温逐渐恢复正常。与体温升高的方式相对应的有两种体温降低的方式。

(1)骤降型:人体的体温在数小时内降到正常,常伴有大汗。

(2)缓降型:人体的体温在几天内逐渐下降到正常。体温骤升和骤降的发热常见疟疾、大叶性肺炎、急性肾盂肾炎和输液反应。体温缓升缓降的发热常见于伤寒和结核。

(三)发热的分类诊断

1.急性发热

发热的时间在 2 周以内为急性发热。

2.慢性发热

发热的时间超过 2 周为慢性发热。

(四)发热的热型诊断

把不同时间测得的体温数值分别记录在体温单上,将不同时间测得的体温数值按顺序连接起来,形成体温曲线,这些曲线的形态称热型。

1.稽留热

人体的体温维持在高热和以上水平达几天或几周。常见大叶性肺炎和伤寒高热期。

2.弛张热

人体的体温在一天内都在正常水平以上,但波动范围在 2 ℃以上。常见化脓性感染、风湿热、败血症等。

3.间歇热

人体的体温骤升到高峰后维持几小时,再迅速降到正常,无热的间歇时间持续一到数天,反复出现。常见于疟疾和急性肾盂肾炎等。

4.波状热

人体的体温缓升到高热后持续几天后,再缓降到正常,持续几天后再缓升到高热,反复多次。常见于布鲁杆菌病。

5.回归热

人体的体温骤升到高热后持续几天后,再骤降到正常,持续几天后在骤升到高热,反复数次。常见恶性淋巴瘤和部分恶性组织细胞病等。

6.不规则热

人体的体温可高可低,无规律性。常见于结核病,风湿热等。

三、发热的诊断方法

(一)详细询问病史

1.现病史

(1)起病情况和患病时间:发热的急骤和缓慢,发热持续时间。急性发热常见细菌、病毒、肺炎支原体、立克次体、真菌、螺旋体及寄生虫感染。其他有结缔组织病、急性白血病、药物热等,长期发热的原因,除中枢性原因外,还可包括以下四大类:①感染是长期发热最常见的原因,常见于伤寒、副伤寒、亚急性感染性心内膜炎、败血症、结核病、阿米巴肝病、黑热病、急性血吸虫病等,在各种感染中,结核病是主要原因之一,特别是某些肺外结核,如深部淋巴结结核、肝结核;②造血系统的新陈代谢率较高,有病理改变时易引起发热,如非白血性白血病、深部恶性淋巴瘤、恶性组织细胞病等;③结缔组织疾病如播散性红斑狼疮、结节性多动脉炎、风湿热等疾病,可成为长期发热的疾病;④恶性肿瘤增长迅速,当肿瘤组织崩溃或附加感染时则可引起长期发热,如肝癌、结肠癌等早期常易漏诊。

(2)病因和诱因:常见的有流行性感冒、其他病毒性上呼吸道感染、急性病毒性肝炎、流行性乙型脑炎、脊髓灰质炎、传染性单核细胞增多症、流行性出血热、森林脑炎、传染性淋巴细胞增多症、麻疹、风疹、流行性腮腺炎、水痘、肺炎支原体肺炎、肾盂肾炎、胸膜炎、心包炎、腹膜炎、血栓性静脉炎、丹毒、伤寒、副伤寒、亚急性感染性心内膜炎、败血症、结核病、阿米巴肝病、黑热病、急性血吸虫病、钩端螺旋体病、疟疾、阿米巴肝病、急性血吸虫病、丝虫病、旋毛虫病、风湿热。药热、血清病、系统性红斑狼疮、皮肌炎、结节性多动脉炎、急性胰腺炎、急性溶血、急性心肌梗死、脏器梗死或血栓形成,体腔积血或血肿形成,大面积烧伤,白血病、恶性淋巴瘤、癌、肉瘤、恶性组织细胞病、痛风发作、甲状腺危象、重度脱水、热射病、脑出血、白塞病、高温下工作等。

(3)伴随症状:有寒战、结膜充血、口唇疱疹、肝脾大、淋巴结肿大、出血、关节肿痛、皮疹和昏迷等。发热的伴随症状越多,越有利于诊断或鉴别诊断,所以应尽量询问和采集发热的全部伴随症状。寒战常见于大叶肺炎、败血症、急性胆囊炎、急性肾盂肾炎、流行性脑脊髓膜炎、疟疾、钩端螺旋体病、药物热、急性溶血或输血反应等。结膜充血多见于麻疹、咽结膜热、流行性出血热、斑疹伤寒、钩端螺旋体病等。口唇单纯疱疹多出现于急性发热性疾病,如大叶肺炎、流行性脑脊髓膜炎、间日疟、流行性感冒等。淋巴结肿大见于传染性单核细胞增多症、风疹、淋巴结结核、局灶性化脓性感染、丝虫病、白血病、淋巴瘤、转移癌等。

肝脾大常见于传染性单核细胞增多症、病毒性肝炎、肝及胆管感染、布鲁杆菌病、疟疾、结缔组织病、白血病、淋巴瘤及黑热病、急性血吸虫病等。出血可见于重症感染及某些急性传染病,如流行性出血热、病毒性肝炎、斑疹伤寒、败血症等。也可见于某些血液病,如急性白血病、重型再生障碍性贫血、恶性组织细胞病等。关节肿痛常见于败血症、猩红热、布鲁杆菌病、风湿热、结缔组织病、痛风等。皮疹常见于麻疹、猩红热、风疹、水痘、斑疹伤寒、风湿热、结缔组织病、药物热等。昏迷发生在发热之后者常见于流行性乙型脑炎、斑疹伤寒、流行性脑脊髓膜炎、中毒性菌痢、中暑等;昏迷发生在发热前者见于脑出血、巴比妥类中毒等。

2.既往史和个人史

如过去曾患的疾病、有无外伤、做过何种手术、预防接种史和过敏史等。个人经历:如居住地、职业、旅游史和接触感染史等。职业:如工种、劳动环境等。发病地区及季节,对传染病与寄生虫病特别重要。某些寄生虫病如血吸虫病、黑热病、丝虫病等有严格的地区性。斑疹伤寒、回归热、白喉、流行性脑脊髓膜炎等流行于冬春季节;伤寒、乙型脑炎、脊髓灰质炎则流行于夏秋;钩端螺旋体病的流行常见于夏收与秋收季节。麻疹、猩红热、伤寒等急性传染病病愈后常有较牢固的免疫力,第二次发病的可能性甚少。中毒型菌痢、食物中毒的患者发病前多有进食不洁饮食史;疟疾、病毒性肝炎可通过输血传染。阿米巴肝病可有慢性痢疾病史。

(二)仔细全面体检

(1)记录体温曲线:每天记录 4 次体温以此判断热型。

(2)细致、精确、规范、全面和有重点的体格检查。

(三)准确的实验室检查

1.常规检查

包括三大常规(即血常规、尿常规和大便常规)、血沉和肺部 X 线片。

2.细菌学检查

可根据病情取血、骨髓、尿、胆汁、大便和脓液进行培养。

(四)针对性的特殊检查

1.骨髓穿刺和骨髓活检

对血液系统的肿瘤和骨髓转移癌有诊断意义。

2.免疫学检查

免疫球蛋白电泳、类风湿因子、抗核抗体、抗双链 DNA 抗体等。

3.影像学检查

如超声波、电子计算机 X 线体层扫描(CT)和磁共振成像(MRI)下摄像仪检查。

4.淋巴结活检

对淋巴组织增生性疾病的确诊有诊断价值。

5.诊断性探查术

对经过以上检查仍不能诊断的腹腔内肿块可慎重采用。

四、鉴别诊断

(一)急性发热

急性发热指发热在 2 周以内者。病因主要是感染,其局部定位症状常出现在发热之后。准确的实验室检查和针对性的特殊检查对鉴别诊断有很大的价值。如果发热缺乏定位,白细胞计数不高或减低难以确定诊断的大多为病毒感染。

(二)慢性发热

1.长期发热

长期发热指中高度发热超过 2 周以上者。常见的病因有四类:即感染、结缔组织疾病、肿瘤和恶性血液病。其中以感染多见。

(1)感染:常见的原因有伤寒、副伤寒、结核、败血症、肝脓肿、慢性胆囊炎、感染性心内膜炎、急性血吸虫病、传染性单核细胞增多症、黑热病等。

感染所致发热的特点:①常伴畏寒和寒战;②白细胞数$>10\times10^9$/L、中性粒细胞$>80\%$、杆状核粒细胞$>5\%$,常为非结核感染;③病原学和血清学的检查可获得阳性结果;④抗生素治疗有效。

(2)结缔组织疾病:常见的原因有系统性红斑狼疮、风湿热、皮肌炎、贝赫切特综合征、结节性多动脉炎等。

结缔组织疾病所致发热的特点:①多发于生育期的妇女;②多器官受累、表现多样;③血清中有高滴度的自身抗体;④抗生素治疗无效且易过敏;⑤水杨酸或肾上腺皮质激素治疗有效。

(3)肿瘤:常见各种恶性肿瘤和转移性肿瘤。肿瘤所致发热的特点:无寒战、抗生素治疗无效、伴进行性消瘦和贫血。

(4)恶性血液病:常见于恶性淋巴瘤和恶性组织细胞病。恶性血液病所致发热的特点:常伴有肝脾大、全血细胞计数减少和进行性衰竭,抗生素治疗无效。

2.慢性低热

慢性低热指低度发热超过3周以上者,常见的病因有器质性和功能性低热。

(1)器质性低热:①感染,常见的病因有结核、慢性泌尿系统感染、牙周脓肿、鼻旁窦炎、前列腺炎和盆腔炎等,注意进行有关的实验室检查和针对性的特殊检查对鉴别诊断有很大的价值;②非感染性发热,常见的病因有结缔组织疾病和甲亢,凭借自身抗体和毛、爪的检查有助于诊断。

(2)功能性低热:①感染后低热,急性传染病等引起高热在治愈后,由于体温调节中枢的功能未恢复正常,低热可持续数周,反复的体检和实验室检查未见异常;②自主神经功能紊乱,多见于年轻女性,一天内体温波动不超过0.5 ℃,体力活动后体温不升反降,常伴颜面潮红、心悸、手颤、失眠等。并排除其他原因引起的低热后才能诊断。

(刘雪芳)

第二节 胸　　痛

胸痛主要由胸部疾病引起,少数由其他部位的病变所致,心血管系统疾病是胸痛的常见原因,但其他部位的疾病亦可引起胸痛症状,如肝脓肿等。因痛阈个体差异性大,胸痛的程度与原发疾病的病情轻重并不完全一致。

一、病因

(一)胸壁疾病

肋软骨炎、带状疱疹、流行性肌炎、颈胸椎疾病、胸部外伤、肋间神经痛和肋骨转移瘤。

(二)呼吸系统疾病

胸膜炎、肺炎、支气管肺癌和气胸。

(三)纵隔疾病

急性纵隔炎、纵隔肿瘤、纵隔气肿。

(四)心血管疾病

心绞痛、心肌梗死、心包炎、胸主动脉瘤、肺栓塞和夹层动脉瘤等。

(五)消化系统疾病

食管炎、胃十二指肠溃疡、胆囊炎、胰腺炎等。

（六）膈肌疾病

膈疝、膈下脓肿。

（七）其他

骨髓瘤、白血病胸骨浸润、心脏神经官能症等。

二、临床表现

（一）发病年龄

青壮年胸痛，应注意结核性胸膜炎、自发性气胸、心肌炎、心肌病、风湿性心瓣膜病；年龄在40岁以上患者还应注意心绞痛、心肌梗死与肺癌。

（二）胸痛部位

(1)局部有压痛，炎症性疾病，尚伴有局部红、肿、热表现。

(2)带状疱疹是成簇水疱沿一侧肋间神经分布伴剧痛，疱疹不越过体表中线。

(3)非化脓性肋骨软骨炎多侵犯第1～2肋软骨，对称或非对称性，呈单个或多个肿胀隆起，局部皮色正常，有压痛，咳嗽、深呼吸或上肢大幅度活动时疼痛加重。

(4)食管及纵隔病变，胸痛多位于胸骨后，进食或吞咽时加重。

(5)心绞痛和心肌梗死的疼痛多在心前区与胸骨后或剑突下，疼痛常放射至左肩、左臂内侧，达环指与小指，亦可放射于左颈与面颊部，患者误认为牙痛。

(6)夹层动脉瘤疼痛位于胸背部，向下放射至下腹、腰部及两侧腹股沟和下肢。

(7)自发性气胸、胸膜炎和肺梗死的胸痛多位于患侧腋前线与腋中线附近，后二者如累及肺底、膈胸膜，则疼痛也可放射于同侧肩部。肺尖部肺癌（肺上沟癌、Pancoast癌）以肩部、腋下痛为主，疼痛向上肢内侧放射。

（三）胸痛性质

(1)带状疱疹呈刀割样痛或灼痛，剧烈难忍。

(2)食管炎则为烧灼痛。

(3)心绞痛呈绞窄性并有重压窒息感。

(4)心肌梗死则疼痛更为剧烈并有恐惧、濒死感。

(5)纤维素性胸膜炎常呈尖锐刺痛或撕裂痛。

(6)肺癌常为胸部闷痛，而Pancoast癌则呈火灼样痛，夜间尤甚。

(7)夹层动脉瘤为突然发生胸背部难忍撕裂样剧痛。

(8)肺梗死亦为突然剧烈刺痛或绞痛。常伴呼吸困难及发绀。

（四）持续时间

(1)平滑肌痉挛或血管狭窄缺血所致疼痛为阵发性。

(2)炎症、肿瘤、栓塞或梗死所致疼痛呈持续性。如心绞痛发作时间短暂，而心肌梗死疼痛持续时间很长且不易缓解。

（五）影响胸痛因素

影响胸痛因素包括诱因、加重与缓解。劳累、体力活动、精神紧张可诱发心绞痛发作，休息、含服硝酸甘油或硝酸异山梨酯，可使心绞痛缓解，而对心肌梗死疼痛则无效。胸膜炎和心包炎的胸痛则可因深呼吸和咳嗽而加剧。反流性食管炎的胸骨后灼痛，饱餐后出现，仰卧或俯卧位加重，服用抗酸剂和促动力药多潘立酮或西沙必利后可减轻或消失

三、胸痛伴随症状

（1）胸痛伴吞咽困难或咽下痛者，提示食管疾病，如反流性食管炎。

（2）胸痛伴呼吸困难者，提示较大范围病变，如大叶性肺炎、自发性气胸、渗出性胸膜炎和肺栓塞等。

（3）胸痛伴面色苍白、大汗、血压下降或休克表现时，多考虑心肌梗死、夹层动脉瘤、主动脉窦瘤破裂和大块肺栓塞等。

（宋　敏）

第三节　心　悸

一、概述

心悸是人们主观感觉心跳或心慌，患者主诉心脏像擂鼓样，心脏停搏，心慌不稳等，常伴心前区不适，是由心率过快或过缓、心律不齐、心肌收缩力增加或神经敏感性增高等因素引起。一般健康人仅在剧烈运动、神经过度紧张或高度兴奋时才会有心悸的感觉，神经官能症或处于焦虑状态的患者即使没有心律失常或器质性心脏病，也常以心悸为主诉而就诊，而某些患器质性心脏病者或出现频发性期前收缩，甚至心房颤动而并不感觉心悸。

二、诊断

（一）临床表现

由于心律失常引起的心悸，在检查患者的当时心律失常不一定存在，因此务必让患者详细陈述发病的缓急、病程的长短；发生心悸当时的主观症状，如有无心脏活动过强、过快、过慢、不规则的感觉；持续性或阵发性；是否伴有意识改变；周围循环状态如四肢发冷、面色苍白及发作持续时间等；有无多食、怕热、易出汗、消瘦等；心悸发作的诱因与体位、体力活动、精神状态及麻黄碱、胰岛素等药物的关系。体检重点检查有无心脏疾病的体征，如心脏杂音、心脏扩大及心律改变，有无血压增高、脉压增宽、动脉枪击音、水冲脉等高动力循环的表现，注意甲状腺是否肿大、有无突眼、震颤、杂音及有无贫血的体征。

（二）辅助检查

为明确有无心律失常存在及其性质应做心电图检查，如常规心电图未发现异常.可根据患者情况予以适当运动如仰卧起坐、蹲踞活动或24小时动态心电图检查，怀疑冠心病、心肌炎者给予运动负荷试验，阳性检出率较高，如高度怀疑有恶性室性心律失常者，应做连续心电图监测。如怀疑有甲状腺功能亢进、低血糖或嗜铬细胞瘤时可进行相关的实验室检查。

三、鉴别诊断

心悸的鉴别需明确其为心脏原发性节律紊乱引起还是继发循环系统以外的疾病所致，进一步需确定其为功能性还是器质性疾病导致的心悸。

（一）心律失常

1.期前收缩

期前收缩为心悸最常见的病因。不少正常人可因期前收缩的发生而以心悸就诊，心突然"悬空""下沉"或"停顿"感是期前收缩的特征。此种感觉不但与代偿间歇的长短有关，且往往与期前收缩后的心搏出量有关。心脏病患者发生期前收缩的机会更多，心肌梗死患者如期前收缩发生在前一心搏的 T 波上，特别容易引起室性心动过速或心室颤动，应及时处理。听诊可发现心跳不规则，第一心音增强，第二心音减弱或消失，以后有一较长的代偿间歇，桡动脉搏动减弱，甚或消失，形成脉搏短细。

2.阵发性心动过速

阵发性心动过速是一种阵发性规则而快速的异位心律，具有突发突止的特点，发作时间长短不一，心率为160～220 次/分，大多数阵发性室上性心动过速是由折返机制引起，多无器质性心脏病，心动过速发作可由情绪激动、突然用力、疲劳或饱餐所致，亦可无明显诱因出现心悸、心前区不适、精神不安等，严重者可出现血压下降、头晕、乏力甚至心绞痛。室性心动过速最常发生于冠心病，尤其是发生过心肌梗死有室壁瘤的患者及心功能较差者；也可见于其他心脏病甚至无心脏病的患者。阵发性室上性心动过速和室性心动过速心电图不难鉴别，但宽 QRS 波室上性心动过速有时与室速难以区分，必要时可做心脏电生理检查。

3.心房颤动

心房颤动亦为常见心悸原因之一，特别是初发又未经治疗而心率快速者。多发生在器质性心脏病基础上。由于心房活动不协调，失去有效收缩力，加以快而不规则心室节律使心室舒张期缩短，心室充盈不足，因而心排血量不足，常可诱发心力衰竭。体征主要是心律完全不规则，输出量甚少的心搏可引起脉搏短细，心率越快，脉搏短细越显著。心电图检查示窦性 P 波消失，出现细小而形态不一的心房颤动波，心室率绝对不齐则可明确诊断。

（二）心外因素性心悸

1.贫血

常见病因和诱因有钩虫病、溃疡病、痔、月经过多、产后出血、外伤出血等。心悸因心率代偿性增快所致，头晕、眼花、乏力、皮肤黏膜苍白，为贫血疾病的共性，贫血纠正，心悸好转。各种贫血有其特有的临床表现：可有皮肤黏膜出血、上腹部压痛、消瘦、产后出血等。血常规、血小板计数、网织红细胞计数、血细胞比容、外周血及骨髓涂片、粪检寄生虫卵等可资鉴别。

2.甲状腺功能亢进症

以 20～40 岁女性多见。甲状腺激素分泌过多，兴奋和刺激心脏，心悸因代谢亢进心率增快引起，稍活动，心悸明显加剧，伴手震颤、怕热、多汗、失眠、易激动、食欲亢进、消瘦；甲状腺弥漫性肿大；有细震颤和血管杂音；眼球突出，持续性心动过速。实验室检查甲状腺摄碘率升高，甲状腺抑制试验阴性，血总 T_3、T_4 升高，基础代谢率升高等。

3.休克

由于全身组织灌注不足，微循环血流减少，致使心率增快，出现心悸。典型临床症状为皮肤苍白，四肢皮肤湿冷，意识模糊，脉快而弱，血压明显下降，脉压小，尿量减少，二氧化碳结合力和血 pH 有不同程度的降低，收缩压下降至 10.7 kPa（80 mmHg）以下，脉压＜2.7 kPa（20 mmHg），原有高血压者收缩压较原有水平下降30%以上。

15

4.高原病

多见于初入高原者,由于在海拔 3 000 m 以上,大气压和氧分压降低,引起人体缺氧,心率代偿性增快而出现心悸,伴头痛、头晕、眩晕、恶心、呕吐、失眠、疲倦、气喘、胸闷、胸痛、咳嗽、咯血色泡沫痰、呼吸困难等,严重者可出现高原性肺脑水肿。X 线检查:肺动脉段隆凸,右心室肥大,心电图见右心室肥厚及肺性 P 波等;血液检查:红细胞增多,如红细胞数 $>6.5 \times 10^{12}$/L,血红蛋白 >18.5 g/L 等。

5.发热性疾病

由病毒、细菌、支原体、立克次体、寄生虫等感染引起。心悸常与发热有明显关系,热退,则心悸缓解。根据原发病不同,有其不同临床体征,血、尿、粪常规检查及 X 线、超声检查等可明确诊断。药物作用所致的心悸:肾上腺素、阿托品、甲状腺素等药物使用后心率加快,出现心悸。停药后心悸逐渐消失。临床表现除原有疾病的症状外,尚有心前区不适、面色潮红、烦躁不安、心动过速等,详细询问用药史及停药后症状消失可资鉴别。

(三)妊娠期心动过速

由于胎儿生长需要,血流量增加,流速加快,心率加快而致心悸。多见于妊娠后期,有妊娠期的变化:如子宫增大、乳房增大、呼吸困难等症状,下肢水肿、心动过速、腹部随妊娠月龄的增加而膨大,可伴有高血压,尿妊娠试验、黄体酮试验、超声检查等鉴别不难。

(四)围绝经期综合征

主要与卵巢功能衰退,性激素分泌失调有关。多发生于 45～55 岁,激素分泌紊乱、自主神经功能异常而引起心悸。主要特征为月经紊乱,全身不适,面部皮肤阵阵发红,忽冷忽热,出汗,情绪易激动,失眠,耳鸣,腰背酸痛,性功能减退等。血、尿中的雌激素及催乳素减少。促卵泡激素(FSH)与黄体生成激素(LH)增高为诊断依据。

(五)心脏神经官能症

主要由于中枢神经功能失调,影响自主神经功能,造成心脏血管功能异常。患者群多为青壮年(20～40 岁)女性,心悸与精神状态、失眠有明显关系,主诉较多。如:呼吸困难、心前区疼痛、易激动、易疲劳、失眠、多梦、头晕、头痛、记忆力差、注意力涣散、多汗、手足冷、腹胀、尿频等。X 线、心电图、超声心动图等检查正常。

(朱耿增)

第四节　发　　绀

一、概念

发绀是指血液中脱氧血红蛋白增多,使皮肤、黏膜呈青紫色的表现。广义的发绀还包括由异常血红蛋白衍生物(高铁血红蛋白、硫化血红蛋白)所致皮肤黏膜青紫现象。

发绀在皮肤较薄、色素较少和毛细血管丰富的部位如口唇、鼻尖、颊部与甲床等处较为明显,易于观察。

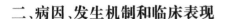

二、病因、发生机制和临床表现

发绀的原因有血液中还原血红蛋白增多及血液中存在异常血红蛋白衍生物两大类。

(一)血液中还原血红蛋白增多

血液中还原血红蛋白增多引起的发绀,是发绀的主要原因。

血液中还原血红蛋白绝对含量增多。还原血红蛋白浓度可用血氧未饱和度表示,正常动脉血氧未饱和度为5%,静脉内血氧未饱和度为30%,毛细血管中血氧未饱和度约为前两者的平均数。每1 g血红蛋白约与1.34 mL氧结合。当毛细血管血液的还原血红蛋白量超过50 g/L(5 g/dL)时,皮肤黏膜即可出现发绀。

1.中心性发绀

由于心、肺疾病导致动脉血氧饱和度(SaO_2)降低引起。发绀的特点是全身性的,除四肢与面颊外,亦见于黏膜(包括舌及口腔黏膜)与躯干的皮肤,但皮肤温暖。中心性发绀又可分为肺性发绀和心性混血性发绀2种。

(1)肺性发绀:①病因见于各种严重呼吸系统疾病,如呼吸道(喉、气管、支气管)阻塞、肺部疾病(肺炎、阻塞性肺气肿、弥漫性肺间质纤维化、肺淤血、肺水肿、急性呼吸窘迫综合征)和肺血管疾病(肺栓塞、原发性肺动脉高压、肺动静脉瘘)等;②发生机制是由于呼吸功能衰竭,通气或换气功能障碍,肺氧合作用不足,致使体循环血管中还原血红蛋白含量增多而出现发绀。

(2)心性混血性发绀:①病因见于发绀型先天性心脏病,如法洛(Fallot)四联症、艾生曼格(Eisenmenger)综合征等;②发生机制是由于心与大血管之间存在异常通道,部分静脉血未通过肺进行氧合作用,即经异常通道分流混入体循环动脉血中,如分流量超过心排血量的1/3时,即可引起发绀。

2.周围性发绀

由于周围循环血流障碍所致,发绀特点是常见于肢体末梢与下垂部位,如肢端、耳垂与鼻尖,这些部位的皮肤温度低、发凉,若按摩或加温耳垂与肢端,使其温暖,发绀即可消失。此点有助于与中心性发绀相互鉴别,后者即使按摩或加温,青紫也不消失。此型发绀又可分为淤血性周围性发绀、真性红细胞增多症和缺血性周围性发绀3种。

(1)淤血性周围性发绀:①病因,如右心衰竭、渗出性心包炎、心包填塞、缩窄性心包炎、局部静脉病变(血栓性静脉炎、上腔静脉综合征、下肢静脉曲张)等;②发生机制是因体循环淤血、周围血流缓慢,氧在组织中被过多摄取所致。

(2)缺血性周围性发绀:①病因常见于重症休克;②发生机制是由于周围血管痉挛收缩,心排血量减少,循环血容量不足,血流缓慢,周围组织血流灌注不足、缺氧,致皮肤黏膜呈青紫、苍白;③局部血液循环障碍,如血栓闭塞性脉管炎、雷诺(Raynaud)病、肢端发绀症、冷球蛋白血症、网状青斑、严重受寒等,由于肢体动脉阻塞或末梢小动脉强烈痉挛、收缩,可引起局部冰冷、苍白与发绀。

(3)真性红细胞增多症:所致发绀亦属周围性,除肢端外,口唇亦可发绀。其发生机制是由于红细胞过多,血液黏稠,致血流缓慢,周围组织摄氧过多,还原血红蛋白含量增高所致。

3.混合性发绀

中心性发绀与周围性发绀并存,可见于心力衰竭(左心衰竭、右心衰竭和全心衰竭),因肺淤血或支气管-肺病变,致血液在肺内氧合不足及周围血流缓慢,毛细血管内血液脱氧过多所致。

(二)异常血红蛋白衍化物

血液中存在着异常血红蛋白衍化物(高铁血红蛋白、硫化血红蛋白),较少见。

1.药物或化学物质中毒所致的高铁血红蛋白血症

(1)发生机制:由于血红蛋白分子的二价铁被三价铁所取代,致使失去与氧结合的能力,当血液中高铁血红蛋白含量达 30 g/L 时,即可出现发绀。此种情况通常由伯氨喹、亚硝酸盐、氯酸钾、碱式硝酸铋、磺胺类、苯丙砜、硝基苯、苯胺等中毒引起。

(2)临床表现:其发绀特点是急骤出现,暂时性,病情严重,经过氧疗青紫不减,抽出的静脉血呈深棕色,暴露于空气中也不能转变成鲜红色,若静脉注射亚甲蓝溶液、硫代硫酸钠或大剂量维生素 C,均可使青紫消退。分光镜检查可证明血中高铁血红蛋白的存在。由于大量进食含有亚硝酸盐的变质蔬菜而引起的中毒性高铁血红蛋白血症,也可出现发绀,称"肠源性青紫症"。

2.先天性高铁血红蛋白血症

患者自幼即有发绀,有家族史,而无心肺疾病及引起异常血红蛋白的其他原因,身体一般健康状况较好。

3.硫化血红蛋白血症

(1)发生机制:硫化血红蛋白并不存在于正常红细胞中。凡能引起高铁血红蛋白血症的药物或化学物质也能引起硫化血红蛋白血症,但患者须同时有便秘或服用硫化物(主要为含硫的氨基酸),在肠内形成大量硫化氢为先决条件。所服用的含氮化合物或芳香族氨基酸则起触媒作用,使硫化氢作用于血红蛋白,而生成硫化血红蛋白,当血中含量达 5 g/L 时,即可出现发绀。

(2)临床表现:发绀的特点是持续时间长,可达几个月或更长时间,因硫化血红蛋白一经形成,不论在体内或体外均不能恢复为血红蛋白,而红细胞寿命仍正常;患者血液呈蓝褐色,分光镜检查可确定硫化血红蛋白的存在。

三、伴随症状

(一)发绀伴呼吸困难

常见于重症心、肺疾病和急性呼吸道阻塞、气胸等;先天性高铁是血红蛋白血症和硫化血红蛋白血症虽有明显发绀,但一般无呼吸困难。

(二)发绀伴杵状指(趾)

病程较长后出现,主要见于发绀型先天性心脏病及某些慢性肺内部疾病。

(三)急性起病伴意识障碍和衰竭

见于某些药物或化学物质急性中毒、休克、急性肺部感染等。

(戴　芬)

第五节　恶心与呕吐

恶心与呕吐是临床常见症状,恶心为上腹部不适、紧迫,欲吐伴以迷走神经兴奋的一系列症状如苍白、冷汗、流涎、心动过缓等;呕吐则是胃内容物甚至部分小肠内容物经食管至口腔再排出体外的症状。恶心多为呕吐的先兆,两者均为一复杂的反射动作,且由多种原因引起。多数为消化系统疾病所致,少数由全身疾病引起,须全面、系统问诊、查体方能做出诊断。反复持续的呕吐尚可引起严重并发症,故应予重视。

一、病因和分类

由于发病机理不完全清楚,恶心呕吐尚无满意分类,一般分为反射性和中枢性两类。

(一)反射性呕吐

1.咽部受到刺激

如吸烟、剧咳、鼻咽部炎症或溢脓等。

2.胃、十二指肠疾病

急慢性胃肠炎、消化性溃疡、急性胃扩张或幽门梗阻、十二指肠淤滞等。

3.肠道疾病

急性阑尾炎、各型肠梗阻、急性出血坏死性肠炎、腹型过敏性紫癜。

4.肝胆胰疾病

急性肝炎、肝硬化、肝淤血、急慢性胆囊炎或胰腺炎。

5.全身性疾病

如肾输尿管结石、急性肾盂肾炎、急性盆腔炎、异位妊娠破裂等。心肌梗死、内耳迷路病变、青光眼、屈光不正等亦可出现恶心呕吐。

(二)中枢性呕吐

(1)颅内感染、各种脑炎、脑膜炎。

(2)脑血管疾病:如脑出血、脑栓塞、脑血栓形成、高血压脑病及偏头痛等。

(3)颅脑损伤:脑挫裂伤或颅内血肿。

(4)癫痫:特别是持续状态。

(5)全身疾病:可能因尿毒症、肝昏迷、糖尿病酸中毒或低血糖累及脑水肿、颅压改变等而致。

(6)药物:某些药物可因兴奋呕吐中枢而致呕吐。

二、诊断方法

(一)病史

1.呕吐的特点

先有恶心继而呕吐多为反射性呕吐,由消化系统疾病、药物、中毒等引起;恶心缺如或很轻,呕吐剧烈呈喷射状为中枢性呕吐的特征,多由于颅内高压引起,患者常有头痛、脉缓;精神性呕吐,恶心轻微,呕吐不费力。

2.呕吐的时间

晨起恶心呕吐见于早孕、尿毒症、乙醇中毒及鼻窦炎;晚上呕吐则见于幽门梗阻,呈朝食暮吐特征;餐后即吐、群体发病多为食物中毒;餐后或数餐之后呕吐见于胃潴留、胃轻瘫。

3.呕吐物性质

含隔顿、隔夜食物者提示幽门梗阻,一般不含胆汁;含大量胆汁则梗阻平面多在十二指肠乳头以下或空肠梗阻,量大带粪臭提示低位肠梗阻或胃、小肠结肠瘘;呕吐大量酸性胃液见于活动期溃疡或胃泌素瘤。

4.呕吐伴随症状

伴头痛、眩晕应考虑到颅内高压、青光眼、偏头痛等,伴眩晕者应考虑迷路病变,如迷路炎或氨基糖苷类药物的毒性;伴腹痛者多为消化系统疾病所致,溃疡病、胃炎、肠梗阻等于呕吐后腹痛减轻,而胆囊炎、胰腺炎呕吐后不能缓解;伴腹泻者多为急性胃肠炎或各种原因的急性中毒;伴黄疸、发热及右上腹痛者多为胆道感染所致。

5.其他病史

有神经衰弱症状一般情况尚好者注意精神性呕吐,有腹部手术史者应考虑粘连、梗阻之可能,因其他疾病用药者(抗生素、抗肿瘤药、性激素类等)应考虑到药物的毒副作用,有其他消化道症状如厌食、厌油等应注意病毒性肝炎的黄疸前期。

(二)体征

应注意患者精神面貌、神志状态,疑有中枢性原因者应常规检查眼底有否视盘水肿,有否脑膜刺激征,另外应注意异常的呼吸气味,如肝臭、尿味、丙酮味等,注意有否充血性心力衰竭体征。腹部检查注意有否肝大、脾大、上腹压痛、肠型、蠕动波、振水声以及肠鸣改变。

(三)实验室检查和特殊检查

根据上述资料的分析进行有选择性的、有的放矢的辅助检查,如对颅压升高者涉及头颅CT、血压等检查;对疑有肝炎者的肝功能检查;早孕的妊娠试验等。

呕吐物的检查应注意量、性状,有否胆汁、血液等,必要时做细菌培养、毒物分析,可能提供重要的病原学诊断依据。

三、鉴别诊断

恶心与呕吐鉴别涉及全身各系统许多疾病鉴别,根据其各自临床特点应无困难,兹不一一赘述。但临床实践中应特别注意器质性呕吐与神经性呕吐的鉴别(表 2-1),前者又应注意中枢性呕吐与反射性呕吐的鉴别(表 2-2)。

表 2-1 器质性呕吐与神经性呕吐的鉴别

鉴别要点	器质性呕吐	神经性呕吐
基本病变	存在	缺乏
精神因素	无	常伴怠倦、失眠、神经过敏、忧郁、焦虑等症状
恶心与干呕	一般较明显	缺乏
呕吐运动	较剧烈、费力	较轻,不费力
与进食的关系	不定	餐后即吐
呕吐量	多	少
食欲	减退	正常
全身情况	差	尚好或稍差

表 2-2 中枢性呕吐与反射性呕吐的鉴别

鉴别要点	中枢性呕吐	反射性呕吐
基本病变	神经系统疾病	消化系统疾病,药物、毒物等
举例	颅内肿瘤	幽门梗阻
发作因素	咳嗽、弯腰等颅压升高因素	溃疡或肿瘤病变加重

（续表）

鉴别要点	中枢性呕吐	反射性呕吐
恶心、干呕	不明显	明显
呕吐特点	喷射性，量不定	反射性，量偏大或潴留性
伴随症状体征	头痛或眩晕、脉缓，视盘水肿或神经系统异常	腹痛、腹胀胃、肠型或振水声等

四、处理原则

(一)病因治疗

初步判断神经性、器质性疾病的可能性，予以病因治疗。

(二)注意水盐平衡和营养支持

输液、输血，必要时全肠外营养（TPN）或胃造瘘、胃肠营养等。

(三)止吐药

1.抗胆碱能药

本药可阻断迷走神经冲动传入呕吐中枢，可用阿托品、普鲁本辛或山莨菪碱等。

2.抗组胺类药物

本药可作用于迷路和化学受体促发带，或抑制 5-羟色胺（5-HT）活性，可用苯海拉明、异丙嗪或赛庚啶等。

3.吩噻嗪类药物

本药主要作用于呕吐中枢，可用氯丙嗪、奋乃静等药。

4.多巴胺受体阻滞剂

本药可使迷走神经兴奋性相对加强而促进胃排空，可用甲氧氯普胺、吗丁啉。

5.西沙必利

本药选择性地作用于胃肠道肌间神经促进胆碱能神经递质传递，促进胃肠蠕动，防止恶心呕吐，应用时应防心律失常。

6.高选择性 5-HT 受体拮抗剂

康泉、恩丹西酮，多用于肿瘤的化学治疗前或治疗中静脉推注或滴注，亦有片剂用于长期罹病的慢性恶心呕吐患者。

（熊　婷）

第六节　眩　晕

眩晕实际上是一种运动幻觉（幻动），发作时患者感到外界旋转而自身不动，或感环境静止而自身旋转，或两者并存，除旋转外有时则为身体来回摆动、上升下降、地面高低不平、走路晃动。多为阵发性，短暂，但也有持续数周数月。除轻症外，通常均伴程度不等的恶心、呕吐、面色苍白、出汗、眼震、步态不稳，甚至不能坐立，严重时患者卧床不动，头稍转动症状加重。

一、病因

(一)外源性前庭障碍

前庭神经系统(自内耳至脑干前庭神经核、小脑、大脑额叶)以外的病变或环境影响所致。

1.全身性疾病

心脏病如充血性心力衰竭、心肌梗死、心律不齐、主动脉瓣狭窄、病态窦房结综合征等,高血压和低血压尤其是直立性低血压、颈动脉窦综合征,血管病如脉管炎、主动脉弓综合征,代谢病如糖尿病、低血糖,内分泌病如甲状腺及甲状旁腺功能不足、肾上腺皮质功能低下,月经、妊娠、绝经期或更年期等,以及贫血、真性红细胞增多症等。

2.药物中毒

耳毒性抗生素如链霉素、卡那霉素、庆大霉素等,其他如酒精、一氧化碳、铅、奎宁、水杨酸钠、苯妥英钠、卡马西平、镇静剂、三环类抗抑郁药等。

3.病灶感染

鼻窦炎、慢性咽炎、龋齿、耳带状疱疹等。

4.晕动病

晕船、晕车、晕飞机。

5.精神病

焦虑症、癔症、精神分裂症。

(二)周围性前庭障碍

即前庭周围性、迷路性或耳源性眩晕,引起眩晕的直接病因在周围性前庭神经系统本身(半规管、椭圆囊、圆囊、前庭神经节、前庭神经)。

1.梅尼埃病

其或称膜迷路积水,主要有三大症状:眩晕、耳鸣、耳聋。多起病于中年,男女发生率相等,影响内耳耳蜗及前庭系统,多为单侧,10%～20%为双侧。起病突然,先有耳鸣、耳聋,随后出现眩晕,持续数分钟至数小时,伴恶心、呕吐等,发作后疲劳、无力、嗜睡;眩晕消失后,耳鸣亦消失,听力恢复。急性期过后,一切如常,或有数小时、数天的平衡失调,间歇期长短不一。起初耳鸣、耳聋可完全消失,但反复发作后,耳鸣持续,听力亦不再恢复,无其他神经症状。间歇期体检,只有听力与前庭功能障碍,眼震为急性发作期的唯一体征,发作过后眼震消失。

2.前庭神经元炎

前庭神经元炎起病于呼吸道或胃肠道病毒感染之后,为突然发作的视物旋转,严重眩晕伴恶心、呕吐及共济失调,但无耳鸣或耳聋。患者保持绝对静卧,头部活动后眩晕加重,持续数天数周,消退很慢,急性期有眼震,慢相向病灶侧,一侧或双侧前庭功能减退,见于青年,有时呈流行性。

3.位置性眩晕

其特点是患者转头至某一位置时出现眩晕,20～30秒后消失,伴恶心、呕吐、苍白,几乎都与位置有关,绝对不会自发,不论头和身体活动的快慢,仰卧时转头或站立时头后仰均能引起发作,听力与前庭功能正常,其症状与伴发的眼震可在位置试验时重现。

大多数位置性眩晕的病变在末梢器官,如圆囊自发变性、迷路震荡、中耳炎、镫骨手术后、前庭动脉闭塞等(位置试验时有一过性眼球震颤,易疲劳,而眩晕较重),故称良性阵发性位置性眩晕。部分位置性眩晕病变在中枢,如听神经、小脑、第四脑室及颞叶肿瘤、多发性硬化、后颅凹蛛网膜炎、脑脊液压力增高等。当头保持某一特定的位置时,眼震持续,但眩晕不明显。

4.迷路炎

迷路炎为中耳炎的并发症,按病情轻重可分为迷路周围炎、浆液性迷路炎和化脓性迷路炎三种,均有不同程度的眩晕。

5.流行性眩晕

在一段时期内,眩晕患者明显增加。其特点为起病突然,眩晕甚为严重,无耳蜗症状,痊愈后很少再发,以往无类似发作史。可能与病毒感染影响迷路之前庭部位有关。

(三)中枢性前庭障碍

即前庭中枢性眩晕,任何病变累及前庭径路与小脑和大脑颞叶皮层连接的结构都可表现眩晕。

1.颅内肿瘤

肿瘤直接破坏前庭结构,或当颅内压增高时干扰前庭神经元的血液供应均可产生眩晕。成人以胶质瘤、脑膜瘤和转移性肿瘤居多,这些肿瘤除有中枢性位置性眼震外可无其他体征。儿童应考虑髓母细胞瘤。第四脑室囊肿可产生阵发性眩晕伴恶心和呕吐,称 Bruns 征(改变头位时突然出现眩晕、头痛、呕吐,甚至意识丧失,颈肌紧张收缩呈强迫头位)。

听神经瘤最先出现耳鸣,听力减弱,常缓慢进行。眩晕不严重,多为平衡失调而非旋转感,无眼震,前庭功能减退或消失。当肿瘤自内听道扩展至脑桥小脑角时出现角膜反射消失,同侧颜面麻木;当前庭神经核受压时出现眼震;压迫小脑时可有同侧肢体共济失调;压迫舌咽、迷走神经时则有声嘶、吞咽困难、同侧软腭瘫痪,视盘水肿,面瘫常为晚期症状。

2.脑血管病

(1)小脑后下动脉闭塞:引起延髓背外侧部梗死,可出现眩晕、恶心、呕吐及眼震;病侧舌咽、迷走神经麻痹,表现饮水呛咳、吞咽困难、声音嘶哑、软腭麻痹及咽反射消失,病侧小脑性共济失调及 Horner 征,病侧面部和对侧之躯肢痛觉减退或消失(交叉性感觉障碍),称 Wallenberg 综合征,此征常见于椎动脉血栓形成。

(2)迷路卒中:内听动脉分为耳蜗支和前庭支,前庭支受累产生眩晕、恶心、呕吐、虚脱,若耳蜗支同时受累则有耳鸣、耳聋,如为耳蜗支单独梗死则出现突发性耳聋。

(3)椎-基底动脉缺血综合征:典型症状为发作性眩晕和复视,常伴眼震,有时恶心、呕吐,眩晕发作可能是半规管或脑干前庭神经核供血不全影响所致。常见轻偏瘫、偏瘫伴脑神经麻痹,临床表现视脑干损害的不同平面而定,多为一侧下运动神经元型脑神经瘫痪,对侧轻偏瘫,为脑干病变的特征。可有"猝倒发作",突然丧失全身肌张力而倒地,意识清楚,下部脑干或上部脊髓发作性缺血影响皮质脊髓束或网状结构功能所致。可有枕部搏动性痛,在发作时或梗死进展期还可见到下列症状:①同向偏盲(枕叶缺血或梗死)。②幻听、幻视(与颞叶病变有关)。③意识障碍,无动性缄默或昏迷。④轻偏瘫,伴颅神经障碍,辨距不良,共济失调,言语、吞咽困难(继发于脑干损害)。⑤位置性眼震。⑥核间性眼肌瘫痪。⑦感觉障碍。眩晕作为首发症状时可不伴神经症状。若一次发作无神经症状,反复发作也无小脑、脑干体征时,那么缺血性椎-基底动脉病的诊断就不能成立。

(4)锁骨下动脉盗血综合征:指无名动脉或锁骨下动脉近端部分闭塞发生患侧椎动脉压力下降,血液反流以致产生椎-基底动脉供血不足症状。以眩晕和视力障碍最常见,其次为晕厥。患侧桡动脉搏动减弱,收缩压较对侧相差 2.67 kPa(20 mmHg)以上。锁骨下可听到血管杂音。

(5)小脑、脑干梗死或出血。

3.颞叶癫痫

眩晕较常见,前庭中枢在颞叶,该处刺激时产生眩晕先兆,或为唯一的发作形式,发作严重时有旋转感,恶心、呕吐时间短暂。听觉中枢亦在颞叶,故同时可有幻听,也有其他幻觉,如幻嗅等。除先兆外常有其他发作症状,如失神、凝视、梦样状态,并有咀嚼、吮唇等自动症及行为异常。此外,有似曾相识,不真实感,视物变大,恐惧、愤怒、忧愁等精神症状。约 2/3 的患者有大发作。病因以继发于产伤、外伤、炎症、缺血最常见,其他如肿瘤、血管畸形、变性等。

4.头部外伤

颅底骨折,尤其颞骨横贯骨折,病情严重,昏迷醒后发现眩晕。多数外伤后眩晕并无颅底骨折,具体损害部位不明。无论有无骨折,临床多为头痛,头晕,平衡失调,转头时更明显。若有迷路或第八脑神经损害,则有自发性眩晕。若脑干损伤,则表现为瞳孔不等大,形状改变,光反应消失,复视,眼震,症状持续数周、数月甚至数年。有的颅脑伤患者,出现持久的头晕、头痛、神经过敏、性格改变等,则与躯体及精神因素有关,称脑外伤后综合征。

5.多发性硬化

眩晕作为最初出现的症状占 25%,而在所有病例的病程中可占 75%。耳鸣、耳聋少见。眼震呈水平或垂直型。核间性眼肌麻痹(眼球做水平运动时不能内收而外展正常),其他为肢体无力,感觉障碍,深反射亢进,有锥体束征及小脑损害体征等。以多灶性,反复发作,病情波动为特征,85%的患者脑脊液中 IgG 指数升高,头颅 CT 或 MRI 有助于诊断。

6.颈源性眩晕

眩晕伴颈枕痛,此外最显著的症状是颈项强直,有压痛,大多由颈椎关节强硬症骨刺压迫通过横突孔的椎动脉所致。

7.眼性眩晕

眼肌瘫痪复视时可产生轻度眩晕;屈光不正,先天性视力障碍,青光眼,视网膜色素变性等也可产生眩晕。

8.其他

延髓空洞症、遗传性共济失调等。

二、诊断

(一)明确是否为眩晕

应着重询问患者病史:发作时的情况,有无自身或外界旋转感,发作与头位及运动的关系,起病缓急,程度轻重,持久或短暂等。鼓励患者详细描述,避免笼统地用头昏二字概括病情。伴随症状,有无恶心、呕吐、苍白、出汗,有无耳鸣、耳聋、面部和肢体麻木无力、头痛、发热,过去病史中应特别注意耳流脓、颅脑伤、高血压、动脉硬化、应用特殊药物等。根据病史,首先明确是否眩晕,还是头重足轻、头昏眼花等一般性头昏。重度贫血、肺气肿咳嗽、久病后或者老年人突然由卧位或蹲位立起,以及神经症患者常诉头昏,正常人过分劳累也头昏等,都不是真正的眩晕,应加以区别。

(二)区别周围性或中枢性眩晕

1.周围性(迷路性)眩晕

其特点是明确的发作性旋转感,伴恶心、呕吐、面色苍白、出汗、血压下降,并有眼震、共济失调等,眩晕与伴发症状的严重性成正比。前庭神经核发出的纤维与迷走神经运动背核等有广泛联系,因此病变时可引起反射性内脏功能紊乱。多突然开始,症状严重,数分钟到数小时症状消失,很少超过数天或数周(因中枢神经有代偿作用),发作时出现眼震,水平型或细微旋转型,眼球转向无病变的一侧时眼震加重。严重发作时患者卧床,头不敢转动,常保持固定姿势。因病变同时侵犯耳蜗,故伴发耳鸣和耳聋。本型眩晕见于梅尼埃病、迷路炎、内耳外伤等。

2.中枢性(脑性)眩晕

无严重旋转感,多为持续不平衡感,如步态不稳。不伴恶心、呕吐及其他自主神经症状,可有自发性眼震,若有位置性眼震则方向多变且不固定,眼震的方向及特征多无助于区别中枢或周围性眩晕,但垂直型眼震提示脑干病变,眼震持续时间较长。此外,常有其他脑神经损害症状及长束征。耳鸣、耳聋少见,听力多正常,冷热水反应(变温)试验亦多正常。眩晕持续时间长,数周、数月,甚至数年。其见于椎-基底动脉缺血、脑干或后颅凹肿瘤、脑外伤、癫痫等。

(三)检查

全面体检,着重前庭功能及听力检查,诸如错定物位试验、闭目难立征、变温试验等,测两臂及立、卧位血压,尤其查有无位置性眼震(患者仰卧,头悬垂于检查台沿之外 30°,头摆向左侧或右侧,每改变位置时维持 60 秒)。正常时无眼震。周围性病变时产生的眩晕感与患者主诉相同,眼震不超过 15 秒;中枢性位置性眼震无潜伏期。

此外,应有针对性地选择各项辅助检查,如听神经瘤患者腰椎穿刺约 2/3 病例脑脊液蛋白增高。可摄 Towne 位、Stenver 位 X 线片、头颅 CT 或 MRI 等。怀疑“颈性眩晕”时可摄颈椎 X 线片。癫痫患者可做脑电图检查。经颅多普勒超声(TCD)可了解颅内血管病变及血液循环情况。眼震电图、脑干诱发电位检查有助于前庭系统眩晕的定位诊断。

(宋　敏)

第七节　头　痛

狭义的头痛只是指颅顶部疼痛而言,广义的头痛可包括面、咽、颈部疼痛。对头痛的处理首先应找到产生头痛的原因。急性剧烈头痛与既往头痛无关,且以暴发起病或不断加重为特征者,提示有严重疾病存在,可带来不良后果。慢性或复发性头痛,成年累月久治不愈,多半属血管性或精神性头痛。临床上绝大部分患者是慢性或复发性头痛。

一、病因

(一)全身性疾病伴发的头痛

(1)高血压:头痛位于枕部或全头,跳痛性质,晨醒最重为高血压性头痛的特征,舒张压在 17.3 kPa(130 mmHg)以上者较常见。

(2)肾上腺皮质功能亢进、原发性醛固酮增多症、嗜铬细胞瘤等,常引起持续性或发作性剧烈头痛,头痛与伴随儿茶酚胺释放时阵发性血压升高有关。

(3)颞动脉炎:50 岁以上,女性居多,头痛剧烈,常突然发作,并呈持续跳动性,一般限于一侧颞部,常伴有皮肤感觉过敏;受累的颞动脉发硬增粗,如管壁病变严重,颞动脉搏动消失,常有触痛,头颅其他血管也可发生类似病变。其可怕的并发症是单眼或双眼失明。本病不少患者伴有原因不明的"风湿性肌肉-关节痛",可有夜汗、发热、血沉加速、白细胞计数增多。

(4)甲状腺功能减退或亢进。

(5)低血糖,当发生低血糖时通常有不同程度的头痛,尤其是儿童。

(6)慢性充血性心力衰竭、肺气肿。

(7)贫血和红细胞增多症。

(8)心脏瓣膜病变,如二尖瓣脱垂。

(9)传染性单核细胞增多症、亚急性细菌性心内膜炎、艾滋病所致的中枢神经系统感染或继发的概率性感染。

(10)头痛型癫痫:脑电图有癫痫样放电,抗癫痫治疗有效,多见于儿童的发作性剧烈头痛。

(11)绝经期头痛:头痛是妇女绝经期常见的症状,常伴有情绪不稳、心悸、失眠、周身不适等症状。

(12)变态反应性疾病引起的头痛常从额部开始,呈弥漫性,双侧或一侧,每次发作都是接触变应原后而发生,伴有过敏症状。头痛持续几小时甚至几天。

(13)急慢性中毒后头痛。①慢性铅、汞、苯中毒:其特点类似功能性头痛,多伴有头昏、眩晕、乏力、食欲减退、情绪不稳以及自主神经功能紊乱。慢性铅中毒可出现牙龈边缘蓝色铅线,慢性汞中毒可伴有口腔炎,牙龈边缘出现棕色汞线。慢性苯中毒伴有白细胞减少,血小板和红细胞计数也相继减少。②一氧化碳中毒。③有机磷农药中毒。④乙醇中毒,宿醉头痛是在大量饮酒后隔天早晨出现的持续性头痛,由于血管扩张所致。⑤颠茄碱类中毒,由于阿托品、东莨菪碱过量引起头痛。

(14)脑寄生虫病引起的头痛:如脑囊虫病通常是全头胀痛、跳痛,可伴恶心、呕吐,但无明显定位意义。脑室系统囊虫病头痛的显著特征为:由于头位改变突然出现剧烈头痛发作,呈强迫头位伴眩晕及喷射性呕吐,称为 Bruns 征。流行病学史可以协助诊断。

(二)五官疾病伴发的头痛

1.眼

(1)眼疲劳如隐斜、屈光不正尤其是未纠正的老视等。

(2)青光眼:眼深部疼痛,放射至前额。急性青光眼可有眼部剧烈疼痛,瞳孔常不对称,病侧角膜周围充血。

(3)视神经炎:除视物模糊外并有眼内、眼后或眼周疼痛,眼过分活动时产生疼痛,眼球有压痛。

2.耳、鼻、喉

(1)鼻源性头痛:系指鼻腔、鼻窦病变引起的头痛,多为前额深部头痛,呈钝痛和隐痛,无搏动性,上午痛较重,下午痛减轻,一般都有鼻病症状,如鼻塞、流脓涕等。

(2)鼻咽癌:除头痛外常有耳鼻症状如鼻衄、耳鸣、听力减退、鼻塞以及脑神经损害(第 V、第 VI、第 IX、第 XII 对神经较常见),以及颈淋巴结转移等。

3.齿

(1)龋病或牙根炎感染可引起第 2、3 支三叉神经痛。

(2)Costen 综合征:即颞颌关节功能紊乱,患侧耳前疼痛,放射至颞、面或颈部,伴耳阻塞感。

(三)头面部神经痛

1.三叉神经痛

疼痛不超出三叉神经分布范围,常位于口-耳区(自下犬齿向后扩展至耳深部)或鼻-眶区(自鼻孔向上放射至眼眶内或外),疼痛剧烈,来去急骤,约数秒钟即过。可伴面肌抽搐,流涎流泪,结膜充血,发作常越来越频繁,间歇期正常。咀嚼、刷牙、说话、风吹颜面均可触发。须区别系原发性或症状性三叉神经痛,后者检查时往往有神经损害体征,如颜面感觉障碍、角膜反射消失、颞肌咬肌萎缩等。病因有小脑脑桥角病变、鼻咽癌侵蚀颅底等。

2.眶上神经痛

其位于一侧眼眶上部,眶上切迹处有持续性疼痛并有压痛,局部皮肤有感觉过敏或减退,常见于感冒后。

3.舌咽神经痛

累及舌咽神经和迷走神经的耳、咽支的感觉分布区域,疼痛剧烈并呈阵发性,但也可呈持续性,疼痛限于咽喉,或波及耳、腭甚至颈部,吞咽、伸舌均可促发。

4.枕神经痛

病变侵犯上颈神经感觉根或枕大神经或耳后神经,疼痛自枕部放射至头顶,也可放射至肩或同侧颞、额、眶后区域,疼痛剧烈,活动、咳嗽、喷嚏使疼痛加重,常为持续性痛,但可有阵发性痛,常有头皮感觉过敏,梳头时觉两侧头皮感觉不一样。病因不一,可见于受凉、感染、外伤、上颈椎类风湿病、寰枢椎畸形、Arnoid-Chiari 畸形(小脑扁桃体下疝畸形)、小脑或脊髓上部肿瘤。

5.其他

Tolosa-Hunt 综合征,带状疱疹性眼炎等。

(四)颈椎病伤引起的头痛

1.颈椎关节强硬及椎间盘病

头痛位于枕部或下枕部,多钝痛,单侧或双侧,严重时波及前额、眼或颞部,甚至同侧上臂,起初间歇发作,后呈持续性,多发生在早晨,颈转动以及咳嗽和用力时头痛加重。除由于颈神经根病变或脊髓受压引起者外神经体征少见,头和颈可呈异常姿势,颈活动受限,几乎总有枕下部压痛和肌痉挛,头顶加压可再现头痛。

2.类风湿关节炎和关节强硬性脊椎炎

枕骨下深部的间歇或持续疼痛,头前屈时成锐痛和刀割样痛,头后仰或固定于两手间可暂时缓解,疼痛可放射至颜面部或眼。

3.枕颈部病变

寰枢椎脱位、寰枢关节脱位、寰椎枕化及颅底压迹均可产生枕骨下疼痛,屈颈或向前弯腰促发疼痛,平卧时减轻。小脑扁桃体疝、枕大孔脑膜瘤、上颈部神经纤维瘤、室管膜瘤、转移性瘤可牵拉神经根而产生枕骨下疼痛,向额部放射。头颅和脊柱本身病变诸如骨髓瘤、转移瘤、骨髓炎、脊椎结核、变形性骨炎引起骨膜痛,并产生反射性肌痉挛。

4.颈部外伤后

头痛剧烈,有时枕部一侧较重,持续性,颈活动时加重,运动受限,颈肌痉挛。

(五)颅内疾病所致头痛

1.脑膜刺激性头痛

自发性蛛网膜下腔出血,起病突然,多为全头痛,扩展至头、颈后部,呈"裂开样"痛,常有颈项

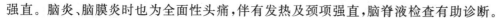

强直。脑炎、脑膜炎时也为全面性头痛，伴有发热及颈项强直，脑脊液检查有助诊断。

2.牵引性头痛

由于脑膜与血管或脑神经的移位或过牵引产生。见于颅内占位病变、颅内高压症和颅内低压症。各种颅内占位病变如硬膜下血肿、脑瘤、脑脓肿等均可产生头痛。脑瘤头痛，起初常是阵发性，早晨最剧，其后变为持续性，可并发呕吐。阻塞性脑积水引起颅内压增高，头痛为主要症状，用力、咳嗽、排便时头痛加重，常并发喷射性呕吐、脉缓、血压高、呼吸不规则、意识模糊、癫痫、视盘水肿等。颅内低压症见于腰穿后、颅脑损伤、脱水等，腰穿后头痛于 48 小时内出现，于卧位坐起或站立后发生头痛，伴恶心、呕吐，平卧后头痛缓解，腰穿压力在 0.69 kPa 以下，严重时无脑脊液流出，可伴有颈部僵直感。良性高颅压性头痛具有颅压增高的症状，急性或发作性全头痛，有呕吐、眼底视乳盘水肿，腰穿压力增高，头颅 CT 或 MRI 无异常。

（六）偏头痛

偏头痛可有遗传因素，以反复发作性头痛为特征，头痛程度、频度及持续时间可有很大差别，多为单侧，常有厌食、恶心和呕吐，有些病例伴有情绪障碍。又可分为以下几种。

1.有先兆的偏头痛

其占 10%～20%，青春期发病，有家族史，劳累、情绪因素、月经期等易发。发作前常有先兆，如闪光、暗点、偏盲以及面、舌、肢体麻木等。继之以一侧或双侧头部剧烈搏动性跳痛或胀痛，多伴有恶心、呕吐、面色苍白、畏光或畏声。持续 2～72 小时恢复。间歇期为数天至十余年。

2.没有先兆的偏头痛

其最常见，无先兆或有不清楚的先兆，见于发作前数小时或数天，包括精神障碍、胃肠道症状和体液平衡变化，面色苍白、头昏、出汗、兴奋、局部或全身水肿则与典型偏头痛相同，头痛可双侧，持续时间较长，为十多小时至数天，随年龄增长头痛强度变轻。

3.眼肌瘫痪型偏头痛

其少见，头痛伴有动眼神经麻痹，常在持续性头痛 3～5 天后，头痛强度减轻时麻痹变得明显，睑下垂最常见。若发作频繁动眼神经偶可永久损害。颅内动脉瘤可引起单侧头痛和动眼神经麻痹。

4.基底偏头痛

其少见。见于年轻女性，与月经周期明显有关。先兆症状包括失明、意识障碍和各种脑干症状如眩晕、共济失调、构音障碍和感觉异常，历时 20～40 分钟，继之剧烈搏动性枕部头痛和呕吐。

5.偏瘫型偏头痛

其以出现偏瘫为特征，头痛消失后神经体征可保留一段时期。

（七）丛集性头痛

丛集性头痛为与偏头痛密切相关的单侧型头痛，男多于女，常在 30～60 岁起病，其特点是一连串紧密发作后间歇数月甚至数年。发作突然，强烈头痛位于面上部、眶周和前额，常在夜间发作，密集的短阵头痛每次 15～90 分钟；有明显的并发症状，包括球结膜充血、流泪、鼻充血，约 20% 的患者同侧有 Horner 综合征（瞳孔缩小，但对光及调节反射正常，轻度上睑下垂，眼球内陷，患侧头面颈部无汗，颜面潮红，温度增高，为交感神经损害所致），发作通常持续 3～16 周。

（八）紧张型头痛

紧张型头痛包括发作性及慢性肌肉收缩性头痛或非肌肉收缩性痛（焦虑、抑郁）。患者叙述含糊的弥漫性钝痛和重压感、箍紧感，几乎总是双侧性。偏头痛的特征样单侧搏动性疼痛少见，无明显恶心、呕吐等伴随症状。慢性头痛可以持续数十年,导致焦虑、抑郁状态,失眠、噩梦、厌食、疲乏、便秘、体重减轻等。镇痛剂短时有效,但长期服用反而可能造成药物依赖性头痛,生物反馈是较好的治疗方法。

(九)脑外伤后头痛

脑外伤后头痛指外伤恢复期后的慢性头痛,主要起源于颅外因素,如头皮局部疤痕。可表现肌肉收缩性痛、偏头痛、功能性头痛。有时并发转头时眩晕、恶心、过敏和失眠。

二、诊断

(一)问诊

不少头痛病例的诊断(如偏头痛、精神性头痛等),主要是以病史为依据,特别要注意下列各点。

1.头痛的特点

(1)起病方式及病程 急、慢、长、短,发作性、持续性或在持续性基础上有发作性加重,注意发作时间长短及次数,以及头痛发作前后情况。

(2)头痛的性质及程度 压榨样痛、胀痛、钝痛、跳痛、闪电样痛、爆裂样痛、针刺样痛,加重或减轻因素,与体位的关系。

(3)头痛的部位 局部、弥散、固定、多变。

2.伴随症状

有无先兆(眼前闪光、黑矇、口唇麻木及偏身麻木、无力),恶心、呕吐、头昏、眩晕、出汗、排便,五官症状(眼痛、视力减退、畏光、流泪、流涕、鼻塞、鼻出血、耳鸣、耳聋),神经症状(抽搐、瘫痪、感觉障碍),精神症状(失眠、多梦、记忆力减退、注意力不集中、淡漠、忧郁等),以及发热等。

3.常见病因

有无外伤、感染、中毒或精神因素、肿瘤病史。

(二)系统和重点检查

在一般检查、神经检查及精神检查中应着重以下几点。

(1)体温、脉搏、呼吸、血压的测量。

(2)眼、耳、鼻、鼻窦、咽、齿、下颌关节有无病变,特别注意有无鼻咽癌迹象。

(3)头、颈部检查:注意有无强迫头位,颈椎活动幅度如何。观察体位改变(直立、平卧、转头)对头痛的影响。头颈部有无损伤、肿块、压痛、肌肉紧张、淋巴结肿大,有无血管怒张、发硬、杂音、搏动消失等。有无脑膜刺激征。

(4)神经检查:注意瞳孔大小、视力、视野、视盘有无水肿,头面部及肢体有无瘫痪和感觉障碍。

(三)分析方法

根据病史和体检的发现,对照前述病因分类中各种头痛的临床特点,进行细致考虑。一般而论,首先考虑是官能性还是器质性头痛。若属后者,分析是全身性疾病,还是颅内占位性病变或非占位性病变引起的头痛,或颅外涉及眼、耳、鼻、喉、齿部疾病和头面部神经痛性头痛。对一时诊断不清者,应严密观察,定期复查,切忌"头痛医头",以免误诊。

(四)选择辅助检查

根据前述设想,推断头痛患者可能的病因,依照拟诊,选做针对性的辅助检查,如怀疑蛛网膜下腔出血,可检查脑脊液;怀疑脑瘤,可行头颅 CT 或 MRI;怀疑颅内感染,可行脑电图检查。

(黄彩娜)

第八节 血 尿

血尿分为镜下血尿和肉眼血尿,肉眼血尿是指尿液颜色呈洗肉水色或者鲜血的颜色,肉眼可见;镜下血尿是指尿色肉眼观察正常,经显微镜检查,离心沉淀后的尿液镜检每高倍视野有红细胞 3 个以上。两者都属于血尿。

血尿是泌尿系统疾病最常见的症状之一,大多数由泌尿系统疾病引起,也可能由全身性疾病或泌尿系统邻近器官病变所致。尿的颜色,如为红色应进一步了解是否进食引起红色尿的药品或食物,是否为女性的月经期间,以排除假性血尿;血尿出现在尿程的哪一段,是否全程血尿,有无血块;是否伴有全身或泌尿系统症状;有无腰腹部新近外伤和泌尿道器械检查史;过去是否有高血压和肾炎史;家族中有无耳聋和肾炎史。

一、临床表现

(一)尿颜色的表现

血尿的主要表现是尿颜色的改变,除镜下血尿其颜色正常外,肉眼血尿根据出血量多少而尿呈不同颜色。尿液呈淡红色像洗肉水样,提示每升尿含血量超过 1 mL。出血严重时尿可呈血液状。外伤性肾出血时,尿与血混合均匀,尿呈暗红色;膀胱或前列腺出血尿色鲜红,有时有血凝块。

尿液红色不一定是血尿。如尿呈暗红色或酱油色,不浑浊无沉淀,镜检无或仅有少量红细胞,见于血红蛋白尿。棕红色或葡萄酒色,不浑浊,镜检无红细胞见于卟啉尿。服用某些药物如大黄、利福平,或进食某些红色蔬菜也可排红色尿,但镜检无红细胞。

(二)分段尿异常

将全程尿分段观察颜色。尿三杯试验是用 3 个清洁玻璃杯分别留起始段、中段和终末段尿。如果起始段血尿提示病变在尿道;终末段血尿提示出血部位在膀胱颈部,三角区或后尿道的前列腺和精囊腺;三段尿均呈红色为全程血尿,提示血尿来自肾或输尿管。

(三)镜下血尿

尿颜色正常,用显微镜检查可判断是肾源性或非肾源性血尿。

1.新鲜尿沉渣相差显微镜检查

变形红细胞血尿为肾小球源性,均一形态正常红细胞尿为非肾小球源性。因红细胞从肾小球基膜漏出,通过具有不同渗透梯度的肾小管时,化学和物理作用使红细胞膜受损,血红蛋白溢出而变形。如镜下红细胞形态单一,与外周血近似,为均一型血尿。提示血尿来源于肾后,见于肾盂、肾盏、输尿管、膀胱和前列腺病变。

2.尿红细胞容积分布曲线

肾小球源性血尿常呈非对称曲线,其峰值红细胞容积小于静脉峰值红细胞容积;非肾小球源性血尿常呈对称性曲线,其峰值红细胞容积大于静脉峰值红细胞容积。

(四)症状性血尿

血尿的同时伴有全身或局部症状。而以泌尿系统症状为主,如伴有肾区钝痛或绞痛提示病变在肾脏,如有尿频尿急和排尿困难提示病变在膀胱和尿道。

（五）无症状性血尿

未有任何伴随的血尿见于某些疾病的早期,如肾结核、肾盂或膀胱癌早期。

二、常见原因

（一）泌尿系统疾病

肾小球疾病如急、慢性肾小球肾炎、IgA 肾病、遗传性肾炎和薄基膜肾病。间质性肾炎、尿路感染、泌尿系统结石、结核、肿瘤、多囊肾、尿路憩室、息肉和先天性畸形等。

（二）全身性疾病

（1）感染性疾病:败血症、流行性出血热、猩红热、钩端螺旋体病和丝虫病等。

（2）血液病:白血病、再生障碍性贫血、血小板减少性紫癜、过敏性紫癜和血友病。

（3）免疫和自身免疫性疾病:系统性红斑狼疮、结节性多动脉炎、皮肌炎、类风湿关节炎、系统性硬化症等引起肾损害时。

（4）心血管疾病:亚急性感染性心内膜炎、急进性高血压、慢性心力衰竭、肾动脉栓塞和肾静脉血栓形成等。

（三）尿路邻近器官疾病

急、慢性前列腺炎,精囊炎,急性盆腔炎或宫颈癌,阴道炎,急性阑尾炎,直肠和结肠癌等。

（四）化学物品或药品对尿路的损害

如磺胺类药、吲哚美辛、甘露醇,汞、铅、镉等重金属对肾小管的损害;环磷酰胺引起的出血性膀胱炎;抗凝药如肝素过量也可出现血尿。

（五）功能性血尿

平时运动量小的健康人,突然加大运动量可出现运动性血尿。

三、伴随症状

（1）血尿伴肾绞痛是肾或输尿管结石的特征。

（2）血尿伴尿流中断见于膀胱和尿道结石。

（3）血尿伴尿流细和排尿困难见于前列腺炎、前列腺癌。

（4）血尿伴尿频尿急尿痛见于膀胱炎和尿道炎,同时伴有腰痛,高热畏寒常为肾盂肾炎。

（5）血尿伴有水肿、高血压、蛋白尿见于肾小球肾炎。

（6）血尿伴肾肿块,单侧可见于肿瘤、肾积水和肾囊肿,双侧肿大见于先天性多囊肾,触及移动性肾脏见于肾下垂或游走肾。

（7）血尿伴有皮肤黏膜及其他部位出血,见于血液病和某些感染性疾病。

（8）血尿合并乳糜尿见于丝虫病、慢性肾盂肾炎。

（於寅斌）

31

第三章

内科疾病常用诊治原则

第一节　诊断原则和方法

内科是各临床科室的基础,与各临床科和基础医学有密切的联系。内科诊断技术的发展又能促进其他临床科和基础医学的发展。疾病诊断是否准确和迅速,最能反映内科工作的质量。内科疾病病种繁多、病情复杂、变化多端,同一种疾病可有多种不同的临床病象,某一临床病象又可见于多种不同的疾病。另外,不少其他科的疾病也往往首先就诊于内科,经内科医师鉴定之后才转送各有关临床科处理。因此,一个内科医师就要熟练掌握诊断学的基础理论、基本知识和基本技能,并在临床实践中不断加以充实和提高,才能及时和准确地做出疾病的诊断,提供疾病的治疗和预防的依据,从而使患者能早日恢复健康。

疾病的诊断过程一般有 3 个环节:①调查研究,收集完整和确实的诊断资料;②综合和分析资料,建立初步诊断;③有需要时做其他有关的检查,动态临床观察,最后验证和修正诊断。疾病诊断须有广博而精深的医学知识,否则对一些疾病必然茫然无知;此外也要不断地积累临床经验,使处理问题时心中有数,但仍须避免对处理问题时有先入之见。疾病诊断过程大致如图 3-1 所示。

一、疾病诊断资料的搜集

临床医师从检查患者所采得的第一手诊断资料是最宝贵的资料。在对疾病进行调查研究时,掌握的材料必须全面和符合于实际,这是取得正确诊断的关键之一。片面的或错误的材料是造成误诊的常见原因。临床材料来自下述三方面。

(一)完整的病史

患者叙述的病史可能显得零乱和片段,如果医师采取病史时又带有主观性,则所收集到的病史就难免有片面性和表面性。片面的和不准确的病史会造成诊断上的严重错误,必须注意避免。例如,一个患右下肺大叶性肺炎的患者,以右上腹疼痛、黄疸、发冷、发热为主要症状,但咳嗽轻微,因而就诊时只诉右上腹疼痛、发冷、发热,而未提咳嗽;如果医师思想上主观片面,就可能把注意力错误地放到"急性胆囊炎"上去,而忽视了大叶性肺炎。病史中的一般项目,如年龄、性别、婚姻、嗜好、月经、职业、发病地区和季节等，与疾病亦可有密切关系，也应重视。例如，一个宫外妊娠破裂的女患者，如果忽视了婚姻史和月经史，医师就容易漏诊。为了采取完整的病史，还要耐心听取患者本人、患者家属、了解病情者和以往经治医师的病情介绍，甚至到患者发病现场调查，全面了解疾病的全过程，才能获得完整的和可靠的病史。

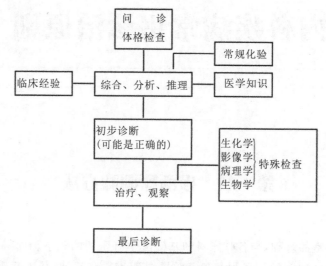

图 3-1　疾病诊断过程图解

(二)体格检查

体格检查必须系统和全面，并取得患者合作，以防止重要的遗漏。例如，一个急性腹痛患者，医师反复在胸部、腹部和腰背部进行检查，均未发现异常，导致得出了一个错误的诊断；以后经过全身细致检查，才发现是腹股沟嵌顿性疝。延误诊断的原因是体检不全面，遗漏了急性腹痛疾病的必要检查所致。由于体检疏忽而误诊，在临床上并非仅仅是个别的例子。

(三)实验室检查和器械检查

实验室检查和器械检查要结合临床表现有目的地进行。首先应选用有效而又简便的检查方法。在安排某项检查时，应考虑以下几点：①这项检查的特异性如何？②这项检查的敏感性如何？③检查和标本采集的时机是否合适？能否按规定的要求进行？④标本的输送、检验过程有无误差？⑤患者体质的强弱、病情的起伏、诊疗的处理等对检查结果有无影响？⑥对于可能造成患者负担的检查，例如，支气管造影检查和一些负荷试验，还应权衡其利弊并考虑患者能否接受。

实验室检查和器械检查的结果，必须结合临床情况来考虑，才能作出正确的评价。要防止片面依靠实验室检查或器械检查下诊断的错误做法。因而医师就要注意到检查结果有无特异性的问题，以及检查结果的假阳性与假阴性问题。例如，血清甲胎蛋白测定阳性对诊断原发性肝细胞癌有高度的特异性，但仍有少数的原发性肝细胞癌直至临终仍为阴性(假阴性)；而一些非肝癌的疾病却可出现血清甲胎蛋白阳性(假阳性)。实际上，实验室与器械检查的阴性结果，只表明此项检查方法并无阳性发现，而非等同于该被检物的绝对不存在或否定相应疾病的不存在。又因检查时机或技术上的原因，一两次实验室或器械检查的阴性结果，往往不足以排除疾病的存在。例如，肾炎的蛋白尿、糖尿病的血糖增高、疟疾的血片中疟原虫等，可以间歇出现；咽拭物白喉杆菌、痰结核杆菌检查的阴性结果，更不容易据以否定有关的疾病。另外，粪便培养发现伤寒杆菌或痢疾杆菌，也可见于健康带菌者；肥达试验在一些急性发热性疾病时，其滴度也可以增高。其他如

X线检查发现的肺部阴影,超声检查发现的肝区异常波形,均须结合病史、体格检查及其他有关检查才能做出正确的判断。

现代诊断技术有了飞跃的发展,给予临床医师极大的帮助。主要有以下几方面。

(1)内镜的发明与改进:各种内镜如胃十二指肠镜、结肠镜、支气管镜,新型制品口径小、可屈度高,操作安全便利,还可配合附件,做相应的诊断和治疗。

(2)快速超微量生化学分析技术的应用:如酶联免疫吸附测定法(enzyme-linked immunosorbeht assay,ELISA)、免疫荧光测定法(immunofluorescense assay,IFA)等方法。特异性单克隆抗体诊断技术也已应用于临床。

(3)影像学诊断技术的进步:如B型超声扫描、电子计算机X线体层扫描(com-puterized tomography,CT)、磁共振成像(magnetic resonance imaging,MRI)均已应用于临床,还不断地更新换代。CT与MRI对颅内、纵隔和腹腔深部病变的诊断,尤有可喜的突破。MRI对脑血管病变及后颅凹的病变显示有卓著的诊断效果。核素灌注断层显像更能显示器官病变。

(4)电镜的诊断应用:电镜能显示细胞的超微结构,对肝、肾实质性疾病的形态学诊断帮助尤大。

(5)聚合酶链反应(PCR)技术的应用:PCR是根据DNA复制原理而设计的一种诊断技术,具有操作简便,特异性强,敏感性高等优点,在肝炎、结核病等诊断中尤可显示它的优越前景。

(6)基因诊断赋予遗传病学丰富多彩的内涵:上述各项新型诊断技术的应用,大大地丰富了诊断学的内容,解决了许多临床上的问题。

器械检查可区分为非侵入性(非损伤性)和侵入性(损伤性)两类。原则上应首先采用非侵入性检查。只有当非侵入性检查仍未能明确疾病诊断时,在有明确指征和无禁忌证的情况下,才选用侵入性检查。

由于尖端诊断技术目前尚未能普及,而大多数的常见病的诊断又不需要复杂的技术进行,因而,临床上我们还须重视诊断疾病时详细询问病史和全面体格检查的基本功,以及结合常规化验和简单的器械检查来进行诊断大多数疾病。

二、建立诊断和验证诊断

(一)整理资料,建立诊断

1.努力寻找主要诊断根据

从调查所得的资料,临床医师须加以筛选、整理、衡量,哪些是主要的,哪些是次要的,并将可疑的材料认真复查、核实,然后将核实的主要材料加以综合分析,弄清它们之间的相互关系,进一步推测病变可能存在的部位(系统或脏器)、性质和病因,为建立正确的诊断打好基础。

有些疾病可出现相当独特的"特殊病征",如系统性红斑狼疮的蝶形红斑、恙虫病的焦痂、白塞病的口-眼-外生殖器三联征、麻疹的麻疹黏膜斑、肢端肥大症和库欣综合征的特别面容等。这些"特殊病征"有重要的诊断意义。

又当某些疾病的典型病象已充分显露,出现多个反映该病本质的一组病征时,也有重要诊断价值。如某一患者有阶梯状上升热型、相对性缓脉、蔷薇疹、脾肿大、血常规示白细胞减少伴相对性淋巴细胞增多与嗜酸性粒细胞减少或消失,则常可做出伤寒的临床诊断,并进一步作相应的检查加以证实。又如一年轻女性患者,具有不规则发热、多关节痛、肝肾功能损害、血常规示中度贫血以及白细胞减少与血小板减少、血沉加快,则可做出系统性红斑狼疮的拟诊,并进一步做狼疮细胞检查及抗核抗体测定以证实之。

疾病的表现各式各样,在不少情况下出现"同病异症"或"异病同症"。例如:急性心肌梗死的患者,多数表现为典型的心前区疼痛,但也可以表现为类似胆石症的上腹部绞痛,甚至可以毫无疼痛,表现为休克或急性充血性心力衰竭,这就是"同病异症"。又如结核病、系统性红斑狼疮、疟疾、钩端螺旋体病、梅毒、白塞病、多发性骨髓瘤、恶性组织细胞病等,可能有多种不同临床表现,类似多种不同的疾病,如不注意可致误诊或漏诊。这些也是"同病异症"的例子。另一方面,如肝大可见于某些寄生虫或细菌、病毒感染的疾病,也可见于肝硬化、肝癌或其他肝病,这就是"异病同症"。例如,阿米巴肝脓肿误诊为肝癌、化脓性心包炎误诊为肝脓肿、轻型地中海贫血误诊为慢性病毒性肝炎,是比较突出的例子。临床上这样的情况有时可遇见,医师要辨别它,就必须进行疾病的鉴别诊断。

在疾病的早期、复杂的或不典型的病例,当找不到可以确定诊断的"特殊病征"时,就要采用下述方法:根据一个主要病征(如高血压、水肿、血尿等),或先将几个重要的病征组成一个综合征(如阻塞性黄疸、溶血性贫血等),然后提出一组可能的待鉴别的疾病、进行相互鉴别。在提出一组待鉴别的疾病时,应尽可能将全部有可能性的疾病都考虑在内,以防止严重遗漏而导致诊断错误,这就要求医师要全面考虑问题。但是全面性并不等于漫无边际,而是从临床实际材料出发,抓住主要矛盾,提出一组与临床表现相近似的疾病,而且随着分析的深入,相互比较,逐一排除可能性较小的疾病,缩小鉴别诊断的范围,直至留下一个或几个可能性最大的疾病。这就是临床上习称的"排除诊断法"。

对一组疾病进行鉴别诊断时,必然要对组内各个疾病加以肯定或否定。其方法是根据某一疾病本身的特殊点,将其他不相符的近似疾病区别开来,从而达到正确认识疾病。某一疾病的特殊点,我们一般用"诊断根据"的形式加以概括。"诊断根据"一方面包括仅见于该病而不见于其他病的"特殊病征";另方面也包括一些并非仅见于该病的病征,但当这些病征与"特殊病征"同时存在时,则能加强"诊断根据"的可靠性。"诊断根据"是从实践中总结得来的,一般来说是能反映疾病的本质的,但疾病的表现多种多样,不一定与"诊断根据"完全相符。因此,在运用"诊断根据"时,要紧密联系实际,反对把它作为条条框框,生搬硬套。要将全面的检查材料,参照"诊断根据",恰当地对病情进行深入的分析,才能得出正确的诊断。例如,胃、十二指肠溃疡合并急性穿孔的"诊断根据"之一是出现膈下游离气影的X线征。但有些胃、十二指肠溃疡穿孔病例,X线检查不一定能查出膈下游离气影。另一方面,在肠气囊肿症时,腹部X线摄片也可见到膈下游离气影,加以此症往往并发于胃十二指肠溃疡,有时可误诊为溃疡病急性穿孔。因此,对急性腹痛患者不能因未发现膈下气影,而认为不完全满足"诊断根据"的要求,便草率排除溃疡病穿孔的可能性,或对胃十二指肠溃疡病患者仅因发现膈下气影,而草率作出溃疡病穿孔的诊断。临床医师应综合全面检查材料加以细致的衡量,有时还需经密切的动态观察才能作出最后的结论。

2.怎样否定某一疾病

如拟诊的某一疾病不能解释患者的全部主要临床表现或缺乏预期必定出现的"特殊病征",则该病可能性很小或可以被否定。前一种情况,如2个患者有血尿、膀胱刺激征、尿培养结核菌阳性、静脉肾盂造影显示虫蚀样缺损的X线征,可排除出血性肾盂肾炎,因为用出血性肾盂肾炎不能解释后两种病征,而用肾结核则可全部解释。后一种情况,例如,一个有心前区疼痛的患者,疑有急性心肌梗死,但于3天内反复检查心电图始终正常,血沉加快及谷草氨基转移酶增高也缺如,则可否定急性心肌梗死的存在。但要注意,有些疾病并无"特殊病征",或该"特殊病征"只见于疾病的某一阶段,当医师诊治时可能尚未出现或已经消失,后者(如干性心包炎时)的心包摩擦音。

3.怎样肯定某一疾病

如拟诊的疾病能解释患者的全部主要临床表现,并已找到预期应见于该病的"特殊病征",例如,拟诊为伤寒的患者血培养发现伤寒杆菌或血清伤寒杆菌凝集试验强阳性,或拟诊为系统性红斑狼疮的患者血中找到狼疮细胞或有高滴度的血清抗核抗体,则可确定各该疾病的诊断。另一方面,当遇到缺乏"特殊病征"的疾病时,一组具有确诊意义的临床综合征也可以起到类似"特殊病征"的作用,但其可靠程度则不及"特殊病征"。例如,根据发热、多关节痛、急性心肌炎、血沉加快和血清抗链球菌溶血素"O"滴度升高等所组成的综合征,大致可诊断为风湿热,但有时仍可与其他结缔组织病相混淆。

在鉴别诊断过程中,经过筛选剩下来几个可能性较大的疾病,要求医师最后肯定一个可能性最大的疾病。这时须注意下述几点:

(1)在几个可能的疾病中进行选择时,一般应先考虑常见病、当地的多发病或当时的流行病。至于罕见病,也应考虑到,但只有用上述疾病不能满意解释患者的临床表现时,才予以考虑。

(2)对患者所患的疾病,在未有充分的诊断根据时不要轻易做出神经官能症的诊断。

(3)对患者所患的疾病,应先考虑可治之病,其次才考虑不治或难治之病。

(4)当用某种"特殊病征"不能解释某一疾病的全部重要临床现象时,须考虑患者同时存在着两种或多种疾病,或有并发症的存在。

(二)临床观察、验证诊断

疾病是一个或快或慢地运动着的病理过程,在这个过程中,一些临床表现产生了,另一些可能消失了,也可能一个疾病痊愈了,另一个发生了。因此,必须用发展的观点进行分析和诊断。医师每一次的诊查,都只能看到患者疾病全过程中某一阶段的一个横断面,往往要综合多个横断面,才能了解疾病较完整的面貌。这种动态的观察,有助于明确一时未能排除或肯定的疾病的诊断。例如,带状疱疹和麻疹,非见疹不易确诊;疑患急性心肌梗死而当时检查心电图未见特异性改变的患者,连续观察几天,并作其他有关的检查,往往即可见分晓;热型的动态观察,对于诊断疟疾、回归热等病,有相当大的帮助。

一个正确的认识往往需经反复的实践才能达到。临床医师通过调查研究,收集资料,整理资料,建立诊断之后,工作可告一段落。但工作至此还未结束,更重要的一步是根据是进行合理的治疗,治疗效果又反过来验证诊断。如果根据诊断而进行治疗,收到预期的疗效时,那么,一般说来这一诊断工作算是完成了。另外,在实践中也不同程度地受着认识水平和技术条件的限制,在这种情况下,部分地或全部的修改原有的诊断是常见的。一些疑难病例往往需要经过深入的动态观察,反复检查,甚至进行诊断性治疗,才能得到正确的诊断。必须强调指出,为了能及时指导防治工作,特别对于急重病例,在临床材料未足以建立确定的诊断之前,也要找出可能性最大的疾病,作为临时诊断,迅速采取治疗措施,同时再进行深入的检查,而不应仅仅纠缠在诊断问题上,以致贻误治疗时机。

(刘雪芳)

第二节 一般治疗原则

在初步拟诊并注意到患者体温、脉搏、呼吸和血压等重要征兆的基础上，完整、系统、清楚地列出各项治疗措施，一般应包括许可的活动量、饮食、液体、对症治疗、特殊治疗以及并发症的防治措施等。遇法定传染病应及时向有关卫生防疫部门报告，需隔离者应予以安排。

一、饮食和营养支持

不可低估饮食、营养在治疗中的重要性，应根据病情选择合适的饮食种类，并注意其营养价值。不能经口摄入或摄入不足者，应予必要的营养支持。

(一)基本饮食

有普通饮食（普食）、软食、半流质饮食和流质饮食之分。普食每天可提供的总热量约为 10.46 MJ(2 500 kcal)，软食为 8.37～10.46 MJ(2 000～2 500 kcal)，半流质为 6.28～8.37 MJ(1 500～2 000 kcal)，流质为 1.34～4.18 MJ(800～1 000 kcal)。软食和半流质饮食的营养均不及普食，不宜长期应用。流质饮食的热量和蛋白质、维生素等含量均不足，应另予补充。

(二)治疗饮食

可根据病情需要选用，例如，高蛋白、低蛋白、低盐或无盐、低胆固醇、低嘌呤以及糖尿病饮食等。

(三)营养支持

凡不能经口摄入食物或摄入不能满足需要（含消化吸收不良、高代谢状态等），尤其是重危患者，应予营养支持。营养支持的方式有肠内营养和肠外（静脉）营养，可单独使用，也可合并使用。经口进食虽也属肠内营养，但本节限指经鼻胃/鼻肠管或胃空肠造瘘管输入的形式。通过饲管，可按患者胃肠功能状况的不同饲以混合奶、要素饮食等。对不能耐受肠内营养者可给予肠外营养。人体需要的全部营养素均由静脉供给称全肠外营养。肠外营养液采用葡萄糖、复方氨基酸、脂肪乳剂、电解质溶液、维生素和微量元素配制，经中心静脉导管输入，短时期的肠外营养也可由周围静脉输入，但只能采用等渗溶液。营养支持治疗尤其是全肠外营养过程中，应注意预防并监测可能引起的各种代谢紊乱和继发感染等并发症。

二、水和电解质

水和电解质代谢紊乱常带来复杂的诊治问题。要有预见性，要及时发现，正确判断，适当调节。对不能进食和饮水的患者，除给予全肠外营养者外，在补充热量的同时应考虑补充适量的水、钠、钾；静脉输液 1 周以上者尚须补充钙、镁、磷等。

(一)维持正常需要量

如肾功能良好，也无液体和电解质的额外损失，通常每天需 2 000 mL 左右液体，内含钠 70 mmol 左右、钾 40 mmol 左右，即可满足正常需要量。一般可用含 20 mmol 氯化钾（相当于 1.5 g）的 10%葡萄糖注射液 1 000 mL 于 12 小时输完，继用含 10 mmol 氯化钾的 10%葡萄糖注射液 500 mL 于 6 小时内输完，然后用含 10 mmol 氯化钾的 5%葡萄糖氯化钠注射液 500 mL 于

6 小时输完。

(二)补充异常损失量

如有呕吐、腹泻、发热、多汗、换气过度、室温较高或长期多尿等情况时,除满足维持量外,还须补充已发现的水和电解质的丢失量。

(1)腹泻:最好根据腹泻液中实测的钠、钾损失量补充。如一时无法测定,可按估计量补充,即每泻出 1 L 液体需输入 5％葡萄糖注射液 1 000 mL、氯化钾约 35 mmol(2.6 g)和碳酸氢钠约 45 mmol(3.75 g)。

(2)呕吐:估计每呕出 1 L 胃液约需输入 5％葡萄糖注射液 750 mL、等渗盐水 250 mL 和氯化钾 20 mmol(1.5 g)。如因胃酸损失较多而引起碱中毒时,由于尿钾排出较多,须酌情增加钾的补充量。如呕吐液混有大量胆汁与胰液,尚有碳酸氢钠的丢失,应加注意。

(3)多汗:由于出汗量不易估计,最好根据患者体质量的改变来衡量。汗为低渗液体,宜用低渗盐水(1 份等渗盐水加 2 份 5％葡萄糖注射液)予以补充。

(4)在发热、高室温、换气过度以及空气相对湿度偏低等情况下,从呼气和皮肤蒸发的水分增加,应补充 5％葡萄糖溶液。

(5)长期多尿:常有大量尿钠、尿钾的丢失,应根据实验室测定的结果予以补充。

三、药物的应用

(1)绝大多数药物除具有治疗作用的一面外,还有其不良反应的一面。要熟悉所用药物的代谢过程、作用机制和临床适应证;掌握其不良反应和禁忌证。要权衡利弊,选择最适宜的药物;要注意个体差异,选择适合的剂量和给药途径,做到合理用药。

(2)要详细了解患者对哪些药物有过敏史,以免发生意外。

(3)必须同时应用数种药物时,要注意药物间的相互作用和配伍禁忌,以防增强毒副反应或影响疗效。

(4)用药过程中,要仔细观察药物的疗效和可能发生的不良反应,及时加以调整。

(5)抗菌药物临床应用广泛,且有滥用倾向,用药时尚应注意以下几点。①以下情况一般不宜使用抗菌药物:病毒感染(除非有细菌性并发症),原因未明的发热(除非高度怀疑细菌感染、病情严重者);②预防性应用在内科领域内一般限于:预防风湿热复发,预防尿路感染复发;心瓣膜病、心血管畸形和人工心脏瓣膜患者,于口腔、尿路等手术前后预防感染性心内膜炎;流行性脑脊髓膜炎、霍乱等疾病密切接触者;进入疟疾区者预防疟疾。

对昏迷、休克、心力衰竭、肾病综合征、血液病、免疫缺陷和接受糖皮质激素治疗等的患者,预防用药不但达不到预防细菌感染的目的,反易引起耐药菌株感染,除特殊情况外,不主张预防性用药。

四、其他

(1)危重患者最好安排在重症监护病房或专科性监护病房进行监护和救治。重症监护病房的特点是管理上的集中、加强,监测上的严密、仔细和救治上的及时、有力,从而可使患者得到更及时有效的救治。重症监护病房收治的病种一般限于危及生命但有可能挽救的疾病,如急性心肌梗死,不稳定型心绞痛,严重心律失常,高血压危象,急性心功能不全,休克,心搏骤停,急性呼吸功能不全,急性肾功能不全,大出血,严重水、电解质和酸碱平衡紊乱,多器官功能障碍综合征,急性中毒,危重创伤、多发伤,重大高危手术等。一般不包括晚期恶性肿瘤,传染病,中枢神经系统永久性损伤(如高位截瘫)和各种终末期患者。

(2)应重视心理(精神)治疗。患者对所患疾病不可避免地会产生各种心理反应,心理治疗即针对这些心理状态用言语或非言语的沟通方式对患者进行治疗,改善患者情绪,解除顾虑、增强信心,从而促进疾病的治愈和康复。

(3)医者的一切医疗行为无不与患者的健康甚至生命有关,应慎之又慎。治疗上应有整体观念和预见性。要防止医源性疾病和非正常医疗事件的发生,真正做到全心全意为患者服务。

(宋晓燕)

第四章

急诊科疾病

第一节　过敏性休克

过敏性休克是指某些抗原物质(特异性变应原)再次进入已经致敏的机体后,迅速发生的以急性循环衰竭为主的全身性免疫反应。过敏性休克是过敏性疾病中最严重的状况。

一、病因和发病机制

引起过敏性休克的抗原物质主要有以下几类。

(一)药物

主要涉及抗生素(如青霉素及其半合成制品)、麻醉药、解热镇痛消炎药、诊断性试剂(如碘化性 X 线造影剂)等。

(二)生物制品

异体蛋白,包括激素、酶、血液制品如清蛋白、丙种球蛋白等,异种血清、疫苗等。

(三)食物

某些异体蛋白含量高的食物,如蛋清、牛奶、虾、蟹等。

(四)其他

昆虫蜇咬、毒蛇咬伤、天然橡胶、乳胶等。

过敏性休克的发生是由于机体对于再次进入的抗原免疫反应过强所致,其发病的轻重缓急与抗原物质的进入量、进入途径及机体免疫反应能力有关。

二、病理生理

抗原初次进入机体时,刺激 B 淋巴细胞产生 IgE 抗体,结合于肥大细胞和嗜碱性粒细胞表面(致敏细胞);当抗原再次进入机体时,迅速与体内已经存在于致敏细胞上的 IgE 结合并激活受体,使致敏细胞快速释放大量组织胺、5-羟色胺、激肽与缓激肽、白三烯、血小板活化因子等生物活性物质,导致全身毛细血管扩张、通透性增加,多器官充血水肿;同时,由于液体的大量渗出使有效循环血量急剧减少,回心血量减少导致心排量下降、血压骤降,迅速进入休克状态。

三、临床表现

大多数患者在接触变应原后 30 分钟,甚至几十秒内突然发病,可在极短时间内进入休克状态。表现为大汗、心悸、面色苍白、四肢湿冷、血压下降、脉细速等循环衰竭症状。多数患者在休克之前或同时出现一些过敏相关症状,如荨麻疹、红斑或瘙痒;眼痒、打喷嚏、流鼻涕、声嘶等黏膜水肿症状,刺激性咳嗽、喉头水肿、哮喘和呼吸窘迫等呼吸道症状,恶心、呕吐、腹痛、腹泻等消化道症状,烦躁不安、头晕、抽搐等神经系统症状。严重者可死于呼吸、循环衰竭。

四、诊断

过敏性休克的诊断依据:有过敏史和变应原接触史;休克前或同时有过敏的特有表现;有休克的表现。当患者在做过敏试验、用药或注射生物制剂时突然出现过敏和休克表现时,应立即想到过敏性休克的发生。

五、治疗

一旦出现过敏性休克,应立即就地抢救。患者平卧、立即吸氧、建立静脉通路。

(一)立即脱离变应原

停用或清除可疑引起变态反应的物质。结扎或封闭虫蜇或蛇咬部位以上的肢体,减少过敏毒素的吸收,应注意 15 分钟放松一次,以免组织坏死。

(二)应用肾上腺素

肾上腺素是抢救的首选用药。立即皮下或肌内注射 0.1％肾上腺素 0.5～1.0 mL,如果效果不满意,可间隔 5～10 分钟重复注射 0.2～0.3 mL。严重者可将肾上腺素稀释于 5％葡萄糖溶液中静脉注射。

(三)糖皮质激素的应用

常在应用肾上腺素后静脉注射地塞米松,随后酌情静脉滴注,休克纠正后可停用。

(四)保持呼吸道通畅

喉头水肿者,如应用肾上腺素后不缓解,可行气管切开;支气管痉挛者,可用氨茶碱稀释后静脉滴注或缓慢静脉注射。

(五)补充血容量

迅速静脉滴注右旋糖酐-40 或晶体液(林格液或生理盐水),随后酌情调整。注意输液速度,有肺水肿者,补液速度应减慢。

(六)血管活性药的使用

上述处理后血压仍较低者,可给予去甲肾上腺素、间羟胺、多巴胺等缩血管药,以维持血压。

(七)抗过敏药及钙剂的补充

常用异丙嗪或氯苯那敏肌内注射,10％葡萄糖酸钙 10～20 mL 稀释后静脉注射。

六、预后

由于发病突然,如抢救不及时,病情可迅速进展,最终可导致呼吸和循环衰竭而危及生命。如得到及时救治,则预后良好。

(黄彩娜)

第二节　低血容量性休克

　　低血容量性休克是指各种原因引起的急性循环容量丢失,从而导致有效循环血量与心排血量减少、组织灌注不足、细胞代谢紊乱和功能受损的病理生理过程。临床上创伤性失血仍是发生低血容量休克最为常见的原因,而与低血容量性休克相关的内科系统疾病则以上消化道出血(如消化性溃疡、肝硬化、胃炎、急性胃黏膜病变、胆管出血、胃肠道肿瘤)、大咯血(如支气管扩张、结核、肺癌、心脏病)和凝血机制障碍(血友病等)较为多见,过去常称为失(出)血性休克。呕吐、腹泻、脱水、利尿等原因也可引起循环容量在短时间内大量丢失,从而导致低血容量性休克的发生。

　　低血容量休克的主要病理生理改变是有效循环血容量急剧减少、组织低灌注、无氧代谢增加、乳酸性酸中毒、再灌注损伤,以及内毒素易位,最终导致多器官功能障碍综合征(MODS)。低血容量休克的最终结局自始至终与组织灌注相关。因此,提高其救治成功率的关键在于尽早去除休克病因的同时,尽快恢复有效的组织灌注,以改善组织细胞的氧供,重建氧的供需平衡和恢复正常的细胞功能。

一、诊断

(一)临床表现特点

　　(1)有原发病的相应病史和体征。

　　(2)有出血征象。根据不同病因可表现为咯血、呕血或便血等。一般而言,呼吸系统疾病如支气管扩张、空洞型肺结核、肺癌等,多表现为咯血,同时可伴有咳嗽、气促、呼吸困难、发绀等征象。此外,心脏病也是咯血常见原因之一,可由左侧心力衰竭所致肺水肿引起,也可由肺静脉、肺动脉破裂出血所致,临床上以二尖瓣病变狭窄和/或关闭不全、原发性和继发性肺动脉高压、肺动脉栓塞和左侧心力衰竭多见。上消化道出血可表现为呕血和/或黑便,大量出血时大便也可呈暗红色,而下消化道出血多表现为便血。

　　(3)有休克征象和急性贫血的临床表现,且与出血量成正比。一般而言,成人短期内失血达750～1 000 mL时,可出现面色苍白、口干、烦躁、出汗,心率约 100 次/分,收缩压降至10.7～12.0 kPa(80～90 mmHg);失血量达 1 500 mL 左右时,则上述症状加剧,表情淡漠、四肢厥冷,收缩压降至8.0～9.3 kPa(60～70 mmHg),脉压明显缩小,心率100～120 次/分,尿量明显减少;失血量达1 500～2 000 mL时,则面色灰白、发绀、呼吸急促、四肢冰冷、表情极度淡漠,收缩压降至 5.3～8.0 kPa(40～60 mmHg),心率超过 120 次/分,脉细弱无力;失血量超过 2 000 mL,收缩压降至 5.3 kPa(40 mmHg)以下或测不到,脉搏微弱或不能扪及,意识不清或昏迷,无尿。此外,休克的严重程度不仅同出血量多少有密切关系,且与出血速度有关。在同等量出血的情况下,出血速度越快,则休克越严重。中华医学会重症医学分会有关《低血容量休克复苏指南》中,以失血性休克为例估计血容量的丢失,根据失血量等指标将失血分成 4 级(表4-1)。

表 4-1　失血的分级

分级	失血量（mL）	失血量占血容量比例(%)	心率（次/分）	血压	呼吸频率（次/分）	尿量（mL/h）	神经系统症状
Ⅰ	＜750	＜15	≤100	正常	14～20	＞30	轻度焦虑
Ⅱ	750～1 500	15～30	＞100	下降	＞20	＞20	中度焦虑
Ⅲ	＞1 500	＞30	＞120	下降	＞30	5～20	精神萎靡
Ⅳ	＞2 000	＞40	＞140	下降	＞40	无尿	昏睡

注：成人平均血容量约占体重的 7%(或 70 mL/kg)，上表按体重 70 kg 估计。

(二)实验室和其他辅助检查特点

(1)血红细胞、血红蛋白和血细胞比容短期内急剧降低。但必须指出，出血早期(10 h 内)由于血管及脾脏代偿性收缩，组织间液尚未进入循环以扩张血容量，可造成血细胞比容和血红蛋白无明显变化的假象，在分析血常规时必须加以考虑。

(2)对于一开始就陷入休克状态，还未发生呕血及黑便的消化道出血者，此时应插管抽取胃液及进行直肠指检，有可能发现尚未排出的血液。

(3)某些内出血患者如宫外孕、内脏破裂等可无明显血液排出(流出)体外迹象，血液可淤积在体腔内，对这一类患者除详细询问病史、体检外，必要时应作体腔穿刺，以明确诊断。

(4)根据出血部位和来源，待病情稳定后可作相应检查，以明确病因和诊断。如咯血患者视病情可作胸部 X 线检查、支气管镜检、支气管造影等；心源性咯血可作超声心动图、多普勒血流显像、X 线和心电图等检查；消化道出血者可作胃肠钡餐检查、胃镜、结肠镜、血管造影等检查；肝胆疾病可作肝功能和胆管镜检查，以及腹部二维超声检查，必要时作计算机 X 线断层摄影(CT)或磁共振成像检查；疑为血液病患者可做出、凝血机制等有关检查。

(三)低血容量性休克的监测和临床意义

《低血容量休克复苏指南》指出，以往主要依据病史、症状、体征，如精神状态改变、皮肤湿冷、收缩压下降或脉压减小、尿量减少、心率增快、中心静脉压降低等指标来诊断低血容量性休克，但这些传统的诊断标准有其局限性。近年发现，氧代谢与组织灌注指标对低血容量休克早期诊断有更重要的参考价值。有研究证实血乳酸和碱缺失在低血容量休克的监测和预后判断中具有重要意义。

1.一般监测

其包括皮温与色泽、心率、血压、尿量和精神状态等监测指标。这些指标虽然不是低血容量休克的特异性监测指标，但仍是目前临床工作中用来观察休克程度和治疗效果的常用指标。

(1)低体温有害，可引起心肌功能障碍和心律失常，当中心体温＜34 ℃时，可导致严重的凝血功能障碍。

(2)心率加快通常是休克的早期诊断指标之一，但心率不是判断失血量多少的可靠指标，比如年轻患者就可以通过血管收缩来代偿中等量的失血，仅表现为轻度心率增快。

(3)至于血压，将平均动脉压(MAP)维持在 8.0～10.7 kPa(60～80 mmHg)是比较恰当的。

(4)尿量间接反映循环状态，是反映肾灌注较好的指标，当尿量＜0.5 mL/(kg·h)时，应继续进行液体复苏。临床工作中还应注意到患者出现休克而无少尿的情况，例如，高血糖和造影剂等有渗透活性的物质可以造成渗透性利尿。

2.其他常用临床指标的监测

(1)动态观察红细胞计数、血红蛋白(Hb)及血细胞比容的数值变化,可了解血液有无浓缩或稀释,对低血容量休克的诊断、判断是否存在继续失血有参考价值。有研究表明,血细胞比容在4小时内下降10%提示有活动性出血。

(2)动态监测电解质和肾脏功能,对了解病情变化和指导治疗十分重要。

(3)在休克早期即进行凝血功能的监测,对选择适当的容量及液体种类有重要的临床意义。常规凝血功能监测包括血小板计数、凝血酶原时间(PT)、活化部分凝血活酶时间(APTT)、国际标准化比值(INR)和D-二聚体等。

3.动脉血压监测

临床上无创动脉血压(NIBP)监测比较容易实施。对于有低血压状态和休克的患者,有条件的单位可以动脉置管和静脉置入漂浮导管,实行有创动脉血压(IBP)、中心静脉压(CVP)和肺毛细血管楔压(PAWP)、每搏量(SV)和心排血量(CO)的监测。这样可以综合评估,调整液体用量,并根据监测结果必要时使用增强心肌收缩力的药物或利尿剂。

4.氧代谢监测

休克的氧代谢障碍概念是对休克认识的重大进展,氧代谢的监测进展改变了对休克的评估方式,同时使休克的治疗由以往狭义的血流动力学指标调整转向氧代谢状态的调控。传统临床监测指标往往不能对组织氧合的改变具有敏感反应。此外,经过治疗干预后的心率、血压等临床指标的变化也可在组织灌注与氧合未改善前趋于稳定。

(1)指脉氧饱和度(SpO_2):主要反映氧合状态,在一定程度上反映组织灌注状态。需要注意的是,低血压、四肢远端灌注不足、氧输送能力下降或者给予血管活性药物等情况均可影响SpO_2的准确性。

(2)动脉血气分析:对及时纠正酸碱平衡,调节呼吸机参数有重要意义。碱缺失间接反映血乳酸水平,两指标结合分析是判断休克时组织灌注状态较好的方法。

(3)动脉血乳酸监测:是反映组织缺氧的高度敏感的指标之一,该指标增高常较其他休克征象先出现。持续动态的动脉血乳酸及乳酸清除率监测对休克的早期诊断、判定组织缺氧情况、指导液体复苏及预后评估具有重要意义。肝功能不全时则不能充分反映组织的氧合状态。

(4)其他:每搏量(SV)、心排血量(CO)、氧输送(DO_2)、氧消耗(VO_2)、胃黏膜内pH和胃黏膜CO_2张力($PgCO_2$)、混合静脉血氧饱和度(SVO_2)等指标在休克复苏中也具有一定程度的临床意义,不过仍需要进一步的循证医学证据支持。

二、治疗

(一)止血

按照不同病因,采取不同止血方法,必要时紧急手术治疗,以期达到有效止血之目的。

(1)对肺源性大咯血者可用垂体后叶素5～10 U,加入5%葡萄糖注射液20～40 mL中静脉注射;或10～20 U,加入5%葡萄糖注射液500 mL中静脉滴注。也可采用纤维支气管镜局部注药、局部气囊导管止血及激光-纤维支气管镜止血。对于未能明确咯血原因和部位的患者,必要时行选择性支气管动脉造影,然后向病变血管内注入吸收性明胶海绵作栓塞治疗。反复大咯血经内科治疗无效,在确诊和确定病变位置后,可施行肺叶或肺段切除术。

(2)心源性大咯血一般不宜使用垂体后叶素,可应用血管扩张剂治疗,通过降低肺循环压力,减轻心脏前、后负荷，以达到有效控制出血之目的。①对于二尖瓣狭窄或左侧心力衰竭引起的肺静脉高压所致咯血，宜首选静脉扩张剂，如硝酸甘油或硝酸异山梨醇的注射制剂。②因肺动脉高压所致咯血，则可应用动脉扩张剂和钙通道阻滞剂，如肼屈嗪 25～50 mg、卡托普利 25～50 mg、硝苯地平 10～15 mg，均每天 3 次。也可试用西地那非 25～100 mg，每天 3 次。③若肺动静脉压力均升高时可联用动静脉扩张剂，如硝酸甘油 10～25 mg，加于 5%葡萄糖注射液 500 mL 中缓慢静脉滴注；加用肼屈嗪或卡托普利，甚至静脉滴注硝普钠。④对于血管扩张剂不能耐受或有不良反应者，可用普鲁卡因 50 mg，加于 5%葡萄糖注射液 40 mL 中缓慢静脉注射，亦具有扩张血管和降低肺循环压力的作用，从而达到控制咯血之目的。⑤急性左侧心力衰竭所致咯血尚需按心力衰竭治疗，如应用吗啡、洋地黄、利尿剂及四肢轮流结扎止血带以减少回心血量等。

（3）对于肺栓塞所致咯血，治疗针对肺栓塞。主要采用以下治疗。①抗凝治疗：普通肝素首剂 5 000 U 静脉注射，随后第 1 个 24 h 之内持续滴注 30 000 U，或者按 80 U/kg 静脉注射后继以 18 U(kg·h)维持，以迅速达到和维持合适的 APTT 为宜，根据 APTT 调整剂量，保持 APTT 不超过正常参考值 2 倍为宜。也可使用低分子肝素，此种情形下无须监测出凝血指标。肝素或低分子肝素通常用药 5 天即可。其他的抗凝剂还包括华法林等，需要行 INR 监测。肝素不能与链激酶(SK)或尿激酶(UK)同时滴注，重组组织型纤溶酶原激动剂(rt-PA)则可以与肝素同时滴注。②溶栓治疗：SK 负荷量 250 000 U 静脉注射，继以 100 000 U/h 静脉滴注 24 h；或者 UK，负荷量 4 400 U/kg 静脉注射，继以 2 200 U/kg 静脉滴注 12 h；或者 rt-PA 100 mg，静脉滴注 2 h。国内"急性肺栓塞尿激酶溶栓、栓复欣抗凝多中心临床试验"规定的溶栓方案中 UK 剂量是 20 000 U/kg，外周静脉滴注 2 h。

（4）上消化道出血的处理：①消化性溃疡及急性胃黏膜病变所致的上消化道出血可用西咪替丁(甲氰咪胍)600～1 200 mg，加入 5%葡萄糖注射液 500 mL 中静脉滴注；或雷尼替丁 50 mg、或法莫替丁 20～40 mg，加于 5%葡萄糖注射液 20～40 mL 中静脉注射；或奥美拉唑 40 mg 稀释后静脉滴注，滴注时间不得少于 20 分钟，每天 1～2 次。必要时可在内镜下直接向病灶喷洒止血药物(如孟氏溶液、去甲肾上腺素)、高频电凝止血、激光光凝止血或注射硬化剂(5%鱼肝油酸钠、5%乙醇胺油酸酯、1%乙氧硬化醇)等。②肝硬化食管或胃底静脉曲张破裂出血可用垂体后叶素；对于老年肝硬化所致的上消化道大出血，有人建议垂体后叶素与硝酸甘油合用，即垂体后叶素加入生理盐水中，以 0.2～0.4 mg/min 的速度静脉滴注，同时静脉滴注硝酸甘油 0.2～0.4 mg/min。垂体后叶素对"前向血流"途径减少门静脉血流，降低门静脉高压而止血，硝酸甘油则针对"后向血流"而加强垂体后叶素的作用。近年来多采用生长抑素(施他宁)治疗胃底-食管静脉曲张破裂出血，250 μg 静脉注射后，继以 250 μg/h 静脉滴注，维持 1～3 天；或者使用奥曲肽 100 μg 静脉注射后，随后以 25～50 μg/h 静脉滴注，维持 3～5 天，对肝硬化等原因所致的上消化道出血，甚至下消化道出血也有效。亦可应用三腔二囊管压迫食管下段和胃底静脉止血。③对于急性上消化道大出血，若出血部位不明，必要时可施行紧急内镜下止血。方法是在适当补液后，使收缩压不低于 10.7 kPa(80 mmHg)。此时可经内镜向胃腔喷洒止血药，0.8%去甲肾上腺素盐水 50～100 mL，凝血酶 1 000～8 000 U(稀释成 20～50 mL 液体)，5%孟氏溶液 20～40 mL。也可局部注射硬化剂；5%鱼肝油酸钠 0.5～1.0 mL，血管旁(内)注射后喷洒凝血酶 4 000 U(稀释成 5 mL 液体)。对于各种原因所致的大出血，除非患者并有凝血机制障碍，否则通常情况下目前临床上并不主张常规使用止血剂。中药三七粉、云南白药等可考虑试用。

(二)补充血容量

根据休克严重程度、失血情况,粗略估计需输入的全血量与扩容量。低血容量休克时补充液体刻不容缓,输液速度应快到足以迅速补充丢失的液体量,以求尽快改善组织灌注。临床工作中,常做深静脉置管,如颈内静脉或锁骨下静脉置管,甚至肺动脉置管,这些有效静脉通路的建立对保障液体的输入是相当重要的。

1.输血及输注血制品

对失血性休克者立即验血型配同型血备用。输血及输注血制品广泛应用于低血容量休克的治疗中。应引起注意的是,输血本身可以带来的一些不良反应,甚至严重并发症。失血性休克所丧失的主要成分是血液,但在补充血液、容量的同时,并非需要全部补充血细胞成分,也应考虑到凝血因子的补充。

(1)目前,临床上大家共识的输血指征为血红蛋白≤70 g/L。对于有活动性出血的患者、老年人及有心肌梗死风险者,血红蛋白保持在较高水平更为合理。无活动性出血的患者每输注1 U(200 mL 全血)的红细胞其血红蛋白升高约 10 g/L,血细胞比容升高约 3%。

(2)若血小板计数<$50×10^9$/L,或确定血小板功能低下,可考虑输注血小板。对大量输血后并发凝血异常的患者联合输注血小板和冷沉淀可显著改善和达到止血效果。

(3)对于酸中毒和低体温纠正后凝血功能仍难以纠正的失血性休克患者,应积极改善其凝血功能,在输注红细胞的同时应注意使用新鲜冰冻血浆以补充纤维蛋白原和凝血因子的不足。

(4)冷沉淀内含凝血因子Ⅴ、Ⅷ、Ⅻ、纤维蛋白原等物质,对肝硬化食管静脉曲张、特定凝血因子缺乏所致的出血性疾病尤其适用。对大量输血后并发凝血异常的患者及时输注冷沉淀可提高血循环中凝血因子,以及纤维蛋白原等凝血物质的含量,缩短凝血时间、纠正凝血异常。

(5)极重度出血性休克,必要时应动脉输血,其优点:避免快速静脉输血所致的右心前负荷过重和肺循环负荷过重;直接增加体循环有效血容量,提升主动脉弓血压,并能迅速改善心脏冠状动脉、脑和延髓生命中枢的供血;通过动脉逆行加压灌注,兴奋动脉内压力和化学感受器,能反射性调整血液循环。由于动脉内输血操作较复杂,且需严格无菌操作,故仅适用于重度和极重度休克患者。

2.输注晶体溶液

(1)常用的是生理盐水和乳酸林格液等张平衡盐溶液。①生理盐水的特点是等渗但含氯高,大量输注可引起高氯性代谢性酸中毒。②乳酸林格液的特点在于电解质组成接近生理,含有少量的乳酸。一般情况下,其所含乳酸可在肝脏迅速代谢,大量输注乳酸林格液应该考虑到其对血乳酸水平的影响。③输注的晶体溶液中,约有 1/4 存留在血管内,其余 3/4 则分布于血管外间隙。晶体溶液这种再分布现象可以引起血浆蛋白的稀释,以及胶体渗透压的下降,同时出现组织水肿。因此,若以大量晶体溶液纠正低血容量休克患者时,这方面的不良反应应引起注意。

(2)高张盐溶液的钠含量通常为 400~2 400 mmol/L。制剂包括有高渗盐右旋糖酐注射液(HSD 7.5%氯化钠+6%右旋糖酐-70)、高渗盐注射液(HS 7.5%、5%或 3.5%氯化钠)及11.2%乳酸钠高张溶液等,以前两者多见。迄今为止,仍没有足够循证医学证据证明输注高张盐溶液更有利于低血容量休克的纠正。而且,高张盐溶液可以引起医源性高渗状态及高钠血症,严重时可导致脱髓鞘病变。

3.输注胶体溶液

在纠正低血容量休克中常用的胶体液主要有羟乙基淀粉和清蛋白。

(1)羟乙基淀粉(HES)是人工合成的胶体溶液,常用6％的HES氯化钠溶液,其渗透压约为773.4 kPa(300 mmol/L),输注1 L HES能够使循环容量增加700～1 000 mL。使用时应注意对肾功能、凝血机制的影响,以及可能发生的变态反应,这些不良反应与剂量有一定的相关性。

(2)清蛋白作为天然胶体,构成正常血浆胶体渗透压的75％～80％,是维持正常容量与胶体渗透压的主要成分,因此人血清蛋白制剂常被选择用于休克的治疗。

(3)右旋糖酐也用于低血容量休克的扩容治疗。

4.容量负荷试验

临床工作中,常遇到血压低、心率快、周围组织灌注不足的患者,分不清到底是心功能不全抑或血容量不足或休克状态,此时可进行容量负荷试验。经典的容量负荷试验的具体做法有以下几种。①在10分钟之内快速输注50～200 mL生理盐水,观察患者心率、血压、周围灌注和尿量的改变,注意肺部湿啰音、哮鸣音的变化;②如果有条件测量CVP和/或肺毛细血管楔压(PAWP),则可在快速输注生理盐水前后测量其变化值,也有助于鉴别;③快速输液后若病情改善则为容量不足,反之则为心功能不全,前者应继续补液,后者则应控制输液速度。对低血容量休克的患者,若其血流动力学状态不稳定时也应实施该项试验,以达到既可以快速纠正已存在的容量缺失,又尽量减少容量过度负荷的风险和可能的心血管不良反应的目的。

(三)血管活性药物的应用

若血容量基本纠正,又无继续出血,收缩压仍＜10.7 kPa(80 mmHg),或者输液尚未开始却已有严重低血压的患者,可酌情使用血管收缩剂与正性肌力药物,使血压维持在12.0～13.3 kPa(90～100 mmHg)为好。多巴胺剂量用至5 μg/(kg·min)时可增强心肌收缩力,低于该剂量时有扩血管和利尿作用,剂量＞10 μg/(kg·min)时有升血压作用。去甲肾上腺素剂量0.2～2.0 μg/(kg·min)、肾上腺素或去氧肾上腺素仅用于难治性休克。如果有心功能不全或纠正低血容量休克后仍有低心排血量,可使用多巴酚丁胺,剂量2～5 μg/(kg·min)。此外,保温,防治酸中毒、氧自由基对细胞和亚细胞的损伤作用,保护胃肠黏膜减少细菌和毒素易位,防治急性肾衰竭,保护其他重要脏器功能,以及对症治疗均不容忽视。

(黄彩娜)

第三节 昏 迷

昏迷是多种原因引起的大脑皮质处于严重而广泛抑制状态的病理过程。临床表现的特征包括意识丧失,运动、感觉、反射和自主神经功能障碍,给予任何刺激均不能将患者唤醒,但生命体征如呼吸、脉搏、心跳、血压和体温尚存在。昏迷是病情危重的信号,是常见危重急症,病死率高。临床医师如能迅速做出正确的诊断和及时的处理,患者往往可能转危为安。

一、病因

(一)中枢神经系统疾病

可见于中枢神经系统的局限性和弥漫性病变,如大脑半球、脑干和小脑病变均可引起昏迷,常见的有如下几种。

1.急性脑血管病

脑出血、蛛网膜下腔出血、硬膜下血肿、硬膜外血肿、脑桥出血、小脑出血、大面积脑梗死、脑干梗死、小脑梗死、高血压脑病等。

2.颅内占位性病变

各种脑肿瘤、脑干肿瘤、中枢神经系统白血病等。

(1)颅内感染：各种病毒性脑炎(乙型脑炎、森林脑炎)，各种原因的脑膜炎、脑脓肿、脑干脓肿，重症脑囊虫病、脑血吸虫病等。

(2)脑外伤：脑震荡、脑挫裂伤、硬膜下血肿等。

(3)癫痫：全身性强直-阵挛性发作。

(二)系统性疾病

如肝性脑病、肺性脑病、尿毒症、糖尿病性昏迷、高渗高血糖性昏迷、低血糖昏迷、甲状腺危象、垂体性昏迷、黏液性水肿昏迷、低钠血症和艾迪生病危象等。

(三)感染中毒性脑病

如重症肺炎、细菌性痢疾、伤寒和败血病等。

(四)外源性中毒

如药物中毒，农药中毒，乙醇中毒，化学品中毒和动、植物毒素中毒等。

(五)物理和缺氧性损害

如中暑、触电、淹溺、一氧化碳(CO)中毒、休克、阿-斯综合征和高山性昏迷等。

二、病理生理

(一)解剖生理基础

意识是指人体对环境刺激产生相应的内容及行为的反应状态。正常意识包括2个组成部分：意识内容与行为和觉醒状态。意识内容是指人的知觉、记忆、思维、情感、意向及意志等心理过程，是由大脑皮质高级神经活动产生的，属大脑皮质功能；觉醒状态属于觉醒与睡眠周期性交替的大脑生理状态，属皮质下激活系统。两者关系极为密切，意识内容必须由大脑皮质高级神经活动正常和皮质下觉醒状态的觉醒激活系统和抑制系统的功能正常来维持，而大脑皮质高级神经功能的正常发挥，则是依赖于觉醒激活系统，即脑干上行网状激活系统的唤醒功能。如大脑皮质高级神经活动受到完全性抑制，致使意识内容完全丧失，而皮质下觉醒系统功能正常，则觉醒状态依然存在，谓之醒状昏迷。觉醒状态属于觉醒与睡眠生理周期，如只有觉醒状态，而无大脑皮质高级神经活动，也就无明晰的意识内容。临床上将觉醒状态分为意识觉醒(皮质性觉醒)和无意识觉醒(皮质下觉醒)。意识觉醒是在大脑皮质与非特异性上行网状激活系统相互作用产生的；无意识觉醒是下丘脑生物钟在脑干上行网状激活系统作用所致。

1.意识觉醒(皮质觉醒)调节系统

意识觉醒主要是依靠上行投射系统来维系，人有清晰的意识内容和高度的机敏力。该系统包括特异性上行投射系统和非特异性上行投射系统2种。

(1)特异性上行投射系统：特异性上行投射系统主要包括传导深感觉的内侧丘系、传导四肢浅感觉的脊髓丘脑系、传导听觉的外侧丘系、传导面部感觉的三叉神经丘系及传导视觉和内脏感觉的传导束等，是全身躯体深浅感觉传导的总称。各传导束在脑干中有其特定的传导径路，并在途中发出侧支与脑干网状结构相联系，终止于丘脑及膝状体核等丘脑特异性核团，在此更换神经元后发出丘脑放射,经内囊后肢投射至大脑皮质中央后回,产生特定的感觉,并对大脑皮质有一定的激醒作用。仅有某些特异性上行投射系统传导束的病损对意识水平的影响很小,若特异性上行投射系统传导束受到严重损害,则意识水平会受到明显的影响。急性意识障碍状态是指急性弥漫性脑功能的丧失,其严重程度与脑组织损害范围大小有关。

意识混浊:指醒觉程度减弱的一种状态。早期有过度兴奋、易激动、嗜睡,继而注意力减退,对外界刺激存在错误的判断;随着病情加重,可发展为急性或亚急性混浊状态,对命令很难执行,并且对时间、地点及人物的定向认识障碍,记忆减退,不能重复、倒数数字及复述故事,整天嗜睡。脑耗氧量降低20%。

谵妄:意识清晰度呈中度损害,表现为失定向、恐惧、激动、视幻觉、与周围失去接触,很难确定患者是否还有自我意识存在。虽有清醒期,但随时有精神错乱的可能。极度谵妄状态常起病急剧,持续时间为4～7天,错觉和幻觉可持续几周。谵妄主要见于神经系统中毒及代谢紊乱,如急性阿托品中毒、戒断症状、尿毒症、急性肝功能衰竭、脑炎。严重脑外伤者由意识丧失开始恢复时均可有谵妄表现。特异投射系统全部丧失功能,则会引起意识水平的下降。

(2)非特异性上行投射系统:由位于脑干结构中的上行网状激活系统和上行网状抑制系统组成。

网状结构的解剖特点:网状结构是指位于脑干中轴部界线清楚的灰质与白质以外的细胞体与纤维相互混杂分布的部分,因其由各种大小不等的神经元散在分布于纵横交错的纤维网中而被命名为脑干网状结构。脑干网状结构的主要核团:①中缝及其附近核,包括延髓中缝隐核、中缝苍白核、中缝大核、脑桥中缝核、中央上核、中缝背核及中央线形核;②内侧核群及中央核,包括延髓腹侧网状核和巨细胞网状核、脑桥尾侧网状核和脑桥嘴侧网状核、中脑楔形核、底楔形核和脑桥被盖核;③外侧核群,包括延髓外侧网状核和小细胞网状核、脑桥小细胞网状核。位于脑干中央网状结构中央部为"效应区",约占脑干网状结构的2/3,是由大、中型神经元形成的几个核团,发出和接受大量的传入和传出神经纤维,其轴突直接参与上行网状激活系统,组成中央被盖束。在"效应区"的周边为"联络区",多为小型神经元,呈弥散状分布,主要接受特异性上行投射系统途经脑干发出的侧支,而后发出较短的轴突终止于"效应区"。网状结构与特异性上行投射系统的区别有两点:一是网状结构在传导径路上需多次更换神经元,而特异性上行投射系统仅有三级神经元,因此,网状结构的神经传导速度较慢,且易被药物阻断;二是网状结构神经元之间由于突触的联系使得它不能引起突触后有效放电,致使下一个神经元的电紧张变化或神经元的兴奋均不能维持正常水平,但对其他部位的神经兴奋起易化、抑制或募集等作用。脑干网状结构是通过非特异性上行投射系统对大脑皮质起作用的。

上行网状激活系统(ARAS):包括上行激活性脑干网状结构、丘脑非特异性核团和紧张性激活的驱动结构。①上行激活性脑干网状结构:Plum曾提出在脑干背侧脑桥下1/3处以下的网状结构病损不发生昏迷,若在该水平以上两侧旁中央网状结构病损则发生昏迷。应用Ache染色上行网状激活系统研究发现,包括脑干网状结构效应区背侧部分细胞——网状巨细胞核、脑桥网状核和中脑网状核,约占效应区细胞总数的1/3。它们发出的纤维上行组成上行网状激活系统,行程中在脑桥较分散,在中脑比较密集,于中央灰质和红核之间的被盖部分形成2个密集的纤维束:一是被盖中央腹侧束,投射至边缘系统再转投射至大脑皮质;二是被盖中央侧束投射至丘脑非特异核团。②丘脑非特异核团:包括丘脑的中央腹侧前核、中线核、内髓板等。以上丘脑非特异核团受到刺激后可引起两侧大脑皮质广泛的募集式反应,如用微电极刺激特异性丘脑核团(腹外侧核、腹后侧核、丘脑枕核和膝状体核等),只引起大脑皮质相应区的神经元一次放电。当刺激丘脑非特异核团时,即使刺激强度再大也不会引起大脑皮质感觉区的神经元放电,若此时即刻再刺激以上丘脑特异性核团,则大脑皮质可出现连续多次放电。因此,丘脑非特异核团的活动虽然不引起大脑皮质的神经元放电,但它可以改变大脑皮质的兴奋状态,使其反应性增加,从而可以认为丘脑非特异核团的活动对于大脑皮质的兴奋性有极大的影响。③大脑皮质清醒状态的机制:当躯体接受外界各种适宜的刺激所产生的冲动,经脑干上行特异性投射系统传至大脑皮质的相应区域,此种传导在脑干行程中发出侧支到脑干网状结构联络区,该区再将冲动传至位于脑干网状结构效应区的上行网状激活系统,上行网状激活系统将冲动再向上传至丘脑非特异核团,丘脑非特异核团将冲动弥散地作用于大脑皮质,并对皮质的诱发电位产生易化作用,从而大脑皮质表现为清醒状态。大脑皮质如何能持续的保持清醒状态呢?大量实验证明,其发生机制主要是依赖紧张性激活的驱动结构。④紧张性激活的驱动结构:在特异性上行投射系统的触发下,刺激中脑中央灰质核下丘脑后区,同时驱动上行网状激活系统,上行网状激活系统转而刺激中脑中央灰质和下丘脑后区,如此形成正反馈环路。在反馈环路周期循环的同时,经非异性上行投射系统对大脑皮质的诱发电位起着持续的易化作用。这就是维持大脑皮质持续清醒的机制。上行网状激活系统的任何环节受到破坏均可导致不同程度的意识障碍,严重者可出现昏迷。

上行网状抑制系统(ARIS):生理状态下大脑皮质神经元的兴奋在不断受到易化的同时,也不断受到抑制。大脑皮质的神经元兴奋与抑制是矛盾的统一,由大脑皮质神经元激活而伴随发生的主动抑制阻止了大脑皮质神经元过度兴奋而导致的疲劳,从而使大脑皮质的功能活动处于适宜的兴奋状态。ARIS位于脑桥网状结构的腹侧部,其范围在脑桥中部(三叉神经根水平)以下及延髓的低位脑干内。

2.皮质下觉醒调节系统

皮质下觉醒亦称无意识觉醒,主要包括下丘脑生物钟、脑干非特异性上行投射系统、下丘脑行为觉醒激活系统。人的觉醒和睡眠是一种生理周期,一般人是和环境的明亮与黑暗同步的,即白昼清醒夜晚睡眠。这是因为光亮与黑暗交替投射到视网膜诱导觉醒与睡眠的周期变化,此规律即为生物钟。视交叉的背侧有下丘脑内侧交叉上核,双眼视网膜发出的纤维有部分交叉到下丘脑内侧交叉上核,动物试验证明当下丘脑内侧交叉上核被破坏后,觉醒睡眠周期即消失。除以上结构外,脑干网状结构和下丘脑行为激活系统等均与觉醒睡眠有较密切的关系。

(二)病理生理

按照昏迷的解剖生理基础,意识内容是大脑皮质的功能,此称为皮质觉醒;觉醒-睡眠周期是皮质下(包括丘脑及脑干网状结构)功能,称皮质下觉醒。皮质觉醒与皮质下觉醒关系极为密切,如大脑皮质由于广泛且严重的病损可致意识内容丧失,但皮质下觉醒仍存在。如果皮质下觉醒出现病损(即觉醒-睡眠周期障碍),皮质觉醒(意识内容)也就不存在了。公认导致昏迷的病理改变有幕上、幕下占位性病变和大脑皮质的代谢障碍3种情况。

1.幕上占位性病变幕

上结构主要为大脑半球,一般情况下大脑半球局灶性占位性病变不产生意识障碍或昏迷,只有两侧大脑半球广泛且发展迅速的病变才可造成不同程度的意识障碍或昏迷;而病损广泛但病情发展缓慢的疾病,如阿尔茨海默病,虽然两侧大脑半球对称性萎缩,却无意识障碍的临床表现。急性一侧大脑半球特别是优势半球的严重病变,如脑出血等可引起不同程度的意识障碍。大脑半球占位性病变生长发展,脑组织被挤压推移到天幕切迹处形成天幕切迹疝,从而压迫或阻断了深部丘脑及中脑的激活功能可引起昏迷。临床幕上占位性病变如大脑半球肿瘤、出血、血肿或极度水肿等均可引起小脑幕裂孔疝,或称海马沟回疝(幕上颞叶海马沟回经小脑幕裂孔疝入幕下),致使脑干缺氧、功能障碍、意识障碍。另外脑干因受压、移位、变形或扭曲和脑干本身的循环障碍,从而损伤或阻断非特异性上行投射系统的传导发生昏迷。有时因小脑幕裂孔疝严重或持续时间较久,造成脑干网状结构完全性或不可逆性损害,即使占位性病变解除,颅内压已降低,患者可仍处于昏迷状态。

总之,只有两侧大脑半球广泛且发展迅速的病损,一侧大脑半球占位性病变直接侵入或破坏后腹内侧间脑,或充分增大到足以使间脑基底部位严重受压,或经幕裂孔处疝出,从而破坏丘脑、中脑非特异性上行投射系统才能发生意识障碍或昏迷。

2.幕下占位性病变

动物试验及临床实践均证明如果占位性病变损害了丘脑后部、中脑和脑桥被盖网状结构(非特异性上行投射系统),可产生严重的意识障碍——昏迷。幕下占位性病变的早期或缓慢发生的枕骨大孔疝,一般不会影响觉醒激活系统,故不发生昏迷,但随着占位性病变的增大,终致小脑前叶、蚓状体上部被迫向上移位,形成所谓上行性天幕疝,压迫中脑网状结构而发生昏迷。又因延髓受压、淤血、水肿或出血,导致呼吸、循环障碍,并引起继发性脑缺氧而昏迷;或随着延髓受压加剧,病变波及脑桥、中脑,致其内的 ARAS 受损而使昏迷加深。

3.脑代谢障碍

大脑的能量供应主要来源于葡萄糖氧化,脑组织储备糖原极少。脑代谢率每分钟耗氧<2 mL或血糖<1.7 mmol/L均可发生昏迷,当血液 pH 下降到 7.0 时,可使突触传递受阻,脑干网状结构与大脑皮质的联系发生障碍而引起昏迷。高血糖、高血钠和失水,使血液渗透压升高到>320 mmol/L时,脑细胞脱水而发生高渗性昏迷。相反,低血钠可使细胞内液量增加,发生水中毒、脑细胞水肿,也可引起昏迷。尿毒症时体内蓄积的某些毒素,对脑组织具有毒性作用。肝功能不良时血氨增高,可过多的消耗 α 酮戊二酸;高血氨又对参与三羧酸循环的异柠檬酸脱氢酶予以抑制;致三羧酸循环遭受严重影响,脑组织能量供应减少或不能,使脑组织代谢发生障碍而昏迷。

(三)神经递质的作用

神经递质系统在维持机体觉醒中具有重要作用,各种递质系统之间存在着错综复杂的相互拮抗和相互协同的关系。

1.儿茶酚胺类递质系统(CA)

脑内肾上腺素能(NE)及多巴胺能(DA)递质是维持觉醒的重要因素。研究发现,毁损脑内一定的核,可使脑内 NE 降低,清醒时间缩短,并可出现昏迷样运动不能;毁损面积越大,脑 NE 含量越低,清醒时间也越短,当破坏 90%时清醒状态几乎完全消失。若破坏中脑黑质或腹侧被盖部,脑内 DA 降低则动物表现为清醒行为和运动的丧失。

2.5-羟色胺(5-HT)能系统

在维持机体觉醒状态中,5-HT 与 CA 之间呈相互制约的关系。动物试验破坏脑蓝斑核前部或 NE 上行背束,使前脑的 NE 降低而 5-HT 代谢产物 5-羟吲哚乙酸(5-HIAA)明显增加,动物表现为清醒期缩短而呈现嗜睡状态。因而 NE 神经元活动的加强及 5-HT 神经元活动的降低都可使动物保持清醒。

3.乙酰胆碱(ACh)能系统

早在1950年已有学者提出胆碱能递质在觉醒中的作用。研究发现,清醒时脑内ACh释放较睡眠时多。昏迷的人及动物中,给予胆碱能药物可引起觉醒行为及脑电图的改变。1970年有学者将密胆碱注入猫脑池内,以抑制Ach的合成,发现动物清醒时间减少。

此外,近10年来研究表明某些肽类物质对调节觉醒状态具有作用。分子量<500的肽类物质S因子可使动物活动减少,觉醒缩短,而分子量500～1000的肽类物质E因子则使动物活动增加,觉醒延长。关于这些物质的来源及作用途径有待进一步研究。

三、临床特点

(一) 昏迷程度的评定

临床上为了对昏迷的程度进行准确的评定,一般应用英国Glasgow1974年首创的昏迷量表进行评分。Glasgow量表包括眼动、语言和运动三大项。1978年加以修订,增加为7项35级,称为Glasgow-Pittsberg量表,见表4-2所示。

表4-2 Glasgow-Pittsberg 量表

各项反应	分值
Ⅰ睁眼动作	
1.自动睁眼	4分
2.语言呼唤后睁眼	3分
3.疼痛刺激后睁眼	2分
4.疼痛刺激后无睁眼	1分
Ⅱ语言反应	
1.有定向力	5分
2.对话混乱	4分
3.不适当的用语	3分
4.不能理解语言	2分
5.无语言反应	1分
Ⅲ运动反应	
1.能按命令作肢体活动	6分
2.肢体对疼痛有局限反应	5分
3.肢体有屈曲逃避反应	4分
4.肢体有异常屈曲	3分
5.肢体伸直	2分
6.肢体无反应	1分
Ⅳ瞳孔对光反射	
1.正常	5分
2.迟钝	4分
3.两侧反应不同	3分
4.大小不等	2分
5.无反应	1分

(续表)

各项反应	分值
Ⅴ脑干反射	
1.全部存在	5分
2.睫毛反射消失	4分
3.角膜反射消失	3分
4.头、眼及前庭反射消失	2分
5.上述反射均消失	1分
Ⅵ抽搐	
1.无抽搐	5分
2.局限性抽搐	4分
3.阵发性大发作	3分
4.连续性大发作	2分
5.松弛状态	1分
Ⅶ自主呼吸	
1.正常	5分
2.周期性	4分
3.中枢性过度换气	3分
4.不规则/低换气	2分
5.无自主呼吸	1分

注:其总分为35分,最坏为7分,最好为35分。

(二)分类

根据临床观察和体会,我们把异常意识状态根据意识障碍的程度,意识范围的大小,思维内容和脑干反射分成下述几类。

1.意识模糊

往往突然发生,意识轻度不清晰,表现为迷惘、茫然,为时短暂。醒后定向力、注意力、思维内容均无变化,但情感反应强烈,如哭泣、躁动等。常见于车祸引起的脑震荡或强烈的精神创伤后。

2.嗜睡状态

意识较不清晰,整天嗜睡,唤醒后定向力仍完整,意识范围不缩小,但注意力不集中,如不继续对答,又重新陷入睡眠状态。思维内容开始减少。常见于颅内压增高或器质性脑病的早期。

3.朦胧状态

意识不清晰,主要表现为意识范围的缩小。也就是说,患者可以感知较大范围的事物,但对其中的细节感知模糊,好像在黄昏时看物体,只能看到一个大致的轮廓。定向力常有障碍,思维内容也有变化,可出现片段的错觉、幻觉。情感变化多,可高亢,可深沉,也可缄默不语。此状态往往突然中止,醒后仅保留部分记忆。常见于癔症发作时。

4.混浊状态

混浊状态或称精神错乱状态,意识严重不清晰。定向力和自知力均差。思维凌乱,出现幻觉和被害妄想。神情紧张、不安、恐惧,有时尖叫。症状波动较大,时轻时重,持续时间也较长。可恶化成浅昏迷状态,也可减轻成嗜睡状态。常见于中毒性或代谢性脑病。

5.谵妄状态

意识严重不清晰。定向力差,自知力有时相对较好。注意力涣散。思维内容变化多,常有丰富的错幻觉,而以错视为主,常形象逼真,因此恐惧、外逃或伤人。急性谵妄状态多见于高热或中毒,如阿托品类药物中毒。慢性谵妄状态多见于乙醇中毒。在美国,未达到昏迷的意识障碍常通称为谵妄状态,很少细分为混浊状态、精神错乱状态或谵妄状态等。

6.昏睡状态

意识严重不清晰。对外界刺激无任何主动反应,仅在疼痛刺激时才有防御反应。有时会发出含混不清的、无目的的喊叫,无任何思维内容,整天闭目似睡眠状。反射无变化,咳嗽、吞咽、喷嚏、角膜等脑干反射均存在。

7.昏迷状态

意识严重不清晰;对外界刺激无反应,疼痛刺激也不能引起防御反应;无思维内容;不喊叫;吞咽和咳嗽反射迟钝;腱反射减弱,往往出现病理反射。

8.深昏迷状态

最严重的意识障碍,一切反射包括腱反射和脑干反射均消失,肌张力低下,有时病理反射也消失,个别患者出现去大脑或去皮质发作。

9.木僵状态

木僵状态指一种特殊的意识状态,患者意识不清楚,但整天整夜睁眼不闭,不食、不饮、不排尿、不解便、不睡眠,对外界刺激无反应。自主神经功能紊乱突出,如多汗、皮脂腺分泌旺盛、心跳不规则、呼吸紊乱、尿便潴留或失禁等。

(三) 特殊意识障碍

除了上述几种意识障碍的类型外,还有些特殊的意识障碍,如无动性缄默症和闭锁综合征等。而昏迷的分类则可细分为浅昏迷、中度昏迷、深昏迷和过度昏迷4类。

1.浅昏迷

浅昏迷又称半昏迷,患者对外界的一般刺激无反应,高声喊叫不能唤醒,但对强烈的痛觉刺激有反应,可见痛苦表情和躲避反射;并可见较少的无意识动作。生理反射如咳嗽、吞咽、角膜及瞳孔对光反射及腱反射仍存在,但浅反射如腹壁反射已消失。生命体征(呼吸、脉搏、血压等)无明显的异常改变。抑制水平达到皮质。

2.中度昏迷

中度昏迷对疼痛、声音、光线等刺激均无反应,对强烈疼痛刺激的防御反射和生理反射(咳嗽、吞咽、角膜、瞳孔对光反射等)均减弱;腱反射亢进,病理反射阳性。生命体征出现轻度的异常改变,如血压波动、呼吸及脉搏欠规律等。直肠膀胱功能也出现某种程度的功能障碍。抑制水平达到皮质下。

3.深昏迷

深昏迷对各种刺激包括强烈疼痛刺激均无反应,所有的生理反射均消失。生命体征出现明显异常的改变,如血压下降、呼吸不规则、全身肌张力低下松弛,大小便失禁,可能出现去脑强直状态。抑制水平达到脑干。

去大脑强直又称去大脑综合征,提示中脑红核与下丘脑结构的联系中断,患者意识障碍与去大脑皮质综合征相似,四肢强直性伸展。颈后仰呈角弓反张状为去大脑强直的特殊表现。常伴

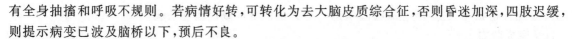

有全身抽搐和呼吸不规则。若病情好转,可转化为去大脑皮质综合征,否则昏迷加深,四肢迟缓,则提示病变已波及脑桥以下,预后不良。

4.过度昏迷

过度昏迷又称脑死亡,多是由深昏迷发展而来。当大脑半球和脑干的病变发展为不可逆损害时,神经系统失去维持和调节基本生命功能的能力,自动呼吸停止,循环衰竭,体温低而不稳,患者处于濒死状态,需要依赖人工辅助呼吸和药物来维持呼吸、循环等生命功能。患者全身肌张力降低,眼球固定,瞳孔散大,对光反射消失。

判定死亡,即判定脑死亡,全脑功能不可逆的停止的根据:各种有关检查的结果都一致表明,脑干和大脑两半球的功能已全部、永远消失。根据近年研究,判定脑死亡的主要根据可大致归纳如下。

(1)不可逆昏迷和大脑无反应性:不可逆昏迷是不能逆转的意识丧失状态。所谓大脑无反应性是指深度昏迷的患者对施加的外界刺激不发生有目的的反应,不听从指挥,不自动发声,在给予疼痛性刺激时也不反应发声。

(2)呼吸停止:无自主呼吸,表现为至少进行15分钟的人工呼吸后,仍无自主呼吸。

(3)瞳孔散大:是重要根据,但非绝对必要,有的患者可无瞳孔散大,但瞳孔固定(对光反应消失)是必有的。

(4)颅神经反射消失:包括瞳孔反射、角膜反射、视听反射、咳嗽反射、恶心反射、吞咽反射等的消失。

(5)脑电波消失:零电位脑电图是表示脑死亡的重要根据之一。应当注意的是过量的中枢神经系统抑制药中毒和冬眠状态时,脑电波也处于零电位,但这种状态不一定是脑死亡的表现。

如果可能,再加用动脉造影等方法证明脑血液循环停止,则可进一步肯定脑死亡的诊断。至于确诊脑死亡所需的时间,一般认为上述5项检查结果持续存在24 h而无逆转倾向时,即可宣告脑死亡。近来也有人认为这些结果只需持续存在6 h就可发出死亡通知。而且,如果有一次脑血管造影证明脑血管灌流完全停止,就可以立刻宣告死亡。在没有条件做脑血管造影和脑电图,没有条件用人工呼吸机进行抢救时,一般就可以根据心跳和呼吸的永久性停止来诊断脑死亡,因为已经证明,心跳和呼吸的不可逆停止如不进行抢救,很快就会导致全脑功能的永久性丧失。脑死亡等新概念的提出,对于器官移植来说,有非常重要的实践意义。器官移植能否成功,长期效果是否良好,在很大程度上取决于移植器官从供者身上摘除时和摘除前一定时间内血液的灌流情况。从血液循环已经停止的供者,特别是血液循环停止以前有持续低血压的供者取下的器官的移植效果,一般要比摘除前仍有较好血液灌流的器官的效果为差。实践证明,已经确诊脑死亡借助人工呼吸在一定时间内维持着血液循环的患者(实际上是死者)是器官移植的良好供者,用他们的器官移植给适当的受者,可获得较好效果。国外已有法律规定,只要医师确诊患者已经发生脑死亡,就可以取其器官进行移植。脑死亡概念的提出,使人们对复苏的概念也应做出新的考虑,因为一旦医师明确宣告脑死亡,复苏或复活就完全不能实现。复苏成功,必须表明机体尚未发生脑死亡。脑死亡概念的提出,使医师们能精确地判定死亡时间,对于解决可能牵涉到的一些法律问题,也是有利的。

(四)醒状昏迷

醒状昏迷是指意识内容丧失而觉醒状态存在的一类特殊类型的意识障碍。临床表现双眼睑开闭自如,双眼球及肢体均可有无目的的活动,不能说话,对外界的刺激无反应。大脑皮质下的多数功能和自主神经功能保存或病损后已恢复。临床上常称此为假性昏迷,包括去大脑皮质状态、无动性缄默症、持续自主状态和闭锁综合征。

1.去大脑皮质状态

该征的病因多是由于呼吸心搏骤停复苏后、一氧化碳中毒及肝性脑病、低血糖昏迷等代谢性昏迷所致的脑广泛缺血缺氧;严重的颅脑损伤、脑出血及各种脑炎等均直接或间接引起脑广泛性缺血缺氧。病理改变主要为大脑皮质广泛缺血缺氧,皮质细胞固缩、坏死、神经细胞轴突消失。

临床表现特点:患者呈睁眼昏迷或觉醒昏迷,即患者能睁闭双眼或凝视,可见无目的的眼球活动,其表现貌似清醒。因双侧大脑皮质广泛性病损导致意识内容丧失,表现为呼之不应,缺乏表情、思维、记忆、语言、情感等均有障碍,但是中脑和脑桥上行网状激活系统未被损害,患者仍保有觉醒睡眠周期。同时患者的丘脑功能尚好,可见无意识的自发性强哭强笑及对痛温觉刺激的原始反应,咀嚼和吞咽也是无意识的动作。瞳孔对光反射、角膜反射、掌颏反射均较活跃,双侧巴宾斯基征、吸吮反射及强握反射阳性。患者双上肢呈屈曲状,双下肢强直性伸直,四肢肌张力增高,深反射亢进。

2.无动性缄默

患者主要表现安静卧床、缄默无语。但 Cairns 首先报告的病例偶尔表现耳语说出单词,患者虽然静卧于床上不动,四肢似乎是瘫痪,一般并非真正瘫痪,除非前额叶-边缘系统病损时,可出现单瘫或偏瘫等局灶体征,多数病例给予较强烈的疼痛刺激时,患者肢体出现躲避反应。四肢之所以不活动是因为意识障碍的缘故。一般肢体呈屈曲状、上肢较明显,如四肢均呈明显屈曲,提示预后不良;肌张力增高,病理反射阳性。眼睑能睁开,眼球有追随动作及原始咀嚼活动。有的学者按照病损部位的不同将其分为 2 型:①病变位于前额叶-边缘系统称无动性缄默症 Ⅰ 型,临床特点是可有单瘫、偏瘫和抽搐发作等局灶性体征,有时出现体温高、脉搏快、心律不齐、呼吸频数或节律不齐、多汗等自主神经功能紊乱的表现。由于脑干上行网状激活系统未被破坏,故患者觉醒睡眠周期尚正常。觉醒时虽然能睁眼和眼球追随活动,但无意识内容,也无表情,常伴有二便失禁。②病变位于中脑-间脑者称无动性缄默症 Ⅱ 型,临床特点为出现眼球运动障碍及瞳孔异常改变等中脑的病损的特征或出现不典型的去脑强直综合征。由于脑干网状激活系统受到不完全病损,觉醒睡眠周期有异常改变而出现过度睡眠。

3.持续自主状态

持续自主状态多见于心搏骤停引起的脑缺氧缺血性脑损伤、急性或严重的颅脑外伤、脑血管病和代谢性神经系统变性疾病等,这些原因可导致神经系统(包括大脑皮质、皮质下和脑干网状结构等)遭受不同程度的病损。临床表现与去大脑皮质状态、无动性缄默症很相似。临床将自主状态持续 1 个月以内者称为暂时性自主状态,多经及时合理的治疗与周密的护理可能获得一定程度的恢复;病情持续 3 个月者称为持续性自主状态,经治疗和护理恢复的机会较少;自主状态持续 1 年者称为永久性自主状态,多为不可逆。以上 3 种自主状态的划分对于治疗与护理有实际意义。由于丘脑和脑干仍保留部分及全部功能,患者可有较正常的觉醒与睡眠周期,但对自身和外界毫无感知,眼睑能睁开及双眼球无目的的活动,不能理解他人的语言,自己也不会说话,肢体随意运动完全丧失,大小便失禁。

4.闭锁综合征

闭锁综合征又称脑桥腹侧综合征、去传出状态、大脑延髓脊髓联系中断。病因多见于脑干基底动脉的梗阻或出血,亦可见于脑桥附近的损伤、脱髓鞘病变、炎症和肿瘤。因此,病变主要位于脑桥腹侧,致在该部位的皮质脊髓束和皮质延髓束受损,使大脑皮质与下位运动神经元的联系中断。临床特点:一般多呈急性发病或先有暂时性脑缺血发作,然后突然四肢瘫痪、不能说话,貌似昏迷。患者虽然不能说话,但是听力正常能理解他人的语言,可以用睁眼闭眼来表达示意,所以患者实际上意识完全清醒,并无真正的昏迷,只是由于脑桥腹侧部病损使上运动神经元与下运动神经元联系中断,引起除睁闭双眼、眼球垂直运动和会聚外所有的随意运动功能完全丧失。患者的脑电图正常或轻度慢波性改变,也有助于与意识障碍的鉴别。患者一般无眼球的侧视运动,但是可有玩偶眼现象存在,瞳孔对光反射、会聚反射均存在。由于皮质脊髓束受损,导致后组脑神经功能完全丧失,患者表现为双侧软腭麻痹,不能发出声音更不能说话,张口、伸舌、吞咽等困难或完全不能,双侧肢体病理征阳性。脊髓丘脑束未被累及,皮肤感觉尚属正常存在。患者生活完全不能自理,需他人护理或照顾。

四、诊断与鉴别诊断

昏迷患者往往病情危重,需紧急救治。对接诊医师来说,当生命体征不稳定时,首先应急救,对症处理;然后根据问诊、体检和必要的辅助检查明确病因诊断,再做进一步的处理。

(一)病史

根据现病史和既往史对昏迷患者进行鉴别诊断。

1.现病史

(1)外伤史:见于脑震荡、脑挫裂伤、颅内血肿。

(2)中毒:药物、一氧化碳、酒精、有机磷农药。

(3)突然发病:脑血管意外、心肌梗死。

(4)发热在先:脑膜炎、脑炎、脑脓肿、脑型疟疾。

(5)前驱症状为剧烈头痛:蛛网膜下腔出血、脑出血、高血压脑病、脑膜炎。

(6)过去有类似病史:癫痫、脑栓塞、脑肿瘤(尤其是中线肿瘤)、低血糖(胰岛细胞瘤)、肝脑综合征、肺性脑病、心源性脑缺氧综合征、间脑病变(炎症、肿瘤、外伤)。

(7)伴有抽搐:癫痫、脑血管意外、脑血管畸形、脑肿瘤、脑脓肿、脑寄生虫病。

(8)原因不明:脑肿瘤(尤其是额叶肿瘤)、慢性硬膜下血肿、脱髓鞘疾病、精神病。

2.既往史

(1)外伤史:外伤后立即出现,见于脑震荡、脑挫裂伤;外伤后有中间清醒期,见于硬膜外血肿;外伤后数天至数年后出现,见于硬膜下血肿。

(2)高血压病史:可有高血压脑病、脑出血、脑缺血。

(3)糖尿病史:糖尿病性昏迷(高血糖昏迷和酮症酸中毒)、低血糖昏迷(注射胰岛素、服用抗糖尿病药物过量)。

(4)肾脏病史:尿毒症性昏迷、低盐综合征(使用利尿剂时)。

(5)心脏病史:心脑综合征、脑栓塞。

(6)肝脏病史:肝性脑病。

(7)慢性肺部疾病史:肺性脑病、二氧化碳麻醉(吸氧、使用镇静剂)。

(8)癌症病史:脑转移、癌性神经病。

(9)中耳、鼻部感染史:脑膜炎、脑炎、脑脓肿。

(10)内分泌病史:肾上腺功能不全危象、甲亢危象、嗜铬细胞瘤、垂体性昏迷。

(二)体格检查

1.一般检查

(1)血压和脉搏:血压降低者,应考虑有无心肌梗死、动脉瘤破裂、外伤后腹部内脏出血、肺梗死;颅内压增高伴有血压下降、脉搏增快者,可能发生脑疝,损害脑干,预后不良。

(2)体温:急性昏迷,于数小时内体温升高至39℃的患者,应考虑脑干出血,特别是脑桥和脑干出血。预后不良。

(3)呼吸异常:一般表示病情严重。过度呼吸可在代谢性酸中毒、严重缺氧或脑功能障碍时出现;低肺泡性换气可能为二氧化碳麻醉等脑病;一般认为呼吸异常能提示神经系统功能障碍的水平,见表4-3。

表 4-3　呼吸异常与神经功能受损水平的关系

呼吸异常	神经功能受损水平
1.过度换气后无呼吸	两侧大脑半球
2.潮式呼吸	两侧大脑半球(脑干上部)
3.中枢性过度换气	中脑的被盖上部
4.机械样有规律的呼吸	中脑
5.延续性吸气(吸气期延长、继呼吸停止)	相当于三叉神经运动核水平的脑桥
6.丛集形呼吸	脑桥下部或延髓上部
7.呼吸徐缓	由于小脑幕上颅内压增高所致,病变部位不定
8.不规则呼吸	下部延髓
9.抽泣样呼吸	延髓呼吸中枢,见于濒死状态

注意:呼吸的气味,如乙醇中毒、烂苹果味(糖尿病)、氨味(尿毒症)、肝臭(肝性脑病)、大蒜味(有机磷农药)等。

(4)皮肤:头皮如有伤痕,考虑脑外伤;如有耳鼻流血流液及耳后皮下瘀斑,则表示有颅底骨折。

(5)淋巴结肿大:在疑有脑瘤的中年以上的患者应想到转移癌。

(6)颈动脉搏动及血管杂音:如一侧颈动脉搏动减弱或消失,并能听到血管杂音,可能为颈动脉闭塞。

(7)腹部:腹壁静脉怒张、腹水、肝大、脾大,应想到肝性脑病。

2.神经系统检查

神经系统检查检查重点是明确有无脑膜刺激征、颅内压增高症、脑的局灶性神经体征、大脑及脑干功能障碍的部位,从而了解有无颅内病变及病变的部位及性质。

(1)脑膜刺激征及脑的局灶性体征:对每一个昏迷的患者都必须检查有无脑膜刺激征及脑的局灶性体征,其临床意义如下。①脑膜刺激征(＋),脑局灶性体征(－):突发的剧烈头痛见于蛛网膜下腔出血(脑动脉瘤、脑动静脉畸形、烟雾病);先有发热见于脑膜炎、脑炎,也可见于神经梅毒。②脑膜刺激征(±),脑局灶性体征(＋):与外伤有关见于脑挫裂伤、硬膜下血肿、硬膜外血肿;突然发病见于脑出血、脑栓塞及脑血栓形成;先有发热见于脑脓肿、脑脊髓炎、脑炎、血栓性静脉炎;缓慢发病见于脑肿瘤、慢性硬膜下血肿。③脑膜刺激征(－),脑局灶性体征(－):尿毒症、糖尿病、急性尿卟啉病可有尿的异常;低血糖、心肌梗死、肺梗死、大出血可伴有休克;酒精、麻醉剂、安眠药、一氧化碳中毒则有中毒史;肝性脑病可有黄疸;肺性脑病常伴发绀;重症感染、中暑、甲亢危象多伴有高热;乙醇中毒、吗啡中毒、黏液性水肿昏迷体温常低于正常;脑震荡有外伤史;癫痫可有反复发作的病史。

(2)昏迷患者的瘫痪检查。①观察面颊:瘫痪侧面颊肌张力弛缓,常常随呼吸而起伏,呈吸烟斗动作。②疼痛刺激:压迫眶上切迹或捏掐肢体,观察患者肢体活动情况,往往瘫痪侧少动或不动。③观察两眼球共同偏视:如果大脑皮质额中回后部(8区)及其发出的神经纤维受到刺激时,则两眼和头颈转向健侧(肢体瘫痪侧),若是破坏性病灶,则两眼和头颈转向病灶侧(肢体健侧);脑桥水平凝视中枢(外展旁核)破坏时,两眼和头颈转向健侧(肢体瘫痪侧)。④胸骨反射:针刺胸骨柄部,引起一侧或双侧上肢的屈曲反应,手移向胸骨部,当刺激加重,可波及下肢。一侧肢体反射消失或运动反射不良,提示该侧肢体瘫痪。⑤上肢坠落试验:将患者双上肢抬起,使与躯干呈垂直位,突然放手,观察肢体坠落情况,瘫痪肢体迅速坠落而且沉重,无瘫痪肢体则向外侧倾倒,缓慢坠落。⑥下肢坠落试验:将患者一下肢膝部屈曲抬高,足跟着床,突然松手时,瘫痪侧肢体不能自动伸直,并向外侧倾倒;无瘫痪肢体则呈弹跳式伸直,并能保持足垂直位。⑦足外旋试验:先将患者的两下肢伸直放平,然后把双足扶直并拢,突然松开时,则瘫痪肢体的足立刻外旋倾倒,足外缘着床,无瘫痪的足,仍能维持足垂直位。⑧反射的改变:瘫痪肢体侧常伴有中枢性面瘫,腹壁、提睾反射减弱或消失,腱反射增强,病理反射阳性。

(3)眼底:视盘水肿可见于颅内占位性病变,眼底片状出血见于蛛网膜下腔出血和大量脑出血。视网膜囊虫结节、结核结节等均有助于病因的诊断。

(4)眼球位置:眼球同向偏移转向一侧,提示同侧半球损害或对侧脑桥损害。间脑损害时为向下的同向偏斜。昏迷时非同向性偏斜提示脑干的结构性损害,除非此前既有斜视。

(5)判断脑干损害的部位。①瞳孔:观察昏迷患者的瞳孔改变,对于确定神经系统损害的部位及程度均有帮助。双侧瞳孔缩小见于脑桥出血及吗啡类、巴比妥类胆碱酯酶抑制剂(如有机磷)、水合氯醛中毒。双侧瞳孔散大见于病情垂危及颠茄类、乙醇、乙醚、氯仿、苯、氰化物、奎宁、一氧化碳、二氧化碳、肉毒等中毒,以及严重尿毒症、子痫、癫痫发作时。一侧瞳孔散大见于小脑幕切迹疝、埃迪瞳孔及动眼神经麻痹。一侧瞳孔缩小见于脑疝早期及眼交感神经麻痹。瞳孔反应正常可能为大脑半球疾病或心因性障碍。②眼脑反射:将头被动地进行水平性转动,正常时眼球偏向头转动方向的对侧,称为阳性;头后伸时,两眼球向下俯视;头前屈时,两眼球向上仰视,其反射中枢在丘脑底部。如脑干功能严重抑制,则两眼球固定居中,称为阴性。如昏迷伴有脑干损害时可出现眼球运动的异常反应,其临床意义如表4-4。③眼前庭反射:和眼脑反射相互有关,可互为印证。用微量(0.2~0.8 mL)冰水刺激一侧耳的鼓膜引起眼球震颤,正常人可见急跳性眼震2~3分钟,快相向对侧,慢相向刺激侧。昏迷时,其反应仅有眼球震颤的慢相,而快相减弱或消失。若此反射存在,提示脑桥、中脑的功能正常。如果反应异常,其临床意义同上。④睫状脊髓反射:给予颈部皮肤疼痛刺激时可引起瞳孔散大,此反射若存在,提示下脑干功能正常,并证实颈髓、上胸段脊髓及颈交感神经功能正常。⑤去皮质强直:即上肢(包括腕、指)屈曲内收,下肢伸直内旋,提示病变累及内囊或大脑脚首端,丘脑及其附近组织也常受累。⑥去大脑强直:四肢外展伸直及旋前,严重时可有角弓反张,提示中脑及脑桥上部有破坏性或压迫性病变,也可发生于代谢性脑病如低血糖、中毒或缺氧。

(6)神经血管检查法:由于脑血管疾病引起意识障碍时,根据头颈部的血管视、触、听诊可得知血管病变的部位及程度,如表4-5。

表 4-4 眼球运动的异常反应及其临床意义

异常反应	临床意义
无反射性水平性眼球运动	两侧脑干破坏性病变
一侧消失,另一侧存在	单侧脑干病变累及脑桥侧视中枢
一侧外展,另一侧不能内收	动眼神经麻痹或核间性眼肌麻痹
一侧内收,另一侧不能外展	展神经麻痹

表 4-5 神经血管检查法

检查法	动脉	表现	病变
视诊	颞浅动脉	肿胀,蛇形	颞动脉炎
触诊	颞浅动脉	肿胀、压痛	颞动脉炎颞浅动脉
	枕动脉	搏动增强	同侧颈内动脉狭窄或闭塞
	颈动脉	搏动减弱或消失	颈总或颈内动脉狭窄或闭塞
		颈动脉窦过敏症	主动脉炎综合征
	颈内动脉(口腔内触诊)	搏动减弱或消失	颈内动脉狭窄或消失
	桡动脉	搏动减弱或延迟	锁骨下动脉盗血综合征
		脉搏消失	主动脉炎综合征
听诊	颈动脉	杂音	颈动脉狭窄
	眼窝部	杂音	颈动脉海绵静脉窦瘘
	颈部	杂音	脑动静脉畸形

(三)辅助检查

根据病情的需要,可选择以下检查。

1.血液

血常规、血糖、血尿素氮、二氧化碳结合力、电解质、酮体、血氨等。

2.尿

尿常规、尿糖、酮体等。

3.脑脊液

常规、生化、病原体等。

4.X 线检查

头颅 X 线平片、脑血管造影、脑室造影等。

5.其他

超声、脑扫描、脑电图、CT、MRI 等。

五、病情监测

昏迷是患者处于病情严重状态的表现,必须进行反复的检查与监测,其目的在于明确病因及监测病情的进展情况,以便采取相应措施,挽救患者生命,同时还可以预测其结局。

(一)临床监测

应用脑干反射可以帮助判断脑各级结构损害的水平,这个损害是指生理损害,并非一定是指组织学损害。脑干反射由 8 个生理反射及 2 个病理反射组成。

生理反射如下。①睫状脊髓反射：一侧锁骨上皮肤的痛觉刺激致同侧瞳孔扩大；②额眼轮匝肌反射：叩击眉弓或颧弓同侧眼轮匝肌明显收缩，对侧轻度收缩；③垂直性眼前庭反射：双眼垂直性同向交替运动与头部伸直的运动相反；④瞳孔对光反射：光刺激可使瞳孔缩小；⑤角膜反射：刺激角膜时眼睑闭合；⑥咀嚼肌反射：叩击下颌时咀嚼肌收缩；⑦水平性眼前庭反射：双眼同向水平运动与头部转动的方向相反；⑧眼心反射：压迫眼球致心率减慢。

2 个病理反射为掌颏反射和角膜下颌反射。掌颏反射为划大鱼际处同侧颏肌收缩；角膜下颌反射为直接刺激角膜致下颌跟随运动。

损害平面的判定：损害皮质及皮质下平面，除角膜下颌反射外，脑干的其余 9 个反射均可出现；损害间脑平面时，睫状脊髓反射、掌颏反射及角膜下颌反射消失，其他 7 个反射存在；损害间脑-中脑平面，睫状脊髓反射、额眼轮匝肌反射、眼前庭（垂直性）反射、掌颏反射消失，其余 6 个反射存在；损害中脑平面时，角膜、嚼肌、眼前庭（水平性）、眼心、掌颏反射存在，其他消失；脑桥上端损害仅出现眼前庭（水平性）、眼心反射，其他反射消失；脑桥下端损害时仅出现眼心反射，其他反射消失。

(二)脑电图监测

脑电图检查对于有无意识障碍、确定部分昏迷原因、判断神经损害部位及提示病情预后均有帮助。

1.慢波型昏迷

慢波型昏迷患者的慢波周期长短与昏迷深浅呈一定的平行关系，即昏迷越深，慢波周期越长，睡眠加深时波幅下降，最后发展为平坦波形。脑血管病时表现为广泛性的 θ、δ 活动，病灶侧明显，第 3～10 天可因脑水肿而再度恶化；颅脑损伤时呈广泛性 δ 和 θ 波，亦可有局限性改变；颅内炎症时为广泛性多形性慢波为主，可伴有多灶性改变，夹杂快波棘波、尖波放电。代谢性疾病、肝性脑病时可出现三相波，其他如糖尿病性、低血糖性、尿毒症性昏迷亦呈广泛性慢波，临床症状改善脑电图亦随之改善；脑肿瘤时在慢波背景脑电图上有局限性异常；中毒时乙醇中毒、一氧化碳中毒和乙醚麻醉时多呈广泛慢波。巴比妥类药物中毒较轻时呈高波幅快波。随着药物增加出现睡眠脑电图，最后进入丘波期；无动性缄默时表现为广泛性 δ 波和 θ 波。

2.α 波形昏迷

临床上表现昏迷，脑电图以 α 波为主，其与正常脑电图的不同之处：①以额或中央区突出；②其指数较高，对听、闪光刺激不起反应。多为脑干损害或者心跳、呼吸停止后 1～17 天的弥漫性缺氧性脑病或颅脑损伤的病例。

3.β 波形昏迷

β 波形昏迷多由低位脑干的外伤及脑血管病所致。

4.纺锤波形昏迷

纺锤波形昏迷主要由低位脑干网状结构损害所致，功能性可逆性损害更为多见。

5.具有发作波形的持续性昏迷

该状态下亚急性海绵状脑病脑电图呈周期性同步性尖波或棘波；亚急性硬化性全脑炎时4～20 秒发放 1 次尖波或慢波，呈成群出现；肝性脑病亦可见发作性三相波。

6.平坦波形的昏迷

平坦波形的昏迷见于濒死性深昏迷、急性重症脑损伤及皮质状态、脑死亡，脑电图呈等电位图形。

(三)短潜伏期体感诱发电位监测

双侧 N20-P25 复合波消失者预后不良,N13-N20 波间潜伏期延长者预后不良;其他参考因素:①脑干听觉诱发电位保存者优于缺失者;②外伤性、颅内出血者等优于急性缺氧性脑病;③青年优于老年。体感诱发电位监测最好在 48 h 以后,定期进行意义更大。

(四)脑干听觉诱发电位监测

人的脑干听觉诱发电位(BAEP)较少受代谢性药物和巴比妥类及多种安眠镇静性药物的影响。所以对昏迷的原因(药物中毒或脑干器质性病损)有一定的鉴别作用。但应详细了解除外中耳炎等耳科疾病,BAEP 正常者多存活,异常者有存活可能,消失者多死亡。

如果将脑电图、诱发电位结合起来判断更好。

(五)对生命体征的监测

1.体温

高热提示严重感染、中暑、脑桥出血、视丘下部损害、阿托品中毒等。过低体温者则需考虑休克、黏液水肿、低血糖、镇静剂中毒、冻伤等。体温持续过高及过低都是体温中枢受损的表现。

2.脉搏

脉搏过慢可为颅内高压引起,40 次/分以下需考虑房室传导阻滞或心肌梗死。枕大孔疝时可见脉搏加快。

3.呼吸

脑部不同平面损害可产生不同类型的呼吸节律失常,详见鉴别诊断。颅内压增高时呼吸可减慢,发生钩回疝时可见到一系列从神经轴首端向尾端的呼吸变化。

4.血压

高血压可见于脑出血、高血压脑病及颅内压增高等。低血压可见于休克、心肌梗死、安眠药中毒等。

(六)血液生化学的监测

1.血电解质的监测

(1)血钾:增高见于肾功能不全、肾上腺皮质功能不全、摄入过多、溶血或组织损伤等;降低见于摄入不足、呕吐、应用大量利尿剂或肾上腺皮质激素、醛固酮增多症、慢性消耗及代谢性碱中毒等。

(2)血清钠:增高见于肾上腺皮质功能亢进、垂体前叶肿瘤、原发性醛固酮增多症,脑外伤或脑血管病。降低较多于严重呕吐,尿毒症或糖尿病酸中毒,慢性肾上腺皮质功能不全,大量应用有机汞、氯噻嗪类或呋塞米(速尿)、乙酰唑胺等利尿剂,大面积烧伤,大叶性肺炎,大量放出腹水,长时间大量应用甘露醇等。尤应注意血钠过低时快速补钠可引起脑桥中央髓鞘溶解症。

(3)血清钙、镁:参与肌肉收缩、降低神经-肌肉兴奋性,使神经冲动传导正常。钙、镁具有协同性,都参加酶的活动。两者降低时均可发生抽搐,应及时测定,分别处理。

2.血清酶学监测

血清肌酸磷酸酶(CPK)及其同工酶,乳酸脱氢酶及其同工酶在急性心肌梗死、骨骼肌损伤、恶性肿瘤、脑血管病、肝肾功能损害者均升高。

3.血糖监测

脑的功能与血糖水平关系密切,糖是脑功能活动的唯一能量来源,必须保证糖的供应;血糖升高也是中枢损害的表现之一。

(七)血液气体分析和酸碱度测定

(1)动脉血氧分压($PaCO_2$)降至 8.0 kPa(60 mmHg)时,说明呼吸衰竭,该指标是缺氧较轻时的最敏感指标。

(2)动脉血二氧化碳分压($PaCO_2$)>6.7 kPa(50 mmHg),提示明显通气不足。

(3)动脉血氧含量(CaO_2)正常值约为 20%,主要了解组织氧供情况。

(4)动脉血氧饱和度(SaO_2)正常值约为 97%,也是缺氧指标。

(5)pH 正常为 7.35~7.45,反映血液的酸碱度。

(6)血浆 CO_2 含量是机体酸碱平衡的定性指标。

(7)碱剩余(BE):是在 38 ℃、二氧化碳分压 5.3 kPa(40 mmHg)、血氧饱和度 100% 条件下,血液滴定至 pH=7.4 所需要的酸或碱量。它是人体代谢性酸碱不平衡的定量指标。需要的酸量为正值,提示代谢性碱中毒,需要的碱量为负值,提示代谢性酸中毒,参考值在 ±2 mmol/L 范围内。

(8)缓冲碱(BB):是反映代谢性酸碱平衡的可靠指标。

通过对昏迷患者的监测,可以了解病情的发展方向与最终预后,如昏迷量表评分增加,脑电图的好转,诱发电位的波形复出,潜伏期缩短均是病情缓解的指标;而评分的减少,脑电图变慢,波幅减低,诱发电位波形消失,潜伏期延长均是病情恶化的表现,应及时检查原因,采取相应措施。

六、治疗原则、方法、措施

昏迷患者的治疗重点是针对病因治疗,此处不一一详述,仅对其对症治疗及并发症的处理进行讨论。

(一)非病因学治疗

昏迷患者的非病因学对症治疗,原则上讲应该是综合性治疗。主要着眼于昏迷患者的脑及全身的病理及病理生理损害与功能障碍的救治。治疗目的是挽救生命、保护脑组织、维护机体功能,渡过危重阶段,争取及早恢复。

1.呼吸功能的维护及治疗

任何原因所致的昏迷均可导致呼吸功能衰竭。由于深昏迷的患者咽喉部肌肉松弛麻痹、反射活动消失、舌后坠等原因使上呼吸道梗阻;加之呼吸道分泌物不能主动排出,阻塞呼吸道进而导致周围型呼吸衰竭,这是昏迷患者呼吸障碍的最常见的原因。此时患者常表现为呼吸急促、频数、表浅或呼吸不规则,同时有心率增快、多汗、口唇发绀,重者可见面部发绀。如病变累及脑干呼吸中枢则可见中枢性呼吸衰竭,呼吸状态进一步恶化,可见如潮式呼吸、双吸气、叹息样呼吸及呼吸暂停等表现。临床上对昏迷患者的呼吸障碍多以中枢性呼吸衰竭来解释,处理上大多应用呼吸兴奋剂,而忽略对周围性呼吸衰竭的注意,以致延误有效的抢救及处理,这一点应引起临床医师的足够重视。有效的处理是及时通畅气道,气管切开是临床上常用的方法,可有效吸出痰液,减少呼吸道无效腔,保证气体交换功能。因此对昏迷患者密切观察呼吸变化,掌握时机,及时果断地气管切开,可避免因长时间缺氧造成脑损害,应及时给予机械呼吸支持,以维持二氧化碳分压在 4.0~4.7 kPa(30~35 mmHg),氧分压在 10.7~13.3 kPa(80~100 mmHg)为宜。

2.水肿的防治

无论是原发性脑损害或继发于全身疾病的昏迷患者,脑水肿和颅内高压均很常见,必须予以积极适当的防治。从病理生理学角度,脑水肿一般可分为血管源性、细胞毒性及间质性脑水肿3 种,昏迷患者多为混合性,是各种类型脑水肿的综合表现。在治疗上,临床上常用高渗脱水剂、利尿剂。近年来,静脉应用清蛋白以其效果肯定、不良反应小而被广泛应用,但其价格较昂贵。为维护脑组织,增强其对各种损害的承受能力,在昏迷急性期应以降低脑代谢率、降低脑内的氧消耗为主要治疗原则。①低温治疗:一般情况下,为避免严重并发症的发生多采用轻度低温,一般可使体温维持在 35.5~36.5 ℃。在全身低温的基础上并用头部降温,但应避免颈部大血管处放置冰袋,因有可能诱发颅外血栓。②巴比妥类药物的应用:目前对巴比妥类用于重症脑损害的临床价值尚无确切定论。一般认为巴比妥类药物可降低脑代谢、降低脑消耗、减少脑血流及抑制乙酰胆碱的形成与释放,从而提高脑组织对缺血缺氧的耐受性。临床常用苯巴比妥、戊巴比妥及异戊巴比妥等药物,尤其在患者有高热、躁动、抽搐、多汗等脑代谢增强的表现时,则更有使用价值。该类药物在临床的应用价值尚有争议,有待进一步观察。

3.缺血缺氧性脑损害

(1)脑内低灌注:昏迷患者当存在心功能障碍及全身衰竭,尤其是合并脑水肿及颅内高压时,脑灌注压明显下降,脑功能抑制,重者可出现脑电波电压低平。为维持正常的脑灌注可采用改善心功能、血液稀释疗法及抗血小板聚集药物等,可改善脑的低灌注状态,有利于脑功能的恢复。

(2)纠正脑内酸中毒,维持正常中枢神经系统内的酸碱平衡:脑内缺血缺氧性损害时,由于葡萄糖无氧酵解产生过多的乳酸堆积,导致脑内乳酸性酸中毒,这是昏迷患者脑损害的重要原因。

(3)缺血缺氧性脑病的治疗:还可应用人工过度换气,即机械换气。机械性过度换气虽可人工造成呼吸性碱中毒,但不会导致颅内压增高及惊厥发作,可有效对抗脑内乳酸酸中毒。一般可使动脉血 $PaCO_2$ 明显下降。

4.昏迷患者的脑保护

(1)钙通道阻滞剂的应用:昏迷时脑部代谢功能障碍,常使细胞内钙离子增多,可激活磷脂酶使细胞膜和线粒体膜破坏,导致 ATP 产生减少及脑细胞的损害。钙通道阻滞剂可阻止钙离子的内流,维护脑功能,防止脑损害。

(2)自由基清除剂:如甘露醇、皮质激素及维生素 E 等作为自由基清除剂广泛用于临床,应结合患者实际情况应用。

(3)脑细胞活化剂的应用:昏迷及重症脑损害急性期时不主张应用,因其可能促进脑代谢,增高脑对供血供氧的需求,可能加重脑损害,故以恢复期应用为宜。

(4)兴奋性氨基酸拮抗剂的应用:近年来认为兴奋性氨基酸可引起脑细胞的损害,试验发现缺血后 30 分钟脑组织内谷氨酸及天冬氨酸大量增加,应用拮抗剂可防止或减轻这种脑损害。

(二)常见并发症及其处理

昏迷的处理首先是针对病因进行治疗,除积极的病因治疗外,预防和处理并发症也是抢救成功的关键。昏迷的常见并发症的处理如下。

1.电解质紊乱及酸碱失衡

昏迷患者不能通过饥饿感和口渴感来调节食物和液体的摄入,并常有呕吐、多汗、抽搐、气管切开、被动补液等治疗,因此昏迷后常引起水、电解质紊乱及酸碱失衡。如昏迷伴呼吸衰竭时,常引起呼吸性酸中毒;伴循环衰竭时,常引起代谢性酸中毒;缺氧和酸中毒导致钾从细胞内向细胞外转移,引起高血钾症;另外利尿剂和皮质激素的使用可造成排钾过多,导致低钾血症等。更为突出的是某些颅内病变可直接累及影响水盐调节、神经内分泌调节的重要结构,导致特殊形式的电解质紊乱如脑性失盐或储盐综合征、脑性水中毒或脑性尿崩症等,应根据不同情况给予纠正。

昏迷初期,通常用静脉补液法预防及纠正水、电解质失衡。每天可静脉滴注液体 1 500～2 000 mL;如有高热、多汗、呕吐、过度换气等额外损失,可酌情增加 500～1 000 mL。一般给 10% 葡萄糖注射液 1 000～1 500 mL,生理盐水 500 mL。有尿后每天酌情补钾 1～2 g,使用脱水疗法时,因大量利尿及排钾,每天应多补钾 2～3 g。有颅内压升高时,原则上每天输液量不宜超过 2 000 mL,且不宜输入 5% 葡萄糖注射液等低渗或等渗液体,应采用 10% 或 25% 葡萄糖注射液。

昏迷 3 天以上的患者,如生命体征稳定,无严重肝肾功能障碍者可给予鼻饲饮食,提供含有水、电解质和营养的流质饮食,特别适用于颅内压升高者。鼻饲饮食的内容和数量应根据患者的消化能力及其所需热量来确定,通常给予混合奶 2 500～3 000 mL,含热量 10.5～16.7 kJ。对外伤、感染、抽搐、高热者,其机体分解代谢增强,更应多补充些营养成分。但肝性脑病、尿毒症昏迷、胃肠出血者须从静脉内补充特别营养以防血氨和尿素氮升高。

定期复查血钾、钠、氯、钙、尿素氮、血气分析、血浆渗透压、血糖等,准确记录液体出入量,如有异常应及时纠正。

2.并发感染

昏迷患者易并发感染,一旦感染发生应及早行积极有效的治疗,否则可引起多脏器的功能损害,进一步威胁生命。即使患者无明显的感染体征,也应给予适当抗生素予以预防。

昏迷患者最常见的感染是肺内感染。因昏迷患者的咳嗽反射减弱或消失,舌根后坠使上呼吸道不畅,同时吸痰管、吸氧管可使感染物吸入肺内。气管插管、气管切开、呼吸机的使用均增加肺部感染的机会;如合并抽搐,应用镇静药可使肺内分泌物增加,为细菌感染创造机会。长期使用抗生素,特别是广谱抗生素及激素均可导致正常菌群的失调,进一步增加肺内感染机会。

对昏迷患者应通畅呼吸道,可取侧卧位,头部转向一侧,以减轻舌后坠,有利于呕吐物的排出,从而减少误吸机会。及时吸取呼吸道的分泌物,如痰液黏稠不易吸出时,可给予雾化吸入剂(透明质酸酶 1 000～1 500 U 等),必要时及早做气管切开。自主呼吸停止时须给予人工辅助呼吸。呼吸中枢抑制时可给予呼吸中枢兴奋剂,如尼可刹米、洛贝林等。每 2 小时变换一次体位,可减少肺部感染及压疮的发生。应选用对革兰阳性菌有效的抗生素,如青霉素、头孢一代、头孢二代等,合并厌氧菌感染时可加用甲硝唑或替硝唑。

昏迷时可因尿潴留、神经性膀胱、应用导尿管及皮质激素等易并发尿路感染。可行中段尿培养及药敏结果选用抗生素,留置导尿管要定期冲洗及更换。

3.消化道出血及呃逆

高血压性脑出血、严重脑外伤、下丘脑附近占位性病变或应用大剂量皮质激素时,视丘下部及下行至延髓的自主神经中枢受刺激,交感神经兴奋,儿茶酚胺增多,以致胃血管痉挛,胃黏膜缺血糜烂,溃疡出血。病变累及脑干呼吸中枢、迷走神经核及延髓时可引起中枢性呃逆;胃肠道及膈肌受刺激时可引起反射性呃逆;电解质、酸碱失衡,特别是低钠、低钙、二氧化碳结合力降低、膈肌出现抽搐也可引起呃逆。连续性呃逆可影响患者呼吸,加重患者体力消耗,严重时可引起胃出血。

呃逆的治疗如下:①治疗病因,如颅内疾病,胃肠、膈肌疾病,水、电解质平衡紊乱等;②压迫眶上神经,按压眼球,针刺天突、内关、中脘穴;③哌甲酯 10～20 mg 肌内注射或静脉注射,常于 5～10 分钟终止呃逆,但是癫痫及高血压者慎用。也可应用氯丙嗪 12.5 mg 静脉注射,东莨菪碱

0.3～0.6 mg每6～12小时肌内注射1次等。

4.躁动不安与抽搐

脑水肿、颅内占位性病变所致颅内压增高、呼吸道梗阻、尿潴留,导致膀胱过度充盈、大便干结排便困难,出现强烈的排便反射、卧位不适,以及冷热、疼痛、瘙痒等刺激均可引起患者的躁动不安。除迅速找出原因予以对症或对因处理外,对患者不要强加约束,否则会在不断挣扎中消耗体力,加快衰竭。诊断不明时可先于镇静剂,如地西泮(安定)、苯巴比妥等。如有抽搐,首选地西泮10～20 mg静脉注射(其速度不宜超过2 mg/min)或100～200 mg加入500 mL液体中于12 h内静脉滴注。也可用苯巴比妥100～200 mg缓慢静脉注射,或用10%水合氯醛10～20 mL保留灌肠。

昏迷患者经对症处理及并发症的处理可有效支持患者渡过昏迷急性期,同时迅速判断病因,予以对因治疗,患者才有可能转危为安。

（黄彩娜）

第四节 猝 死

猝死是指自然发生、出乎意料的突然死亡。WHO规定:发病后6小时内死亡者为猝死,多数学者主张将猝死时间限定在发病1小时内。猝死的特点为死亡急骤,出人意料,自然死亡或非暴力死亡。根据美国的统计资料,猝死是仅仅排在肿瘤死亡(占23%)之后的第二大死亡原因。弗明翰心脏研究在长达26年的观察中发现,总死亡人群中13%是猝死,而猝死中有75%的患者为心脏性猝死(SCD)。SCD是严重威胁人类生存的疾病之一,约占所有心脏疾病死亡数量的一半。美国SCD的发生率为每年30万～40万例。我国一项SCD的流行病学调查显示,SCD的发生率为41.84/10万。

一、SCD的病因和危险因素

各种心脏病均可导致猝死,非冠状动脉粥样硬化引起的冠状动脉异常少见,包括先天性冠状动脉畸形、冠状动脉栓塞、冠状动脉硬化、冠状动脉机械损伤或梗阻等,但这种冠状动脉异常具有较高的SCD的危险。SCD常见的危险因素包括吸烟、缺乏锻炼、肥胖、高龄、高血压、高胆固醇血症、糖尿病等。

(一)冠心病和缺血性心脏病

病理解剖发现,多数SCD患者都有冠状动脉粥样硬化斑块形态学的急性病变(血栓或斑块破裂),所有SCD患者中约一半的患者有心肌瘢痕或活动性冠状动脉病变。在西方国家冠心病可能占猝死原因的80%,20%～25%的冠心病以猝死为首发表现。我国冠心病发病率低于美国和一些欧洲国家,但人口总基数大,所以绝对发病人数也很多。

SCD患者常见的病理改变为广泛的多支冠状动脉粥样硬化,冠状动脉性闭塞导致心脏大面积严重急性缺血可引起SCD。单支血管病变的冠状动脉内急性血栓形成及冠状动脉痉挛也可引起SCD发生。冠状动脉痉挛可引起严重的心律失常及猝死,冠状动脉痉挛可发生于动脉粥样硬化或正常冠状动脉。冠心病患者伴有左心室功能不全及频繁发生的窦性心律失常是SCD的高危人群,左心室射血分数明显下降对于慢性缺血性心脏病患者是一个最强的预测因子,尤其是心肌梗死后心功能不全和多形性室性期前收缩是最有力的猝死预测因子。在心肌梗死急性期,即使是之前心功能正常的患者,由于严重心肌缺血导致的心肌代谢及电学异常而触发心室颤动,可导致 SCD。慢性的梗死瘢痕是室性快速性心律失常发生折返的基础。其次为缓慢心律失常或心跳停搏(占 10%～30%)。其他少见的如电-机械分离、心脏破裂、心脏压塞、血流的急性机械性阻塞和大血管的急性破裂或穿孔等。

(二)心肌病和心力衰竭

研究显示,40%左右的心力衰竭患者死亡是突然发生的,猝死发生的危险性随着左心功能恶化而增加。对于心肌病患者,心功能较好者(Ⅰ级或Ⅱ级)总死亡率较心功能差者(Ⅲ级或Ⅳ级)低,而猝死的发生在心功能较好者发生率更高,特别是中度心功能不全的患者。在室射血分数≤30%是一个独立的 SCD 预测因子。对于左心室射血分数<30%且发生过 SCD 的患者,即使电生理检查未能诱发出室性心律失常,随访3年也有 30%患者死于再次 SCD。

(三)心律失常

典型的 SCD 与恶性心律失常有关。心电图监测技术证实 SCD 基本机制包括电-机械分离、心脏停搏、心脏阻滞、室性心动过速和心室颤动等,医院外 SCD 多数是由心室颤动引起的。由于心脏停搏和高度房室阻滞也可导致室性心动过速和心室颤动,因此室性心动过速和心室颤动是最常记录到的心律失常。80%以上的患者先出现室性心动过速,持续恶化发生心室颤动。由于心室颤动自行转复非常少见,所以决定 SCD 患者生存的最重要因素是从心室颤动发生到除颤治疗和紧急药物干预的时间。医院外心脏停搏的总病死率很高,大约 95%的患者在到达医院或接受紧急救助之前死亡,主要由于不能得到及时有效的除颤治疗,如果在第一时间启动干预措施,存活率可高达 90%。多数心律失常是伴随器质性心脏病而出现的,但也有少数没有器质性心脏病史而发生猝死的病例。

(四)遗传因素

一些遗传性疾病,如先天性 QT 综合征,肥厚型梗阻性心脏病。Brugada 综合征及家族性婴儿和青年人猝死等都与 SCD 相关。原发性长 QT 综合征可导致不明原因的晕厥和心脏骤停,患者表现为无症状或有症状的、潜在的致命心律失常事件。60%的长 QT 综合征患者表现为长 QT 综合征家族史或心脏猝死。由于遗传因素,家庭其他成员同样具有危险性。心脏猝死是肥厚型心肌病患者死亡的最普遍的原因,大约 10%的肥厚型心肌病患者被认为具有心脏猝死的危险性。肥厚型心肌病是 35 岁以下运动员心脏猝死的最主要原因,>50%的高危患者 10 年内将发生心脏猝死。

二、SCD 的临床表现

SCD 的临床经过可分为 4 个阶段:前驱期、终末事件期、心脏骤停、生物学死亡。

(一)前驱期

在猝死前数天至数月,有些患者可出现胸痛、气短、疲乏、心悸等非特异性症状。但亦可无前驱表现,瞬即发生心脏骤停。

(二)终末事件期

终末事件期是指心血管状态出现急剧变化到心脏骤停发生前的一段时间,自瞬间至持续 1 小时不等。SCD 所定义的 1 h,实质上是指终末事件期的时间在 1 h 内。由于猝死原因不同,终末事件期的临床表现也各异。典型的表现包括严重胸痛、急性呼吸困难、突发心悸或眩晕等。若心脏骤停瞬间发生,事先无预兆,则绝大部分是心源性。在猝死前数小时或数分钟内常有心电活动的改变,其中以心率加快及室性异位搏动增加最为常见。因心室颤动猝死的患者,常先有室性心动过速。另有少部分患者以循环衰竭发病。

（三）心搏骤停

心搏骤停后脑血流急剧减少,可导致意识突然丧失,伴有局部或全身性抽搐。心搏骤停刚发生时脑中尚存少量含氧的血液,可短暂刺激呼吸中枢,出现呼吸断续,叹息样或短促痉挛性呼吸,随后呼吸停止。皮肤苍白或发绀,瞳孔散大,由于尿道括约肌和肛门括约肌松弛,可出现二便失禁。

（四）生物学死亡

从心搏骤停至发生生物学死亡时间的长短取决于原发病的性质,以及心搏骤停至复苏开始的时间。心搏骤停发生后,大部分患者将在4～6分钟开始发生不可逆脑损害,随后经数分钟过渡到生物学死亡。心搏骤停发生后立即实施心、肺、脑复苏和尽早除颤,是避免发生生物学死亡的关键。心脏复苏成功后死亡的最常见的原因是中枢神经系统的损伤,其他常见原因有继发感染、低心排血量及心律失常复发等。

三、SCD 的危险分层及无创性评价

对 SCD 进行危险分层,识别高危患者并对其进行干预措施能够预测和阻止心脏骤停患者发生 SCD。SCD 与下列因素有关。①左心室射血分数(LVEF):LVEF 是缺血性心脏病 SCD 的最主要的独立危险因素。LVEF 低于 30% 的患者 3 年内发生 SCD 的风险为 30%。②年龄:弗明翰心脏研究显示,45～54 岁,死亡的男性冠心病患者中 SCD 的比例为 62%,而在 55～54 岁与 65～74 岁,这一比例分别下降至 58% 与 42%,可见冠心病患者 SCD 的发生率与年龄呈负相关。③左心室肥厚:左心室肥厚是导致 SCD 的主要原因,其危险性与冠心病和心力衰竭的危险性相当。在弗明翰研究中左心室重量每增加 50 g/m^2,SCD 的危险比增加 1.45。

心内电生理检查具有较高的诊断价值,而无创性技术因其安全、方便,可结合临床病史和病因综合分析做出综合判断,仍具有一定的筛查价值。

（一）静息 12 导联心电图

静息 12 导联心电图是诊断室性心律失常最简单、最实用、最可靠的方法,ACC/AHA/ESC 室性心律失常的诊疗和心源性猝死的预防指南(简称指南)指出,进行室性心律失常评价的患者均应接受静息 12 导联心电图检查。常规静息 12 导联心电图能提供室性期前收缩、QRS 时限、QT 离散度、ST 段和 T 波异常等多种诊断信息。

1.室性期前收缩

80%～90% 的急性期心肌梗死患者可记录到室性期前收缩,与残余缺血、冠脉狭窄程度、左心室受累程度及距心肌梗死时间有关,室性期前收缩可能会通过触发或折返机制诱发心室颤动而导致 SCD。Sajadieh 等也发现 55 岁以上正常人,多次发生的单个室性期前收缩,也是发生复杂室性期前收缩及各种原因死亡和急性心肌梗死的预测因素。资料表明,对通常认为是无害的功能性室性期前收缩应重新认识,尤其是高龄患者,应给予积极而稳妥的诊疗措施。

2.QRS 时限

QRS 时限延长可能继发于束支阻滞、异常传导(WPW 综合征或起搏心律)、左心室肥厚及

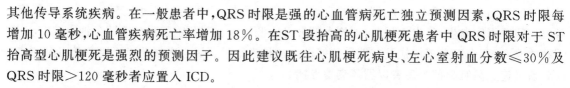

其他传导系统疾病。在一般患者中,QRS 时限是强的心血管病死亡独立预测因素,QRS 时限每增加 10 毫秒,心血管疾病死亡率增加 18%。在ST 段抬高的心肌梗死患者中 QRS 时限对于 ST 抬高型心肌梗死是强烈的预测因子。因此建议既往心肌梗死病史、左心室射血分数≤30%及 QRS 时限>120 毫秒者应置入 ICD。

3.QT 间期及离散度

55~68 岁 SCD 者猝死与 QT 间期程度相关,男性>450 毫秒,女性>470 毫秒是独立的预测 SCD 指标,超过 2/3 的猝死者有明显的 QT 间期延长。校正后的 QT>500 毫秒常导致严重致死性的室性心律失常。部分 QT 延长患者应用β受体阻滞剂有效,可能是复极离散及室性期前收缩期后除极减轻的结果。短 QT 综合征患者心房、心室有效不应期缩短,其 QT 间期不受心率影响,现在认为与基因和离子通道有关,患者易发生室性心律失常,常伴心房颤动家族史,此类患者应置入 ICD,同时辅以奎尼丁治疗。

QT 离散度是测定 8 个 QRS 波群的 QT 间期,最长 QT 和最短 QT 的差值,即 QTD。心脏复极时存在放射性离散及空间性离散,离散增加可诱发致命性心律失常。一般认为 QTD 基础值 40~60 毫秒,100 毫秒以上或超过基础值 1 倍则是危险信号。QT 离散度判断 SCD 危险分层尚存在争议,一些存在高危因素的患者 QTD 明显增大,原因可能与心率快慢,T 波形态异常或是 QT 延长所致。

(二)运动试验

运动试验广泛应用于室性心律失常患者的临床评价,包括:①临床表现,如年龄、性别、心肌缺血导致的症状等方面高度疑诊冠心病;②同时合并室性心动过速的成年患者;③已知或者疑诊由运动所诱发者,如儿茶酚胺依赖型室性心动过速及已经确定室性心律失常系由运动诱发。但是对于中老年、没有冠心病证据的特发性室性期前收缩患者或年龄、性别、症状判断冠心病可能性低的室性心律失常患者不推荐运动试验,有运动试验禁忌证的患者不能应用。冠心病或心肌病患者,运动中或运动后频发室性期前收缩与高危严重心血管事件发生相关,但对 SCD 无特异性。运动诱发的室性期前收缩可见于正常人,除非与心肌缺血或持续室性心动过速相关,否则无须治疗,除β受体阻滞剂外,没有其他抗心律失常药物可以减少运动诱发室性期前收缩患者猝死发生率的证据。同静息时存在室性期前收缩患者相比,运动诱发室性期前收缩患者 12 个月死亡率增加3倍,诱发单个室性期前收缩或室性心动过速的患者生存率低于诱发单个室性期前收缩的患者,因此,运动试验可对这些患者预后进行评估。

(三)动态心电图

动态心电图有助于确定心律失常的诊断,发现 QT 间期变化,T 波交替或 ST 改变,并可评价风险和判断治疗疗效。患者的症状(如晕厥)是否与一过性室性心律失常的发作相关,均应进行长时间事件记录。但是有些严重心律失常发作频率低,现有的体外心电装置不易捕捉心律失常事件,一些无症状性心律失常也不易评价,近年来出现的主要用于晕厥诊断的置入式环路记录仪(ILR)在此领域有独特优势。ACC/AHA/ESC 关于应用动态心电图监测指南及 ESC 关于晕厥患者处理指南中指出:如果怀疑与心律失常相关的一些症状(如晕厥)发作不频繁,应用常规检测手段难以建立症状-心律之间的联系时,置入 ILR 具有一定诊断价值。与心律失常相关的晕厥表现:晕厥突然出现,且几乎不伴有前驱症状;伴有短暂的意识丧失,在症状发生数秒或数分钟后,意识可完全恢复正常。为保证诊断的阳性率,最好在过去 1 年中有 2 次以上的晕厥发生。

(四)心脏自主神经功能检查

检查主要包括 T 波交替、信号平均心电网(SAECG)、心室晚电位、心率变异(HRV)等。

(五)左心室功能和影像

检查包括超声心动图、核素心肌灌注显像检查(SPECT)及 MRI 和多排 CT 等。对于所有可疑器质性心脏病的室性心律失常患者或者具有高室性心律失常风险的器质性心脏病患者均应进行超声心动图检查。无论男性或女性患者,心力衰竭均显著增加猝死和全因死亡率,心力衰竭患者 SCD 发生率是普通人群的 6~9 倍。减低的左心室射血分数是全因死亡率和 SCD 独立的、最强的危险因子,心肌梗死后左心室功能不全的患者与心力衰竭人群的相似。超声心动图和心电图证实左心室肥厚都具有独立的预测价值,两项检查同时提示左心室肥厚时危险性较其中单项异常者更大。SPECT 主要适用于疑诊冠心病的室性心律失常患者,常规心电图不能确定心肌缺血与室性心律失常的关系时,尤其是无法进行普通运动试验时,配合药物应激试验可以增加对运动受限或运动相关性高室性心律失常和猝死风险患者的诊断。在心脏超声不能准确评估左心室、右心室的结构或功能改变的情况下,使用 MRI 和多排 CT 不但能够测定心脏结构和心室功能,而且还能提供是否存在室壁结构异常或者冠脉解剖的信息。

四、SCD 的预防

已经证实,医院外发生 SCD 者多数是由心室颤动引起的,大部分患者先出现室性心动过速,持续恶化发生心室颤动。因为心室颤动自行转复非常少见,因此,决定心室颤动患者生存最重要的因素是从心室颤动发生至得到除颤治疗和紧急药物干预的时间。医院外心脏停搏的总病死率很高,大约 95% 的患者在到达医院或接受紧急救助之前死亡,主要由于不能得到及时有效的除颤治疗,如果从第一时间内启动干预措施,存活率可高达 90%。除了积极治疗冠心病等基础心脏病以外,近十几年来临床试验的结果充分证明埋藏式心律转复除颤器(ICD)治疗是预防 SCD 最有效的方法。ICD 治疗能在十几秒内自动识别心室颤动和电击除颤,成功率几乎达到 100%。

(一)SCD 的二级预防

SCD 的二级预防主要是针对 SCD 的幸存者,防止其再次发生 SCD。近年来研究显示,ICD 治疗能明显降低 SCD 高危患者的病死率,是目前防止 SCD 的最有效方法。ICD 治疗二级预防临床研究包括 AVID 试验、CASH 试验和 CIDS 试验。20 世纪 90 年代末进行的 AVID 是第一个关于猝死的大规模多中心、随机性、前瞻性研究,其目的是比较心室颤动或只有血流动力学改变的顽固性室性心动过速患者应用 ICD 与应用抗心律失常药物(胺碘酮或索他洛尔)相比,是否可降低总病死率。研究平均随访(18.2±12.2)个月,结果显示,ICD 治疗与抗心律失常药物比较,ICD 治疗可降低病死率,提高生存率。对于心室颤动复苏者或持续性心动过速伴有症状和血流动力学障碍的患者,与传统的药物治疗相比,ICD 治疗使 SCD 患者 1 年,2 年的病死率分别下降 38% 和 25%。这三大试验 Meta 分析结果是,ICD 治疗和抗心律失常药比较,ICD 治疗后患者总死亡率减少 27%,心律失常患者死亡率减少 51%。无论是在中度危险因素人群还是存在左心室射血分数(LVEF)低或重度心力衰竭的患者,ICD 治疗都显示了优于抗心律失常药物的效果。

另外,其他临床试验,如 CASH、CIDS、MUSTT 等均证明,ICD 治疗与抗心律失常药物相比,可明显降低病死率。因此,对于致命性室性心律失常患者进行 ICD 治疗二级预防明显优于抗心律失常药物,应作为治疗的首选。

(二)SCD 的一级预防

SCD 的一级预防主要是指对未发生过但可能发生 SCD 的高危患者采取不同的措施以预防 SCD 的发生。由于大部分的 SCD 发生于冠心病患者,因此,针对冠心病患者进行的一级预防和二级预防可能有利于降低 SCD 的发生率。

1.危险因素的预防

危险因素的预防包括高血压、高脂血症、糖尿病的规范化治疗,改变不良生活方式及不健康饮食习惯,戒烟限酒,控制体重及规律运动等,以期降低患者发生冠心病的危险,从而减少发生 SCD 的可能。

2.药物治疗

目前已有多种药物显示出在冠心病 SCD 的一级预防中的益处,如 β 受体阻滞剂、血管紧张素转换酶抑制剂及他汀类药物。但是只有 β 受体阻滞剂对心律失常及猝死的预防作用在多项大样本临床随机对照试验中得到证实,并被推荐为室性心律失常一级预防的首选药物。β 受体阻滞剂不但可降低心肌梗死后的猝死发生率,还可明显降低慢性稳定性心力衰竭患者的猝死率及总病死率,而且对缺血性及非缺血性心力衰竭均有益处。血管紧张素转换酶抑制剂可明显降低近期急性心肌梗死患者的总死亡、心血管死亡及 SCD 的发生率。但抗心律失常药物中,CAST 试验已证明 I c 类抗心律失常药物可增加心源性猝死的发生率。CHF-STAT 试验显示胺碘酮仅在抑制室性心律失常上有一定作用,而总死亡率及 SCD 发生率与安慰剂组无明显差异。

3.冠状动脉血运重建

冠状动脉血运重建包括介入治疗(PCI)或冠状动脉旁路移植术。冠状动脉血运重建能够解除冠状动脉的狭窄,恢复缺血心肌的血液供应,可降低冠心病患者 SCD 的风险。对急性心肌梗死患者进行急诊救治(溶栓、急诊 PCI 或急诊冠状动脉旁路移植术)有利于减少心肌坏死面积,改善心室重构,从而减少严重心律失常的发生,降低 SCD 的发生率。

4.ICD

ICD 治疗能够终止危及生命的室性快速型心律失常,适用于恶性心律失常的高危人群。各种研究猝死的一级预防大规模临床试验已经证实,高危 SCD 患者可从 ICD 治疗中获益,包括与冠心病心肌梗死高危患者有关的 MADIT 试验、MUSTT 试验、MAIDIT-Ⅱ试验等。MADIT 试验和 MADIT-Ⅱ试验证实,与传统药物治疗相比,ICD 治疗能够降低缺血性心脏病患者(包括心肌梗死后患者)总病死率,无论患者是否存在室性心动过速,而这种总病死率上的获益主要由于 ICD 治疗降低了 SCD 的发生。美国和欧洲心脏学会(ACC/AHA/ESC)因此修改了 SCD 危险患者的临床处理指南,建议对左心室射血分数降低的心肌梗死后患者预防性置入 ICD。

研究显示,近一半的心力衰竭患者死于心律失常,因此 ICD 治疗对心力衰竭患者而言非常重要。另外,部分肥厚型心肌病患者也会由于心律失常而发生猝死,同样可以从置入 ICD 中获益。这些患者是否需要置入 ICD 主要依据危险分层及患者的整体状况和预后,最终结果因人而异。

五、ICD 置入适应证

ICD 置入指南放宽了缺血性及非缺血性心肌病患者的 ICD 治疗适应证,更加强调 ICD 治疗对 SCD 的一级预防作用,特别是 ICD 治疗对缺血性及非缺血性心肌病、左心室射血分数

(LVEF)≤35％、中度心力衰竭患者的作用。在置入 ICD 前应进行独立的危险因素评估和危险分层,同时应充分考虑患者的治疗意愿。ICD 治疗一级预防中的 LVEF 标准以制定指南所依据临床试验的入选标准为基础。

ICD 治疗指南是通过参考大规模、多中心、前瞻性临床研究制定的。在适应证的描述上,Ⅰ类适应证是指应该置入 ICD 的情况。Ⅱb 类适应证是指不建议置入,而Ⅲ类适应证指不应该置入。

(一)Ⅰ类适应证

(1)有器质性心脏病者无论血流动力学是否稳定,但有自发持续性室性心动过速。

(2)有晕厥史,电生理检查明确诱发血流动力学不稳定的持续性室性心动过速或心室颤动。

(3)心肌梗死 40 天后,左心室射血分数≤35％,NYHAⅡ或Ⅲ级。

(4)非缺血性扩张型心肌病,左心室射血分数≤35％,NYHAⅡ或Ⅲ级。

(5)心肌梗死前有左心室功能不全,心肌梗死 40 天后,左心室射血分数 30％,NYHAⅠ级。

(6)心肌梗死后,左心室射血分数≤40％,非持续性室性心动过速或电生理检查诱发出心室颤动或持续性室性心动过速。

(二)Ⅱa 类适应证

(1)原因不明的晕厥,伴有显著左心室功能障碍的非缺血性扩张型心肌病。

(2)心室功能正常或接近正常的持续性室性心动过速。

(3)肥厚型心肌病,有一项以上的 SCD 主要危险因素。

(4)致心律失常性右心室发育不良/心肌病,有一项以上 SCD 主要危险因素。

(5)服用 β 受体阻滞剂期间发生晕厥和/或室性心动过速的长 QT 综合征患者。

(6)在院外等待心脏移植的患者。

(7)有晕厥史的 Brugada 综合征患者。

(8)有明确室性心动过速记录但没有引起心脏骤停的 Brugada 综合征患者。

(9)儿茶酚胺敏感性室性心动过速,服用 β 受体阻滞剂后仍出现晕厥和/或室性心动过速。

(10)心脏结节病、巨细胞性心肌炎或 Chagas 病。

整合有 ICD 和心脏再同步化治疗(CRT)功能的 CRT-D 应用指征随着新试验结果的公布不断得以更新。CRT-D 应用原理基于充血性心力衰竭患者的猝死发生率很高。心力衰竭诊断和治疗指南提升了 CRT-D 的应用地位,将其列Ⅰ类适应证,不再要求患者满足 CRT 治疗适应证的同时必须满足 ICD 应用Ⅰ类适应证。CRT-D 置入适应证如下。

Ⅰ类适应证:①NYHAⅢ级或非卧床的Ⅳ级心力衰竭患者。②在最佳药物治疗基础上,LVEF≤35％者。③QRS 时限≥120 ms,尤其是呈左束支阻滞图形者。④窦性心律者。以上患者应接受有或无 ICD 功能的 CRT 治疗。

Ⅱa 类适应证:①NYHA 心功能Ⅲ级或非卧床的Ⅳ级心力衰竭患者。②在最佳药物治疗基础≤35％者。③QRS 时限≥120 ms 者。④心房颤动患者。以上患者建议接受有或无 ICD 功能的 CRT 治疗。

(黄彩娜)

第五节 药 物 中 毒

一、概述

药物中毒是指进入人体的药物达到中毒剂量,产生组织和器官损害的急性综合征。最常见的药物中毒品种是镇静催眠药,分为苯二氮䓬类、巴比妥类、非巴比妥非苯二氮䓬类。其中以苯二氮䓬类(如地西泮)中毒最多见,次之为解热镇痛药和抗精神病药等。一般药源性中毒多是药物用法不当,如药物过量或滥用药物所致。

不同类型的药物中毒,其中毒特点与机制也各异。

(1)镇静催眠药及抗精神病药中毒严重时,可导致呼吸抑制、休克、昏迷。口服巴比妥类药物2~5倍催眠剂量可致中毒,10~20倍可致深昏迷、呼吸抑制。苯二氮䓬类药物一次剂量达0.05~1 g可致中毒甚或致死。抗精神病药中,吩噻嗪类药物2~4 g可有急性中毒反应。三环类抗抑郁药中毒,易致恶性心律失常,1.5~3 g可致严重中毒而死亡。对氯丙嗪类敏感者可能发生剥脱性皮炎、粒细胞缺乏症、胆汁淤积性肝炎。

(2)解热镇痛药中毒可致粒细胞减少、肾损害、出血倾向、胃肠道损害甚至出现消化道应激性溃疡出血,其中对乙酰氨基酚中毒可致明显肝功能损害。

(3)心血管系统用药中毒易致心律失常、低血压,其中洋地黄类中毒可致恶心、呕吐等胃肠道症状及室性期前收缩、室性心动过速和心动过缓等严重心律失常。胺碘酮中毒可致房室传导阻滞、室性心动过速等恶性心律失常及肺纤维化。降压药中毒可致严重低血压。抗胆碱药阿托品中毒可致口干、瞳孔扩大、心动过速甚至惊厥、昏迷。

二、判断

药物中毒判断要点如下。

(一)判断是否为药物中毒及药物种类

(1)由知情者提供药物接触史,是目前重要的诊断依据。

(2)通过典型症状判断,如嗜睡、昏迷者考虑镇静催眠药或抗精神病药中毒;惊厥者考虑中枢兴奋药过量;瞳孔扩大者怀疑为阿托品、麻黄碱等中毒。

(3)实验室检查:胃液、尿液、血液中药物浓度测定对诊断有参考意义。

(二)判断病情的轻重

大致分为轻、重两种程度,注意初期表现为轻症者病情可能会随着药物吸收发生进展,药物毒性、摄入量及药物半衰期对病情影响较大。

1.轻度中毒

无意识障碍或轻度意识障碍,呼吸、循环、氧合等重要生命体征及生理指标稳定。

2.重度中毒

出现严重意识障碍、呼吸抑制、呼吸衰竭、循环衰竭、心律失常等,或伴发严重并发症,或有严重生理功能紊乱及脏器功能不全。

三、急救

药物中毒需要及时进行现场急救,病情属于重度者或判断药物摄入量偏大者应送往医院做进一步救治。

(一)现场急救

重点在于维持呼吸循环功能及清除摄入药物。

1.维护呼吸功能

药物中毒常可导致意识障碍及呼吸抑制,所以应重视对呼吸衰竭的防治。

(1)保持气道通畅:有意识障碍或呼吸抑制者取平卧位,头偏向一侧,及时清除气道分泌物及呕吐物,避免误吸,必要时使用舌钳或置口咽管避免舌后坠。

(2)予吸氧治疗。

(3)建立人工气道:对深昏迷、气道分泌物多或已出现呼吸衰竭者,尽早行气管插管、人工通气。

2.监测循环功能

(1)监测血压水平,休克者可取平卧位或头低脚高位,以增加回心血量及改善脑供血。

(2)给予心脏监护,警惕发生恶性心律失常。

(3)尽快建立静脉通道,以便及时输液维持血容量,救治呼吸、循环衰竭,使用解毒剂。

3.清除摄入药物

(1)催吐:适用于口服中毒后神志清楚且生命体征稳定者。

(2)洗胃:对服药量大者及时洗胃,药物中毒后胃排空可能延迟,不可拘泥于常规洗胃时间,对中毒较久者仍应考虑洗胃。

(3)导泻:予50%硫酸镁或硫酸钠导泻以利药物尽快排出。

(4)药用炭吸附:有条件可于催吐、洗胃时使用或之后服用。

(二)药物治疗

重点在于稳定呼吸、循环功能及使用特效解毒剂。

1.稳定呼吸循环功能

在保持呼吸道通畅的基础上,可使用呼吸兴奋剂;呼吸衰竭者及时行气管插管、人工通气。血压低者,可补充血容量,必要时使用血管活性药物如多巴胺 $10\sim20~\mu g/(kg \cdot min)$ 和/或去甲肾上腺素 $0.05\sim1.5~\mu g/(kg \cdot min)$ 维持血压;注意吩噻嗪类及三环类抗精神病药物中毒,可通过对 α 受体能阻滞作用导致血管扩张及血压下降,不宜使用多巴胺,可用 α 受体兴奋剂,如重酒石酸间羟胺、去甲肾上腺素维持血压。心律失常者给予针对性处理。

2.使用特效解毒剂

(1)镇静与催眠药中毒:应立即予纳洛酮 $1\sim2~mg$,静脉注射,$2\sim5$ 分钟重复,总量可用到 $20~mg$,可缩短昏迷时间。

(2)苯二氮䓬类药物中毒:可用氟马西尼拮抗,先静脉注射 $0.2~mg$,此后可每 15 分钟重复用一次,总量可达 $2.0~mg/d$。

(3)吩噻嗪类药物中毒:可用盐酸哌甲酯(利他林)$40\sim100~mg$,肌内注射,并可重复使用。

(4)三环类抗抑郁药中毒:所致室性心律失常,可用利多卡因控制,静脉注射 $50\sim75~mg$ 后以1～4 mg/min维持静脉滴注。

（5）洋地黄类、胺碘酮等抗心律失常药所致心动过缓、房室传导阻滞，可予阿托品、异丙肾上腺素控制。

（6）对乙酰氨基酚中毒：可用乙酰半胱氨酸减轻肝脏损害，具体用法为第一次口服140 mg/kg，之后每4小时口服70 mg/kg，共服17次。

（7）阿托品中毒：可用新斯的明拮抗，每次0.5～1.0 mg，肌内注射，每3～4小时重复。

3.加速药物排泄

可考虑在补液基础上碱化尿液、利尿。

4.对症支持疗法

中毒性脑病有脑水肿者可用甘露醇、地塞米松脱水；高热者物理降温；另注意防治肺部感染，维持内环境稳定，维护肝、肾等重要脏器功能。

5.特殊治疗

重症可考虑行血液透析、血液灌流、血浆置换等血液净化治疗。

四、注意

药物中毒初步急救中应注意以下要点。

（一）预防工作

加强镇静催眠药处方、使用、保管的管理，临床要慎重用药，规范用药。

（二）急救重点

1.初期

（1）注意对呼吸、循环衰竭的防治。

（2）尽量清除药物，减少后续吸收。

（3）使用拮抗剂。

2.后期

（1）加强对症支持疗法。

（2）注意并发症的防治。

（黄彩娜）

第六节 农 药 中 毒

一、急性有机磷农药中毒

急性有机磷农药中毒（acute organophosphorus pesticides poisoning，AOPP）主要是有机磷农药通过抑制体内胆碱酯酶（ChE）活性，失去分解乙酰胆碱（ACh）能力，引起体内生理效应部位ACh大量蓄积，使胆碱能神经持续过度兴奋，导致先兴奋后衰竭的一系列毒蕈碱样、烟碱样和中枢神经系统等中毒症状和体征。严重者，常死于呼吸衰竭。

(一)诊断要点

1.有机磷农药接触史

有机磷农药接触史是确诊 AOPP 的主要依据,尤其是对无典型中毒症状或体征者更为重要。在日常生活中的急性中毒主要是由于误服、自服或饮用被农药污染的水源或食入污染的食品;也有因滥用农药治疗皮肤病或驱虫而发生中毒的。常见的有机磷农药如下。①剧毒类:LD_{50}<10 mg/kg,如对硫磷、内吸磷、甲拌磷、速灭磷和特普等;②高毒类:LD_{50} 10~100 mg/kg,如甲基对硫磷、甲胺磷、氧乐果、敌敌畏、磷胺、久效磷等;③中度毒类:LD_{50} 100~1 000 mg/kg,如乐果、倍硫磷、除线磷、敌百虫等;④低毒类:LD_{50} 1 000~5 000 mg/kg,如马拉硫磷、肟硫磷(辛硫磷)、碘硫磷等。我国为保护粮食、蔬菜和水果等农产品的质量安全,从 2007 年起停止使用对硫磷、甲基对硫磷、甲胺磷、磷胺和久效磷 5 种高毒有机磷农药。

2.临床表现特点

经皮肤吸收中毒,一般在接触 2~6 h 发病,口服中毒在 10 min 至 2 h 出现症状。一旦中毒症状(急性胆碱能危象)出现后,病情迅速发展。其典型症状和体征:流涎、大汗、瞳孔缩小和肌颤(肉跳)。一般当出现上述症状或体征和有农药接触史,可诊断为 AOPP;如 4 个症状或体征中仅出现 3 个,也应考虑为 AOPP。

(1)急性胆碱能危象:①毒蕈碱样症状,又称 M 样症状,主要是副交感神经末梢过度兴奋,产生类似毒蕈碱样作用,表现为平滑肌痉挛和腺体分泌增加。先有恶心、呕吐、腹痛、多汗,尚有流泪、流涕、流涎、腹泻、尿频、大小便失禁、心跳减慢和瞳孔缩小;支气管痉挛和分泌物增加、咳嗽、气促,严重者出现肺水肿。②烟碱样症状,又称 N 样症状,ACh 在横纹肌神经-肌肉接头处过多蓄积和刺激,使面、眼睑、舌、四肢和全身横纹肌发生肌纤维颤动,甚至全身肌肉强直性痉挛、全身紧缩和压迫感,而后发生肌力减退和瘫痪。呼吸肌麻痹引起周围性呼吸衰竭。交感神经节受 ACh 刺激,其节后交感神经纤维末梢释放儿茶酚胺,表现为血压升高和心律失常。③中枢神经系统症状由过多 ACh 刺激导致,表现为头晕、头痛、疲乏、共济失调、烦躁不安、谵妄、抽搐和昏迷;有的发生呼吸、循环衰竭死亡。

(2)中间型综合征:多发生于重度 AOPP(甲胺磷、乐果、敌敌畏、久效磷等)中毒后 24~96 h,在胆碱能危象和迟发性多发性神经病之间,故称中间型综合征,但并非每个中毒者均发生。发病时胆碱能危象多已控制,表现以肌无力最为突出。涉及颈肌、肢体近端肌、脑神经Ⅲ~Ⅶ和Ⅹ所支配的肌肉,重者累及呼吸肌。表现:抬头困难、肩外展受限;眼外展及眼球活动受限,眼睑下垂,睁眼困难,复视;颜面肌、咀嚼肌无力、声音嘶哑和吞咽困难;呼吸肌麻痹则有呼吸困难、频率减慢、胸廓运动幅度逐渐变浅,进行性缺氧致意识障碍、昏迷以致死亡。ChE 活性明显低于正常。一般维持 2~20 天,个别可长达 1 个月。其发病机制与 ChE 长期受抑制,影响神经肌肉接头处突触后功能有关。

(3)迟发性多发性神经病:AOPP 患者症状消失后 2~3 周出现迟发性神经损害,表现为感觉、运动型多发性神经病变,主要累及肢体末端,发生下肢瘫痪、四肢肌肉萎缩等。全血 ChE 活性正常,神经-肌电图检查提示神经源性损害。目前认为此种病变不是 ChE 受抑制引起,可能是由于有机磷农药抑制神经靶酯酶(NTE)使其老化所致。多发生于甲胺磷、敌敌畏、乐果和敌百虫等有机磷农药重、中度中毒的患者。

3.实验室检查

(1)全血胆碱酯酶活力测定:ChE 活性测定不仅是诊断 AOPP 的一项可靠检查,而且是判断中毒程度、指导用药、观察疗效和判断预后的重要参考指标。

（2）有机磷农药的鉴定：当中毒者使用或服用的农药或毒物种类不清时，可对其剩余物进行鉴定。

（3）尿中有机磷农药分解产物测定：如对硫磷中毒尿中测到对硝基酚，敌百虫中毒尿中三氯乙醇增加。

4.急性中毒程度分级

（1）轻度中毒：仅有 M 样症状，全血 ChE 活力为 70%～50%。

（2）中度中毒：M 样症状加重，出现 N 样症状，ChE 活力为 30%～50%。

（3）重度中毒：除 M、N 样症状外，合并肺水肿、抽搐、意识障碍，呼吸肌麻痹和脑水肿，ChE 活力＜30%。

（二）治疗要点

1.迅速清除毒物

将中毒者移离染毒环境，脱去污染衣物，用清水彻底清洗染毒的皮肤、指甲下和毛发。经口中毒者尽早洗胃，原则是宜用粗胃管反复洗胃，持续引流，即首次洗胃后保留胃管，间隔 3～4 小时重复洗胃，洗至引出液清澈、无味为止，洗胃液总量一般需要 10 L 左右。洗胃液可用清水、2%碳酸氢钠溶液（敌百虫忌用）或 1∶5 000 高锰酸钾溶液（对硫磷忌用）。应待病情好转、ChE 活力基本恢复正常方可拔掉胃管。洗胃后注入 20%甘露醇 250 mL 或 50%硫酸钠 60～100 mL 导泻。如因喉头水肿或痉挛，不能插入胃管，或饱食后胃管阻塞，可胃造瘘洗胃。

2.特效解毒剂的应用

在清除毒物过程中，应同时使用胆碱酯酶重活化剂和抗胆碱药治疗。用药原则：根据病情早期、足量、联合和重复应用解毒药，并且选用合理用药途径及择期停药。

（1）ChE 复能药：国内常用的有氯解磷定和碘解磷定，前者为首选。氯解磷定的首次用量：轻度中毒 0.5～1.0 g，中度中毒 1.0～2.0 g，重度中毒 2.0～3.0 g，肌内注射或静脉注射。碘解磷定的剂量按氯解磷定剂量折算，1 g 氯解磷定相当于 1.5 g 碘解磷定，本品只能静脉应用。碘解磷定的首次用量：轻度中毒 0.4～0.8 g，中度中毒 0.8～1.2 g，重度中毒 1.2～1.6 g。首次给药要足量，旨在使解毒剂短时间内尽快达到有效血药浓度。应用 ChE 复能药后，N 样症状如肌颤等消失和全血 ChE 活性恢复至 50%以上时，显示 ChE 复能药用药剂量足，可暂停给药。如未出现上述指标，应尽快补充用药，再给首次半量。如洗胃彻底，轻度中毒无须重复用药；中度中毒首次足量给药后一般重复 1～2 次即可；重度中毒首次给药后 30～60 min 未出现药物足量指征时应重复用药。

对 AOPP 中间综合征致呼吸衰竭患者，推荐用突击量氯解磷定静脉注射或肌内注射：1 g 每 1 h 1 次，连用 3 次；接着 2 h 1 次，连用 3 次；以后每 4 h 1 次，直到 24 h；24 h 后，每 4 h 1 次，用 2～3 天为 1 个疗程；以后按 4～6 h 1 次，时间视病情而定。胆碱酯酶活力达到 50%～60%时停药。

ChE 复能药对甲拌磷、对硫磷、内吸磷、甲胺磷、碘依可酯和肟硫磷等中毒疗效好，对敌敌畏、敌百虫中毒疗效差，对乐果和马拉硫磷中毒疗效不明显。对中毒 24～48 h 后已老化的 ChE 无复活作用。对 ChE 复能药疗效不佳者，以抗胆碱药和对症治疗为主。

（2）抗胆碱药：①外周性抗胆碱药，主要作用于外周 M 受体，能缓解 M 样症状，对 N 受体无明显作用。常用阿托品，首次用量：轻度中毒 2.0～4.0 mg，中度中毒 5.0～10.0 mg，重度中毒

10.0～20.0 mg,依病情每 10～30 分钟或 1～2 小时给药 1 次,直至患者 M 样症状消失或出现"阿托品化"。阿托品化指征为口干、皮肤干燥、心率稍快(90～100 次/分)、瞳孔较前扩大和肺湿啰音消失,显示抗胆碱药用量足,此时,可暂停给药或给予维持量。如未出现上述指标,应尽快补充用药至出现上述指标为止。当中毒晚期 ChE 已"老化"或其活性低于 50% 时,应给予适量抗胆碱药维持"阿托品化",直至全血 ChE 活性恢复至 50%～60% 以上为止。如出现瞳孔明显扩大、神志模糊、烦躁不安、抽搐、昏迷和尿潴留等为阿托品中毒,立即停用阿托品。②中枢性抗胆碱药,如东莨菪碱、苯那辛、苯扎托品等,对中枢 M 和 N 受体作用强,对外周 M 受体作用弱。东莨菪碱首次用量:轻度中毒 0.3～0.5 mg,中度中毒 0.5～1.0 mg,重度中毒 2.0～4.0 mg。盐酸戊乙奎醚(长托宁)对外周 M 受体和中枢 M、N 受体均有作用,但选择性作用于 M_1、M_3 受体亚型,对 M_2 受体作用极弱,对心率无明显影响;较阿托品作用强,有效剂量小,作用时间(半衰期 6～8 小时)长,不良反应少。首次用量:轻度中毒 1.0～2.0 mg,中度中毒 2.0～4.0 mg,重度中毒 4.0～6.0 mg。首次用药需与氯解磷定合用。

当中毒患者经急救治疗后,主要的中毒症状基本消失,全血 ChE 活性恢复至 50%～60% 以上时,可停药观察;如停药 12～24 h,其 ChE 活性仍保持在 60% 以上时,可出院。但重度中毒患者通常至少观察 3～7 天再出院。

3.对症支持治疗

(1)保持呼吸道通畅,吸除气道分泌物,给氧;对昏迷患者,须气管插管,呼吸衰竭时进行人工通气。

(2)维持循环功能,包括抗休克治疗、纠正心律失常等。

(3)镇静抗惊,早期使用地西泮,能间接抑制中枢乙酰胆碱的释放,并通过阻滞钙通道抑制神经末梢发放异常冲动,保护神经肌肉接头。AOPP 使用地西泮可起到镇静、抗焦虑、肌肉松弛、抗惊厥和保护心肌的作用。可用于经解毒治疗后仍有烦躁不安、抽搐的患者,用法为 10～20 mg 肌内注射或静脉注射,必要时可重复。

(4)防治脑水肿,抗感染,维持水、电解质、酸碱平衡等。

4.血液净化疗法

对重度中毒,尤其是就医较迟、洗胃不彻底、吸收毒物较多者,可行血液灌流或血浆置换治疗。

二、拟除虫菊酯类农药中毒

(一)诊断要点

1.病史

有短期密切接触较大剂量或口服拟除虫菊酯类农药史,如溴氰菊酯(敌杀死)、氰戊菊酯(速灭杀丁)、氯氰菊酯(灭百可)等。

2.临床表现特点

(1)生产性中毒:潜伏期短者 1 h,长者可达 24 h,平均 6 h。田间施药中毒多在 4～6 小时起病,主要表现为皮肤黏膜刺激症状,体表污染区感觉异常(颜面、四肢裸露部位及阴囊等处),包括麻木、烧灼感、瘙痒、针刺和蚁行感等,是周围神经兴奋性增高的表现,停止接触数小时即可消失。常有面红、流泪和结膜充血,部分病例局部有红色丘疹样皮损。眼内污染立即引起眼痛、畏光、流泪、眼睑红肿和球结膜充血。呼吸道吸收可刺激鼻黏膜引发打喷嚏、流鼻涕,并有咳嗽和咽充血。

全身中毒症状相对较轻(最迟 48 小时后出现),多为头晕、头痛、乏力、肌束震颤及恶心、呕吐等一般神经和消化道症状,但严重者也有流涎、肌肉抽动甚至抽搐,伴意识障碍和昏迷。

(2)口服中毒:多在 10 分钟至 1 小时出现中毒症状,先为上腹部灼痛、恶心、呕吐等消化道症状,可发生糜烂性胃炎。继而食欲缺乏、精神萎靡或肌束震颤,部分患者口腔分泌物增多,尚可有胸闷、肢端发麻、心慌、视物模糊、多汗等。重度中毒者出现阵发性抽搐,类似癫痫大发作,抽搐时上肢屈曲痉挛、下肢挺直、角弓反张,伴意识丧失,持续 0.5～2.0 min,抽搐频繁者每天发作可多达 10～30 次,各种镇静、止痉剂常不能明显奏效,可持续 10～20 天。也有无抽搐即意识障碍直至昏迷者。对心血管的作用一般是先抑制后兴奋,开始心率减慢,血压偏低,其后可转为心率增快和血压升高,部分病例尚伴其他心律失常。个别病例有中毒性肺水肿。

3.实验室检查

(1)毒物检测:拟除虫菊酯原形物质排泄迅速,停止接触 12 h 后在接触人员的尿中就难以测出。但其代谢产物可检测出的时间较长(2～5 天)。有条件时可做毒物或其代谢产物检测。

(2)全血 ChE 活性:无明显变化,有助于与急性有机磷农药中毒(AOPP)鉴别。

(3)心电图检查:少数中毒患者 ST 段下降及 T 波低平,窦性心动过缓或过速,室性期前收缩或房室传导阻滞等。

4.急性中毒分级

(1)轻度中毒:常有头晕、头痛、恶心、呕吐、食欲缺乏、乏力、流涎、心慌、视物模糊、精神萎靡等,但体检无阳性发现。口服中毒者消化道症状更明显,可有上腹部灼痛及腹泻等。

(2)中度中毒:除上述症状外,尚有嗜睡、胸闷、四肢肌肉震颤、心律失常、肺部啰音等。

(3)重度中毒:有呼吸增快、呼吸困难、心悸、脉搏增快、血压下降、阵发性抽搐或惊厥、角弓反张、发绀、肺水肿和昏迷等。病情迁延多日,危重者可致死亡。

5.鉴别诊断

需要鉴别的疾病有中暑、上呼吸道感染、食物中毒、脑卒中、原发性癫痫或其他急性农药中毒等。因本品的气味与有机磷相似,尤其应与 AOPP 相鉴别,除依据接触史外,本品中毒全血 ChE 活性大多正常,且多数不能耐受 5 mg 以上阿托品治疗,一般预后较好,毒物检测有助于鉴别。

(二)治疗要点

1.清除毒物

生产性中毒者,应立即脱离现场,将患者移至空气新鲜处,脱去染毒的衣物。口服中毒者用肥皂水或 2%～4%碳酸氢钠溶液彻底洗胃,然后用 50%硫酸钠 40～60 mL 导泻,并经胃管灌入活性炭 50～100 g 吸附残余毒物。对有频繁抽搐、意识障碍或昏迷、中毒性肺水肿等表现的严重中毒病例,应尽早做血液灌流或血液透析治疗。

2.控制抽搐

常用地西泮或巴比妥类肌内注射或静脉注射。抽搐未发生前可预防性使用,控制后应维持用药防治再抽搐。抽搐发作时,可用地西泮 10～20 mg 或异戊巴比妥钠(阿米妥)0.1～0.3 g 静脉注射。亦可用苯妥英钠 0.1～0.2 g 肌内注射或静脉注射,本品尚可诱导肝微粒体酶系,有利于加速拟除虫菊酯类农药的代谢解毒。

3.解毒治疗

无特效解毒剂,下述药物可试用。

(1)中枢性肌松剂:美索巴莫(舒筋灵)0.5 g 肌内注射,或贝克洛芬 10 mg 肌内注射,每天

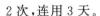

2次,连用3天。

(2)中药葛根素和丹参:对试验中毒动物有保护和治疗作用,已试用于临床,对控制症状和缩短疗程有一定的疗效。葛根素静脉滴注5 mg/kg,2～4 h重复1次,24小时用量不宜大于20 mg/kg,症状改善后改为每天1～2次,直至症状消失。亦可用复方丹参注射液治疗。

(3)阿托品:只能用于控制流涎和出汗等症状,0.5～1.0 mg肌内注射,发生肺水肿时可增大至每次1～2 mg,但总量不宜过大,达到控制症状即可。切不可企图用阿托品来做解毒治疗,否则将加重抽搐,甚至促进死亡。

4.其他

对症支持治疗。

三、百草枯中毒

百草枯(paraquat,PQ)又名克芜踪、对草快,是目前最常用的除草剂。可经消化道、呼吸道和皮肤黏膜吸收,常因防护不当或误服致中毒。人口服致死量1～3 g。中毒死亡率高达30%～50%。

(一)诊断要点

1.临床表现特点

百草枯中毒的特征是多脏器损伤和衰竭,最常见者为肾、肝和肺损伤,死亡主要原因是呼吸衰竭。

(1)消化系统:经口中毒者有口腔烧灼感,口腔、食管黏膜糜烂溃疡、恶心、呕吐、腹痛、腹泻,甚至呕血、便血等。严重者发生中毒性肝病,表现为肝区疼痛、肝大、黄疸和肝功能异常、肝衰竭等。

(2)中枢神经系统:表现为头晕、头痛、四肢麻木、肌肉痉挛、烦躁、抽搐、幻觉、恐惧、昏迷等。

(3)肾脏:表现为肾区叩痛,尿蛋白阳性,血BUN、Cr升高。严重者发生急性肾衰竭。

(4)肺脏:肺损伤是最突出和最严重的改变,表现为胸痛、发绀、呼吸困难,早期多为刺激性咳嗽,呼吸音减低,两肺可闻及干、湿啰音。大量口服者,24 h内可出现肺水肿、出血,常在1～3天因ARDS而死亡。非大量摄入或经皮缓慢吸收者多呈亚急性经过,服药后有一个相对无症状期,于3～5天出现胸闷、憋气,2～3周呼吸困难达高峰,患者往往在此期死于肺功能衰竭。少数患者可发生气胸、纵隔气肿等并发症。胸部X线显示病变局限或弥漫,口服达致死量者X线多呈弥漫性改变,中毒早期(3天至1周),主要为肺纹理增多,肺野呈磨玻璃样改变,严重者两肺广泛高密度影,形成"白肺",同时出现肺实变,部分小囊肿;中毒中期(1～2周),肺大片实变,肺泡结节,同时出现部分肺纤维化。中毒后期(2周后)呈局限或弥漫性网状纤维化。动脉血气分析呈低氧血症。

(5)皮肤、黏膜:接触浓缩液可以引起皮肤的刺激、烧灼,1～3天逐渐出现皮肤烧伤,表现为红斑、水疱、溃疡等。高浓度百草枯接触指甲后,可使指甲出现白点,甚至横断、脱落。眼结膜、角膜接触百草枯后,可引起严重的炎性改变,24 h后逐渐加重,形成溃疡,甚至继发虹膜炎,影响视力,另外可有鼻、喉刺激,鼻出血等。

2.临床分型

(1)轻型:百草枯摄入量<20 mg/kg,患者除胃肠道症状外,其他症状不明显,多数患者能够完全恢复。

(2)中到重型:摄入量 20～40 mg/kg,患者除胃肠道症状外可出现多系统受累表现,1～4 天内出现肾功能、肝功能损伤,数天至 2 周出现肺部损伤,多数于 2～3 周死于肺功能衰竭。

(3)暴发型:摄入量＞40 mg/kg,严重的胃肠道症状,4 天内死于多脏器功能衰竭。

(二)治疗要点

百草枯中毒无特效解毒剂,治疗以减少毒物吸收、促进体内毒物清除和对症支持为主。

1.阻止毒物继续吸收

彻底清洗被污染的皮肤、黏膜和眼睛。经口中毒者,立即催吐,尽早彻底洗胃,可用清水或 2％碳酸氢钠溶液。洗毕后用 30％漂白土、皂土或活性炭 60 g 灌胃,以吸附胃肠内的百草枯,再予以硫酸镁、硫酸钠或 20％甘露醇导泻,重复应用,直至粪便中出现吸附剂。

2.清除已吸收的毒物

尽早行血液净化治疗,以血液灌流效果最好,每天 1 次,持续 1 周左右。也可采用血浆置换,每天或隔天 1 次,直至病情缓解。

3.防治毒物损伤

及早应用自由基清除剂,如维生素 C、维生素 E、维生素 A,还原型谷胱甘肽、乙酰半胱氨酸等。早期应用糖皮质激素和免疫抑制剂可能对患者有效,可选用甲泼尼龙、地塞米松、硫唑嘌呤、环磷酰胺等。丹参、川芎、银杏叶提取物等能对抗自由基、抑制纤维化,可以试用。

4.对症支持治疗

包括保护胃黏膜、防治感染、防治肾损伤、呼吸支持治疗等。

5.其他

避免高浓度氧吸入,以免加重肺损伤,除非 PaO_2＜5.3 kPa(40 mmHg)或发生 ARDS 时可吸入＞21％氧气或用 PEEP 机械通气。

(黄彩娜)

第七节　中　暑

中暑是在暑热天气、湿度大和无风的环境条件下,以体温调节中枢功能障碍、汗腺功能衰竭和水、电解质丧失过多而出现相关临床表现的疾病。重症中暑依其主要发病机制和临床表现不同常分为 3 型:①热痉挛;②热衰竭;③热射病。该 3 型可顺序发展,也可交叉重叠。热射病是一种致死性疾病,病死率较高(20％～70％)。

一、诊断要点

(一)临床表现特点

根据我国《职业性中暑诊断标准》(GB 11508-89),可将中暑分为先兆中暑、轻症中暑和重症中暑 3 级,其临床特点如下。

1.先兆中暑

在高温环境下工作一定时间后,出现头晕、头痛、口渴、多汗、全身疲乏、心悸、注意力不集中、动作不协调等症状。体温正常或略有升高。如及时将患者转移到阴凉通风处安静休息,补充水、盐,短时间内即可恢复。

2.轻症中暑

除上述症状加重外,体温至38℃以上,出现面色潮红、大量出汗、皮肤灼热等表现;或出现面色苍白、皮肤四肢湿冷、血压下降、脉搏增快等虚脱表现。如进行及时有效的处理,常常于数小时内恢复。

3.重症中暑

重症中暑包括热痉挛、热衰竭和热射病3型。

(1)热痉挛:常发生在高温环境中强体力劳动后。由于出汗过多,口渴,大量饮水而盐分补充不足以致血中氯化钠浓度显著下降,而引起四肢阵发性的强直性痉挛,最多见于下肢双侧腓肠肌,常伴有肌肉疼痛、腹绞痛及呃逆。体温大多正常。实验室检查有血钠和氯化物降低,尿肌酸增高。可为热射病的早期表现。

(2)热衰竭:常发生于老年人、儿童、慢性疾病患者及一时未能适应高温气候及环境者。严重热应激时,由于体液和体钠丢失过多引起循环血容量不足所致。患者先有头痛、头晕、恶心,继而有口渴、胸闷、脸色苍白、冷汗淋漓、脉搏细弱或缓慢、血压偏低。可有晕厥,并有手、足抽搐。体温可轻度升高。重者出现周围循环衰竭。实验室检查有血细胞比容升高、高钠血症、轻度氮质血症和肝功能异常。热衰竭可以是热痉挛和热射病的中介过程,如不治疗可发展成为热射病。

(3)热射病:是一种致命性急症,典型表现为高热(>41℃)和意识障碍。根据发病时患者所处的状态和发病机制,临床上分为两种类型:劳力性和非劳力性(或典型性)热射病,前者主要是在高温环境下内源性产热过多;后者主要是在高温环境下体温调节功能障碍引起散热减少。①劳力性热射病:多在高温、湿度大和无风天气进行重体力劳动或剧烈体育运动时发病。患者多为平时健康的年轻人,在从事重体力劳动或剧烈运动数小时后发病,约50%的患者大量出汗,心率可达160~180次/分,脉压增大。可发生横纹肌溶解、急性肾衰竭、肝衰竭、DIC或MODS,病死率较高。②非劳力性热射病:在高温环境下,多见于居住拥挤和通风不良的城市老年体弱居民。其他高危人群包括精神分裂症、帕金森病、慢性乙醇中毒及偏瘫或截瘫患者。表现为皮肤干热和发红,84%~100%的病例无汗,直肠温度常>41℃,最高可达46.5℃。病初表现行为异常或癫痫发作,继而出现谵妄、昏迷,严重者出现低血压、休克、心律失常、心力衰竭、肺水肿及脑水肿等。

(二)实验室检查

严重患者常出现肝、肾、胰和横纹肌损伤的实验室参数改变,应急诊行有关生化检查、凝血功能及血气分析,以尽早发现重要器官功能障碍证据。心电图检查有心律失常和心肌损害的表现。疑颅内病变时应行脑CT/MRI检查。

(三)诊断注意事项

中暑的诊断可根据在高温环境中劳动和生活时出现体温升高、肌肉痉挛和/或晕厥,并应排除其他疾病后方可诊断。炎热夏季,遇有高热伴昏迷者首先考虑中暑。此外,尚必须与其他疾病鉴别,如热射病必须与脑型疟疾、脑炎、脑膜炎、有机磷农药中毒、中毒性肺炎、菌痢等鉴别,热衰竭应与消化道出血或宫外孕、低血糖等鉴别,热痉挛伴腹痛应与各种急腹症鉴别。

二、治疗要点

(一)先兆中暑与轻症中暑

应立即撤离高温环境,在阴凉处安静休息并补充清凉含盐饮料,即可恢复。疑有循环衰竭倾向时,可酌情给葡萄糖盐水静脉滴注。体温升高者及时行物理降温。

(二)热痉挛与热衰竭

患者应迅速转移到阴凉通风处休息或静卧。口服凉盐水、清凉含盐饮料。静脉补给生理盐水、葡萄糖溶液和氯化钾。一般患者经治疗后 30 分钟到数小时内即可恢复。

(三)热射病

须紧急抢救,降温速度决定预后。应在 30 分钟内使直肠温度降至 40 ℃ 以下。

1.体外降温

将患者转移到通风良好的低温环境,脱去衣服,按摩四肢皮肤,使皮肤血管扩张和加速血液循环,促进散热。对无循环虚脱的患者,迅速降温的金标准是冷水浸浴(cold water immersion, CWI)或冰水浸浴(ice water immersion, IWI),将患者身体(除头部外)尽可能多地浸入 1.7~14.0 ℃ 冷水中,不停地搅动水,以保持皮肤表面有冷水,在头顶部周围放置用湿毛巾包裹的冰块。此法能在 20 分钟内将体温由 43.3 ℃ 降至 40.0 ℃ 以下。对循环虚脱的患者可用蒸发散热降温,如用 15 ℃ 冷水反复擦拭皮肤或同时应用电风扇或空气调节器。或在头部、腋窝、腹股沟处放置冰袋,并用电扇吹风,加速散热。农村无上述条件时可用井水或泉水擦洗,促进蒸发降温。体温降至 39 ℃ 时,停止降温。

2.体内降温

体外降温无效者,用冰盐水进行胃或直肠灌洗,也可用 20 ℃ 或 9 ℃ 无菌生理盐水进行血液透析或腹膜透析,或将自体血液体外冷却后回输体内降温。

3.药物降温

常用氯丙嗪。用法:将氯丙嗪 25~50 mg 稀释在 500 mL 葡萄糖盐水或生理盐水中静脉滴注 1~2 h,病情紧急时可用氯丙嗪及异丙嗪各 25 mg 稀释于 5% 葡萄糖溶液 100~200 mL 中,在10~20 min 静脉滴注完毕。如 1 h 内体温仍未下降可重复 1 次。有心血管病史慎用。

4.对症治疗

保持患者呼吸道通畅,并给予吸氧;烦躁不安或抽搐者,可用地西泮(安定)10 mg,或苯巴比妥钠每次 0.1~0.2 g,肌内注射;纠正水、电解质与酸碱平衡失调;应用肾上腺皮质激素对高温引起机体的应激和组织反应,以及防治脑水肿、肺水肿均有一定的效果;应用 B 族维生素和维生素 C,以及脑细胞代谢活化剂;防治心、肾、呼吸功能不全,防治感染等。

(黄彩娜)

第八节 晕 动 病

乘车、船或飞机时,因摇摆、颠簸、旋转或加速等刺激,主要使前庭功能紊乱而致的一系列自主神经功能失调症状,称晕动病。

一、诊断要点

本病常在乘车、船、飞机和其他运行数分钟至数小时后发生。初时感觉上腹不适,继有恶心、面色苍白、乏力、心跳加速、出冷汗,旋即有眩晕、精神抑郁、唾液分泌增多和呕吐。可有血压下降、呼吸深而慢、眼球震颤。严重呕吐引起失水和电解质紊乱。症状一般在停止运行或减速后数十分钟和数小时内消失或减轻；亦有持续数天后才逐渐恢复，并伴有精神萎靡、四肢无力。

高温、高湿、通风不良、噪声、特殊气味、情绪紧张、睡眠不足、过度疲劳、饥饿或过饱、身体虚弱、内耳疾病等均易诱发本病。

本病应与内耳眩晕病、前庭神经炎、椎基底动脉供血不足等疾病相鉴别。

二、治疗要点

(一)一般处理

发病时患者宜闭目仰卧，松解领扣、腰带，指压或针刺内关、合谷等穴位有一定效果。坐位时头部紧靠在固定椅背或物体上，避免较大幅度的摇摆。有呕吐剧烈、脱水和低血压者，应静脉补充液体和电解质。

(二)药物治疗

主要应用抗组胺类和抗胆碱能类药物治疗，可单独应用或联合用药。常用药物：①美可洛嗪：25 mg 口服，每天 1～3 次。②布可利秦：25 mg 口服，每天 3 次。③茶苯海明：25～50 mg 口服，每天 3 次。④赛克力嗪：1 次口服 50 mg，出发前半小时服。⑤异丙嗪：口服每次 12.5～25.0 mg，每天 2～3 次；肌内注射每次 25～50 mg。⑥苯海拉明：口服每次 25 mg，每天 3～4 次；肌内注射每次 20 mg，每天 1～2 次。⑦氢溴酸东莨菪碱：0.3～0.6 mg 口服，每天 3 次。青光眼患者忌用。⑧甲氧氯普胺：5～10 mg 口服，每天 3 次；肌内注射每次 10～20 mg。⑨多潘立酮：口服每次 10～20 mg，每天 3 次，饭前服；肌内注射每次 10 mg。⑩其他药物：如氯丙嗪、地西泮、苯巴比妥等亦可酌情使用。

在旅行前 0.5～1.0 小时先服用上述药物一次剂量，可减轻症状或避免发病。

（黄彩娜）

第九节　冻　僵

冻僵又称意外低体温，是指处在寒冷(−5 ℃)环境中机体中心体温(core body temperature, CBT)<35 ℃并伴有神经和心血管系统损伤为主要表现的全身性疾病，通常暴露寒冷环境后6 h 内发病。绝大多数冻僵发生在严寒季节。在寒冷地带野外活动时间过长；或因意外事故遭受寒流袭击，风雪中迷途，陷入积雪或浸没在冰水中均可能引起冻僵。老年、婴儿及患有慢性疾病者也偶可在室温过低时发生冻僵。

一、诊断要点

(一)轻度冻僵(CBT 35～32 ℃)

患者表现为疲乏、健忘和多尿、肌肉震颤、心跳和呼吸加快、血压增高。

(二)中度冻僵(CBT 32～28 ℃)

患者表情淡漠、精神错乱、语言障碍、行为异常、运动失调或昏睡。ECG 示心房扑动或颤动、室性期前收缩和出现特征性的 J 波(位于 QRS 波与 ST 段连接处，又称 Osborn 波)。体温在30 ℃时，寒战停止、意识丧失、瞳孔扩大和心动过缓。ECG 示 PR 间期、QRS 波和 QT 间期延长。

(三)重度冻僵(CBT<28 ℃)

患者出现少尿、瞳孔光反应消失、呼吸减慢和心室颤动;体温降至 24 ℃时,出现僵死样面容;体温≤20 ℃时,皮肤苍白或青紫,心搏和呼吸停止,瞳孔散大固定,四肢肌肉和关节僵硬,ECG 或 EEG 示等电位线。

(四)中心体温测定

中心体温测定可证实诊断,可采用两个部位。①直肠测温:应将温度计探极插入 15 cm 深处测定;②食管测温:将温度计探极插入喉下 24 cm 深处测定。

二、治疗要点

首先使患者脱离寒冷环境,并进行保暖,然后解除寒冷潮湿或紧缩性的衣物,如鞋、手套、袜子等。对于反应迟钝或昏迷者,保持气道通畅,吸入加热的湿化氧气。可以给患者以热饮料、高热量的流质或半流质食物。休克患者复温前要首先恢复有效循环容量。CBT<30 ℃者,对阿托品、电除颤或置入心脏起搏器常无效。心搏呼吸停止者,若体温升至 28 ℃以上仍无脉搏,应行 CPR 及相关药物治疗。体温升至 36 ℃仍未恢复心搏呼吸者,可中止复苏。

迅速复温是急救的关键。①被动复温:即通过机体产热自动复温。适用于轻度冻僵患者。将患者置于温暖环境中,用较厚毛毯或被褥裹好身体,逐渐自行复温,复温速度为 0.3~2.0 ℃/h。②主动复温:即将外源性热传递给患者。适用于体温<32 ℃、心血管功能不稳定、高龄、有中枢神经功能障碍、有内分泌功能低下或疑有继发性低体温等时,可行主动体外复温:应用电热毯、热水袋或 40~42 ℃温水浴升温等,复温速度为 1~2 ℃/h。应将复温热源置于胸部,避免四肢单独加温,否则大量冷血回流,致中心温度下降,损害脏器功能。也可行主动体内复温:静脉输注加热(40~42 ℃)液体或吸入加热(40~45 ℃)湿化氧气,或应用 40~45 ℃灌洗液进行胃、直肠、腹膜腔或胸腔灌洗升温,复温速度为 0.5~1.0 ℃/h。也可经体外循环快速复温,复温速度为 10 ℃/h。复温以肢体红润、循环恢复良好,皮温达到 36 ℃左右为妥。若无温水,可将伤肢置于救护者怀中复温。以冰雪拭冻伤部位不仅延误复温并会加重组织损伤。有条件时尚可采用血液或腹膜透析,从体外用温暖(37 ℃)的透析液加温内脏和大血管。同时,要加强对症处理措施,如抗感染治疗、纠正电解质紊乱、防治脏器功能损伤等。

(黄彩娜)

第十节 淹 溺

淹溺又称溺水,是指人淹没于水或其他液体中,水与污泥、杂草等物堵塞呼吸道和肺泡,或因咽喉、气管发生反射性痉挛,引起窒息和缺氧,肺泡失去通气、换气功能,使机体处于危急状态。由此导致呼吸、心跳停止而致死亡称溺死。约 90%淹溺者发生于淡水,其中 50%发生在游泳池。在我国,淹溺是伤害死亡的第 3 位原因,0~14 岁年龄组为第 1 位死因,溺水者多发生于青少年及 4 岁以下的儿童。淹溺最重要最有害的后果是缺氧,所以,必须尽快恢复通气、氧合和灌注,这就要求目击者尽快行 CPR,尽快启动急救医疗救助系统。

一、诊断要点

(一)病史

有淹溺史及目击事故者。淹溺多发生于不会游泳或不慎落水及投水自杀者。意外事故中以洪水灾害、翻船发生淹溺多见。此外,水上运动、潜水、工程意外等,也是发生淹溺原因之一。

(二)临床表现特点

1.轻度淹溺

落水片刻,患者可吸入或吞入少量的液体,有反射性呼吸暂停,神志清楚,血压升高,心率加快。肤色正常或稍苍白。

2.中度淹溺

溺水后1~2分钟,人体因不能耐受缺氧而吸入大量水分,患者有剧烈呛咳呕吐。部分患者因呕吐物被重新吸入或发生反射性喉痉挛而加重窒息和缺氧。患者出现意识模糊或烦躁不安,呼吸不规则或表浅,血压下降,心跳减慢,反射减弱。约有75%溺水者发生肺水肿。

3.重度淹溺

溺水3~4 min,被救后已处于昏迷状态,由于窒息患者面色青紫或苍白、肿胀、眼球凸出、四肢厥冷,测不到血压,口腔、鼻腔和气管充满血性泡沫,可有抽搐。呼吸、心跳微弱或停止。胃内积水致胃扩张者,可见上腹部膨隆。此外,淹溺患者常合并有脑外伤、脊髓损伤(跳水时)和空气栓塞(深水潜水时),从而出现相应的临床体征。

(三)实验室检查

血气分析显示低氧血症、高碳酸血症和呼吸性酸中毒,可合并代谢性酸中毒。心电图检查常见有窦性心动过速、非特异性ST段和T波改变,出现室性心律失常或完全性心脏传导阻滞时,提示病情严重。肺部X线有肺不张或肺水肿表现。疑有颈椎损伤时,应行颈椎X线或CT检查。

二、治疗要点

(一)溺水的现场与院前急救

1.水中救起

溺水的抢救首先是要帮助溺水者脱离险境,必须立即从水中救起。可用一些运输工具如救生艇、冲浪板或其他漂浮装置,尽快到达患者处,急救人员必须时刻注意自身安全,减少自身及患者危险。最新证据表明,不必常规固定患者颈部,除非引起淹溺的外部环境有导致外伤的可能性,包括潜水、滑水、乙醇中毒或受伤的体征等,如无上述因素,颈部受伤的可能性不大。徒手或用器械固定颈部不但会妨碍气道的充分开放,还耽搁人工呼吸的实施。若受过水中急救的训练,可水中进行人工呼吸。

2.上岸后救助

上岸后应立刻评估溺水者的意识、呼吸和脉搏等生命体征,若无呼吸、心跳,立即CPR;若已出现尸斑、腐烂、尸僵等明显的死亡征象,则应放弃抢救。①畅通呼吸道:立即清除患者口、鼻中的污泥、杂草,保持呼吸道通畅。②立即心肺复苏:对呼吸和/或心跳停止者,立即行心肺复苏。③面罩供氧:立即用面罩给予100%纯氧,有条件时可以使用持续正压通气(CPAP),必要时气管插管,机械通气。④其他措施:建立静脉通道,保暖。迅速将患者转运到医院,疑有颈部外伤时应注意颈椎固定。

（二）溺水的院内急诊处理

即使现场评估无任何异常，所有患者都应该转运到医院急诊进行进一步的观察、评估和处理。院内早期处理的重点是迅速复苏和防治呼吸衰竭；重视相关外伤的早期发现和恰当处理；保持供氧。具体措施：①继续CPR；②维持水、电解质和酸碱平衡；③防治感染；④头部、颈部与胸部CT或X线检查；⑤防治脑水肿与脑功能衰竭、ARDS、急性肾损伤、急性心力衰竭、心律失常和DIC等。

（黄彩娜）

第十一节 电 击 伤

一定量电流通过人体引起不同程度组织损伤或器官功能障碍，甚至死亡，称电击伤，俗称触电。雷雨闪电时的电击亦属于电击伤。

电击损伤包括电流对细胞的直接损伤和电阻产热引起的组织和器官损伤，其对人体损伤程度与电流强度、电流种类（直流电、交流电）、电压高低、触电时间长短、人体电阻、电流途径有关。人体组织电阻由小到大依次为神经、血液、黏膜、肌肉、干燥皮肤、肌腱、脂肪和骨骼。电流通过心脏易导致心脏骤停，通过脑干使中枢神经麻痹、呼吸暂停。

一、诊断要点

（一）病史

有明确的触电或被雷、电击伤史。

（二）临床表现特点

1.全身表现

轻度电击者仅出现痛性肌肉收缩、惊恐、头晕、心悸、面色苍白、口唇发绀、四肢乏力等。中度电击者表现为惊恐，面色苍白，表情呆愣，触电肢体麻木感，部分患者甚至昏倒，暂时意识丧失，但瞳孔、血压无明显变化，患者呼吸浅而速，可出现偶发或频发期前收缩，心动过速。重度电击者立即出现意识丧失、呼吸心搏骤停。电击后常出现严重室性心律失常、肺水肿、胃肠道出血、凝血功能障碍、急性肾损伤等。应特别注意伤者有多重损伤的可能性，包括强制性肌肉损伤、内脏器官损伤和体内外烧伤。此外由于肢体的急剧抽搐动作可引起骨折。

2.局部表现（电热灼伤）

一般低电压电流的烧伤面小，直径一般为0.5～2.0 cm、呈圆形、椭圆形或蚕豆状，边缘规则整齐，与健康皮肤分界清楚，一般无痛，焦黄色、褐色或灰色干燥创面，偶可见水疱形成。此类烧伤多见于电流进出口处，如手、臂或脚。

高压电流烧伤，面积较大，损伤的深度甚至深达肌肉和骨骼。轻者仅表现为皮肤干燥烧焦的创面，面积较大，损伤较深，可达真皮层或皮下组织；较重者可有大片焦痂，组织坏死，以后脱落、感染和渗出，伤口愈合较为缓慢，形成慢性皮肤溃疡。少数患者体表皮肤烧伤并不严重，甚至无明显皮肤改变，但电流更多地通过血管、淋巴管、肌肉、神经等，造成沿着其行走方向的灼伤，受伤当时可能表现不明显,早期常难以从外表确定损伤范围和程度,24～48 h 周围组织开始发红、肿胀、炎症反应;随病程进展,由于肌肉、神经或血管的凝固或断裂,可在一周或数周后逐渐表现坏死、感染、出血等,甚至发生败血症,后果严重。腹部电热灼伤可导致胆囊坏死、肠穿孔、胰腺炎、肠麻痹、肝脏损害、肾损伤等。电击创面的最突出特点为皮肤的创面很小,而皮肤下的深度组织损伤却很广泛。临床上对深部组织电灼的程度估计不足是诊断普遍存在的问题。

3.并发症及后遗症

电击伤后24～48 小时常出现并发症及后遗症,如心肌损伤、严重心律失常和心功能障碍,吸入性肺炎或肺水肿,消化道出血或穿孔、麻痹性肠梗阻,DIC 或溶血,肌球蛋白尿或肌红蛋白尿和急性肾损伤,骨折、肩关节脱位或无菌性骨坏死,部分电击伤者有单或双侧鼓膜破裂、听力丧失,烧伤处继发感染。电击伤后数天到数月可出现上升或横断性脊髓炎、多发性神经炎或瘫痪等;角膜烧伤、视网膜剥离、单侧或双侧白内障和视力障碍。孕妇电击伤后常发生流产、死胎或宫内发育迟缓。

4.闪电损伤

人被闪电击中时,心跳和呼吸常立即停止。皮肤血管收缩呈网状图案,为闪电损伤特征。

(三)诊断注意事项

根据患者触电史和现场情况,即可做出诊断。应了解有无从高处坠落或被电击抛开的情节,注意颈髓损伤、骨折和内脏损伤的可能性。监测血 LDH、CK-MB、淀粉酶,尿肌红蛋白,肝、肾功能等,可辅助判断组织器官损伤程度。有些严重电击患者当时症状虽不重,1 小时后却可突然恶化。也有电击后呈极微弱的心跳和呼吸的"假死状态"(即人体主要生理功能如心跳呼吸等,处于极微弱情况下的一种状态,外表看来似乎已经死亡),假死并非由心室颤动引起,主要由于延髓受抑制或呼吸肌痉挛所致。要认真鉴别,不可轻易放弃对触电者的抢救。

二、治疗要点

(一)切断电源与现场处置

首要任务是迅速切断电源。按当时的具体环境和条件采用最快、最安全的办法切断电源或使患者脱离电源,一般有下述几种方法。①关闭电掣:若电掣就在附近,立即关闭电掣是最简单、安全而有效的行动。并尽可能把保险盒打开,总电闸扳开,并派人守护总电掣闸,以防止忙乱中第三者重新合上电闸,导致其他人触电。这是一种十分重要而简便易行的安全措施。②斩断电线:若在野外或远离电掣的地方,尤其是下雨时,不便接近触电者或挑开电源线者用之;或高压输电线断落,可能附近电场效应而会产生跨步电压者,应于 20 米以外斩断输电线(注意:斩断端的电线又可能触地形成新的中心,形成跨步电压,导致救护者触电)。所用的利器因地制宜选用,如绝缘钳子、干燥锄头、铲子、有干燥木柄的刀、斧等。③挑开电线:对于高处垂落电源线触电,电掣不在附近,可用干燥木棒或竹竿挑开电源线。并注意挑开的电源线要放置好,避免他人触电。④拉开触电者:如上述方法都不易用上,可用干木棒将触电者拨离触电处。如触电者趴在漏电的机器上,可用塑料绳、干绳子或衣服拧成带子,套在患者身上,将其拉出。

在使触电者离开电源的整个过程中,应注意以下几点:①必须严格保持救护者与触电者的绝缘,包括不直接接触触电者,选用的器材必须是有可靠的绝缘性能。若对所用器材绝缘性能无把握,则要在操作时,脚下垫放干燥的木板、厚塑料块等绝缘物品,使自己与大地绝缘。②在下雨天气野外抢救触电者时,一切原先有绝缘性能的器材都因淋湿而失去绝缘性能,因此更需注意。

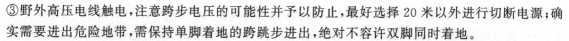

③野外高压电线触电,注意跨步电压的可能性并予以防止,最好选择 20 米以外进行切断电源;确实需要进出危险地带,需保持单脚着地的跨跳步进出,绝对不容许双脚同时着地。

(二)立即进行心肺复苏

对呼吸、心跳停止者立即行 CPR。因为电击后存在"假死"状态,CPR 必须坚持不懈进行,直至患者清醒或出现尸僵、尸斑为止。不可轻易放弃。

(三)复苏后的处理

主要是维持呼吸、血压稳定,积极防治脑水肿、急性肾损伤等并发症,早期使用降温疗法,纠正水、电解质及酸碱失调,防治继发感染。这些措施不单是在呼吸、心跳恢复后使用,而应在复苏开始时使用,并贯穿于抢救全过程。

(四)局部电热灼伤处理

创面周围皮肤用碘酒、乙醇处理后,加盖消毒敷料包扎,减少污染。常规注射破伤风抗毒素。已有坏死肢体采用暴露疗法,伤后 3～5 天坏死分界线清楚后,进行坏死组织清创术。并注意创口继发性出血,并给予相应处理。如有骨折、颅脑外伤等,则在复苏的基础上同时进行积极处理。选用有效抗生素防治继发感染,特别要注意厌氧菌感染的防治。

(五)其他

电击伤后引起机体严重缺氧者较多见,一般氧疗不能奏效者可用高压氧治疗,以提高氧含量,增加氧分压和血氧的弥散,有效纠正缺氧。对神志清楚,伴有乏力、心慌、全身软弱的患者,一般卧床休息数天后即能恢复,必要时对症支持治疗。并应注意深部烧伤及可能的远期并发症。

(黄彩娜)

第五章

心内科疾病

第一节　原发性高血压

　　高血压是一种以体循环动脉压升高为主要表现的临床综合征,是最常见的心血管疾病,可分为原发性及继发性两大类。在绝大多数患者中,高血压的病因不明,称之为原发性高血压,又称高血压病,占总高血压患者的 95% 以上;在不足 5% 的患者中,血压升高是某些疾病的一种临床表现,本身有明确而独立的病因,称之为继发性高血压。

　　我国高血压的发病率较高,1991 年全国高血压的抽样普查显示,血压 ＞18.7/12.0 kPa(140/90 mmHg)的人占 13.49%,美国 ＞18.7/12.0 kPa(140/90 mmHg)的人占 24%。我国高血压的致死率和致残率也较高。

　　我国高血压的知晓率、治疗率和控制率均较低。据 2000 年资料,我国高血压知晓率为 26.3%;治疗率为 21.2%,控制率为 2.8%。

一、病因和发病机制

　　原发性高血压的病因尚未完全阐明,目前认为是在一定的遗传背景下由于多种后天环境因素作用使正常血压调节机制失代偿所致。

(一)遗传和基因因素

　　高血压病有明显的遗传倾向,据估计人群中至少 20%～40% 的血压变异是由遗传决定的。流行病学研究提示高血压发病有明显的家族聚集性。双亲无高血压、一方有高血压或双亲均有高血压,其子女高血压发生率分别为 3%、28% 和 46%。单卵双生的同胞血压一致性较双卵双生同胞更为明显。

(二)环境因素

　　高血压可能是遗传易感性和环境因素相互影响的结果。体重超重、膳食中高盐和中度以上饮酒是国际上已确定且亦为我国的流行病学研究证实的与高血压发病密切相关的危险因素。

　　国人平均体质指数(BMI)中年男性和女性分别为 21.0～24.5 和 21～25,近 10 年国人的 BMI 均值及超重率有增加的趋势。BMI 与血压呈显著相关,前瞻性研究表明,基线 BMI 每增加

$1 kg/m^2$,高血压的发生危险 5 年内增加 9%。每天饮酒量与血压呈线性相关。

膳食中钠盐摄入量与人群血压水平和高血压病患病率呈显著相关性。每天为满足人体生理平衡仅需摄入 0.5 g 氯化钠。国人食盐量每天北方为 12～18 g,南方为 7～8 g,高于西方国家。每人每天食盐平均摄入量增加 2 g,收缩压和舒张压分别增高 0.3 kPa(2.0 mmHg)和 0.2 kPa(1.2 mmHg)。我国膳食钙摄入量低于中位数人群中,膳食钠/钾比值亦与血压呈显著相关。

(三)交感神经活性亢进

交感神经活性亢进是高血压发病机制中的重要环节。动物实验表明,条件反射可形成狗的神经精神源性高血压。长期处于应激状态如从事驾驶员、飞行员、外科医师、会计师、电脑等职业者高血压的患病率明显增加。原发性高血压患者中约 40%循环中儿茶酚胺水平升高。长期的精神紧张、焦虑、压抑等所致的反复应激状态及对应激的反应性增强,使大脑皮质下神经中枢功能紊乱,交感神经和副交感神经之间的平衡失调,交感神经兴奋性增加,其末梢释放儿茶酚胺增多。

(四)肾素－血管紧张素－醛固酮系统(RAAS)

体内存在两种 RAAS,即循环 RAAS 和局部 RAAS。Ang Ⅱ是循环 RAAS 的最重要成分,通过强有力的直接收缩小动脉或通过刺激肾上腺皮质球状带分泌醛固酮而扩大血容量,或通过促进肾上腺髓质和交感神经末梢释放儿茶酚胺,均可显著升高血压。此外,体内其他激素如糖皮质激素、生长激素、雌激素等升高血压的途径亦主要经 RAAS 而产生。近年来发现,很多组织,例如,血管壁、心脏、中枢神经、肾脏肾上腺中均有 RAAS 各成分的 mRNA 表达,并有 Ang Ⅱ受体和盐皮质激素受体存在。

引起 RAS 激活的主要因素有肾灌注减少,肾小管内液钠浓度减少,血容量降低,低钾血症,利尿药及精神紧张、寒冷、直立运动等。

目前认为,醛固酮在 RAAS 中占有不可缺少的重要地位。它具有依赖于 Ang Ⅱ的一面,又有不完全依赖于 Ang Ⅱ的独立作用,特别是在心肌和血管重塑方面。它除了受 Ang Ⅱ的调节外,还受低钾、ACTH 等的调节。

(五)血管重塑

血管重塑既是高血压所致的病理改变,也是高血压维持的结构基础。血管壁具有感受和整合急、慢性刺激并做出反应的能力,其结构处于持续的变化状态。高血压伴发的阻力血管重塑包括营养性重塑和肥厚性重塑两类。血压因素、血管活性物质和生长因子,以及遗传因素共同参与了高血压血管重塑的过程。

(六)内皮细胞功能受损

血管管腔的表面均覆盖着内皮组织,其细胞总数几乎和肝脏相当,可看作人体内最大的脏器之一。内皮细胞不仅是一种屏障结构,而且具有调节血管舒缩功能、血流稳定性和血管重塑的重要作用。血压升高使血管壁剪切力和应力增加,去甲肾上腺素等血管活性物质增多,可明显损害内皮及其功能。内皮功能障碍可能是高血压导致靶器官损害及其并发症的重要原因。

(七)胰岛素抵抗

高血压病患者中约有半数存在胰岛素抵抗现象。胰岛素抵抗指的是机体组织对胰岛素作用敏感性和/或反应性降低的一种病理生理反应,还使血管对体内升压物质反应增强,血中儿茶酚胺水平增加。高胰岛素血症可影响跨膜阳离子转运,使细胞内钙升高,加强缩血管作用。此外,还可影响糖、脂代谢及脂质代谢。上述这些改变均能促使血压升高,诱发动脉粥样硬化病变。

二、病理解剖

高血压的主要病理改变是动脉的病变和左心室的肥厚。随着病程的进展,心、脑、肾等重要脏器均可累及,其结构和功能因此发生不同程度的改变。

(一)心脏

高血压病引起的心脏改变主要包括左心室肥厚和冠状动脉粥样硬化。血压升高和其他代谢内分泌因素引起心肌细胞体积增大和间质增生,使左心室体积和重量增加,从而导致左心室肥厚。血压升高和冠状动脉粥样硬化有密切的关系。冠状动脉粥样硬化病变的特点为动脉壁上出现纤维素性和纤维脂肪性斑块,并有血栓附着。随斑块的扩大和管腔狭窄的加重,可产生心肌缺血;斑块的破裂、出血及继发性血栓形成等可堵塞管腔造成心肌梗死。

(二)脑

脑小动脉尤其颅底动脉环是高血压动脉粥样硬化的好发部位,可造成脑卒中,颈动脉的粥样硬化可导致同样的后果。近半数高血压病患者脑内小动脉有许多微小动脉瘤,这是导致脑出血的重要原因。

(三)肾

高血压持续 5～10 年,即可引起肾脏小动脉硬化(弓状动脉硬化及小叶间动脉内膜增厚,入球小动脉玻璃样变),管壁增厚,管腔变窄,进而继发肾实质缺血性损害(肾小球缺血性皱缩、硬化,肾小管萎缩,肾间质炎性细胞浸润及纤维化),造成良性小动脉性肾硬化症。良性小动脉性肾硬化症发生后,由于部分肾单位被破坏,残存肾单位为代偿排泄废物,肾小球即会出现高压、高灌注及高滤过("三高"),而此"三高"又有两面性,若持续存在又会促使残存肾小球本身硬化,加速肾损害的进展,最终引起肾衰竭。

三、临床特点

(一)血压变化

高血压病初期血压呈波动性,血压可暂时性升高,但仍可自行下降和恢复正常。血压升高与情绪激动、精神紧张、焦虑及体力活动有关,休息或去除诱因血压便下降。随病情迁延,尤其在并发靶器官损害或有并发症之后,血压逐渐呈稳定和持久升高,此时血压仍可波动,但多数时间血压处于正常水平以上,情绪和精神变化可使血压进一步升高,休息或去除诱因并不能使之满意下降和恢复正常。

(二)症状

大多数患者起病隐袭,症状缺如或不明显,仅在体检或因其他疾病就医时才被发现。有的患者可出现头痛、心悸、后颈部或颞部搏动感,还有表现为神经官能症状如失眠、健忘或记忆力减退、注意力不集中、耳鸣、情绪易波动或发怒及神经质等。病程后期心脑肾等靶器官受损或有并发症时,可出现相应的症状。

(三)并发症

左心室肥厚的可靠体征为抬举性心尖冲动,表现为心尖冲动明显增强、搏动范围扩大及心尖冲动左移,提示左心室增大。主动脉瓣区第二心音可增加,带有金属音调。合并冠心病时可发生心绞痛,心肌梗死甚至猝死。晚期可发生心力衰竭。

脑血管并发症是我国高血压病最为常见的并发症,年发病率为 120/10 万～180/10 万,是急性心肌梗死的 4～6 倍。早期可有短暂性脑缺血(TIA)发作,还可发生脑血栓形成、脑栓塞(包括腔隙性脑梗死)、高血压脑病及颅内出血等。长期持久血压升高可引起良性小动脉性肾硬化症,从而导致肾实质的损害,可出现蛋白尿、肾功能损害,严重者可出现肾衰竭。

眼底血管被累及可出现视力进行性减退,严重高血压可促使形成主动脉夹层并破裂,常可致命。

四、实验室和特殊检查

(一)血压的测量

测量血压是诊断高血压和评估其严重程度的主要依据。目前评价血压水平的方法有以下 3 种。

1.诊所偶测血压

诊所偶测血压(偶测血压)是由医护人员在标准条件下按统一的规范进行测量,是目前诊断高血压和分级的标准方法。应相隔 2 分钟重复测量,以 2 次读数平均值为准,如 2 次测量的收缩压或舒张压读数相差超过 0.7 kPa(5 mmHg),应再次测量,并取 3 次读数的平均值。

2.自测血压

采用无创半自动或全自动电子血压计在家中或其他环境中患者给自己或家属给患者测量血压,称为自测血压,它是偶测血压的重要补充,在诊断单纯性诊所高血压,评价降压治疗的效果,改善治疗的依从性等方面均极其有益。

3.动态血压监测

一般监测的时间为 24 h,测压时间间隔白天为 30 min,夜间为 60 min。动态血压监测提供 24 h,白天和夜间各时间段血压的平均值和离散度,可较为客观和敏感地反映患者的实际血压水平,且可了解血压的变异性和昼夜变化的节律性,估计靶器官损害与预后,比偶测血压更为准确。

动态血压监测的参考标准正常值为 24 h 低于 17.3/10.7 kPa(130/80 mmHg),白天低于 18.0/11.3 kPa(135/85 mmHg),夜间低于 16.7/10.0 kPa(125/75 mmHg)。夜间血压均值一般较白天均值低10%。正常血压波动曲线形状如长柄勺,夜间 2～3 时处于低谷,凌晨迅速上升,上午6～8 时和下午 4～6 时出现两个高峰,然后缓慢下降。早期高血压患者的动态血压曲线波动幅度较大,晚期患者波动幅度较小。

(二)尿液检查

肉眼观察尿的透明度、颜色,有无血尿;测比重、pH、蛋白和糖含量,并做镜检。尿比重降低(<1.010)提示肾小管浓缩功能障碍。正常尿液 pH 在 5.0～7.0。某些肾脏疾病如慢性肾炎并发的高血压可在血糖正常的情况下出现糖尿,是由近端肾小管重吸收障碍引起的。尿微量蛋白可采用放射免疫法(放免法)或酶联免疫法测定,其升高程度,与高血压病程及合并的肾功能损害有密切关系。尿转铁蛋白排泄率更为敏感。

(三)血液生化检查

测定血钾、尿素氮、肌酐、尿酸、空腹血糖、血脂,还可检测一些选择性项目,如 PRA、醛固酮。

(四)胸部 X 线片

早期高血压患者可无特殊异常,后期患者可见主动脉弓迂曲延长、左心室增大。胸部 X 线片对主动脉夹层、胸主动脉及腹主动脉缩窄有一定的帮助,但进一步确诊还需做相关检查。

(五)心电图

体表心电图对诊断高血压患者是否合并左心室肥厚、左心房负荷过重和心律失常有一定帮助。心电图诊断左心室肥厚的敏感性不如超声心动图,但对评估预后有帮助。

(六)超声心动图

超声心动图(UCG)能可靠地诊断左心室肥厚,其敏感性较心电图高 7～10 倍。左心室重量指数(LVMI)是一项反映左心肥厚及其程度较为准确的指标,与病理解剖的符合率和相关性较高。UCG 还可评价高血压患者的心脏功能,包括收缩功能、舒张功能。如疑有颈动脉、外周动脉和主动脉病变,应做血管超声检查;疑有肾脏疾病的患者,应做肾脏 B 超。

(七)眼底检查

可发现眼底的血管病变和视网膜病变。血管病变包括变细、扭曲、反光增强、交叉压迫及动静脉比例降低。视网膜病变包括出血、渗出、视盘水肿等。高血压眼底改变可分为 4 级。

Ⅰ级:视网膜小动脉出现轻度狭窄、硬化、痉挛和变细。

Ⅱ级:小动脉呈中度硬化和狭窄,出现动脉交叉压迫症,视网膜静脉阻塞。

Ⅲ级:动脉中度以上狭窄伴局部收缩,视网膜有棉絮状渗出、出血和水肿。

Ⅳ级:视盘水肿并有Ⅲ级眼底的各种表现。

高血压眼底改变与病情的严重程度和预后相关。Ⅲ和Ⅳ级眼底,是急进型和恶性高血压诊断的重要依据。

五、诊断和鉴别诊断

高血压患者应进行全面的临床评估。评估的方法是详细询问病史、做体格检查和实验室检查,必要时还要进行一些特殊的器械检查。

(一)诊断标准和分类

如表 5-1 所示,根据 1999 年世界卫生组织高血压专家委员会(WHO/ISH)确定的标准和中国高血压防治指南(1999 年 10 月)的规定,18 岁以上成年人高血压定义为:在未服抗高血压药物的情况下收缩压≥18.7 kPa(140 mmHg)和/或舒张压≥12.0 kPa(90 mmHg)。患者既往有高血压史,目前正服用抗高血压药物,血压虽已低于 18.7/12.0 kPa(140/90 mmHg),也应诊断为高血压;患者收缩压与舒张压属于不同的级别时,应按两者中较高的级别分类。

表 5-1　1999 年 WHO 血压水平的定义和分类

类别	收缩压(mmHg)	舒张压(mmHg)
理想血压	<120	<80
正常血压	<120	<85
正常高值	130～139	85～89
1 级高血压(轻度)	140～159	90～99
亚组:临界高血压	140～149	90～94
2 级高血压(中度)	160～179	100～109
3 级高血压(重度)	≥180	≥110
单纯收缩期高血压	≥140	<90
亚组:临界收缩期高血压	140～149	<90

1 mmHg＝0.133 kPa。

(二)高血压的危险分层

高血压是脑卒中和冠心病的独立危险因素。高血压病患者的预后和治疗决策不仅要考虑血压水平,还要考虑心血管疾病的危险因素、靶器官损害和相关的临床状况,并可根据某几项因素合并存在时对心血管事件绝对危险的影响,做出危险分层的评估,即将心血管事件的绝对危险性分为 4 类:低危、中危、高危和极高危。在随后的 10 年中发生一种主要心血管事件的危险性低危组、中危组、高危组和极高危组分别为低于 15%、15%~20%、20%~30%和高于 30%(表 5-2)。

表 5-2　影响预后的因素

心血管疾病的危险因素	靶器官损害	合并的临床情况
用于危险性分层的危险因素: 　(1)收缩压和舒张压的水平(1~3 级) 　(2)男性>55 岁 　(3)女性>65 岁 　(4)吸烟 　(5)胆固醇>5.72 mmol/L(2.2 mg/dL) 　(6)糖尿病 　(7)早发心血管疾病家族史(发病年龄<55 岁,女<65 岁) 加重预后的其他因素: 　(1)高密度脂蛋白胆固醇降低 　(2)低密度脂蛋白胆固醇升高 　(3)糖尿病伴微量清蛋白尿 　(4)葡萄糖耐量降低 　(5)肥胖 　(6)以静息为主的生活方式 　(7)血浆纤维蛋白原增高	(1)左心室肥厚(心电图、超声心动图或 X 线) (2)蛋白尿和/或血浆肌酐水平升高 106~177 μmol/L(1.2~2.0 mg/dL) (3)超声或 X 线证实有动脉粥样硬化斑块(颈、髂、股和主动脉) (4)视网膜普遍或灶性动脉狭窄	脑血管疾病: 　(1)缺血性脑卒中 　(2)脑出血 　(3)短暂性脑缺血发作 心脏疾病: 　(1)心肌梗死 　(2)心绞痛 　(3)冠状动脉血运重建 　(4)充血性心力衰竭 肾脏疾病: 　(1)糖尿病肾病 　(2)肾衰竭(血肌酐水平>177 μmol/L 或 2.0 mg/dL) 血管疾病: 　(1)夹层动脉瘤 　(2)症状性动脉疾病 重度高血压性视网膜病变 　(1)出血或渗出 　(2)视盘水肿

高血压危险分层的主要根据是弗明翰研究中心的平均年龄 60 岁(45~80 岁)患者随访 10 年心血管疾病死亡、非致死性脑卒中和心肌梗死的资料。但西方国家高血压人群中并发的脑卒中发病率相对较低,而心力衰竭或肾脏疾病较常见,故这一危险性分层仅供参考(表 5-3)。

表 5-3　高血压病危险分层

危险因素和病史		血压(kPa)		
		1 级	2 级	3 级
Ⅰ	无其他危险因素	低危	中危	高危
Ⅱ	1~2 危险因素	中危	中危	极高危
Ⅲ	≥3 个危险因素或靶器官损害或糖尿病	高危	高危	极高危
Ⅳ	并存的临床情况	极高危	极高危	极高危

（三）鉴别诊断

在确诊高血压病之前应排除各种类型的继发性高血压，因为有些继发性高血压的病因可消除，其原发疾病治愈后，血压即可恢复正常。常见的继发性高血压有下列几种类型。

1.肾实质性疾病

慢性肾小球肾炎、慢性肾盂肾炎、多囊肾和糖尿病肾病等均可引起高血压。这些疾病早期均有明显的肾脏病变的临床表现，在病程的中后期出现高血压，至终末期肾病阶段高血压几乎都和肾功能不全相伴发。因此，根据病史、尿常规和尿沉渣细胞计数不难与原发性高血压的肾脏损害相鉴别。肾穿刺病理检查有助于诊断慢性肾小球肾炎；多次尿细菌培养和静脉肾盂造影对诊断慢性肾盂肾炎有价值。糖尿病肾病者均有多年糖尿病病史。

2.肾血管性高血压

单侧或双侧肾动脉主干或分支病变可导致高血压。肾动脉病变可为先天性或后天性。先天性肾动脉狭窄主要为肾动脉肌纤维发育不良所致；后天性狭窄由大动脉炎、肾动脉粥样硬化、动脉内膜纤维组织增生等病变所致。此外，肾动脉周围粘连或肾蒂扭曲也可导致肾动脉狭窄。此病在成人高血压中不足1%，但在骤发的重度高血压和临床上有可疑诊断线索的患者中则有较高的发病率。如有骤发的高血压并迅速进展至急进性高血压、中青年尤其是30岁以下的高血压且无其他原因、腹部或肋脊角闻及血管杂音，提示肾血管性高血压的可能。可疑病例可做肾动脉多普勒超声、口服卡托普利激发后做同位素肾图和肾素测定、肾动脉造影，数字减影血管造影术（DSA），有助于做出诊断。

3.嗜铬细胞瘤

嗜铬细胞瘤90%位于肾上腺髓质，右侧多于左侧。交感神经节和体内其他部位的嗜铬组织也可发生此病。肿瘤释放出大量儿茶酚胺，引起血压升高和代谢紊乱。高血压可为持续性，亦可呈阵发性。阵发性高血压发作的持续时间从十多分钟至数天，间歇期亦长短不等。发作频繁者一天可数次。发作时除血压骤然升高外，还有头痛、心悸、恶心、多汗、四肢冰冷和麻木感、视力减退、上腹或胸骨后疼痛等。典型的发作可由于情绪改变如兴奋、恐惧、发怒而诱发。年轻人难以控制的高血压，应注意与此病相鉴别。此病如表现为持续性高血压则难与原发性高血压相鉴别。血和尿儿茶酚胺及其代谢产物香草基杏仁酸（VMA）的测定、酚妥拉明试验、胰高血糖素激发试验、可乐定抑制试验、甲氧氯普胺试验有助于做出诊断。超声、放射性核素及电子计算机X线体层显像（CT）、磁共振显像可显示肿瘤的部位。

4.原发性醛固酮增多症

病因为肾上腺肿瘤或增生所致的醛固酮分泌过多，典型的症状和体征见以下3个方面。

（1）轻至中度高血压。

（2）多尿尤其夜尿增多、口渴、尿比重下降、碱性尿和蛋白尿。

（3）发作性肌无力或瘫痪、肌痛、抽搐或手足麻木感等。

凡高血压者合并上述3项临床表现，并有低钾血症、高血钠性碱中毒而无其他原因可解释的，应考虑此病之可能。实验室检查可发现血和尿醛固酮升高，血浆肾素降低、尿醛固酮排泄增多等。

5.皮质醇增多症

皮质醇增多症是肾上腺皮质肿瘤或增生分泌糖皮质激素过多所致的。除高血压外，有向心性肥胖、满月脸、水牛背、皮肤紫纹、毛发增多、血糖增高等特征，诊断一般并不困难。24 h尿中

17-羟及 17-酮类固醇增多,地塞米松抑制试验及肾上腺皮质激素兴奋试验阳性有助于诊断。颅内蝶鞍 X 线检查、肾上腺 CT 扫描及放射性碘化胆固醇肾上腺扫描可用于病变定位。

6.主动脉缩窄

多数为先天性血管畸形,少数为多发性大动脉炎所引起。特点为上肢血压增高而下肢血压不高或降低,呈上肢血压高于下肢血压的反常现象。肩胛间区、胸骨旁、腋部可有侧支循环动脉的搏动和杂音或腹部听诊有血管杂音。胸部 X 线摄影可显示肋骨受侧支动脉侵蚀引起的切迹。主动脉造影可确定诊断。

六、治疗

(一)评估和监测程序

如图 5-1 所示,确诊高血压病后应根据其危险因素、靶器官损害及相关临床情况做出危险分层。高危和极高危患者应立即开始药物治疗。中危和低危患者则先监测血压和其他危险因素,而后再根据血压状况决定是否开始药物治疗。

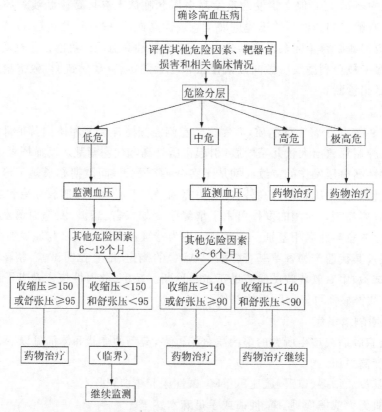

图 5-1　高血压病患者评估和处理程序(血压单位为 mmHg)

(二)降压目标

根据新指南精神,中青年高血压患者血压应降至 17.3/11.3 kPa(130/85 mmHg)以下。HOT 研究表明,舒张压达到较低目标血压组的糖尿病患者,其心血管病危险明显降低,故伴糖尿病者应把血压降至 17.3/10.7 kPa(130/80 mmHg)以下;高血压合并肾功能不全、尿蛋白超过1 g/24 h,至少应将血压降至 17.3/10.7 kPa(130/80 mmHg),甚至 16.7/10.0 kPa

(125/75 mmHg)以下；老年高血压患者的血压应控制在18.7/12.0 kPa(140/90 mmHg)以下，且尤应重视降低收缩压。

(三)非药物治疗

高血压应采取综合措施治疗，任何治疗方案都应以非药物疗法为基础。积极有效的非药物治疗可通过多种途径干扰高血压的发病机制，起到一定的降压作用，并有助于减少靶器官损害的发生。非药物治疗的具体内容包括以下几项。

1.戒烟

吸烟所致的加压效应使高血压并发症如脑卒中、心肌梗死和猝死的危险性显著增加，并降低或抵消降压疗效，加重脂质代谢紊乱，降低胰岛素敏感性，减弱内皮细胞依赖性血管扩张效应和增加左心室肥厚的倾向。戒烟对心血管的良好益处，任何年龄组在戒烟1年后即可显示出来。

2.戒酒或限制饮酒

戒酒和减少饮酒可使血压显著降低。

3.减轻和控制体重

体重减轻10%，收缩压可降低0.8 kPa(6.6 mmHg)。超重10%以上的高血压患者体重减少5 kg，血压便明显降低，且有助于改善伴发的危险因素如糖尿病、高脂血症、胰岛素抵抗和左心室肥厚。新指南中建议体质指数(kg/m^2)应控制在24以下。

4.合理膳食

按WHO的建议，钠摄入每天应少于2.4 g(相当于氯化钠6 g)。通过食用含钾丰富的水果(如香蕉、橘子)和蔬菜(如油菜、苋菜、香菇、大枣等)，增加钾的摄入。减少膳食中的脂肪，适量补充优质蛋白质。

5.增加体力活动

根据新指南提供的参考标准，常用运动强度指标可用运动时的最大心率达到180次/分或170次/分减去平时心率，如要求精确则采用最大心率的60%～85%作为运动适宜心率。运动频度一般要求每周3～5次，每次持续20～60分钟即可。中老年高血压患者可选择步行、慢跑、上楼梯、骑自行车等。

6.减轻精神压力，保持心理平衡

长期精神压力和情绪忧郁既是导致高血压，又是降压治疗效果欠佳的重要原因。应对患者进行耐心劝导和心理疏导，鼓励其参加体育/文化和社交活动，鼓励高血压患者保持宽松、平和、乐观的健康心态。

(四)初始降压治疗药物选择

高血压病治疗应采取个体化原则。应根据高血压危险因素、靶器官损害及合并疾病等情况选择初始降压药物。

(五)高血压病药物治疗

1.药物治疗原则

(1)采用最小的有效剂量以获得可能有的疗效而使不良反应减至最小。

(2)为了有效防止靶器官损害，要求一天24 h内稳定降压，并能防止从夜间较低血压到清晨血压突然升高而导致猝死、脑卒中和心脏病发作。要达到此目的，最好每天1次给予有持续降压作用的药物。

(3)单一药物疗效不佳时不宜过多增加单种药物的剂量，而应及早采用2种或2种以上药物联合治疗,这样有助于提高降压效果而不增加不良反应。

(4)判断某一种或几种降压药物是否有效,以及是否需要更改治疗方案时,应充分考虑该药物达到最大疗效所需的时间。在药物发挥最大效果前过于频繁地改变治疗方案是不合理的。

(5)高血压病是一种终生性疾病,一旦确诊后应坚持终身治疗。

2.降压药物的选择

目前临床常用的降压药物有许多种类。无论选用何种药物,其治疗目的均是将血压控制在理想范围,预防或减轻靶器官损害。新指南强调,降压药物的选用应根据治疗对象的个体情况、药物的作用、代谢、不良反应和药物的相互作用确定。

3.临床常用降压药物

临床常用的药物主要有六大类:利尿药、α受体阻滞剂、钙通道阻滞剂、血管紧张素转化酶抑制剂(ACEI)、β受体阻滞剂及血管紧张素Ⅱ受体阻滞剂。降压药物的疗效和不良反应情况个体间差异很大,临床应用时要充分注意。

(1)利尿药。

作用机制:此类药物可减少细胞外液容量、降低心排血量,并通过利钠作用降低血压。降压作用较弱,起作用较缓慢,但与其他降压药物联合应用时常有相加或协同作用,常可作为高血压的基础治疗。螺内酯不仅可以降压,而且能抑制心肌及血管的纤维化。

种类和应用方法:有噻嗪类、保钾利尿药和襻利尿药3类。降压治疗中比较常用的利尿药有下列几种:氢氯噻嗪12.5～25.0 mg,每天1次;阿米洛利5～10 mg,每天1次;吲达帕胺1.25～2.50 mg,每天1次;氯噻酮12.5～25.0 mg,每天1次;螺内酯20 mg,每天1次;氨苯蝶啶25～50 mg,每天1次。在少数情况下用呋塞米20～40 mg,每天2次。

主要适应证:利尿药可作为无并发症高血压患者的首选药物,主要适用于轻中度高血压,尤其是老年高血压包括老年单纯性收缩期高血压、肥胖及并发心力衰竭患者。襻利尿药作用迅速,肾功能不全时应用较多。

注意事项:利尿药应用可降低血钾,尤以噻嗪类和呋塞米为明显,长期应用者应适量补钾(每天1～3 g),并鼓励多吃水果和富含钾的绿色蔬菜。此外,噻嗪类药物可干扰糖、脂和尿酸代谢,故应慎用于糖尿病和血脂代谢失调者,禁用于痛风患者。保钾利尿药因可升高血钾,应尽量避免与ACEI合用,禁用于肾功能不全者。利尿药的不良反应与剂量密切相关,故宜采用小剂量。

(2)β受体阻滞剂。

作用机制:通过减慢心率、减少心肌收缩力、降低心排血量、降低血浆肾素活性等多种机制发挥降压作用。其降压作用较弱,起效时间较长(1～2周)。

主要适应证:主要适用于轻中度高血压,尤其在静息时心率较快(>80次/分)的中青年患者,也适用于高肾素活性的高血压、伴心绞痛或心肌梗死后,以及伴室上性快速心律失常者。

种类和应用方法:常用于降压治疗的β₁受体阻滞剂有美托洛尔25～50 mg,每天1～2次;阿替洛尔25 mg,每天1～2次;比索洛尔2.5～10 mg,每天1次。选择性α₁和非选择性β受体阻滞剂:拉贝洛尔每次0.1 g,每天3～4次,以后按需增至0.6～0.8 g,重症高血压可达每天1.2～2.4 g;卡维地洛6.25～12.5 mg,每天2次。拉贝洛尔和美托洛尔均有静脉制剂,可用于重症高血压或高血压危象而需要较迅速降压治疗的患者。

注意事项:常见的不良反应有疲乏和肢体冷感,可出现躁动不安、胃肠功能不良等。还可能影响糖类代谢、脂肪代谢,因此伴有心脏传导阻滞、哮喘、慢性阻塞性肺疾病及周围血管疾病患者应列为禁忌;因此类药可掩盖低血糖反应,因此应慎用于胰岛素依赖性糖尿病患者。长期应用者突然停药可发生反跳现象,即原有的症状加重、恶化或出现新的表现,较常见有血压反跳性升高,伴头痛、焦虑、震颤、出汗等,称为撤药综合征。

(3)钙通道阻滞剂(CCB)。

作用机制:主要通过阻滞细胞浆膜的钙离子通道、松弛周围动脉血管的平滑肌,使外周血管阻力下降而发挥降压作用。

主要适应证:可用于各种程度的高血压,尤其是老年高血压、伴冠心病心绞痛、周围血管病、糖尿病或糖耐量异常妊娠期高血压,以及合并有肾脏损害的患者。

种类和应用方法:应优先考虑使用长效制剂如非洛地平缓释片 2.5~5.0 mg,每天 1 次;硝苯地平控释片 30 mg,每天 1 次;氨氯地平 5 mg,每天 1 次;拉西地平 4 mg,每天 1~2 次;维拉帕米缓释片120~240 mg,每天 1 次;地尔硫草缓释片 90~180 mg,每天 1 次。由于有诱发猝死之嫌,速效二氢吡啶类钙通道阻滞剂的临床使用正在逐渐减少,而提倡应用长效制剂。其价格一般较低廉,在经济条件落后的农村及边远地区速效制剂仍不失为一种可供选择的抗高血压药物,可使用硝苯地平或尼群地平普通片剂10 mg,每天 2~3 次。

注意事项:主要不良反应为血管扩张所致的头痛、颜面潮红和踝部水肿,发生率在 10% 以下,需要停药的只占极少数。踝部水肿是由于毛细血管前血管扩张而非水钠潴留所致。硝苯地平的不良反应较明显且可引起反射性心率加快,但若从小剂量开始逐渐加大剂量,可明显减轻或减少这些不良反应。非二氢吡啶类对传导功能及心肌收缩力有负性影响,因此禁用于心脏传导阻滞和心力衰竭时。

(4)血管紧张素转化酶抑制剂(ACEI)。

作用机制:通过抑制血管紧张素转化酶使血管紧张素Ⅱ生成减少,并抑制缓激肽,使缓激肽降解。这类药物可抑制循环和组织的 RAAS,减少神经末梢释放去甲肾上腺素和血管内皮形成内皮素;还可作用于缓激肽系统,抑制缓激肽降解,增加缓激肽和扩张血管的前列腺素的形成。这些作用不仅能有效降低血压,而且具有靶器官保护的功能。

ACEI 对糖代谢和脂代谢无影响,血浆尿酸可能降低。即使合用利尿药亦可维持血钾稳定,因 ACEI 可防止利尿药所致的继发性高醛固酮血症。此外,ACEI 在产生降压作用时不会引起反射性心动过速。

种类和应用方法:常用的 ACEI 有卡托普利 25~50 mg,每天 2~3 次;依那普利 5~10 mg,每天1~2 次;贝那普利 5~20 mg,雷米普利 2.5~5.0 mg,培哚普利 4~8 mg,西拉普利 2.5~10.0 mg,福辛普利10~20 mg,均每天 1 次。

主要适应证:ACEI 可用来治疗轻中度或严重高血压,尤其适用于伴左心室肥厚、左心室功能不全或心力衰竭、糖尿病并有微量蛋白尿、肾脏损害(血肌酐<265 μmol/L)并有蛋白尿的患者。本药还可安全地使用于伴有慢性阻塞性肺部疾病或哮喘、周围血管疾病或雷诺现象、抑郁症,以及胰岛素依赖性糖尿病患者。

注意事项:最常见不良反应为持续性干咳,发生率为 3%~22%。多见于用药早期(数天至几周),亦可出现于治疗的后期,其机制可能由于 ACEI 抑制了激肽酶Ⅱ,使缓激肽的作用增强和前列腺素形成。症状不重应坚持服药,半数可在 2~3 个月内咳嗽消失。改用其他 ACEI,咳嗽可能不出现。福辛普利和西拉普利引起干咳少见。其他可能发生的不良反应有低血压、高钾血症、血管神经性水肿(偶尔可致喉痉挛、喉或声带水肿)、皮疹及味觉障碍。

双侧肾动脉狭窄或单侧肾动脉严重狭窄、合并高血钾血症或严重肾衰竭等患者 ACEI 应列为禁忌。因有致畸危险不能用于合并妊娠的妇女。

(5)血管紧张素Ⅱ受体阻滞剂(ARB)。

作用机制:这类药物可选择性阻断 AngⅡ的Ⅰ型受体而起作用,具有 ACEI 相似的血流动力学效应。从理论上讲,其比 ACEI 存在如下优点:①作用不受 ACE 基因多态性的影响;②还能抑制非 ACE 催化产生的 AngⅡ的致病作用;③促进 AngⅡ与 AT_2 结合发挥"有益"效应。这3项优点结合起来将可能使 ARB 的降血压及对靶器官保护作用更有效,但需要大规模的临床试验进一步证实,目前尚无循证医学的证据表明 ARB 的疗效优于或等同于 ACEI。

种类和应用方法:目前在国内上市的 ARB 有3类。第一、二、三代分别为氯沙坦、缬沙坦、依贝沙坦。氯沙坦 50~100 mg,每天1次,氯沙坦和小剂量氢氯噻嗪(25 mg/d)合用,可明显增强降压效应;缬沙坦 80~160 mg,每天1次;依贝沙坦 150 mg,每天1次;替米沙坦 80 mg,每天1次;坎地沙坦 1 mg,每天1次。

主要适应证:适用对象与 ACEI 相同。目前主要用于 ACEI 治疗后发生干咳等不良反应且不能耐受的患者。氯沙坦有降低血尿酸作用,尤其适用于伴高尿酸血症或痛风的高血压患者。

注意事项:此类药物的不良反应轻微而短暂,因不良反应需中止治疗者极少。不良反应为头晕、与剂量有关的直立性低血压、皮疹、血管神经性水肿、腹泻、肝功能异常、肌痛和偏头痛等。禁用对象与 ACEI 相同。

(6)α_1 受体阻滞剂。

作用机制:这类药可选择性阻滞血管平滑肌突触后膜 α_1 受体,使小动脉和静脉扩张,外周阻力降低。长期应用对糖代谢并无不良影响,且可改善脂代谢,升高 HDL-C 水平,还能减轻前列腺增生患者的排尿困难,缓解症状。降压作用较可靠,但是否与利尿药、受体阻滞剂一样具有降低病死率的效益,尚不清楚。

种类和应用方法:常用制剂有哌唑嗪 1 mg,每天1次;多沙唑嗪 1~6 mg,每天1次;特拉唑嗪 1~8 mg,每天1次;苯哌地尔 25~50 mg,每天2次。

适应证:目前一般用于轻中度高血压,尤其适用于伴高脂血症或前列腺肥大患者。

注意事项:主要不良反应为"首剂现象",多见于首次给药后 30~90 分钟,表现为严重的直立性低血压、眩晕、晕厥、心悸等,是由于内脏交感神经的收缩血管作用被阻滞后,静脉舒张使回心血量减少。首剂现象以哌唑嗪较多见,特拉唑嗪较少见。合用 β 受体阻滞剂、低钠饮食或曾用过利尿药者较易发生。防治方法是首剂量减半,临睡前服用,服用后平卧或半卧休息 60~90 min,并在给药前至少一天停用利尿药。其他不良反应有头痛、嗜睡、口干、心悸、鼻塞、乏力、性功能障碍等,常可在连续用药过程中自行减轻或缓解。有研究表明哌唑嗪能增加高血压患者的死亡率,因此现在临床上已很少应用。

(六)降压药物的联合应用

降压药物的联合应用已公认为是较好和合理的治疗方案。

1.联合用药的意义

研究表明,单药治疗使高血压患者血压达标(<18.7/12.0 kPa 或 140/90 mmHg)比率仅为 40%~50%,而两种药物的合用可使 70%~80%的患者血压达标。HOT 试验结果表明,达到预定血压目标水平的患者中,采用单一药物、两药合用或三药合用的患者分别占 30%~40%、40%~50%和少于 10%,处于联合用药状态约占 68%。

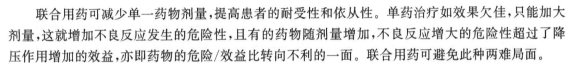

联合用药可减少单一药物剂量,提高患者的耐受性和依从性。单药治疗如效果欠佳,只能加大剂量,这就增加不良反应发生的危险性,且有的药物随剂量增加,不良反应增大的危险性超过了降压作用增加的效益,亦即药物的危险/效益比转向不利的一面。联合用药可避免此种两难局面。

联合用药还可使不同的药物互相取长补短,有可能减轻或抵消某些不良反应。任何药物在长期治疗中均难以完全避免其不良反应,如β受体阻滞剂的减慢心率作用,CCB可引起踝部水肿和心率加快。这些不良反应如能选择适当的合并用药就有可能被矫正或消除。

2.利尿药为基础的两种药物联合应用

大型临床试验表明,噻嗪类利尿药可与其他降压药有效地合用,故在需要合用药时利尿药可作为基础药物。常采用下列合用方法。

(1)利尿药加ACEI或血管紧张素Ⅱ受体阻滞剂:利尿药的不良反应是激活RAAS,造成一系列不利于降低血压的负面作用。然而,这反而增强了ACEI或血管紧张素Ⅱ受体阻滞剂对RAAS的阻断作用,亦即这两种药物通过利尿药对RAAS的激活,可产生更强有力的降压效果。此外,ACEI和血管紧张素Ⅱ受体阻滞剂由于可使血钾水平稍上升,从而能防止利尿药长期应用所致的电解质紊乱,尤其是低血钾等不良反应。

(2)利尿药加β受体阻滞剂或α₁受体阻滞剂:β受体阻滞剂可抵消利尿药所致的交感神经兴奋和心率增快作用,而噻嗪类利尿药又可消除β受体阻滞剂或α₁受体阻滞剂的促肾滞钠作用。此外,在对血管的舒缩作用上噻嗪类利尿药可加强α₁受体阻滞剂的扩血管效应,而抵消β受体阻滞剂的缩血管作用。

3.CCB为基础的两药合用

我国临床上初治药物中仍以CCB最为常用。国人对此类药一般均有良好反应,CCB为基础的联合用药在我国有广泛的基础。

(1)CCB加ACEI:前者具有直接扩张动脉的作用,后者通过阻断RAAS和降低交感活性,既扩张动脉,又扩张静脉,故两药在扩张血管上有协同降压作用。二氢吡啶类CCB产生的踝部水肿可被ACEI消除。两药在心肾和血管保护上,在抗增殖和减少蛋白尿上亦均有协同作用。此外,ACEI可阻断CCB所致反射性交感神经张力增加和心率加快的不良反应。

(2)二氢吡啶类CCB加β受体阻滞剂:前者具有的扩张血管和轻度增加心排血量的作用,正好抵消β受体阻滞剂的缩血管及降低心排血量作用。两药对心率的相反作用可使患者心率不受影响。

4.其他联合应用方法

如两药合用仍不能奏效,可考虑采用3种药物合用,例如,噻嗪类利尿药加ACEI加水溶性β受体阻滞剂(阿替洛尔),或噻嗪类利尿药加ACEI加CCB,以及利尿药加β受体阻滞剂加其他血管扩张药(肼屈嗪)。

七、高血压危象

(一)定义和分类

已经有许多不同的名词被用于血压重度急性升高的情况。但多数研究者将高血压急症定义为收缩压或舒张压急剧增高(如舒张压增高到17.3 kPa或以上),同时伴有中枢神经系统、心脏或肾脏等靶器官损伤。高血压急症较少见,此类患者需要在严密监测下通过静脉给药的方法使血压立即降低。与高血压急症不同,如果患者的血压重度增高,但无急性靶器官损害的证据,则定义为高血压次急症。对此类患者,需在24～48小时内使血压逐渐下降。两者统称为高血压危象(表5-4)。

表 5-4　高血压危象分类

高血压急症	高血压次急症
高血压脑病	急进性恶性高血压
颅内出血	循环中儿茶酚胺水平过高
动脉硬化栓塞性脑梗死	降压药物的撤药综合征
急性肺水肿	服用拟交感神经药物
急性冠脉综合征	食物或药物与单胺氧化酶抑制剂相互作用
急性主动脉夹层	围术期高血压
急性肾衰竭	
肾上腺素能危象	
子痫	

(二)临床表现

高血压危象的症状和体征的轻重往往因人而异。①一般症状可有出汗、潮红、苍白、眩晕、濒死感、耳鸣、鼻出血。②心脏症状可有心悸、心律失常、胸痛、呼吸困难、肺水肿。③脑部症状可有头痛、头晕、恶心、目眩、局部症状、痛性痉挛、昏迷等。④肾脏症状有少尿、血尿、蛋白尿、电解质紊乱、氮质血症、尿毒症。⑤眼部症状有闪光、点状视觉、视物模糊、视觉缺陷、复视、失明。

(三)治疗

1.一般原则

对高血压急症患者,需在 ICU 中严密监测(必要时进行动脉内血压监测),通过静脉给药迅速控制血压(但并非降至正常水平)。对高血压次急症患者,应在 24～48 h 内逐渐降低血压(通常给予口服降压药)。

静脉用药控制血压的即刻目标是在 30～60 分钟内将舒张压降低 10%～15%,或降到 14.7 kPa(110 mmHg)左右。对急性主动脉夹层患者,应 15～30 分钟内达到这一目标。以后用口服降压药维持。

2.高血压急症治疗

导致高血压急症的疾病很多。目前有多种静脉用药可作降压之用(表 5-5)。

表 5-5　高血压急症静脉用药的选择

病种	药物选择
急性肺水肿	硝普钠或乌拉地尔,与硝酸甘油和一种襻利尿药合用
急性心肌缺血	柳胺苄心定或美托洛尔,与硝酸甘油合用。如血压控制不满意,可加用尼卡地平或非诺多泮
脑卒中	柳胺苄心定、尼卡地平或非诺多泮
急性主动脉夹层	柳胺苄心定或硝普钠加美托洛尔
子痫	肼苯嗪,亦可选用柳胺苄心定或尼卡地平
急性肾衰竭/微血管性贫血	非诺多泮或尼卡地平
儿茶酚胺危象	尼卡地平、维拉帕米或非诺多泮

（1）高血压脑病：高血压脑病的首选治疗包括静脉注射硝普钠、柳胺苄心定、乌拉地尔或尼卡地平。

（2）脑血管意外：对任何种类的急性脑卒中患者给予紧急降压治疗所能得到的益处目前还都是推测性的，还缺少充分的临床和实验研究证据。① 颅内出血：血压＜24.0/14.0 kPa（180/105 mmHg）无须降压。血压＞30.7/16.0 kPa（230/120 mmHg）可静脉给予柳胺苄心定、拉贝洛尔、硝普钠、乌拉地尔。血压在［（24.0～30.7）/（20.0～16.0）kPa］（180～230）/（150～120）mmHg之间可静脉给药，也可口服给药。②急性缺血性中风：参照颅内出血的治疗方案。

（3）急性主动脉夹层：一旦确诊为主动脉夹层，即应力图在15～30分钟内使血压降至最低可以耐受的水平（即保持足够的器官灌注）。最初的治疗应包括联合使用静脉硝普钠和一种静脉给予的β受体阻滞剂，其中美托洛尔最为常用。尼卡地平或非诺多泮也可使用。柳胺苄心定兼有α和β受体阻滞作用，可作为硝普钠和β受体阻滞剂联合方案的替代。另外，地尔硫䓬静脉滴注也可用于主动脉夹层。

（4）急性左心室衰竭和肺水肿：严重高血压可诱发急性左心室衰竭。在这种情况下，可给予扩血管药如硝普钠直接减轻心脏后负荷。也可选用硝酸甘油。

（5）冠心病和急性心肌梗死：静脉给予硝酸甘油是高血压危象时的首选药物。次选药为柳胺苄心定，静脉给予。如血压控制不满意，可加用尼卡地平或非诺多泮。

（6）围术期高血压：降压药物的选用应根据患者的背景情况，在密切观察下可选用乌拉地尔、柳胺苄心定、硝普钠和硝酸甘油等。

（7）子痫：近年来，在舒张压超过15.3 kPa（115 mmHg）或发生子痫时，传统上采用肼苯达嗪静脉注射，此药能有效降低血压而不减少胎盘血流。现今在重症监护条件下，静脉给予柳胺苄心定和尼卡地平被认为更安全有效。如惊厥出现或迫近，可注射硫酸镁。

3.高血压次急症治疗

对高血压次急症患者，过快降压会影响心脏和脑的血流供应（尤其是老年人），引起严重的不良反应。如果血压暂时升高的原因是容易识别的，如疼痛或急性焦虑，则合适的治疗是止痛药或抗焦虑药。如果血压增高的原因不明，可给予各种口服降压药（表5-6）。降压治疗的目的是使增高的血压在24～48小时内逐渐降低，这种治疗方法需要在发病后头几天对患者进行密切随访。

表5-6　治疗高血压次急症常用口服药

药名	作用机制	剂量（mg）	说明
卡托普利	ACEI	25～50	口服或舌下给药。最大作用见于给药后30～90 min。在体液容量不足者，易有血压过度下降。肾动脉狭窄患者禁用
硝酸甘油	血管扩张药	1.25～2.50	舌下给药，最大作用见于15～30 min内。推荐用于冠心病患者
尼卡地平	钙通道阻滞剂	30	口服或舌下给药。仅有少量心率增快。比硝苯地平起效慢而降压时间更长。可致低血压的潮红
柳胺苄心定	α和β受体阻滞剂	200～1 200	口服给药。禁用于慢性阻塞性肺病、充血性心力衰竭恶化、心动过缓的患者。可引起低血压、眩晕、头痛、呕吐、潮红

（续表）

药名	作用机制	剂量(mg)	说明
可乐定	α 激动剂	0.1,每 20 分钟一次	口服后 30 分钟至 2 小时起效,最大作用见于 1～4 小时内,作用维持 6～8 小时。不良反应为嗜睡、眩晕、口干和停药后血压反跳
呋塞米	襻利尿药	40～80	口服给药。可继其他抗高血压措施之后给药

在目前缺少任何对各种高血压药物长期疗效进行比较资料的情况下,药物品种的选择应根据其作用机制、疗效和安全性资料确定。

硝苯地平和卡托普利加快心率,可乐定和柳胺苄心定则减慢心率。这对于冠心病患者特别重要。其他应注意的问题包括柳胺苄心定慎用于支气管痉挛和心动过缓,以及二度以上房室传导阻滞患者、卡托普利不可用于双侧肾动脉狭窄患者。在血容量不足的患者,抗高血压药的使用均应小心。

（朱耿增）

第二节　继发性高血压

继发性高血压也称症状性高血压,是指由一定的基础疾病引起的高血压,占所有高血压患者的 1%～5%。由于继发性高血压的出现与某些确定的疾病和原因有关,一旦这些原发疾病(如原发性醛固酮增多症、嗜铬细胞瘤、肾动脉狭窄等)治愈后,高血压即可消失。所以临床上,对一个高血压患者(尤其是初发病例),应给予全面详细评估,以发现有可能的继发性高血压的病因,以利于进一步治疗。

一、继发性高血压的基础疾病

(一)肾性高血压

(1)肾实质性:急、慢性肾小球肾炎,多囊肾,糖尿病肾病,肾积水。

(2)肾血管性:肾动脉狭窄、肾内血管炎。

(3)肾素分泌性肿瘤。

(4)原发性钠潴留(Liddle's 综合征)。

(二)内分泌性高血压

(1)肢端肥大症。

(2)甲状腺功能亢进症(甲亢)。

(3)甲状腺功能减退症(甲减)。

(4)甲状旁腺功能亢进症(甲旁亢)。

(5)肾上腺皮质:库欣综合征、原发性醛固酮增多症(原醛)、嗜铬细胞瘤。

(6)女性长期口服避孕药。

(7)绝经期综合征等。

（三）血管病变

主动脉缩窄、多发性大动脉炎。

（四）颅脑病变

脑肿瘤、颅内压增高、脑外伤、脑干感染等。

（五）药物

如糖皮质激素、拟交感神经药、甘草等。

（六）其他

高原病、红细胞增多症、高血钙等。

二、常见的继发性高血压几种类型的特点

（一）肾实质性疾病所致的高血压

1.急性肾小球肾炎

（1）多见于青少年。

（2）起病急。

（3）有链球菌感染史。

（4）发热、血尿，水肿等表现。

2.慢性肾小球肾炎

应注意与高血压病引起的肾脏损害相鉴别。

（1）反复水肿史。

（2）贫血明显。

（3）血浆蛋白低。

（4）蛋白尿出现早而血压升高相对轻。

（5）眼底病变不明显。

3.糖尿病肾病

无论是1型糖尿病或2型糖尿病，均可发生肾损害而有高血压，肾小球硬化、肾小球毛细血管基膜增厚为主要的病理改变，早期肾功能正常，仅有微量蛋白尿，血压也可能正常；病情发展，出现明显蛋白尿及肾功能不全时血压升高。

对于肾实质病变引起的高血压，可以应用 ACEI 治疗，对肾脏有保护作用，除降低血压外，还可减少蛋白尿，延缓肾功能恶化。

（二）嗜铬细胞瘤

肾上腺髓质或交感神经节等嗜铬细胞肿瘤，间歇或持续分泌过多的肾上腺素和去甲肾上腺素，出现阵发性或持续性血压升高。其临床特点包括以下几个方面。

（1）有剧烈头痛，心动过速、出汗、面色苍白、血糖增高、代谢亢进等特征。

（2）对一般降压药物无效。

（3）血压增高期测定血或尿中儿茶酚胺及其代谢产物香草基杏仁酸（VMA），显著增高。

（4）超声、放射性核素、CT、磁共振显像可显示肿瘤的部位。

（5）大多数肿瘤为良性，可做手术切除。

（三）原发性醛固酮增多症

此病是由肾上腺皮质增生或肿瘤分泌过多醛固酮所致。其特征包括以下几点。

(1)长期高血压伴顽固的低血钾。

(2)肌无力、周期性瘫痪、烦渴、多尿等。

(3)血压多为轻、中度增高。

(4)实验室检查：有低血钾、高血钠、代谢性碱中毒、血浆肾素活性降低、尿醛固酮排泄增多。

(5)螺内酯(安体舒通)试验(＋)具有诊断价值。

(6)超声、放射性核素、CT可做定位诊断。

(7)大多数原发性醛固酮增多症是由单一肾上腺皮质腺瘤所致,手术切除是最好的治疗方法。

(8)螺内酯是醛固酮拮抗剂,可使血压降低,血钾升高,症状减轻。

(四)皮质醇增多症(库欣综合征)

由于肾上腺皮质肿瘤或增生,导致皮质醇分泌过多。其临床特点表现为以下几点。

(1)水钠潴留,高血压。

(2)向心性肥胖、满月脸,多毛、皮肤纹、血糖升高。

(3)24小时尿中17-羟类固醇或17-酮类固醇增多。

(4)肾上腺皮质激素兴奋者试验阳性。

(5)地塞米松抑制试验阳性。

(6)颅内蝶鞍X线检查、肾上腺CT扫描,以及放射性碘化胆固醇肾上腺扫描可用于病变定位。

(五)肾动脉狭窄

(1)可为单侧或双侧。

(2)青少年患者的病变性质多为先天性或炎症性,老年患者多为动脉粥样硬化性。

(3)高血压进展迅速或高血压突然加重,呈恶性高血压表现。

(4)舒张压中、重度升高。

(5)四肢血压多不对称,差别大,有时呈无脉症。

(6)体检时可在上腹部或背部肋脊角处闻及血管杂音。

(7)眼底呈缺血性进行性改变。

(8)对各类降压药物疗效较差。

(9)大剂量断层静脉肾盂造影,放射性核素肾图有助诊断。

(10)肾动脉造影可明确诊断。

(11)药物治疗可选用ACEI或钙通道阻滞剂,但双侧肾动脉狭窄者不宜应用,以避免可能使肾小球滤过率进一步降低,肾功能恶化。

(12)经皮肾动脉成形术(PTRA)手术简便,疗效好,为首选治疗。

(13)必要时,可行血流重建术、肾移植术、肾切除术。

(六)主动脉缩窄

主动脉缩窄为先天性血管畸形,少数为多发性大动脉炎引起。其临床特点表现为以下几点。

(1)上肢血压增高而下肢血压不高或降低,呈上肢血压高于下肢的反常现象。

(2)肩胛间区、胸骨旁、腋部可有侧支循环动脉的搏动和杂音或腹部听诊有血管杂音。

(3)胸部X线摄影可显示肋骨受侧支动脉侵蚀引起的切迹。

(4)主动脉造影可确定诊断。

(朱耿增)

第三节 扩张型心肌病

扩张型心肌病(DCM)是以一侧或双侧心腔扩大,收缩性心力衰竭为主要特征的一组疾病。病因不明者称为原发性扩张型心肌病,由于主要表现为充血性心力衰竭,以往又被称为充血性心肌病,该病常伴心律失常,5 年存活率低于 50%,发病率为 5/10 万～10/10 万,近年来有增高的趋势,男多于女,男女发病比例为 2.5∶1.0。

一、病因

(一)遗传因素

遗传因素包括单基因遗传和基因多态性。前者包括显性和隐性两种,根据基因所在的染色体进一步分为常染色体和性染色体遗传。致病基因已经清楚者归为家族性心肌病,未清楚而又有希望的基因是编码 *dystrophin* 和 *cardiotrophin-1* 的基因。基因多态性目前以 ACE 的 DD 型研究较多,但与原发性扩张型心肌病的关系尚有待进一步证实。

(二)病毒感染

主要是柯萨奇病毒,此外尚有巨细胞病毒、腺病毒(小儿多见)和埃柯病毒等。以柯萨奇病毒研究较多。病毒除直接引起心肌细胞损伤外,尚可通过免疫反应,包括细胞因子和抗体损伤心肌细胞。

(三)免疫障碍

免疫障碍分两大部分:一是引起机体抵抗力下降,机体易于感染,尤其是嗜心肌病毒如柯萨奇病毒感染;二是以心肌为攻击靶位的自身免疫损伤,目前已知的有抗 β 受体抗体,抗 M 受体抗体,抗线粒体抗体,抗心肌细胞膜抗体,抗 ADP/ATP 载体蛋白抗体等。有些抗体具强烈干扰心肌细胞功能作用,如抗 β 受体抗体的儿茶酚胺样作用较去甲肾上腺素强 100 倍以上,抗 ADP/ATP抗体严重干扰心肌能量代谢等。

(四)其他

某些营养物质、毒物的作用或叠加作用应注意。

二、病理及病理生理

(一)大体解剖

心腔大、室壁相对较薄、附壁血栓,瓣膜及冠状动脉正常,随着病情发展,心腔逐渐变为球形。

(二)组织病理

心肌细胞肥大、变长、变性坏死、间质纤维化。组化染色(抗淋巴细胞抗体)淋巴细胞计数增多,约 46% 符合 Dallas 心肌炎的诊断标准。

(三)细胞病理(超微结构)

(1)收缩单位变少,排列紊乱。

(2)线粒体增多变性,细胞化学染色示线粒体嵴排列紊乱、脱失及融合;线粒体分布异常,膜下及核周分布增多,而肌纤维间分布减少。

（3）脂褐素增多。

（4）严重者心肌细胞空泡变性,脂滴增加。

在上述病理改变的基础上,原发扩张型心肌病的病理生理特点可用一句话概括:收缩功能障碍为主,继发舒张功能障碍。扩张型心肌病的可能发生机制如图 5-2 所示。

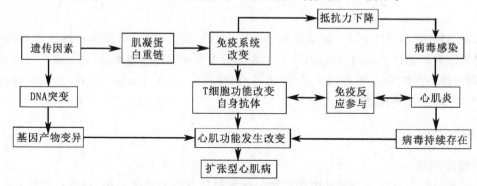

图 5-2　扩张型心肌病发病机制

三、临床表现

（1）充血性心力衰竭的临床表现。

（2）心律失常:快速、缓慢心律失常及各种传导阻滞,以室内阻滞较有特点。

（3）栓塞:以肺栓塞多见。绝大部分是细小动脉多次反复栓塞,表现为少量咯血或痰中带血,肺动脉高压等。周围动脉栓塞在国内较少见,可表现为脑、脾、肾、肠系膜动脉及肢体动脉栓塞。有栓塞者预后一般较差。

四、辅助检查

（一）超声心动图检查

房室腔内径扩大,瓣膜正常,室壁搏动减弱、呈"大腔小口"样改变是其特点。早期仅左室和左房大,晚期全心大。可伴二尖瓣、三尖瓣功能性反流,很少见附壁血栓。

（二）ECG 检查

QRS 可表现为电压正常、增高（心室大）和降低。有室内阻滞者 QRS 增宽。可见病理性 Q 波,多见于侧壁和高侧壁。左室极度扩大者,胸前导联 R 波呈马鞍形改变,即 V_3、V_4 呈 rS,$V_{1R} > V_{2R}$,$V_{5R} > V_{4R} > V_{3R}$。可见继发 ST-T 改变。有各种心律失常,常见的有室性期前收缩、室性心动过速、房室传导阻滞、室内传导阻滞、心房颤动、心房扑动等。

（三）X 线检查

普大心影,早期肺淤血明显,晚期由于肺动脉高压和/或右心衰竭,肺野透亮度可增加,肺淤血不明显,左、右室同时衰竭者肺淤血也可不明显。伴有心衰者常有胸腔积液,以右侧或双侧多见,单左侧胸腔积液十分少见。

（四）SPECT 检查

核素心血池显像示左室舒张末容积（EDV）扩大,严重者可达 800 mL,EF 下降 <40%,严重者仅3%～5%,心肌显像左室大或左、右室均大,左室壁显影稀疏不均,呈花斑样。

（五）心肌损伤标志

CK-MB、cTnT、cTnI 可增高。心肌损伤标志阳性者往往提示近期疾病活动、心衰加重,也提示有病毒及免疫因素参加心肌损伤。

(六)其他检查

包括肝功能、肾功能、血常规、电解质、血沉异常等。

五、诊断及鉴别诊断

原发性扩张型心肌病目前尚无公认的诊断标准。可采用下列顺序:①心脏大,心率快,奔马律等心衰表现;②EF<40%(UCG、SPECT、LVG);③超声心动图表现为"大腔小口"样改变,左室舒张末内径指数≥27 mm/m^2,瓣膜正常;④SPECT 示 EDV 增大,心肌显像呈花斑样改变;⑤以上表现用其他原因不能解释,即除外继发性心脏损伤。在临床上遇到难以解释的充血性心力衰竭首先应想到本病,通过病史询问、查体及上述检查符合①～④,且仍未找到可解释的原因即可诊断本病。

鉴别诊断:①应与所有引起心脏普大的原因鉴别;②ECG 有病理性 Q 波者应与陈旧性心肌梗死鉴别。

六、治疗

与心力衰竭治疗基本相同,但强调的是:β-受体阻滞剂及保护心肌药物(如辅酶 Q_{10}、B 族维生素)的应用见心力衰竭。

(朱耿增)

第四节 稳定型心绞痛

一、概述

心绞痛是由于暂时性心肌缺血引起的以胸痛为主要特征的临床综合征,是冠状动脉粥样硬化性心脏病(冠心病)的最常见表现。通常见于冠状动脉至少一支主要分支管腔直径狭窄在50%以上的患者,当应激时,冠状动脉血流不能满足心肌代谢的需要,导致心肌缺血,而引起心绞痛发作,休息或含服硝酸甘油可缓解。

稳定型心绞痛(stable angina pectoris,SAP)是指心绞痛发作的程度、频度、性质及诱发因素在数周内无显著变化的患者。心绞痛也可发生在瓣膜病(尤其是主动脉瓣病变)、肥厚型心肌病和未控制的高血压及甲状腺功能亢进、严重贫血等患者。冠状动脉"正常"者也可由于冠状动脉痉挛或内皮功能障碍等原因发生心绞痛。某些非心脏性疾病如食道、胸壁或肺部疾病也可引起类似心绞痛的症状,临床上需注意鉴别。

二、流行病学

心绞痛是基于病史的主观诊断,因此它的发病率和患病率很难进行评估,而且评估结果也会因为依据的标准不同产生差异。

一项基于欧洲社区心绞痛患病率的调查研究显示:45～54 岁年龄段女性患病率为 0.1%～

1.0%，男性为 2%～5%；而 65～74 岁年龄段女性高达 10%～15%，男性高达 10%～20%。由此可见，每百万个欧洲人中有 2 万～4 万人罹患心绞痛。

最近的一项调查，其标准为静息或运动时胸痛发作伴有动脉造影、运动试验或心电图异常证据，研究结果证实了心绞痛的地域差异性，且其与已知的全球冠心病死亡率的分布平行。例如，心绞痛作为初始冠脉病变的发病率，贝尔法斯特是法国的 2 倍。

稳定型心绞痛患者有发生急性冠脉综合征的危险，如不稳定型心绞痛、非 ST 段抬高型心肌梗死或 ST 段抬高型心肌梗死。Framingham 研究结果显示，稳定型心绞痛的患者，两年内发生非致死性心肌梗死和充血性心脏病的概率，男性为 14.3% 和 5.5%，女性为 6.2% 和 3.8%。稳定型心绞痛的患者的预后取决于临床、功能和解剖因素，个体差别很大。

左室功能是慢性稳定性冠脉疾病存活率最有力的预测因子。其次是冠脉狭窄的部位和严重程度。左冠状动脉主干病变最为严重，据国外统计，年病死率可高达 30% 左右。此后依次为 3 支、2 支与 1 支病变。左前降支病变一般较其他两大支严重。

三、病因和发病机制

稳定型心绞痛是一种以胸、下颌、肩、背或臂的不适感为特征的临床综合征，其典型表现为劳累、情绪波动或应激后发作，休息或服用硝酸甘油后可缓解。有些不典型的稳定型心绞痛以上腹部不适感为临床表现。William Heberden 在 1772 年首次提出"心绞痛的概念"，并将之描述为与运动有关的胸区压抑感和焦虑，不过那时还不清楚它的病因和病理机制。现在我们知道它由心肌缺血引起。心肌缺血最常见的原因是粥样硬化性冠状动脉疾病，其他原因还包括肥厚型或扩张型心肌病、动脉硬化及其他较少见的心脏疾病。

心肌供氧和需氧的不平衡产生了心肌缺血。心肌氧供取决于动脉氧饱和度、心肌氧扩散度和冠脉血流，而冠脉血流又取决于冠脉管腔横断面积和冠脉微血管的调节。管腔横断面积和微血管都受到管壁内粥样硬化斑块的影响，从而因运动时心率增快、心肌收缩增强及管壁紧张度增加导致心肌需氧增加，最终引起氧的供需不平衡。心肌缺血激活交感神经，产生心肌耗氧增加、冠状动脉收缩等一系列效应从而进一步加重缺血。缺血持续加重，导致心脏代谢紊乱、血流重分配、区域性以至整体性舒张和收缩功能障碍，心电图改变，最终引起心绞痛。缺血心肌释放的腺苷能激活心脏神经末梢的 A_1 受体，是导致心绞痛（胸痛）的主要中介。

心肌缺血也可以无症状。无痛性心肌缺血可能因为缺血时间短或不甚严重，或因为心脏传入神经受损，或缺血性疼痛在脊的和脊上的部位受到抑制。患者显示出无痛性缺血表现、气短及心悸都提示心绞痛存在。

对大多数患者来说，稳定型心绞痛的病理因素是动脉粥样硬化、冠脉狭窄。正常血管床能自我调节，例如在运动时冠脉血流增加为平时的 5～6 倍。动脉粥样化斑块减少了血管腔横断面积，使得运动时冠脉血管床自我调节的能力下降，从而产生不同严重程度的缺血。若管腔径减少>50%，当运动或应激时，冠脉血流不能满足心脏代谢需要从而导致心肌缺血。内皮功能受损也是心绞痛的病因之一。心肌桥是心绞痛的罕见病因。

用血管内超声（IVUS）观察稳定型心绞痛患者的冠状动脉斑块。发现 1/3 的患者至少有 1 个斑块破裂，6% 的患者有多个斑块破裂。合并糖尿病的患者更易发生斑块破裂。临床上应重视稳定型心绞痛患者的治疗，防止其发展为急性冠脉综合征（ACS）。

四、诊断

胸痛患者应根据年龄、性别、心血管危险因素、疼痛的特点来估计冠心病的可能性,并依据病史、体格检查、相关的无创检查及有创检查结果做出诊断及分层危险的评价。

(一)病史及体格检查

1.病史

详尽的病史是诊断心绞痛的基石。在大多数病例中,可以通过病史就能得出心绞痛的诊断。

(1)部位:典型的心绞痛部位是在胸骨后或左前胸,范围常不局限,可以放射到颈部、咽部、颌部、上腹部、肩背部、左臂及左手指侧,也可以放射至其他部位,心绞痛还可以发生在胸部以外如上腹部、咽部、颈部等。每次心绞痛发作部位往往是相似的。

(2)性质:常呈紧缩感、绞榨感、压迫感、烧灼感、胸憋、胸闷或有窒息感、沉重感,有的患者只述为胸部不适,主观感觉个体差异较大,但一般不会是针刺样疼痛,有的表现为乏力、气短。

(3)持续时间:呈阵发性发作,持续数分钟,一般不会超过 10 min,也不会转瞬即逝或持续数小时。

(4)诱发因素及缓解方式:慢性稳定型心绞痛的发作与劳力或情绪激动有关,如走快路、爬坡时诱发,停下休息即可缓解,多发生在劳力当时而不是之后。舌下含服硝酸甘油可在 2~5 min 内迅速缓解症状。

非心绞痛的胸痛通常无上述特征,疼痛通常局限于左胸的某个部位,持续数个小时甚至数天;不能被硝酸甘油缓解甚至因触诊加重。胸痛的临床分类见表 5-7,加拿大心血管学会分级法见表 5-8 所示。

表 5-7 胸痛的临床分类

典型心绞痛	符合下述 3 个特征
	胸骨下疼痛伴特殊性质和持续时间
	运动及情绪激动诱发
	休息或含服硝酸甘油缓解
非典型心绞痛	符合上述两个特征
非心性胸痛	符合上述 1 个特征或完全不符合

表 5-8 加拿大心血管学会分级法

级别	症状程度
Ⅰ级	一般体力活动不引起心绞痛,如行走和上楼,但紧张、快速或持续用力可引起心绞痛的发作
Ⅱ级	日常体力活动稍受限制,快步行走或上楼、登高、饭后行走或上楼、寒冷或风中行走、情绪激动可发作心绞痛或仅在睡醒后数小时内发作。在正常情况下以一般速度平地步行 200 m 以上或登一层以上的楼梯受限
Ⅲ级	日常体力活动明显受限,在正常情况下以一般速度平地步行 100~200 m 或登一层楼梯时可发作心绞痛
Ⅳ级	轻微活动或休息时即可以出现心绞痛症状

2.体格检查

稳定型心绞痛体检常无明显异常,心绞痛发作时可有心率增快、血压升高、焦虑、出汗,有时可闻及第四心音、第三心音或奔马律,或出现心尖部收缩期杂音,第二心音逆分裂,偶闻双肺底啰音。体检尚能发现其他相关情况,如心脏瓣膜病、心肌病等非冠状动脉粥样硬化性疾病,也可发现高血压、脂质代谢障碍所致的黄色瘤等危险因素,颈动脉杂音或周围血管病变有助于动脉粥样硬化的诊断。体检尚需注意肥胖(体重指数及腰围),有助于了解有无代谢综合征。

(二)基本实验室检查

(1)了解冠心病危险因素,空腹血糖、血脂检查,包括血总胆固醇(TC)、高密度脂蛋白胆固醇(HDL-C)、低密度脂蛋白胆固醇(LDL-C)及甘油三酯(TG)。必要时做糖耐量试验。

(2)了解有无贫血(可能诱发心绞痛),检查血红蛋白是否减少。

(3)甲状腺,必要时检查甲状腺功能。

(4)行尿常规、肝功能、肾功能、电解质、肝炎相关抗原、人类免疫缺陷病毒(HIV)检查及梅毒血清试验,需在冠状动脉造影前进行。

(5)胸痛较明显患者,需查血心肌肌钙蛋白(cTnT 或 cTnI)、肌酸激酶(CK)及同工酶(CK-MB),从而与急性冠状动脉综合征(acute coronary syndrome,ACS)相鉴别。

(三)胸部 X 线检查

胸部 X 线检查常用于可疑心脏病患者的检查,然而,对于稳定型心绞痛患者,该检查并不能提供有效特异的信息。

(四)心电图检查

1.静息心电图检查

所有可疑心绞痛患者均应常规行静息 12 导联心电图。怀疑血管痉挛的患者于疼痛发作时行心电图尤其有意义。心电图同时可以发现诸如左室肥厚、左束支传导阻滞、预激、心律失常及传导障碍等情况,这些信息可发现胸痛的可能机制,并能指导治疗措施。静息心电图对危险分层也有意义。但不主张重复此项检查除非当时胸痛发作或功能分级有改变。

2.心绞痛发作时心电图检查

在胸痛发作时争取心电图检查,缓解后立即复查。静息心电图正常不能排除冠心病心绞痛的诊断,但如果有 ST-T 改变符合心肌缺血时,特别是在疼痛发作时检出,则支持心绞痛的诊断。心电图显示陈旧性心肌梗死时,则心绞痛可能性增加。静息心电图有 ST 段压低或 T 波倒置但胸痛发作时呈"假性正常化",也有利于冠心病心绞痛的诊断。24 小时动态心电图表现如有与症状相一致 ST-T 变化,则对诊断有参考价值。

(五)核素心室造影

1.^{201}Tl 心肌显像

铊随冠脉血流被正常心肌细胞摄取,休息时铊显像所示主要见于心肌梗死后瘢痕部位。在冠状动脉供血不足部位的心肌,则明显的灌注缺损仅见于运动后缺血区。变异型心绞痛发作时心肌急性缺血区常显示特别明显的灌注缺损。

2.放射性核素心腔造影

红细胞被标记上放射性核素,得到心腔内血池显影,可测定左心室射血分数及显示室壁局部运动障碍。

3.正电子发射断层心肌显像(PET)

除可判断心肌血流灌注外,还可了解心肌代谢状况,准确评估心肌活力。

(六)负荷试验

1.心电图运动试验

(1)适应证：①有心绞痛症状怀疑冠心病，可进行运动，静息心电图无明显异常的患者，为达到诊断目的。②确定稳定性冠心病的患者心绞痛症状明显改变者。③确诊的稳定性冠心病患者用于危险分层。

(2)禁忌证：急性心肌梗死早期、未经治疗稳定的急性冠状动脉综合征、未控制的严重心律失常或高度房室传导阻滞、未控制的心力衰竭、急性肺动脉栓塞或肺梗死、主动脉夹层、已知左冠状动脉主干狭窄、重度主动脉瓣狭窄、肥厚型梗阻性心肌病、严重高血压、活动性心肌炎、心包炎、电解质异常等。

(3)方案(Burce方案)：运动试验的阳性标准为运动中出现典型心绞痛，运动中或运动后出现ST段水平或下斜型下降≥1 mm(J点后60～80 ms)，或运动中出现血压下降者。

(4)需终止运动试验的情况，包括：①出现明显症状(如胸痛、乏力、气短、跛行)；症状伴有意义的ST段变化。②ST段明显压低(压低>2 mm为终止运动相对指征；≥4 mm为终止运动绝对指征)。③ST段抬高≥1 mm。④出现有意义的心律失常；收缩压持续降低1.3 kPa (10 mmHg)(1 mmHg=0.133 kPa)或血压明显升高[收缩压>33.3 kPa(250 mmHg)或舒张压>15.3 kPa(115 mmHg)]。⑤已达目标心率者。有上述情况一项者需终止运动试验。

2.核素负荷试验(心肌负荷显像)

(1)核素负荷试验的适应证：①静息心电图异常、LBBB、ST段下降>1 mm、起搏心律、预激综合征等心电图运动试验难以精确评估者。②心电图运动试验不能下结论，而冠状动脉疾病可能性较大者。

(2)药物负荷试验：包括双嘧达莫、腺苷或多巴酚丁胺药物负荷试验，用于不能运动的患者。

(七)多层CT或电子束CT扫描

多层CT或电子束CT平扫可检出冠状动脉钙化并进行积分。人群研究显示，钙化与冠状动脉病变的高危人群相联系，但钙化程度与冠状动脉狭窄程度却并不相关，因此，不推荐将钙化积分常规用于心绞痛患者的诊断评价。

CT造影为显示冠状动脉病变及形态的无创检查方法。有较高阴性预测价值，若CT冠状动脉造影未见狭窄病变，一般可不进行有创检查。但CT冠状动脉造影对狭窄病变及程度的判断仍有一定限度，特别当钙化存在时会显著影响狭窄程度的判断，而钙化在冠心病患者中相当普遍，因此，仅能作为参考。

(八)有创性检查

1.冠状动脉造影

冠状动脉造影至今仍是临床上评价冠状动脉粥样硬化和相对较为少见的非冠状动脉粥样硬化性疾病所引起的心绞痛的最精确的检查方法。对糖尿病、年龄>65岁老年患者、年龄>55岁女性的胸痛患者冠状动脉造影更有价值。

(1)适应证：①严重稳定型心绞痛(CCS分级3级或以上者)，特别是药物治疗不能很好缓解症状者。②无创方法评价为高危的患者，不论心绞痛严重程度如何。③心脏停搏存活者。④患者有严重的室性心律失常。⑤血管重建(PCI，CABG)的患者有早期中等或严重的心绞痛复发。⑥伴有慢性心力衰竭或左室射血分数(LVEF)明显减低的心绞痛患者。⑦无创评价属中、高危的心绞痛患者需考虑大的非心脏手术，尤其是血管手术(如主动脉瘤修复、颈动脉内膜剥脱术、股动脉搭桥术等）。

（2）不推荐行冠状动脉造影：严重肾功能不全、造影剂过敏、精神异常不能合作者或合并其他严重疾病，血管造影的得益低于风险者。

2.冠状动脉内超声显像

血管内超声检查可较为精确地了解冠状动脉腔径，血管腔内及血管壁粥样硬化病变情况，指导介入治疗操作并评价介入治疗效果，但不是一线的检查方法，只在特殊的临床情况及为科研目的而进行。

五、治疗

（一）治疗目标

1.防止心肌梗死和死亡，改善预后

防止心肌梗死和死亡，主要是减少急性血栓形成的发生率，阻止心室功能障碍的发展。上述目标需通过生活方式的改善和药物干预来实现：①减少斑块形成；②稳定斑块，减轻炎症反应，保护内皮功能；③对于已有内皮功能受损和斑块破裂，需阻止血栓形成。

2.减轻或消除症状

改善生活方式、药物干预和血管再通术均是减轻和消除症状的手段，根据患者的个体情况选择合适的治疗方法。

（二）一般治疗

1.戒烟

大量数据表明对于许多患者而言，吸烟是冠心病起源的最重要的可逆性危险因子，因此，强调戒烟是非常必要的。

2.限制饮食和酒精摄入

对确诊的冠心病患者，限制饮食是有效的干预方式。推荐食用水果、蔬菜、谷类、谷物制品、脱脂奶制品、鱼、瘦肉等，也就是所谓的"地中海饮食"。具体食用量需根据患者总胆固醇及低密度脂蛋白胆固醇来制定。超重患者应减轻体重。

适量饮酒是有益的，但大量饮酒肯定有害，尤其对于有高血压和心力衰竭的患者。很难定义适量饮酒的酒精量，因此提倡限酒。稳定的冠心病患者可饮少量（<50 g/d）低度酒（如葡萄酒）。

3.ω-3 不饱和脂肪酸

鱼油中富含的 ω-3 不饱和脂肪酸能降低血中甘油三酯，被证实能降低近期心肌梗死患者的猝死率，同时它也有抗心律失常作用，能降低高危患者的死亡率和危险因素，可用作此类患者的二级预防。但该脂肪酸的治疗只用于高危人群，如近期心梗患者，对于稳定型心绞痛伴高危因素患者较少应用。目前只提倡患者每星期至少吃一次鱼以保证该脂肪酸的正常摄入。

4.维生素和抗氧化剂

目前，尚无研究证实维生素的摄入能减少冠心病患者的心血管危险因素，同样，许多大型试验也没有发现抗氧化剂能给患者带来益处。

5.积极治疗高血压、糖尿病及其他疾病

稳定型心绞痛患者也应积极治疗高血压、糖尿病、代谢综合征等疾病，因这些疾病本身有促进冠状动脉疾病发展的危险性。

确诊冠心病的患者血压应降至 17.3/11.3 kPa（130/85 mmHg）；如合并糖尿病或肾脏疾病，

血压还应降至 17.3/10.7 kPa(130/80 mmHg)。糖尿病是心血管并发症的危险因子,需多方干预。研究显示,心血管病伴 2 型糖尿病患者在应用降糖药的基础上加用吡格列酮,其非致死性心肌梗死、脑卒中(中风)和病死率减少了 16%。

6.运动

鼓励患者在可耐受范围内进行运动,运动能提高患者运动耐量、减轻症状,对减轻体重、降低血脂和血压、增加糖耐量和胰岛素敏感性都有明显效益。

7.缓解精神压力

精神压力是心绞痛发作的重要促发因素,而心绞痛的诊断又给患者带来更大的精神压力。缓解紧张情绪,适当放松可以减少药物的摄入和手术的必要。

8.开车

稳定型心绞痛患者可以允许开车,但是要限定车载重和避免商业运输。高度紧张的开车是应该避免的。

(三)急性发作时治疗

发作时应立即休息,至少应迅速停止诱发心绞痛的活动。随即舌下含服硝酸甘油以缓解症状。对初次服用硝酸甘油的患者应嘱其坐下或平卧,以防发生低血压,还有诸如头晕、头胀痛、面红等不良反应。

应告知患者,若心绞痛发作>20 min,休息和舌下含服硝酸甘油不能缓解,应警惕发生心肌梗死并应及时就医。

(四)药物治疗

1.对症治疗,改善缺血

(1)短效硝酸酯制剂:硝酸酯类药为内皮依赖性血管扩张剂,能减少心肌需氧和改善心肌灌注,从而缓解心绞痛症状。快速起效的硝酸甘油能使发作的心绞痛迅速缓解。口服该药因肝脏首过效应,在肝内被有机硝酸酯还原酶降解,生物利用度极低。舌下给药吸收迅速完全,生物利用度高。硝酸甘油片剂暴露在空气中会变质,因而宜在开盖后 3 个月内使用。

硝酸甘油引起剂量依赖性血管舒张不良反应,如头痛、面红等。过大剂量会导致低血压和反射性交感神经兴奋引起心动过速。对硝酸甘油无效的心绞痛患者应怀疑心肌梗死的可能。

(2)长效硝酸酯制剂:长效硝酸酯制剂能降低心绞痛发作的频率和严重程度,并能增加运动耐量。长效制剂只是对症治疗,并无研究显示它能改善预后。血管舒张不良反应如头痛、面红与短效制剂类似。其代表药有硝酸异山梨酯、单硝酸异山梨酯。

当机体内硝酸酯类浓度达到并超过阈值,其对心绞痛的治疗作用减弱,缓解疼痛的作用大打折扣,即发生硝酸酯类耐药。因此,患者服用长效硝酸酯制剂时应有足够长的间歇期以保证治疗的高效。

(3)β受体阻滞剂:β受体阻滞剂能抑制心脏β受体,从而减慢心率、减弱心肌收缩力、降低血压,以减少心肌耗氧量,可以减少心绞痛发作和增加运动耐量。用药后要求静息心率降至 55~60 次/分,严重心绞痛患者如无心动过缓症状,可降至 50 次/分。

只要无禁忌证,β受体阻滞剂应作为稳定型心绞痛的初始治疗药物。β受体阻滞剂能降低心肌梗死后稳定型心绞痛患者死亡和再梗死的风险。目前可用于治疗心绞痛的β受体阻滞剂有很多种,当给予足够剂量时,均能有效预防心绞痛发作。更倾向于使用选择性 β$_1$ 受体阻滞剂,如美托洛尔、阿替洛尔及比索洛尔。同时具有 α 和 β 受体阻滞的药物,在慢性稳定型心绞痛的治疗中也有效。

在有严重心动过缓和高度房室传导阻滞、窦房结功能紊乱、明显的支气管痉挛或支气管哮喘的患者，禁用β受体阻滞剂。外周血管疾病及严重抑郁是应用β受体阻滞剂的相对禁忌证。慢性肺心病的患者可小心使用高度选择性β$_1$受体阻滞剂。没有固定狭窄的冠状动脉痉挛造成的缺血，如变异型心绞痛，不宜使用β受体阻滞剂，这时钙通道阻滞剂是首选药物。

推荐使用无内在拟交感活性的β受体阻滞剂。β受体阻滞剂的使用剂量应个体化，从较小剂量开始。

(4)钙通道阻滞剂：钙通道阻滞剂通过改善冠状动脉血流和减少心肌耗氧起缓解心绞痛作用，对变异型心绞痛或以冠状动脉痉挛为主的心绞痛，钙通道阻滞剂是一线药物。地尔硫䓬和维拉帕米能减慢房室传导，常用于伴有心房颤动或心房扑动的心绞痛患者，而不应用于已有严重心动过缓、高度房室传导阻滞和病态窦房结综合征的患者。

长效钙通道阻滞剂能减少心绞痛的发作。ACTION试验结果显示，硝苯地平控释片没有显著降低一级疗效终点(全因死亡、急性心肌梗死、顽固性心绞痛、新发心力衰竭、致残性脑卒中及外周血管成形术的联合终点)的相对危险，但对于一级疗效终点中的多个单项终点而言，硝苯地平控释片组降低达到统计学差异或有降低趋势。值得注意的是，亚组分析显示，占52％的合并高血压的冠心病患者中，一级终点相对危险下降13％。CAMELOT试验结果显示，氨氯地平组主要终点事件(心血管性死亡、非致死性心肌梗死、冠状血管重建、由于心绞痛而入院治疗、慢性心力衰竭入院、致死或非致死性卒中及新诊断的周围血管疾病)与安慰剂组比较相对危险降低达31％，差异有统计学意义。长期应用长效钙通道阻滞剂的安全性在ACTION及大规模降压试验ALLHAT及ASCOT中都得到了证实。

外周水肿、便秘、心悸、面部潮红是所有钙通道阻滞剂常见的不良反应，低血压也时有发生，其他不良反应还包括头痛、头晕、虚弱无力等。

当稳定型心绞痛合并心力衰竭而血压高且难于控制者必须应用长效钙通道阻滞剂时，可选择氨氯地平、硝苯地平控释片或非洛地平。

(5)钾通道开放剂：钾通道开放剂的代表药物为尼可地尔，除了抗心绞痛外，该药还有心脏保护作用。一项针对尼可地尔的试验证实稳定型心绞痛患者服用该药能显著减少主要冠状动脉事件的发生。但是，尚没有降低治疗后死亡率和非致死性心肌梗死发生率的研究，因此，该药的临床效益还有争议。

(6)联合用药：β受体阻滞剂和长效钙通道阻滞剂联合用药比单用一种药物更有效。此外，两药联用时，β受体阻滞剂还可减轻二氢吡啶类钙通道阻滞剂引起的反射性心动过速不良反应。非二氢吡啶类钙通道阻滞剂地尔硫䓬或维拉帕米可作为对β受体阻滞剂有禁忌的患者的替代治疗。但非二氢吡啶类钙通道阻滞剂和β受体阻滞剂的联合用药能使传导阻滞和心肌收缩力的减弱更明显，要特别警惕。老年人、已有心动过缓或左室功能不良的患者应尽量避免合用。

2.改善预后的药物治疗

与稳定型心绞痛并发的疾病如糖尿病和高血压应予以积极治疗，同时还应纠正高脂血症。HMG-CoA还原酶抑制剂(他汀类药物)和血管紧张素转换酶抑制剂(ACEI)除各自的降脂和降压作用外，还能改善患者预后。对缺血性心脏病患者，还需加用抗血小板药物。

阿司匹林通过抑制血小板内环氧化酶使血栓素A$_2$合成减少，达到抑制血小板聚集的作用。其应用剂量为每天75～150 mg。CURE研究发现每天阿司匹林剂量若＞200 mg或＜100 mg

反而增加心血管事件发生的风险。

所有患者如无禁忌证(活动性胃肠道出血、阿司匹林过敏或既往有阿司匹林不耐受的病史),给予阿司匹林75~100 mg/d。不能服用阿司匹林者,则可应用氯吡格雷作为替代。

所有冠心病患者应用他汀类药物。他汀类降脂治疗减少动脉粥样硬化性心脏病并发症,可同时应用于患者的一级和二级预防。他汀类除了降脂作用外,还有抗炎作用和防血栓形成,能降低心血管危险性。血脂控制目标为:总胆固醇(TC)<4.5 mmol/L,低密度脂蛋白胆固醇(LDL-C)至少应<2.59 mmol/L;建议逐步调整他汀类药物剂量以达到上述目标。

ACEI可防止左心室重塑,减少心力衰竭发生的危险,降低病死率,如无禁忌可常规使用。在稳定型心绞痛患者中,合并糖尿病、心力衰竭或左心室收缩功能不全的高危患者应该使用ACEI。所有冠心病患者均能从ACEI治疗中获益,但低危患者获益可能较小。

(五)非药物治疗(血运重建)

血运重建的主要指征:有冠状动脉造影指征及冠状动脉严重狭窄;药物治疗失败,不能满意控制症状;无创检查显示有大量的危险心肌;成功的可能性很大,死亡及并发症危险可接受;患者倾向于介入治疗,并且对这种疗法的危险充分知情。

1.冠状动脉旁路移植手术(CABG)

40多年来,CABG逐渐成了治疗冠心病的最普通的手术,CABG对冠心病的治疗的价值已进行了较深入的研究。对于低危患者(年病死率<1%)CABG并不比药物治疗给患者更多的预后获益。在比较CABG和药物治疗的临床试验的荟萃分析中,CABG可改善中危至高危患者的预后。对观察性研究及随机对照试验数据的分析表明,某些特定的冠状动脉病变解剖类型手术预后优于药物治疗,这些情况包括:①左主干的明显狭窄;②3支主要冠状动脉近段的明显狭窄;③2支主要冠状动脉的明显狭窄,其中包括左前降支(LAD)近段的高度狭窄。

根据研究人群不同,CABG总的手术死亡率在1%~4%,目前已建立了很好的评估患者个体风险的危险分层工具。尽管左胸廓内动脉的远期通畅率很高,大隐静脉桥发生阻塞的概率仍较高。血栓阻塞可在术后早期发生,大约10%在术后1年发生,5年以后静脉桥自身会发生粥样硬化改变。静脉桥10年通畅率为50%~60%。

CABG指征:①心绞痛伴左主干病变(ⅠA);②心绞痛伴三支血管病变,大面积缺血或心室功能差(ⅠA);③心绞痛伴双支或三支血管病变,包括左前降支(LAD)近端严重病变(ⅠA);④CCSⅠ~Ⅳ,多支血管病变、糖尿病(症状治疗ⅡaB)(改善预后ⅠB);⑤CCSⅠ~Ⅳ,多支血管病变、非糖尿病(ⅠA);⑥药物治疗后心绞痛分级CCSⅠ~Ⅳ,单支血管病变,包括LAD近端严重病变(ⅠB);⑦心绞痛经药物治疗分级CCSⅠ~Ⅳ,单支血管病变,不包括LAD近端严重病变(ⅡaB);⑧心绞痛经药物治疗症状轻微(CCSⅠ),单支、双支、三支血管病变,但有大面积缺血的客观证据(ⅡbC)。

2.经皮冠状动脉介入治疗(PCI)

30多年来,PCI日益普遍应用于临床,由于创伤小、恢复快、危险性相对较低,易于被医师和患者所接受。PCI的方法包括单纯球囊扩张、冠状动脉支架术、冠状动脉旋磨术、冠状动脉定向旋切术等。随着经验的积累、器械的进步,特别是支架极为普遍的应用和辅助用药的发展,这一治疗技术的应用范围得到了极大的拓展。近年来,冠心病的药物治疗也获较大发展,对于稳定型心绞痛并且冠状动脉解剖适合行PCI患者的成功率提高,手术相关的死亡风险为0.3%~1.0%。对于低危的稳定型心绞痛患者,包括强化降脂治疗在内的药物治疗在减少缺血事件方面与PCI

一样有效。对于相对高危险患者及多支血管病变的稳定型心绞痛患者,PCI 缓解症状更为显著,生存率获益尚不明确。

经皮冠脉血运重建的指征:①药物治疗后心绞痛 CCS 分级Ⅰ~Ⅳ,单支血管病变(ⅠA);②药物治疗后心绞痛 CCS 分级Ⅰ~Ⅳ,多支血管病变,非糖尿病(ⅠA);③稳定型心绞痛,经药物治疗症状轻微(CCS 分级Ⅰ),为单支、双支或 3 支血管病变,但有大面积缺血的客观证据(ⅡbC)。

成功的 PCI 使狭窄的管腔狭窄程度减少至 20%~50%,血流达到 TIMI Ⅲ级,心绞痛消除或显著减轻,心电图变化改善;但半年后再狭窄率达 20%~30%。如不成功需急症行主动脉-冠状动脉旁路移植手术。

(宋　敏)

第五节　ST 段抬高型心肌梗死

心肌梗死(MI)是在冠状动脉病变的基础上,发生冠状动脉血供急剧减少或中断,使相应的心肌严重而持久地急性缺血所致的部分心肌急性坏死。临床表现为胸痛,急性循环功能障碍,反映心肌急性缺血、损伤和坏死一系列特征性心电图演变及血清心肌酶和心肌结构蛋白的变化。MI 的原因常是在冠状动脉粥样硬化病变的基础上继发血栓形成所致,本节主要阐述 ST 段抬高型心肌梗死(STEMI)。其他非动脉粥样硬化的原因如冠状动脉栓塞、主动脉夹层累及冠状动脉开口、冠状动脉炎、冠状动脉先天性畸形等所导致的 MI 在此不做介绍。

一、发病情况

本病在欧美国家常见。WHO 报告 1986—1988 年 35 个国家每 10 万人口急性 MI 年死亡率以瑞典、爱尔兰、挪威、芬兰、英国最高,男性分别为 253.4、236.2、234.7、230.0、229.2,女性分别为 154.7、143.6、144.6、148.0、171.3。美国居中,男、女性分别为 118.3 和 90.7。我国和韩国居末 2 位,男性分别为 15.0 和 5.3,女性分别为 11.7 和 3.4。美国每年约有 110 万人发生心肌梗死,其中45 万人为再梗死。本病在我国过去少见,近年逐渐增多,现患心肌梗死约 200 万人,每年新发 50 万人。其中城市多于农村,各地比较以华北地区尤其是北京、天津两市最多。北京地区 16 所大中型医院每年收住院的急性心肌梗死病例,1991 年(1 492 例)病例数为 1972 年(604 例)的 2.47 倍。上海 10 所大医院 1989 年(300 例)病例数为 1970 年(78 例)的 3.84 倍。

近年来,虽然本病的急性期住院病死率有所下降,但对少数患者而言,此病仍然致命。

本病男性多于女性,国内资料显示比例为 1.9:1~5.0:1。患病年龄在 40 岁以上者占 87%~96.5%。女性发病通常较男性晚 10 年,男性患病的高峰年龄为 51~60 岁,女性则为 61~70 岁,随着年龄增长男女比例的差别逐渐缩小。60%~89%的患者伴有或在发病前有高血压,近半数的患者以往有心绞痛。吸烟、肥胖、糖尿病和缺少体力活动者,较易患病。

二、病理解剖

若冠状动脉管腔急性完全闭塞,血供完全停止,导致所供区域心室壁心肌透壁性坏死,临床上表现为典型的 STEMI,即传统的 Q 波型 MI。在冠状动脉闭塞后 20~30 min,受其供血的心肌即有少数坏死,开始了急性心肌梗死(AMI)的病理过程。1～2 h后绝大部分心肌呈凝固性坏死,心肌间质则充血、水肿,伴多量炎性细胞浸润。以后,坏死的心肌纤维逐渐溶解,形成肌溶灶,随后渐有肉芽组织形成。坏死组织1～2周后开始吸收,并逐渐纤维化,在6～8周后进入慢性期形成瘢痕而愈合,称为陈旧性或愈合性 MI。瘢痕大者可逐渐向外凸出而形成室壁膨胀瘤。梗死附近心肌的血供随侧支循环的建立而逐渐恢复。病变可波及心包出现反应性心包炎,波及心内膜引起附壁血栓形成。在心腔内压力的作用下,坏死的心壁可破裂(心脏破裂),破裂可发生在心室游离壁、乳头肌或心室间隔处。

病理学上,MI可分为透壁性和非透壁性(或心内膜下)。前者坏死累及心室壁全层,多由冠状动脉持续闭塞所致;后者坏死仅累及心内膜下或心室壁内,未达心外膜,多是冠状动脉短暂闭塞而持续开通的结果。不规则片状非透壁 MI 多见于 STEMI 在未形成透壁 MI 前早期再灌注(溶栓或 PCI 治疗)成功的患者。

尸解资料表明,AMI 患者75%以上有一支以上的冠状动脉严重狭窄;1/3～1/2 所有 3 支冠状动脉均存在有临床意义的狭窄。STEMI 发生后数小时所做的冠状动脉造影显示,90%以上的MI 相关动脉发生完全闭塞。少数 AMI 患者冠状动脉正常,可能为血管腔内血栓的自溶、血小板一过性聚集造成闭塞或严重的持续性冠状动脉痉挛的发作使冠状动脉血流减少所致。左冠状动脉前降支闭塞最多见,可引起左心室前壁、心尖部、下侧壁、前间隔和前内乳头肌梗死;左冠状动脉回旋支闭塞可引起左心室高侧壁、膈面及左心房梗死,并可累及房室结;右冠状动脉闭塞可引起左心室膈面、后间隔及右心室梗死,并可累及窦房结和房室结。右心室及左、右心房梗死较少见。左冠状动脉主干闭塞则引起左心室广泛梗死。

MI 时冠状动脉内血栓既有白血栓(富含血小板),又有红血栓(富含纤维蛋白和红细胞)。STEMI的闭塞性血栓是白、红血栓的混合物,从堵塞处向近端延伸部分为红血栓。

三、病理生理

ACS 具有共同的病理生理基础(详见前文"不稳定型心绞痛和非 ST 段抬高型心肌梗死"段)。STEMI 的病理生理特征是由心肌丧失收缩功能所产生的左心室收缩功能降低、血流动力学异常和左心室重构所致。

(一)左心室功能

冠状动脉急性闭塞时相关心肌依次发生 4 种异常收缩形式:①运动同步失调,即相邻心肌节段收缩时相不一致;②收缩减弱,即心肌缩短幅度减小;③无收缩;④反常收缩,即矛盾运动,收缩期膨出。于梗死部位发生功能异常同时,正常心肌在早期出现收缩增强。由于非梗死节段发生收缩加强,使梗死区产生矛盾运动。然而,非梗死节段出现代偿性收缩运动增强,对维持左室整体收缩功能的稳定有重要意义。若非梗死区有心肌缺血,即"远处缺血"存在,则收缩功能也可降低,主要见于非梗死区域冠状动脉早已闭塞,供血主要依靠此次 MI 相关冠状动脉者。同样,若MI 区心肌在此次冠状动脉闭塞以前就已有冠状动脉侧支循环形成,则对于 MI 区乃至左室整体收缩功能的保护也有重要意义。

(二)心室重构

MI 致左室节段和整体收缩、舒张功能降低的同时,机体启动了交感神经系统兴奋、肾素-血管紧张素-醛固酮系统激活和 Frank-Starling 等代偿机制,一方面通过增强非梗死节段的收缩功能、增快心率、代偿性增加已降低的心搏量(SV)和心排血量(CO),并通过左室壁伸展和肥厚增加左室舒张末容积(LVEDV)进一步恢复 SV 和 CO,降低升高的左室舒张末期压(LVEDP);但另一方面,也同时开启了左心室重构的过程。

MI 发生后,左室腔大小、形态和厚度发生变化,总称为心室重构。重构过程反过来影响左室功能和患者的预后。重构是左室扩张和非梗死心肌肥厚等因素的综合结果,使心室变形(球形变)。除了梗死范围以外,另两个影响左室扩张的重要因素是左室负荷状态和梗死相关动脉的通畅程度。左室压力升高有导致室壁张力增加和梗死扩展的危险,而通畅的梗死区相关动脉可加快瘢痕形成,增加梗死区组织的修复,减少梗死的扩展和心室扩张的危险。

1.梗死扩展

梗死扩展是指梗死心肌节段随后发生的面积扩大,而无梗死心肌量的增加。导致梗死扩展的原因有:①肌束之间的滑动,致使单位容积内心肌细胞减少;②正常心肌细胞碎裂;③坏死区内组织丧失。梗死扩展的特征为梗死区不成比例的变薄和扩张。心尖部是心室最薄的部位,也是最容易受到梗死扩展损伤的区域。梗死扩展后,心力衰竭和室壁瘤等致命性并发症发生率增高,严重者可发生心室破裂。

2.心室扩大

心室心肌存活部分的扩大也与重构有重要关联。心室重构在梗死发生后立即开始,并持续数月甚至数年。在大面积梗死的情况下,为维持心搏量,有功能的心肌增加了额外负荷,可能会发生代偿性肥厚,这种适应性肥厚虽能代偿梗死所致的心功能障碍,但存活的心肌最终也受损,导致心室的进一步扩张,心脏整体功能障碍,最后发生心力衰竭。心室的扩张程度与梗死范围、梗死相关动脉的开放迟早和心室非梗死区的局部肾素-血管紧张素系统的激活程度有关。心室扩大及不同部位的心肌电生理特性的不一致,使患者有患致命性心律失常的危险。

四、临床表现

按临床过程和心电图的表现,本病可分为急性期、演变期和慢性期 3 期,但临床症状主要出现在急性期,部分患者还有一些先兆表现。

(一)诱发因素

本病在春、冬季发病较多,与气候寒冷、气温变化大有关,常在安静或睡眠时发病,以清晨6 时至午间 12 时发病最多。大约有 1/2 的患者能查明诱发因素,如剧烈运动、过重的体力劳动、创伤、情绪激动、精神紧张或饱餐、急性失血、出血性或感染性休克,主动脉瓣狭窄、发热、心动过速等引起的心肌耗氧增加、血供减少都可能是心肌梗死的诱因。在变异型心绞痛患者中,反复发作的冠状动脉痉挛也可发展为急性心肌梗死。

(二)先兆

半数以上患者在发病前数天有乏力、胸部不适,活动时心悸、气急、烦躁、心绞痛等前驱症状,其中以新发生心绞痛(初发型心绞痛)或原有心绞痛加重(恶化型心绞痛)最为突出。心绞痛发作较以往频繁、性质较剧、持续较久、硝酸甘油疗效差、诱发因素不明显;疼痛时伴有恶心、呕吐、大汗和心动过速,或伴有心功能不全、严重心律失常、血压大幅度波动等;同时心电图示 ST 段一过性明显抬高(变异型心绞痛)或压低,T 波倒置或增高("假性正常化"),应警惕近期内发生 MI 的可能。发现先兆及时积极治疗,有可能使部分患者避免发生 MI。

(三)症状

随梗死的大小、部位、发展速度和原来心脏的功能情况等而轻重不同。

1.疼痛

疼痛是最先出现的症状,疼痛部位和性质与心绞痛相同,但常发生于安静或睡眠时,疼痛程度较重,范围较广,持续时间可长达数小时或数天,休息或含用硝酸甘油片多不能缓解,患者常烦躁不安、出汗、恐惧,有濒死之感。在我国,1/6～1/3的患者疼痛的性质及部位不典型,如位于上腹部,常被误认为胃溃疡穿孔或急性胰腺炎等急腹症;位于下颌或颈部,常被误认为牙病或骨关节病。部分患者无疼痛,多为糖尿病患者或老年人,一开始即表现为休克或急性心力衰竭;少数患者在整个病程中都无疼痛或其他症状,而事后才发现患过MI。

2.全身症状

主要是发热,伴有心动过速、白细胞计数增高和血细胞沉降率增快等,由坏死物质吸收所引起。一般在疼痛发生后24～48 h出现,程度与梗死范围常呈正相关,体温一般在38 ℃上下,很少超过39 ℃,持续1周左右。

3.胃肠道症状

约1/3有疼痛的患者,在发病早期伴有恶心、呕吐和上腹胀痛,与迷走神经受坏死心肌刺激和心排血量降低组织灌注不足等有关;肠胀气也不少见;重症者可发生呃逆(以下壁心肌梗死多见)。

4.心律失常

心律失常见于75%～95%的患者,多发生于起病后1～2周内,尤以24小时内最多见。各种心律失常中以室性心律失常为最多,尤其是室性期前收缩,如室性期前收缩频发(每分钟5次以上),成对出现,心电图上表现为多源性或落在前一心搏的易损期时,常预示即将发生室性心动过速或心室颤动。冠状动脉再灌注后可能出现加速性室性自主心律与室性心动过速,多数历时短暂,自行消失。室上性心律失常则较少,阵发性心房颤动比心房扑动和室上性心动过速更多见,多发生在心力衰竭患者中。窦性心动过速的发生率为30%～40%,发病初期出现的窦性心动过速多为暂时性,持续性窦性心动过速是梗死面积大、心排血量降低或左心功能不全的反应。各种程度的房室传导阻滞和束支传导阻滞也较多,严重者发生完全性房室传导阻滞。发生完全性左束支传导阻滞时MI的心电图表现可被掩盖。前壁MI易发生室性心律失常。下壁(膈面)MI易发生房室传导阻滞,其阻滞部位多在房室束以上,预后较好。前壁MI而发生房室传导阻滞时,往往是多个束支同时发生传导阻滞的结果,其阻滞部位在房室束以下,且常伴有休克或心力衰竭,预后较差。

5.低血压和休克

疼痛期血压下降常见,可持续数周后再上升,但常不能恢复以往的水平,未必是休克。如疼痛缓解而收缩压低于10.7 kPa(80 mmHg),患者烦躁不安、面色苍白、皮肤湿冷、脉细而快、大汗淋漓、尿量减少(<20 mL/h)、神志迟钝,甚至昏厥者,则为休克的表现。休克多在起病后数小时至1周内发生,见于20%的患者,主要是心源性,为心肌广泛(40%以上)坏死、心排血量急剧下降所致,神经反射引起的周围血管扩张为次要的因素,有些患者还有血容量不足的因素参与。严重的休克可在数小时内致死,一般持续数小时至数天,可反复出现。

6.心力衰竭

主要是急性左心衰竭,可在起病最初数天内发生或在疼痛、休克好转阶段出现,为梗死后心脏舒缩力显著减弱或不协调所致,发生率为20%～48%。患者出现呼吸困难、咳嗽、发绀、烦躁等,严重者可发生肺水肿或进而发生右心衰竭的表现,出现颈静脉怒张、肝肿痛和水肿等。右心室 MI 者,一开始即可出现右心衰竭的表现。

发生于 AMI 时的心力衰竭称为泵衰竭,根据临床上有无心力衰竭及其程度,常按 Killip 分级法分级:第Ⅰ级为左心衰竭代偿阶段,无心力衰竭征象,肺部无啰音,但肺楔压可升高;第Ⅱ级为轻至中度左心衰竭,肺啰音的范围小于肺野的 50%,可出现第三心音奔马律、持续性窦性心动过速、有肺淤血的 X 线表现;第Ⅲ级为重度心力衰竭,急性肺水肿,肺啰音的范围大于两肺野的50%;第Ⅳ级为心源性休克,血压12.0 kPa(90 mmHg),少尿,皮肤湿冷、发绀,呼吸加速,脉搏快。

AMI 时,重度左心室衰竭或肺水肿与心源性休克同样是左心室排血功能障碍所引起。在血流动力学上,肺水肿是以左心室舒张末期压及左房压与肺楔压的增高为主,而在休克则心排血量和动脉压的降低更为突出,心排血指数比左心室衰竭时更低。因此,心源性休克较左心室衰竭更严重。此两者可以不同程度合并存在,是泵衰竭的最严重阶段。

(四)血流动力学分型

AMI 时心脏的泵血功能并不能通过一般的心电图、胸部 X 线片等检查而完全反映出来,及时进行血流动力学监测,能为早期诊断和及时治疗提供很重要依据。Forrester 等根据血流动力学指标肺楔压(PCWP)和心脏指数(CI)评估有无肺淤血和周围灌注不足的表现,从而将 AMI 分为 4 个血流动力学亚型。

Ⅰ型:既无肺淤血又无周围组织灌注不足,心功能处于代偿状态。CI>2.2 L/(min·m²),PCWP≤2.4 kPa(18 mmHg),病死率约为 3%。

Ⅱ型:有肺淤血,无周围组织灌注不足,为常见临床类型。CI>2.2 L/(min·m²),PCWP>2.4 kPa(18 mmHg),病死率约为 9%。

Ⅲ型:有周围组织灌注不足,无肺淤血,多见于右心室梗死或血容量不足者。CI≤2.2 L/(min·m²),PCWP≤2.4 kPa(18 mmHg),病死率约为 23%。

Ⅳ型:兼有周围组织灌注不足与肺淤血,为最严重类型。CI≤2.2 L/(min·m²),PCWP>2.4 kPa(18 mmHg),病死率约为 51%。

由于 AMI 时影响心脏泵血功能的因素较多,因此 Forrester 分型基本反映了血流动力学变化的状况,不能包括所有泵功能改变的特点。AMI 血流动力学紊乱的临床表现主要包括低血压状态、肺淤血、急性左心衰竭、心源性休克等状况。

(五)体征

AMI 时心脏体征可在正常范围内,体征异常者大多数无特征性:心脏可有轻至中度增大;心率增快或减慢;心尖区第一心音减弱,可出现第三或第四心音奔马律。前壁心肌梗死的早期,可能在心尖区和胸骨左缘之间扪及迟缓的收缩期膨出,是心室壁反常运动所致,常在几天至几周内消失。10%~20%的患者在发病后 2~3 天出现心包摩擦音,多在 1~2 天内消失,少数持续1周以上。发生二尖瓣乳头肌功能失调者,心尖区可出现粗糙的收缩期杂音;发生心室间隔穿孔者,胸骨左下缘出现响亮的收缩期杂音,常伴震颤。右室梗死较重者可出现颈静脉怒张,深吸气时更为明显。除发病极早期可出现一过性血压增高外,几乎所有患者在病程中都会有血压降低,起病前有高血压者,血压可降至正常;起病前无高血压者,血压可降至正常以下,且可能不再恢复到发病之前的水平。

五、并发症

并发症可分为机械性、缺血性、栓塞性和炎症性。

(一)机械性并发症

1.心室游离壁破裂

3%的 MI 患者可发生心室游离壁破裂,是心脏破裂最常见的一种,占 MI 患者死亡的 10%。心室游离壁破裂常在发病 1 周内出现,早高峰在 MI 后 24 h 内,晚高峰在 MI 后 3～5 天。早期破裂与胶原沉积前的梗死扩展有关,晚期破裂与梗死相关室壁的扩展有关。心脏破裂多发生在第 1 次 MI、前壁梗死、老年和女性患者中。其他危险因素包括 MI 急性期的高血压、既往无心绞痛和心肌梗死、缺乏侧支循环、心电图上有 Q 波、应用糖皮质激素或非甾类固醇消炎药、MI 症状出现后 14 小时以后的溶栓治疗。心室游离壁破裂的典型表现包括持续性心前区疼痛、心电图 ST-T 改变、迅速进展的血流动力学衰竭、急性心包填塞和电-机械分离。心室游离壁破裂也可为亚急性,即心肌梗死区不完全或逐渐破裂,形成包裹性心包积液或假性室壁瘤,患者能存活数月。

2.室间隔穿孔

比心室游离壁破裂少见,有 0.5%～2.0% 的 MI 患者会发生室间隔穿孔,常发生于 AMI 后 3～7 天。AMI 后,胸骨左缘突然出现粗糙的全收缩期杂音或可触及收缩期震颤,或伴有心源性休克和心力衰竭,应高度怀疑室间隔穿孔,此时应进一步做 Swan-Ganz 导管检查与超声心动图检查。

3.乳头肌功能失调或断裂

乳头肌功能失调总发生率可高达 50%,二尖瓣乳头肌因缺血、坏死等使收缩功能发生障碍,造成不同程度的二尖瓣脱垂或关闭不全,心尖区出现收缩中晚期喀喇音和吹风样收缩期杂音,第一心音可不减弱,可引起心力衰竭。轻症者可以恢复,其杂音可以消失。乳头肌断裂极少见,多发生在二尖瓣后内乳头肌,故在下壁 MI 中较为常见。后内乳头肌大多是部分断裂,可导致严重二尖瓣反流伴有明显的心力衰竭;少数完全断裂者则发生急性二尖瓣大量反流,造成严重的急性肺水肿,约 1/3 的患者迅速死亡。

4.室壁膨胀瘤

室壁膨胀瘤或称室壁瘤。绝大多数并发于 STEMI,多累及左心室心尖部,发生率为 5%～20%。为在心室腔内压力影响下,梗死部位的心室壁向外膨出而形成。见于 MI 范围较大的患者,常于起病数周后才被发现。发生较小室壁瘤的患者可无症状与体征;但发生较大室壁瘤的患者,可出现顽固性充血性心力衰竭及复发性、难治的致命性心律失常。体检可发现心浊音界扩大,心脏搏动范围较广泛或心尖抬举样搏动,可有收缩期杂音。心电图上除了有 MI 的异常 Q 波外,约 2/3 的患者同时伴有持续性 ST 段弓背向上抬高。X 线透视和摄片、超声心动图、放射性核素心脏血池显像、磁共振成像及左心室选择性造影可见局部心缘突出,搏动减弱或有反常搏动。室壁瘤按病程可分为急性和慢性室壁瘤。急性室壁瘤在心肌梗死后数天内形成,易发生心脏破裂和形成血栓。慢性室壁瘤多见于 MI 愈合期,由于其瘤壁为致密的纤维瘢痕所替代,所以一般不会引起破裂。

(二)缺血性并发症

1.梗死延展

梗死延展指同一梗死相关冠状动脉供血部位的 MI 范围的扩大,可表现为心内膜下 MI 转变为透壁性 MI 或 MI 范围扩大到邻近心肌,多有梗死后心绞痛和缺血范围的扩大。梗死延展多发生在 AMI 后的 2～3 周内,多数原梗死区相应导联的心电图有新的梗死性改变且 CK 或肌钙蛋白升高时间延长。

2.再梗死

再梗死指 AMI 4 周后再次发生的 MI,既可发生在原来梗死的部位,也可发生在任何其他心肌部位。如果再梗死发生在 AMI 后 4 周内,则其心肌坏死区一定受另一支有病变的冠状动脉所支配。通常再梗死发生在与原梗死区不同的部位,诊断多无困难;若再梗死发生在与原梗死区相同的部位,尤其是 NSTEMI 的再梗死、反复多次的灶性梗死,常无明显的或特征性的心电图改变,可使诊断发生困难,此时迅速上升且又迅速下降的酶学指标如 CK-MB 比肌钙蛋白更有价值。CK-MB 恢复正常后又升高或超过原先水平的 50% 对再梗死具有重要的诊断价值。

(三)栓塞性并发症

MI 并发血栓栓塞主要是指心室附壁血栓或下肢静脉血栓破碎脱落所致的体循环栓塞或肺动脉栓塞。左心室附壁血栓形成在 AMI 患者中较多见,尤其在急性大面积前壁 MI 累及心尖部时,其发生率可高达 60% 左右,而体循环栓塞并不常见,国外一般发生率在 10% 左右,我国一般在 2% 以下。附壁血栓的形成和血栓栓塞多发生在梗死后的第 1 周内。最常见的体循环栓塞为脑卒中,也可产生肾、脾或四肢等动脉栓塞;如栓子来自下肢深部静脉,则可产生肺动脉栓塞。

(四)炎症性并发症

1.早期心包炎

早期心包炎发生于 MI 后 1~4 天内,发生率约为 10%。早期心包炎常发生在透壁性 MI 患者中,是由梗死区域心肌表面心包并发纤维素性炎症所致。临床上可出现一过性的心包摩擦音,伴有进行性加重的胸痛,疼痛随体位而改变。

2.后期心包炎(心肌梗死后综合征或 Dressier 综合征)

后期心包炎发病率为 1%~3%,于 MI 后数周至数月内出现,并可反复发生。其发病机制迄今尚不明确,推测为自身免疫反应所致;而 Dressler 认为它是一种变态反应,是机体对心肌坏死物质所形成的自身抗原的变态反应。临床上可表现为突然起病,发热,胸膜性胸痛,白细胞计数升高和血沉增快,心包或胸膜摩擦音可持续 2 周以上,超声心动图常可发现心包积液,少数患者可伴有少量胸腔积液或肺部浸润。

六、危险分层

STEMI 的患者具有以下任何 1 项者可被确定为高危患者。

(1)年龄>70 岁。

(2)前壁 MI。

(3)多部位 MI(指 2 个部位以上)。

(4)伴有血流动力学不稳定如低血压、窦性心动过速、严重室性心律失常、快速心房颤动、肺水肿或心源性休克等。

(5)左、右束支传导阻滞源于 AMI。

(6)既往有 MI 病史。

(7)合并糖尿病和未控制的高血压。

七、辅助检查

(一)心电图检查

虽然一些因素限制了心电图对 MI 的诊断和定位的能力,如心肌损伤的范围、梗死的时间及其位置、传导阻滞的存在、陈旧性 MI 的存在、急性心包炎、电解质浓度的变化及服用对心电有影响的药物等。然而,标准 12 导联心电图的系列观察(必要时 18 导联),仍然是临床上对 STEMI 检出和定位的有用方法。

1.特征性改变

在面向透壁心肌坏死区的导联上出现以下特征性改变:①宽而深的 Q 波(病理性Q波)。②ST 段抬高呈弓背向上型。③T 波倒置,往往宽而深,两支对称;在背向梗死区的导联上则出现相反的改变,即R 波增高,ST 段压低,T 波直立并增高。

2.动态性改变

(1)起病数小时内,可尚无异常,或出现异常高大、两支不对称的 T 波。

(2)数小时后,ST 段明显抬高,弓背向上,与直立的 T 波连接,形成单向曲线。数小时到2 天内出现病理性 Q 波(又称Q 波型 MI),同时 R 波减低,为急性期改变。Q 波在 3～4 天内稳定不变,以后70%～80%永久存在。

(3)如不进行治疗干预,ST 段抬高持续数天至 2 周左右,逐渐回到基线水平,T 波则变为平坦或倒置,是为亚急性期改变。

(4)数周至数月以后,T 波呈 V 形倒置,两支对称,波谷尖锐,为慢性期改变,T 波倒置可永久存在,也可在数月到数年内逐渐恢复(图 5-3、图 5-4)。合并束支传导阻滞尤其左束支传导阻滞或在原来部位再次发生 AMI 时,心电图表现多不典型,不一定能反映 AMI。

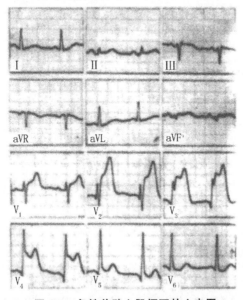

图 5-3　急性前壁心肌梗死的心电图

图示 V$_3$、V$_4$ 导联 QRS 波呈 qR 型,ST 段明显抬高,V$_2$ 导联呈 qRS 型,ST 段明显抬高,V$_1$ 导联 ST 段亦抬高

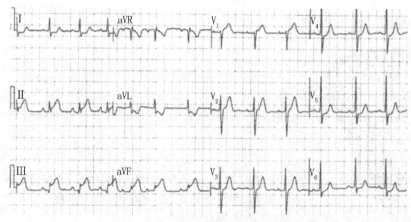

图 5-4　急性下壁心肌梗死的心电图

图示Ⅱ、Ⅲ、aVF 导联 ST 段抬高,Ⅲ导联 QRS 波呈 qR 型,Ⅰ、aVL 导联 ST 段压低

　　微型的和多发局灶型 MI,心电图中既不出现 Q 波也始终无 ST 段抬高,但有心肌坏死的血清标志物升高,属 NSTEMI 范畴。

　　3.定位和定范围

　　STEMI 的定位和定范围可根据出现特征性改变的导联数来判断(表 5-9)。

表 5-9　ST 段抬高型心肌梗死的心电图定位诊断

导联	前间隔	局限前壁	前侧壁	广泛前壁下壁*	下间壁	下侧壁	高侧壁**	正后壁***
V_1	+			+	+			
V_2	+			+	+			
V_3	+	+		+	+			
V_4		+		+				
V_5		+	+	+		+		
V_6			+			+		
V_7			+			+		+
V_8								+
aVR								
AVL	±		±					+
aVF		…	…	…	+	+	+	−
Ⅰ	±	+						
Ⅱ		…	…	…	+	+	+	−
Ⅲ		…	…	…	+	+	+	−

　　注:①+:正面改变,表示典型 Q 波、ST 段抬高及 T 波倒置等变化;②−:反面改变,表示与+相反的变化;③±:可能有正面改变;④…:可能有反面改变

　　* 即膈面,右心室 MI 不易从心电图得到诊断,但此时 CR4R(或 V_{4R})导联的 ST 段抬高,可作为下壁 MI 扩展到右心室的参考指标

　　* * 在 V_5、V_6、V_7 导联高 1~2 肋间处有正面改变

　　* * * V_1、V_2、V_3 导联 R 波增高

(二)心脏标志物测定

1.血清酶学检查

以往用于临床诊断 MI 的血清酶学指标包括：肌酸磷酸激酶（CK 或 CPK）及其同工酶 CK-MB、天门冬酸氨基转移酶（AST，曾称 GOT）、乳酸脱氢酶（LDH）及其同工酶，但因 AST 和 LDH 分布于全身许多器官，对 MI 的诊断特异性较差，目前临床已不推荐应用。AMI 发病后，血清酶活性随时相而变化。CK 在起病 6 小时内增高，24 小时内达高峰，3～4 天恢复正常。

CK 的同工酶 CK-MB 诊断 AMI 的敏感性和特异性均极高，分别达到 100% 和 99%，在起病后 4 小时内增高，16～24 小时达高峰，3～4 天恢复正常。STEMI 静脉内溶栓治疗时，CK 及其同工酶 CK-MB 可作为阻塞的冠状动脉再通的指标之一。冠状动脉再通，心肌血流再灌注时，坏死心肌内积聚的酶被再灌注血流"冲刷"，迅速进入血液循环，从而使酶峰距 STEMI 发病时间提早出现，酶峰活性水平高于阻塞冠状动脉未再通者。用血清 CK-MB 活性水平增高和峰值前移来判断 STEMI 静脉溶栓治疗后冠状动脉再通，约有 95% 的敏感性和 88% 的特异性。

2.心肌损伤标志物测定

在心肌坏死时，除了血清心肌酶活性的变化外，心肌内含有的一些蛋白质类物质也会从心肌组织内释放出来，并出现在外周循环血液中，因此可作为心肌损伤的判定指标。这些物质主要包括肌钙蛋白和肌红蛋白。

肌钙蛋白（Tn）是肌肉组织收缩的调节蛋白，心肌肌钙蛋白（cTn）与骨骼肌中的 Tn 在分子结构和免疫学上是不同的，因此它是心肌所独有，具有很高的特异性。cTn 共有 cTnT、cTnI、cTnC 3 个亚单位。

cTnT 在健康人血清中的浓度一般小于 0.06 ng/L。通常，在 AMI 后 3～4 h 开始升高，2～5 天达到峰值，持续 10～14 天；其动态变化过程与 MI 时间、梗死范围大小、溶栓治疗及再灌注情况有密切关系。由于血清 cTnT 的高度敏感性和良好重复性，它对早期和晚期 AMI 及 UA 患者的灶性心肌坏死均具有很高的诊断价值。

cTnI 也是一种对心肌损伤和坏死确具高度特异性的血清学指标，其正常值上限为 3.1 ng/L，在 AMI 后 4～6 h 或更早即可升高，24 h 后达到峰值，约 1 周后降至正常。

肌红蛋白在 AMI 发病后 2～3 小时内即已升高，12 h 内多达峰值，24～48 h 内恢复正常，由于其出现时间均较 cTn 和 CK-MB 早，故它是目前能用来最早诊断 AMI 的生化指标。但是肌红蛋白广泛存在于心肌和骨骼肌中，两者在免疫学上也是相同的，而且又主要经肾脏代谢清除，因而与血清酶学指标相似，也存在特异性较差的问题，如慢性肾功能不全、骨骼肌损伤时，肌红蛋白水平均会增高，此时应予以仔细鉴别。

3.其他检查

组织坏死和炎症反应的非特异性指标 AMI 发病 1 周内白细胞可增至 $10 \times 10^9/L$ ～ $20 \times 10^9/L$，中性粒细胞多在 75%～90%，嗜酸性粒细胞减少或消失。血细胞沉降率增快，可持续 1～3 周，能较准确地反映坏死组织被吸收的过程。血清游离脂肪酸、C 反应蛋白在 AMI 后均增高。血清游离脂肪酸显著增高者易发生严重室性心律失常。此外，AMI 时，由于应激反应，血糖可升高，糖耐量可暂降低，2～3 周后恢复正常。STEMI 患者在发病 24～48 h 内血胆固醇保持或接近基线水平，但以后会急剧下降。因此所有 STEMI 患者应在发病 24～48 h 内测定血脂谱，超过 24～48 h 者，要在 AMI 发病 8 周后才能获得更准确的血脂结果。

(三)放射性核素心肌显影

利用坏死心肌细胞中的钙离子能结合放射性锝焦磷酸盐或坏死心肌细胞的肌凝蛋白可与其特异性抗体结合的特点,静脉注射^{99m}Tc-焦磷酸盐或^{111}In-抗肌凝蛋白单克隆抗体进行"热点"显像;利用坏死心肌血供断绝和瘢痕组织中无血管以致^{201}Tl或^{99m}Tc-MIBI不能进入细胞的特点,静脉注射这些放射性核素进行"冷点"显像;均可显示MI的部位和范围。前者主要用于急性期,后者用于慢性期。用门电路γ闪烁显像法进行放射性核素心腔造影(常用^{99m}Tc-标记的红细胞或清蛋白),可观察心室壁的运动和左心室的射血分数。有助于判断心室功能,判断梗死后造成的室壁运动失调和室壁瘤。目前多用单光子发射计算机断层显像(SPECT)来检查,新的方法正电子发射计算机断层扫描(PET)可观察心肌的代谢变化,判断心肌是否存活。如心脏标志物或心电图阳性,做诊断时不需要做心肌显像。出院前或出院后不久,症状提示ACS但心电图无诊断意义和心脏标志物正常的患者应接受负荷心肌显像检查(药物或运动负荷的放射性核素或超声心动图心肌显像)。显像异常的患者提示在以后的3~6个月内发生并发症的危险增加。

(四)超声心动图检查

根据超声心动图上所见的室壁运动异常可对心肌缺血区域做出判断。在评价有胸痛而无特征性心电图变化时,超声心动图有助于除外主动脉夹层。对MI患者,床旁超声心动图对发现机械性并发症很有价值,如评估心脏整体和局部功能、乳头肌功能不全、室壁瘤和室间隔穿孔等。多巴酚丁胺负荷超声心动图检查还可用于评价心肌存活性。

(五)选择性冠状动脉造影

需施行各种介入性治疗时,可先行选择性冠状动脉造影,明确病变情况,制订治疗方案。

八、诊断和鉴别诊断

WHO的AMI诊断标准依据典型的临床表现、特征性的心电图改变、血清心肌坏死标志物水平动态改变,3项中具备2项特别是后2项即可确诊,一般并不困难。无症状的患者,诊断较困难。凡年老患者突然发生休克、严重心律失常、心力衰竭、上腹胀痛或呕吐等表现而原因未明者,或原有高血压而血压突然降低且无原因可寻者,都应想到AMI的可能。此外有较重而持续较久的胸闷或胸痛者,即使心电图无特征性改变,也应考虑本病的可能,都宜先按AMI处理,并在短期内反复进行心电图观察和血清肌钙蛋白或心肌酶等测定,以确定诊断。当存在左束支传导阻滞图形时,MI的心电图诊断较困难,因它与STEMI的心电图变化相类似,此时,与QRS波同向的ST段抬高和至少2个胸导联ST段抬高>5 mm,强烈提示MI。一般来说,有疑似症状并出现新的左束支传导阻滞应按STEMI来治疗。无病理性Q波的心内膜下MI和小的透壁性或非透壁性或微型MI,鉴别诊断参见前文"不稳定型心绞痛和非ST段抬高型心肌梗死"段。血清肌钙蛋白和心肌酶测定的诊断价值更大。

2007年欧洲和美国心脏病学会对MI制定了新的定义,将MI分为急性进展性和陈旧性两类,把血清心肌坏死标志物水平动态改变列为诊断急性进展性MI的首要和必备的条件。

(一)急性进展性MI的定义

(1)心肌坏死生化标志物典型的升高和降低,至少伴有下述情况之一:①心肌缺血症状;②心电图病理性Q波形成;③心电图ST段改变提示心肌缺血;④做过冠状动脉介入治疗,如血管成形术。

(2)病理发现AMI。

(二)陈旧性 MI 的定义

(1)系列心电图检查提示新出现的病理性 Q 波,患者可有或可不记得有任何症状,心肌坏死生化标志物已降至正常。

(2)病理发现已经或正在愈合的 MI,然后将 MI 再分为 5 种临床类型。Ⅰ型:自发性 MI,与原发的冠状动脉事件如斑块糜烂、破裂、夹层形成等而引起的心肌缺血相关;Ⅱ型:MI 继发于心肌的供氧和耗氧不平衡所导致的心肌缺血,如冠状动脉痉挛、冠状动脉栓塞、贫血、心律失常、高血压或低血压;Ⅲ型:心脏性猝死,有心肌缺血的症状和新出现的 ST 段抬高或新的左束支传导阻滞,造影或尸检证实冠状动脉内有新鲜血栓,但未及采集血样之前或血液中心肌坏死生化标志物升高之前患者就已死亡;Ⅳa 型:MI 与 PCI 相关;Ⅳb 型:MI 与支架内血栓有关,经造影或尸检证实;Ⅴ型:MI 与 CABG 相关。

此外,还需与变异型心绞痛相鉴别。本病由 Prinzmetal 于 1959 年首先描述,心绞痛几乎都在静息时发生,常呈周期性,多发生在午夜至上午 8 时之间,常无明显诱因,历时数十秒至 30 分钟。发作时心电图显示有关导联的 ST 段短时抬高、R 波增高,相对应导联的 ST 段压低,T 波可有高尖表现(图 5-5),常并发各种心律失常。本病是冠状动脉痉挛所引起,多发生在已有冠状动脉狭窄的基础上,但其临床表现与冠状动脉狭窄程度不成正比,少数患者冠状动脉造影可以正常。吸烟是本病的重要危险因素,麦角新碱或过度换气试验可诱发冠状动脉痉挛。药物治疗以钙通道阻滞剂和硝酸酯类最有效。病情稳定后根据冠状动脉造影结果再定是否需要血运重建治疗。

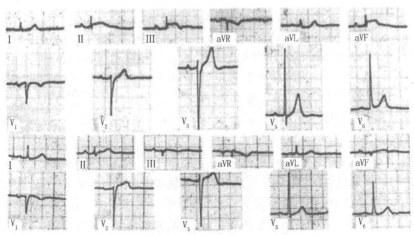

图 5-5　变异型心绞痛的心电图

上两行为心绞痛发作时,示Ⅱ、Ⅲ、aVF ST 段抬高,aVL ST 段稍压低,V₂、V₃、V₅、V₆、T 波增高。下两行心绞痛发作过后上述变化消失

九、预后

STEMI 的预后与梗死范围的大小、侧支循环产生的情况、有无其他疾病并存及治疗是否及时有关。总病死率约为 30%,住院死亡率约为 10%,发生严重心律失常、休克或心力衰竭者病死率尤高,其中休克患者病死率可高达 80%。死亡多在第 1 周内,尤其是在数小时内。出院前或出院 6 周内进行负荷心电图检查,运动耐量好不伴有心电图异常者预后良好,运动耐量差者预后不良。MI 长期预后的影响因素中主要为患者的心功能状况、梗死后心肌缺血及心律失常、梗死

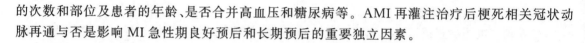

的次数和部位及患者的年龄、是否合并高血压和糖尿病等。AMI再灌注治疗后梗死相关冠状动脉再通与否是影响 MI 急性期良好预后和长期预后的重要独立因素。

十、防治

治疗原则是保护和维持心脏功能,挽救濒死的心肌,防止梗死面积扩大,缩小心肌缺血范围及时处理各种并发症,防止猝死,使患者不但能度过急性期,且康复后还能保持尽可能多的有功能的心肌。

(一)一般治疗

参见"不稳定型心绞痛和非 ST 段抬高型心肌梗死"段。

(二)再灌注治疗

及早再通闭塞的冠状动脉,使心肌得到再灌注,挽救濒死的心肌或缩小心肌梗死的范围,是一种关键的治疗措施。它还可极有效地解除疼痛。

1.溶栓治疗

纤维蛋白溶解(纤溶)药物被证明能减小冠状动脉内血栓,早期静脉应用溶栓药物能提高STEAMI 患者的生存率,其临床疗效已被公认,故明确诊断后应尽早用药,来院至开始用药时间应<30 分钟。而对于非 ST 段抬高型 ACS,溶栓治疗不仅无益反而有增加 AMI 的倾向,因此标准溶栓治疗目前仅用于 STEAMI 患者。

(1)溶栓治疗的适应证:①持续性胸痛超过 30 min,含服硝酸甘油片症状不能缓解;②相邻2 个或更多导联 ST 段抬高>0.2 mV;③发病 6 h 以内者,若发病 6~24 小时内,患者仍有胸痛,并且 ST 段抬高导联有 R 波者,也可考虑溶栓治疗;发病至溶栓药物给予的时间是影响溶栓治疗效果的最主要因素,最近有研究认为如果在发病 3 h 内给予溶栓药物,则溶栓治疗的效果和直接PCI 治疗效果相当,但 3 h 后进行溶栓其效果不如直接 PCI 术,且出血等并发症增加;④年龄在70 岁以下者。对于年龄>75 岁的 AMI 患者,溶栓治疗会增加脑出血的并发症,是否溶栓治疗需权衡利弊,如患者为广泛前壁 AMI,具有很高的心源性休克和死亡的发生率,在无条件行急诊介入治疗的情况下仍应进行溶栓治疗。反之,如患者为下壁 AMI,血流动力学稳定可不进行溶栓治疗。

(2)溶栓治疗的禁忌证:①近期(14 天内)有活动性出血(胃肠道溃疡出血、咯血、痔疮出血等),做过外科手术或活体组织检查,心肺复苏术后(体外心脏按压、心内注射、气管插管),不能实施压迫的血管穿刺及外伤史者;②高血压患者血压>24.0/14.7 kPa(180/110 mmHg),或不能排除主动脉夹层分离者;③有出血性脑血管意外史,或半年内有缺血性脑血管意外(包括 TIA)史者;④对扩容和升压药无反应的休克;⑤妊娠、感染性心内膜炎、二尖瓣病变合并心房颤动且高度怀疑左心房内有血栓者;⑥糖尿病合并视网膜病变者;⑦出血性疾病或有出血倾向者,严重的肝肾功能障碍及进展性疾病(如恶性肿瘤)者。

(3)治疗步骤:①溶栓前检查血常规、血小板计数、出凝血时间、APTT 及血型,配血备用;②即刻口服阿司匹林 300 mg,以后每天 100 mg,长期服用;③进行溶栓治疗。

(4)溶栓药物:①非特异性溶栓剂,对血栓部位或体循环中纤溶系统均有作用的尿激酶(UK或 r-UK)和链激酶(SK 或 rSK);②选择性作用于血栓部位纤维蛋白的药物,有组织型纤维蛋白溶酶原激活剂(tPA)、重组型组织纤维蛋白溶酶原激活剂(rt-PA);③单链尿激酶型纤溶酶原激活剂(SCUPA)、甲氧苯基化纤溶酶原链激酶激活复合物(APSAC);④新的溶栓剂还有 TNK-

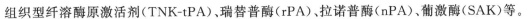

组织型纤溶酶原激活剂(TNK-tPA)、瑞替普酶(rPA)、拉诺普酶(nPA)、葡激酶(SAK)等。

(5)给药方案:①UK,30 分钟内静脉滴注 100 万~150 万 U;或冠状动脉内注入 4 万 U,继以每分钟 0.6 万~2.4 万 U 的速度注入,血管再通后用量减半,继续注入 30~60 min,总量 50 万 U 左右。②SK,150 万 U 静脉滴注,60 min 内滴完;冠状动脉内给药先给 2 万 U,继以 0.2 万~0.4 万 U 注入,共 30 min,总量 25 万~40 万 U。对链激酶过敏者,宜于治疗前半小时用异丙嗪(非那根)25 mg 肌内注射,并与少量的地塞米松(2.5~5.0 mg)同时滴注,可防止其引起的寒战、发热不良反应。③rt-PA,100 mg 在 90 分钟内静脉给予,先静脉注射 15 mg,继而 30 min 内静脉滴注50 mg,其后 60 min 内再给予 35 mg(国内有报道,用上述剂量的一半也能奏效)。冠状动脉内用药剂量减半。用 rt-PA 前,先用肝素 5 000 U,静脉推注;然后,700~1 000 U/h,静脉滴注 48 h;以后改为皮下注射 7 500 U,每 12 h 1 次,连用 3~5 天,用药前注意出血倾向。④TNK-tPA,40 mg,一次性静脉注入,无须静脉滴注。溶栓药应用期间密切注意出血倾向,并需监测 APTT 或 ACT。冠状动脉内注射药物需通过周围动脉置入导管达冠状动脉口处才能实现,因此比较费时,只宜用于介入性诊治过程中并发的冠状动脉内血栓栓塞;而静脉注射药物可以迅速实行,故目前多选静脉注射给药。

(6)溶栓治疗期间的辅助抗凝治疗:UK 和 SK 为非选择性的溶栓剂,故在溶栓治疗后短时间内(6~12 小时内)不存在再次血栓形成的可能,对于溶栓有效的 AMI 患者,可于溶栓治疗 6~12 h 后开始给予低分子量肝素皮下注射。对于溶栓治疗失败者,辅助抗凝治疗则无明显临床益处。rt-PA 和葡激酶等为选择性的溶栓剂,故溶栓使血管再通后仍有再次血栓形成的可能,因此在溶栓治疗前后均应给予充分的肝素治疗。溶栓前先给予 5 000 U 肝素冲击量,然后以 1 000 U/h 的肝素持续静脉滴注 24~48 h,以出血时间延长 2 倍为基准,调整肝素用量。也可选择低分子量肝素替代普通肝素治疗,其临床疗效相同,如依诺肝素,首先静脉推注 30 mg,然后以 1 mg/kg 的剂量皮下注射,每 12 h 1 次,用 3~5 天为宜。

(7)溶栓再通的直接指征:冠状动脉造影观察血管再通情况,冠状动脉造影所示血流情况通常采用 TIMI 分级。TIMI 0 级:梗死相关冠状动脉完全闭塞,远端无造影剂通过。TIMI 1 级:少量造影剂通过血管阻塞处,但远端冠状动脉不显影。TIMI 2 级:梗死相关冠状动脉完全显影但与正常血管相比血流较缓慢。TIMI 3 级:梗死相关冠状动脉完全显影且血流正常。根据 TIMI 分级达到 2、3 级者表明血管再通,但 2 级者通而不畅。

(8)溶栓再通的间接指征:①心电图抬高的 ST 段于 2 小时内回降>50%;②胸痛于 2 h 内基本消失;③2 h 内出现再灌注性心律失常(短暂的加速性室性自主节律,房室或束支传导阻滞突然消失,或下后壁心肌梗死的患者出现一过性窦性心动过缓、窦房传导阻滞)或低血压状态;④血清 CK-MB 峰值提前出现在发病 14 小时内。具备上述 4 项中 2 项或 2 项以上者,考虑再通;但②和③两项组合不能被判定为再通。

2.介入治疗

直接经皮冠状动脉介入术(PCI)是指 AMI 的患者未经溶栓治疗直接进行冠状动脉血管成形术,其中支架植入术的效果优于单纯球囊扩张术。近年试用冠状动脉内注射自体干细胞希望有助于心肌的修复。目前直接 PCI 已被公认为首选的最安全有效的恢复心肌再灌注的治疗手段,梗死相关血管的开通率高于药物溶栓治疗,尽早应用可恢复心肌再灌注,降低近期病死率,预防远期的心力衰竭发生,尤其对来院时发病时间已超过 3 小时或对溶栓治疗有禁忌的患者。一般要求患者到达医院至球囊扩张时间<90 分钟。在适宜于做 PCI 的患者中,PCI 之前应给予抗

血小板药和抗凝治疗。施行 PCI 的适应证还包括血流动力学不稳定、有溶栓禁忌证、恶性心律失常、需要安装经静脉临时起搏或需要反复电复律及年龄＞75 岁。溶栓治疗失败者,即胸痛或ST 段抬高在溶栓开始后持续≥60 min 或胸痛和 ST 段抬高复发,则应考虑做补救性 PCI,但是只有在复发起病后 90 min 内即能开始 PCI 者获益较大,否则应重复应用溶栓药,不过重复给予溶栓药物会增加严重出血并发症。直接 PCI 后,尤其是放置支架后,可应用GP Ⅱ b/Ⅲ a受体拮抗剂辅助治疗,持续用 24～36 h。直接 PCI 的开展需要有经验的介入心脏病医师、完善的心血管造影设备、抢救设施和人员配备。我国 2001 年制定的《急性心肌梗死诊断和治疗指南》提出具备施行 AMI 介入治疗条件的医院应:①能在患者来院 90 分钟内施行 PTCA;②其心导管室每年施行PTCA＞100 例并有心外科待命的条件;③施术者每年独立施行 PTCA＞30 例;④AMI 直接PTCA成功率在 90％以上;⑤在所有送到心导管室的患者中,能完成 PTCA 者达 85％以上。无条件施行介入治疗的医院宜迅速将患者送到测算能在患者起病 6 h 内施行介入治疗的医院治疗。如测算转送后患者无法在 6 h 内接受 PCI,则宜就地进行溶栓治疗或溶栓后转送。

发生 STEAMI 后再灌注策略的选择需要根据发病时间、施行直接 PCI 的能力(包括时间间隔)、患者的危险性(包括出血并发症)等综合考虑。优选溶栓的情况一般包括:就诊早,发病≤3 h 内,且不能及时进行 PCI;介入治疗不可行,如导管室被占用,动脉穿刺困难或不能转运到达有经验的导管室;介入治疗不能及时进行,如就诊至球囊扩张时间＞90 min。优选急诊介入治疗的情况包括:①就诊晚,发病＞3 h;②有经验丰富的导管室,就诊至球囊扩张时间＜90 min,就诊至球囊扩张时间较就诊至溶栓时间延长＜60 min;③高危患者,如心源性休克,Killip 分级≥Ⅲ级;④有溶栓禁忌证,包括出血风险增加及颅内出血;⑤诊断有疑问。

3.冠状动脉旁路移植术(CABG)

下列患者可考虑进行急诊 CABG:①实行了溶栓治疗或 PCI 后仍有持续的或反复的胸痛;②冠状动脉造影显示高危冠状动脉病变(左冠状动脉主干病变);③有 MI 并发症如室间隔穿孔或乳头肌功能不全所引起的严重二尖瓣反流。

(三)其他药物治疗

1.抗血小板治疗

抗血小板治疗能减少 STEMI 患者的主要心血管事件(死亡、再发致死性或非致死性 MI 和卒中)的发生,因此除非有禁忌证,所有患者应给予本项治疗。其用法见"不稳定型心绞痛和非ST 段抬高型心肌梗死"段。

2.抗凝治疗

除非有禁忌证,所有 STEMI 患者无论是否采用溶栓治疗,都应在抗血小板治疗的基础上常规接受抗凝治疗。抗凝治疗能建立和维持梗死相关动脉的通畅,并能预防深静脉血栓形成、肺动脉栓塞及心室内血栓形成。其用法见前文"不稳定型心绞痛和非 ST 段抬高型心肌梗死"段。

3.硝酸酯类药物

对于有持续性胸部不适、高血压、大面积前壁 MI、急性左心衰竭的患者,在最初24～48 小时的治疗中,静脉内应用硝酸甘油有利于控制心肌缺血发作,缩小梗死面积,降低短期甚至长期病死率。其用法见前文"不稳定型心绞痛和非 ST 段抬高型心肌梗死"段。有下壁 MI,可疑右室梗死或明显低血压的患者[收缩压低于 12.0 kPa(90 mmHg)],尤其合并明显心动过缓或心动过速时,硝酸酯类药物能降低心室充盈压,引起血压降低和反射性心动过速,应慎用或不用。无并发症的 MI 低危患者不必常规给予硝酸甘油。

4.镇痛剂

选择用药和用法见"不稳定型心绞痛和非 ST 段抬高型心肌梗死"段。

5.β受体阻滞剂

MI 发生后最初数小时内静脉注射 β 受体阻滞剂可通过缩小梗死面积、降低再梗死率、降低室颤的发生率和病死率而改善预后。无禁忌证的 STEMI 患者应在 MI 发病的 12 小时内开始使用β受体阻滞剂治疗。其用法见"不稳定型心绞痛和非 ST 段抬高型心肌梗死"段。

6.血管紧张素转换酶抑制剂（ACEI）

近来大规模临床研究发现,ACEI 如卡托普利、雷米普利、群多普利等有助于改善恢复期心肌的重构,减少 AMI 的病死率,减少充血性心力衰竭的发生,特别是对前壁 MI、心力衰竭或心动过速的患者。因此,除非有禁忌证,所有 STEMI 患者都可选用 ACEI。给药时应从小剂量开始,逐渐增加至目标剂量。对于高危患者,ACEI 的最大益处在恢复期早期即可获得,故可在溶栓稳定后 24 小时以上使用,由于 ACEI 具有持续的临床益处,可长期应用。对于不能耐受 ACEI 的患者（如咳嗽反应）,血管紧张素Ⅱ受体拮抗剂可能也是一种有效的选择,但目前不是 MI 后的一线治疗。

7.调脂治疗

见"不稳定型心绞痛和非 ST 段抬高型心肌梗死"相关章节。

8.钙通道阻滞剂

非二氢吡啶类钙通道阻滞剂维拉帕米或地尔硫草用于急性期 STEMI,除了能控制室上性心律失常,对减少梗死范围或心血管事件并无益处。因此不建议对 STEMI 患者常规应用非二氢吡啶类钙通道阻滞剂。但非二氢吡啶类钙通道阻滞剂可用于硝酸酯和 β 受体阻滞剂之后仍有持续性心肌缺血或心房颤动伴心室率过快的患者。血流动力学表现在 KillipⅡ级以上的 MI 患者应避免应用非二氢吡啶类钙通道阻滞剂。

9.葡萄糖-胰岛素-钾溶液（GIK）

应用 GIK 能降低血浆游离脂肪酸浓度和改善心脏做功,GIK 还给缺血心肌提供必要的代谢支持,对大面积 MI 和心源性休克患者尤为重要。氯化钾 1.5 g、普通胰岛素8 U加入 10％的葡萄糖液 500 mL 中静脉滴注,每天 1～2 次,1～2 周为 1 个疗程。近年,还有建议在上述溶液中再加入硫酸镁 5 g,但不主张常规补镁治疗。

（四）抗心律失常治疗

1.室性心律失常

应寻找和纠正导致室性心律失常可纠治的原因。血清钾低者推荐用氯化钾,通常可静脉滴注10 mmol/h以保持血钾在 4.0 mmol/L 以上,但对于严重的低钾血症（K⁺<2.5 mmol/L）,可通过中心静脉滴注 20～40 mmol/h。在 MI 早期静脉注射 β 受体阻滞剂继以口服维持,可降低室性心律失常（包括心室颤动）的发生率和无心力衰竭或低血压患者的病死率。预防性应用其他药物（如利多卡因）会增加死亡危险,故不推荐应用。室性异位搏动在心肌梗死后较常见,不需做特殊处理。非持续性（<30 秒）室性心动过速在最初 24～48 小时内常不需要治疗。多形性室速、持续性（≥3 秒）单形室速或任何伴有血流动力学不稳定（如心力衰竭、低血压、胸痛）症状的室速都应给予同步心脏电复律。血流动力学稳定的室速可给予静脉注射利多卡因、普鲁卡因胺或胺碘酮等药物治疗。

（1）利多卡因:50～100 mg 静脉注射（如无效,5～10 min 后可重复）,控制后静脉滴注,1～

3 mg/min维持(利多卡因 100 mg 加入 5% 葡萄糖液 100 mL 中静脉滴注,1~3 mL/min)。情况稳定后可考虑改用口服美西律 150~200 mg,每 6~8 h 一次维持。

(2)胺碘酮:静脉注射,首剂 75~150 mg 稀释于 20 mL 生理盐水中,于 10 分钟内注入;如有效继以 1.0 mg/min 维持静脉滴注 6 小时后改为 0.5 mg/min,总量<1 200 mg/d;静脉用药 2~3 天后改为口服,口服负荷量为 600~800 mg/d,7 天后酌情改为维持量 100~400 mg/d。

(3)索他洛尔:静脉注射,首剂用 1.0~1.5 mg/kg,用 5% 葡萄糖液 20 mL 稀释,于 15 分钟内注入,疗效不明显时可再注射一剂 1.5 mg/kg,后可改为口服,160~640 mg/d。

无论血清镁是否降低,也可用硫酸镁(5 分钟内静脉注射 2 g)来治疗复杂性室性心律失常。发生心室颤动时,应立即进行非同步直流电除颤,用最合适的能量(一般 300 J),争取一次除颤成功。在无电除颤条件时可立即做胸外心脏按压和口对口人工呼吸,心腔内注射利多卡因 100~200 mg,并施行其他心脏复苏处理。急性期过后,仍有复杂性室性心律失常或非持续性室速尤其是伴有显著左心室收缩功能不全者,死亡危险增加,应考虑安装 ICD,以预防猝死。在 ICD 治疗前,应行冠状动脉造影和其他检查以了解有无复发性心肌缺血,若有则需要行 PCI 或 CABG。加速的心室自主心律一般无须处理,但如由于心房输送血液入心室的作用未能发挥而引起血流动力学失调,则可用阿托品以加快窦性心律而控制心脏搏动,仅在偶然情况下需要用人工心脏起搏或抑制异位心律的药物来治疗。

2.缓慢的窦性心律失常

除非存在低血压或心率<50 次/分,一般不需要治疗。对于伴有低血压的心动过缓(可能减少心肌灌注),可静脉注射硫酸阿托品 0.5~1.0 mg,如疗效不明显,几分钟后可重复注射。最好是多次小剂量注射,因大剂量阿托品会诱发心动过速。虽然静脉滴注异丙肾上腺素也有效,但由于它会增加心肌的氧需量和心律失常的危险,因此不推荐使用。药物无效或发生明显不良反应时也可考虑应用人工心脏起搏器。

3.房室传导阻滞

二度Ⅰ型和Ⅱ型房室传导阻滞 QRS 波不宽者及并发于下壁 MI 的三度房室传导阻滞,心率>50 次/分且 QRS 波不宽者,无须处理,但应严密监护。下列情况是安置临时起搏器的指征:①二度Ⅱ型或三度房室传导阻滞 QRS 波增宽者;②二度或三度房室传导阻滞出现过心室停搏;③三度房室传导阻滞心率<50 次/分,伴有明显低血压或心力衰竭,经药物治疗效果差;④二度或三度房室传导阻滞合并频发室性心律失常。AMI 后 2~3 周进展为三度房室传导阻滞或阻滞部位在希氏束以下者应安置永久起搏器。

4.室上性快速心律失常

如窦性心动过速、频发房性期前收缩、阵发性室上性心动过速、心房扑动和心房颤动等,可选用 β 受体阻滞剂、洋地黄类、维拉帕米、胺碘酮等药物治疗。对后三者治疗无效时可考虑应用同步直流电复律器或人工心脏起搏器复律,尽量缩短快速心律失常持续的时间。

5.心脏停搏

立即做胸外心脏按压和人工呼吸,注射肾上腺素、异丙肾上腺素、乳酸钠和阿托品等,并施行其他心脏复苏处理。

(五)抗低血压和心源性休克治疗

根据休克纯属心源性,抑或尚有周围血管舒缩障碍,或血容量不足等因素存在,而分别处理。

1.补充血容量

约 20％的患者由于呕吐、出汗、发热、使用利尿剂和不进饮食等原因而有血容量不足,需要补充血容量来治疗,但又要防止补充过多而引起心力衰竭。可根据血流动力学监测结果来决定输液量。如中心静脉压低,在 0.49～0.98 kPa(5～10 cmH₂O)之间,肺楔压在 0.8～1.6 kPa(6～12 mmHg)以下,心排血量低,提示血容量不足,可静脉滴注低分子右旋糖酐或 5％～10％葡萄糖液,输液后如中心静脉压上升＞1.76 kPa(18 cmH₂O),肺楔压＞2.0 kPa(15 mmHg),则应停止。右心室梗死时,中心静脉压的升高则未必是补充血容量的禁忌。

2.应用升压药

补充血容量,血压仍不升,而肺楔压和心排血量正常时,提示周围血管张力不足,可选用血管收缩药。①多巴胺:10～30 mg 加入 5％葡萄糖注射液 100 mL 中静脉滴注,也可和间羟胺同时滴注。②多巴酚丁胺:20～25 mg 溶于 5％葡萄糖注射液 100 mL 中,以 2.5～10.0 μg/(kg·min)的剂量静脉滴注,作用与多巴胺相类似,但增加心排血量的作用较强,增快心率的作用较轻,无明显扩张肾血管的作用。③间羟胺:10～30 mg 加入 5％葡萄糖注射液 100 mL 中静脉滴注,或 5～10 mg 肌内注射。但对长期服用胍乙啶或利血平的患者疗效不佳。④去甲肾上腺素:作用与间羟胺相同,但较快、较强而较短,对长期服用胍乙啶或利血平片的人仍有效。0.5～1.0 mg(1～2 mg重酒石酸盐)加入 5％葡萄糖注射液 100 mL 中静脉滴注。渗出管外易引起局部损伤及坏死,如同时加入 2.5～5.0 mg酚妥拉明可减轻局部血管收缩的作用。

3.应用血管扩张剂

经上述处理,血压仍不升,而肺楔压增高,心排血量低,或周围血管显著收缩,以致四肢厥冷,并有发绀时,可用血管扩张药以减低周围循环阻力和心脏的后负荷,降低左心室射血阻力,增强收缩功能,从而增加心排血量,改善休克状态。血管扩张药要在血流动力学严密监测下谨慎应用,可选用硝酸甘油(50～100 μg/min静脉滴注)或单硝酸异山梨酯(每次 2.5～10.0 mg,舌下含服或 30～100 μg/min 静脉滴注)、硝普钠(15～400 μg/min 静脉滴注)、酚妥拉明(0.25～1.00 mg/min静脉滴注)等。

4.治疗休克的其他措施

其他措施包括纠正酸中毒、纠正电解质紊乱、避免脑缺血、保护肾功能,必要时应用糖皮质激素和洋地黄制剂。

上述治疗无效时可用主动脉内球囊反搏术(IABP)以增高舒张期动脉压而不增加左心室收缩期负荷,并有助于增加冠状动脉灌流,使患者获得短期的循环支持。对持续性心肌缺血、顽固性室性心律失常、血流动力学不稳定或休克的患者如存在合适的冠状动脉解剖学病变,应尽早做选择性冠状动脉造影,随即施行 PCI 或 CABG,可挽救一些患者的生命。

5.中医中药治疗

中医学用于"回阳救逆"的四逆汤(熟附子、干姜、炙甘草)、独参汤或参附汤,对治疗本病伴血压降低或休克有一定疗效。患者如兼有阴虚表现时可用生脉散(人参、五味子、麦冬)。这些方剂均已制成针剂,紧急使用也较方便。

(六)心力衰竭治疗

主要是治疗左心室衰竭。

治疗取决于病情的严重性。病情较轻者,给予襻利尿剂(如静脉注射呋塞米 20～40 mg,每天 1 次或 2 次),它可降低左心室充盈压,一般即刻见效。病情严重者,可应用血管扩张剂(如静脉注射硝酸甘油)以降低心脏前负荷和后负荷。治疗期间,常通过带球囊的右心导管(Swan-Ganz 导管)监测肺动脉楔压。只要体动脉收缩压持续＞13.3 kPa(100 mmHg),即可用 ACEI。开始治疗最好给予小剂量的短效 ACEI(如口服卡托普利 3.125～6.25 mg,每 4～6 h 1 次;如能耐受,则逐渐增加剂量)。一旦达到最大剂量(卡托普利的最大剂量为 50 mg,每天 3 次),即用长效 ACEI(如福辛普利、赖诺普利、雷米普利)取代作为长期应用。如心力衰竭持续在 NYHA 心功能分级Ⅱ级或Ⅱ级以上,应加用醛固酮拮抗剂(如依普利酮、螺内酯)。严重心力衰竭者给予动脉内球囊反搏可提供短期的血流动力学支持。若血管重建或外科手术修复不可行时,应考虑心脏移植。永久性左心室或双心室植入式辅助装置可用作心脏移植前的过渡;如不可能做心脏移植,左心室辅助装置有时可作为一种永久性治疗。这种装置偶可使患者康复并可在 3～6 个月内去除。

(七)并发症治疗

对于有附壁血栓形成者,抗凝治疗可减少栓塞的危险,如无禁忌证,治疗开始即静脉应用足量肝素,随后给予华法林 3～6 个月,使 INR 维持在 2～3。当左心室扩张伴弥漫性收缩活动减弱、存在室壁膨胀瘤或慢性心房颤动时,应长期应用抗凝药和阿司匹林。室壁膨胀瘤形成伴左心室衰竭或心律失常时可行外科切除术。AMI 时 ACEI 的应用可减轻左心室重构和降低室壁膨胀瘤的发生率。并发心室间隔穿孔、急性二尖瓣关闭不全都可导致严重的血流动力改变或心律失常,宜积极采用手术治疗,但手术应延迟至 AMI 后 6 周以上,因此时梗死心肌可得到最大程度的愈合。如血流动力学不稳定持续存在,尽管手术死亡危险很高,也宜早期进行。急性的心室游离壁破裂外科手术的成功率极低,几乎都是致命的。假性室壁瘤是左心室游离壁的不完全破裂,可通过外科手术修补。心肌梗死后综合征严重病例必须用其他非甾体抗炎药(NSAIDs)或皮质类固醇短程冲击治疗,但大剂量 NSAIDs 或皮质类固醇的应用不宜超过数天,因它们可能干扰 AMI 后心室肌的早期愈合。肩手综合征可用理疗或体疗。

(八)右室心肌梗死的处理

治疗措施与左心室 MI 略有不同,右室 MI 时常表现为下壁 MI 伴休克或低血压而无左心衰竭的表现,其血流动力学检查常显示中心静脉压、右心房和右心室充盈压增高,而肺楔压、左心室充盈压正常甚至下降。治疗宜补充血容量,从而增高心排血量和动脉压。在血流动力学监测下,静脉滴注输液,直到低血压得到纠治,但肺楔压如达 2.0 kPa(15 mmHg),即应停止。如此时低血压未能纠正,可用正性肌力药物。不能用硝酸酯类药和利尿剂,它们可降低前负荷(从而减少心排血量),引起严重的低血压。伴有房室传导阻滞时,可予以临时起搏。

(九)康复和出院后治疗

出院后最初 3～6 周体力活动应逐渐增加。鼓励患者恢复中等量的体力活动(步行、体操、太极拳等)。如 AMI 后 6 周仍能保持较好的心功能,则绝大多数患者都能恢复其所有正常的活动。与生活方式、年龄和心脏状况相适应的有规律的运动计划可降低缺血事件发生的风险,增强总体健康状况。对患者的生活方式提出建议,进一步控制危险因素,可改善患者的预后。

十一、出院前评估

(一)出院前的危险分层

出院前应对 MI 患者进行危险分层以决定是否需要进行介入性检查。对早期未行介入性检查而考虑进行血运重建治疗的患者,应及早评估左心室射血分数和进行负荷试验,根据负荷试验

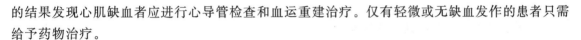

的结果发现心肌缺血者应进行心导管检查和血运重建治疗。仅有轻微或无缺血发作的患者只需给予药物治疗。

(二)左心室功能的评估

左心室功能状况是影响 ACS 预后最主要的因素之一,也是心血管事件最准确的预测因素之一。评估左心室功能包括患者症状(劳力性呼吸困难等)的评估、物理检查结果(如肺部啰音、颈静脉压升高、心脏扩大、第三心音奔马律等)及心室造影、放射性核素心室显像和超声心动图。MI 后左心室射血分数＜40％是一项比较敏感的指标。无创性检查中以核素测值最为可靠,超声心动图的测值也可作为参考。

(三)心肌存活的评估

MI 后左室功能异常部分是由于坏死和瘢痕形成所致,部分是由存活但功能异常的心肌细胞即冬眠或顿抑心肌所致,后者通过血管重建治疗可明显改善左室功能。因此鉴别纤维化但功能异常的心肌细胞所导致的心室功能异常具有重要的预后和治疗意义。评价心肌存活力常用的无创性检查包括核素成像和多巴酚丁胺超声心动图负荷试验等,这些检查能准确评估节段性室壁运动异常的恢复。近几年正逐渐广泛应用的正电子发射体层摄影及造影剂增强 MRI 能更准确预测心肌局部功能的恢复。

(宋　敏)

第六节　急性心力衰竭

急性心力衰竭(AHF)是临床医师面临的最常见的心脏急症之一。许多国家随着人口老龄化及急性心肌梗死患者存活率的升高,慢性心衰患者的数量快速增长,同时也增加了心功能失代偿患者的数量。AHF 60％～70％是由冠心病所致,尤其是在老年人。在年轻患者,AHF 的原因更多见于扩张型心肌病、心律失常、先天性或瓣膜性心脏病、心肌炎等。

AHF 患者预后不良。急性心肌梗死伴有严重心力衰竭患者病死率非常高,12 个月的病死率 30％。据报道,急性肺水肿院内病死率为 12％,1 年病死率 40％。

一、急性心力衰竭的临床表现

AHF 是指由于心脏功能异常而出现的急性临床发作。无论既往有无心脏病病史,均可发生。心功能异常可以是收缩功能异常,亦可为舒张功能异常,还可以是心律失常或心脏前负荷和后负荷失调。它通常是致命的,需要紧急治疗。

急性心力衰竭可以在既往没有心功能异常者首次发病,也可以是慢性心力衰竭(CHF)的急性失代偿。急性心力衰竭患者的临床表现如下。

(一)基础心血管疾病的病史和表现

大多数患者有各种心脏病的病史,存在引起急性心衰的各种病因。老年人中的主要病因为冠心病、高血压和老年性退行性心瓣膜病,而在年轻人中多由风湿性心瓣膜病、扩张型心肌病、急性重症心肌炎等所致。

(二)诱发因素

(1)慢性心衰药物治疗缺乏依从性。

(2)心脏容量超负荷。

(3)严重感染,尤其肺炎和败血症。

(4)严重颅脑损害或剧烈的精神心理紧张与波动。

(5)大手术后。

(6)肾功能减退。

(7)急性心律失常,如室性心动过速(室速)、心室颤动(室颤)、心房颤动(房颤)或心房扑动(房扑)伴快速心室率、室上性心动过速及严重的心动过缓等。

(8)支气管哮喘发作。

(9)肺栓塞。

(10)高心排血量综合征,如甲状腺功能亢进危象、严重贫血等。

(11)应用负性肌力药物,如维拉帕米、地尔硫䓬、β受体阻滞剂等。

(12)应用非甾体抗炎药。

(13)心肌缺血。

(14)老年急性舒张功能减退。

(15)吸毒。

(16)酗酒。

(17)嗜铬细胞瘤。

这些诱因使心功能原来尚可代偿的患者骤发心衰,或者使已有心衰的患者病情加重。

(三)早期表现

原来心功能正常的患者出现急性失代偿的心衰(首发或慢性心力衰竭急性失代偿)伴有急性心衰的症状和体征,出现原因不明的疲乏或运动耐力明显降低及心率增加 15~20 次/分,可能是左心功能降低的最早期征兆。继续发展可出现劳力性呼吸困难、夜间阵发性呼吸困难、睡觉需用枕头抬高头部等,检查可发现左心室增大、闻及舒张早期或中期奔马律、肺动脉第二音亢进、两肺尤其肺底部有细湿啰音,还可有干性啰音和哮鸣音,提示已有左心功能障碍。

(四)急性肺水肿

起病急骤,病情可迅速发展至危重状态。突发的严重呼吸困难、端坐呼吸、喘息不止、烦躁不安并有恐惧感,呼吸频率可达 30~50 次/分;频繁咳嗽并咯出大量粉红色泡沫样血痰;听诊心率快,心尖部常可闻及奔马律;双肺满布湿啰音和哮鸣音。

(五)心源性休克

主要表现如下。

(1)持续低血压,收缩压降至 12.0 kPa(90 mmHg)以下,或原有高血压的患者收缩压降幅≥8.0 kPa(60 mmHg),且持续 30 分钟以上。

(2)组织低灌注状态,可有:①皮肤湿冷、苍白和发绀,出现紫色条纹;②心动过速>110 次/分;③尿量显著减少(<20 mL/h),甚至无尿;④意识障碍,常有烦躁不安、激动焦虑、恐惧和濒死感;收缩压低于 9.3 kPa(70 mmHg),可出现抑制症状如神志恍惚、表情淡漠、反应迟钝,逐渐发展至意识模糊甚至昏迷。

(3)血流动力学障碍:肺毛细血管楔压(PCWP)≥2.4 kPa(18 mmHg),心排血指数(CI)

$\leqslant$36.7 mL/(s・m²)[$\leqslant$2.2 L/(min・m²)]。

（4）低氧血症和代谢性酸中毒。

二、急性心力衰竭严重程度分级

主要分级有 Killip 法（表 5-10）、Forrester 法（表 5-11）和临床程度分级（表 5-12）3 种。Killip 法主要用于急性心肌梗死患者，分级依据临床表现和胸部 X 线的结果。

表 5-10　急性心肌梗死的 Killip 法分级

分级	症状与体征
Ⅰ级	无心衰
Ⅱ级	有心衰，两肺中下部有湿啰音，占肺野下 1/2，可闻及奔马律。X 线胸片有肺淤血
Ⅲ级	严重心衰，有肺水肿，细湿啰音遍布两肺（超过肺野下 1/2）
Ⅳ级	心源性休克、低血压[收缩压<12.0 kPa(90 mmHg)]、发绀、出汗、少尿

注：1 mmHg＝0.133 kPa。

表 5-11　急性心力衰竭的 Forrester 法分级

分级	PCWP(mmHg)	CI[mL/(s・m²)]	组织灌注状态
Ⅰ级	$\leqslant$18	>36.7	无肺淤血，无组织灌注不良
Ⅱ级	>18	>36.7	有肺淤血
Ⅲ级	<18	$\leqslant$36.7	无肺淤血，有组织灌注不良
Ⅳ级	>18	$\leqslant$36.7	有肺淤血，有组织灌注不良

注：PCWP，肺毛细血管楔压；CI，心排血指数，其法定单位[mL/(s・m²)]与旧制单位[L/(min・m²)]的换算因数为 16.67。
1 mmHg＝0.133 kPa。

表 5-12　急性心力衰竭的临床程度分级

分级	皮肤	肺部啰音
Ⅰ级	干、暖	无
Ⅱ级	湿、暖	有
Ⅲ级	干、冷	无/有
Ⅳ级	湿、冷	有

Forrester 分级依据临床表现和血流动力学指标，可用于急性心肌梗死后 AHF，最适用于首次发作的急性心力衰竭。临床程度的分类法适用于心肌病患者，它主要依据临床发现，最适用于慢性失代偿性心衰。

三、急性心力衰竭的诊断

AHF 的诊断主要依据症状和临床表现，同时辅以相应的实验室检查，如 ECG、胸片、生化标志物、多普勒超声心动图等，诊断的流程如图 5-6 所示。

在急性心衰患者，需要系统地评估外周循环、静脉充盈、肢端体温。

在心衰失代偿时，右心室充盈压通常可通过中心静脉压评估。AHF 时中心静脉压升高应谨慎分析，因为在静脉顺应性下降合并右心室顺应性下降时，即便右心室充盈压很低也会出现中心静脉压的升高。

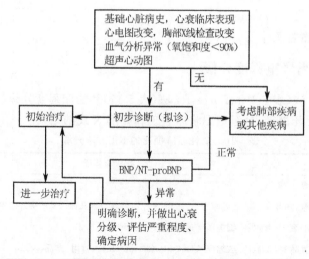

图 5-6　急性心力衰竭的诊断流程

左心室充盈压可通过肺部听诊评估,肺部存在湿啰音常提示左心室充盈压升高。进一步的确诊、严重程度的分级及随后可出现的肺淤血、胸腔积液应进行胸片检查。左心室充盈压的临床评估常被迅速变化的临床征象所误导。应进行心脏的触诊和听诊,了解有无室性和房性奔马律(S_3、S_4)。

四、实验室检查及辅助检查

(一)心电图(ECG)检查

急性心衰时 ECG 多有异常改变。ECG 可以辨别节律,可以帮助确定 AHF 的病因及了解心室的负荷情况。这在急性冠脉综合征中尤为重要。ECG 还可了解左右心室/心房的劳损情况、有无心包炎及既往存在的病变如左右心室的肥大。心律失常时应分析 12 导联心电图,同时应进行连续的 ECG 监测。

(二)胸片及影像学检查

对于所有 AHF 的患者,胸片和其他影像学检查宜尽早完成,以便及时评估已经存在的肺部和心脏病变(心脏的大小及形状)及肺淤血的程度。它不但可以用于明确诊断,还可用于了解随后的治疗效果。胸片还可用作左心衰的鉴别诊断,除外肺部炎症或感染性疾病。胸部 CT 或放射性核素扫描可用于判断肺部疾病和诊断大的肺栓塞。CT、经食管超声心动图可用于诊断主动脉夹层。

(三)实验室检查

AHF 时应进行一些实验室检查。动脉血气分析可以评估氧合情况(氧分压,PaO_2)、通气情况(二氧化碳分压,$PaCO_2$)、酸碱平衡(pH)和碱缺失,在所有严重 AHF 患者应进行此项检查。脉搏血氧测定及潮气末 CO_2 测定等无创性检测方法可以替代动脉血气分析,但不适用于低心排血量及血管收缩性休克状态。静脉血氧饱和度(如颈静脉内)的测定对于评价全身的氧供需平衡很有价值。

血浆脑钠尿肽(B 型钠尿肽,BNP)是在心室室壁张力增加和容量负荷过重时由心室释放的,现在已用于急诊室呼吸困难的患者作为排除或确立心力衰竭诊断的指标。BNP 对于排除心衰有着很高的阴性预测价值。如果心衰的诊断已经明确,升高的血浆 BNP 和 N 末端脑钠尿肽前体(NT-proBNP)可以预测预后。

(四)超声心动图检查

超声心动图对于评价基础心脏病变及与 AHF 相关的心脏结构和功能改变是极其重要的,同时对急性冠脉综合征也有重要的评估值。

多普勒超声心动图应用于评估左右心室的局部或全心功能改变、瓣膜结构和功能、心包病变、急性心肌梗死的机械性并发症和比较少见的占位性病变。通过多普勒超声心动图测定主动脉或肺动脉的血流时速曲线可以估测心排血量。多普勒超声心动图还可估计肺动脉压力(三尖瓣反流射速),同时可监测左心室前负荷。

(五)其他检查

在涉及与冠状动脉相关的病变,如不稳定型心绞痛或心肌梗死时,血管造影是非常重要的,现已明确血运重建能够改善预后。

五、急性心力衰竭患者的监护

急性心力衰竭患者应在进入急诊室后就尽快地开始监护,同时给予相应的诊断性检查以明确基础病因。

(一)无创性监护

在所有的危重患者,必须监测的项目有血压、体温、心率、呼吸、心电图。有些实验室检查应重复做,如电解质、肌酐、血糖及有关感染和代谢障碍的指标。必须纠正低钾或高钾血症。如果患者情况恶化,这些指标的监测频率也应增加。

1.心电监测

在急性失代偿阶段 ECG 的监测是必需的(监测心律失常和 ST 段变化),尤其是心肌缺血或心律失常是导致急性心衰的主要原因时。

2.血压监测

开始治疗时维持正常的血压很重要,其后也应定时测量(如每 5 分钟测量 1 次),直到血管活性药、利尿药、正性肌力药剂量稳定时。在并无强烈的血管收缩和不伴有极快心率时,无创性自动袖带血压测量是可靠的。

3.血氧饱和度监测

脉搏血氧计是测量动脉氧与血红蛋白结合饱和度的无创性装置(SaO_2)。通常从联合血氧计测得的 SaO_2 的误差在 2% 之内,除非患者处于心源性休克状态。

4.心排血量和前负荷

可应用多普勒超声的方法监测。

(二)有创性监测

1.动脉置管

置入动脉导管的指征是因血流动力学不稳定需要连续监测动脉血压或需进行多次动脉血气分析。

2.中心静脉置管

中心静脉置管联通了中心静脉循环,所以可用于输注液体和药物,也可监测中心静脉压(CVP)及静脉氧饱和度(SvO_2)(上腔静脉或右心房处),后者用以评估氧的运输情况。

在分析右房压力时应谨慎,避免过分注重右心房压力,因为右心房压力几乎与左心房压力无关,因此也与 AHF 时的左心室充盈压无关。CVP 也会受到重度三尖瓣关闭不全及呼气末正压通气(PEEP)的影响。

3.肺动脉导管

肺动脉导管(PAC)是一种漂浮导管,用于测量上腔静脉(SVC)、右心房、右心室、肺动脉压力、肺毛细血管楔压及心排血量。现代导管能够半连续性地测量心排血量及混合静脉血氧饱和度、右心室舒张末容积和射血分数。

虽然置入肺动脉导管用于急性左心衰的诊断通常不是必需的,但对于伴发有复杂心肺疾病的患者,它可以用来鉴别是心源性机制还是非心源性机制。对于二尖瓣狭窄、主动脉瓣关闭不全、高气道压或左心室僵硬(如左心室肥厚、糖尿病、纤维化、使用正性肌力药、肥胖、缺血)的患者,肺毛细血管楔压并不能真实反映左心室舒张末压。

建议 PAC 用于对传统治疗未产生预期疗效的血流动力学不稳定的患者,及合并淤血和低灌注的患者。在这些情况下,置入肺动脉导管以保证左心室最恰当的液体负荷量,并指导血管活性药物和正性肌力药的使用。

六、急性心力衰竭的治疗

(一)临床评估

对患者均应根据上述各种检查方法及病情变化做出临床评估,包括:①基础心血管疾病;②急性心衰发生的诱因;③病情的严重程度和分级,并估计预后;④治疗的效果。此种评估应多次和动态进行,以调整治疗方案。

(二)治疗目标

(1)控制基础病因和矫治引起心衰的诱因:应用静脉和/或口服降压药物以控制高血压;选择有效抗生素控制感染;积极治疗各种影响血流动力学的快速性或缓慢性心律失常;应用硝酸酯类药物改善心肌缺血。糖尿病伴血糖升高者应有效控制血糖水平,又要防止出现低血糖。对血红蛋白含量<60 g/L 的严重贫血者,可输注浓缩红细胞悬液或全血。

(2)缓解各种严重症状:①低氧血症和呼吸困难,采用不同方式的吸氧,包括鼻导管吸氧、面罩吸氧及无创或气管插管的呼吸机辅助通气治疗。②胸痛和焦虑,应用吗啡。③呼吸道痉挛,应用支气管解痉药物。④淤血症状,利尿药有助于减轻肺淤血和肺水肿,也可缓解呼吸困难。

(3)稳定血流动力学状态:维持收缩压≥12.0 kPa(90 mmHg),纠正和防止低血压可应用各种正性肌力药物。血压过高者的降压治疗可选择血管扩张药物。

(4)纠正水、电解质紊乱和维持酸碱平衡。

(5)保护重要脏器,如肺、肾、肝和大脑,防止功能损害。

(6)降低死亡风险,改善近期和远期预后。

(三)急性心力衰竭的处理流程

急性心力衰竭确诊后,即按图 5-7 的流程处理。初始治疗后症状未获明显改善或病情严重者应行进一步治疗。

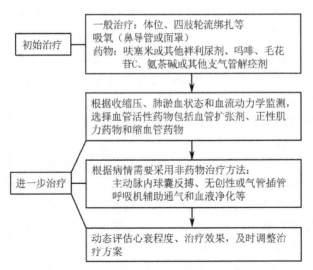

图 5-7　急性心力衰竭的处理流程

1.急性心力衰竭的一般处理

(1)体位:静息时明显呼吸困难者应半卧位或端坐位,双腿下垂以减少回心血量,降低心脏前负荷。

(2)四肢交换加压:四肢轮流绑扎止血带或血压计袖带,通常同一时间只绑扎三肢,每隔15～20 min 轮流放松一肢。血压计袖带的充气压力应较舒张压低 1.3 kPa(10 mmHg),使动脉血流仍可顺利通过,而静脉血回流受阻。此法可降低前负荷,减轻肺淤血和肺水肿。

(3)吸氧:适用于低氧血症和呼吸困难明显(尤其指端血氧饱和度<90％)的患者。应尽早采用,使患者 SaO_2≥95％(伴 COPD 者 SaO_2>90％),可采用不同的方式。①鼻导管吸氧:低氧流量(1～2 L/min)开始,如仅为低氧血症,动脉血气分析未见 CO_2 潴留,可采用高流量给氧 6～8 L/min。酒精吸氧可使肺泡内的泡沫表面张力降低而破裂,改善肺泡的通气。方法是在氧气通过的湿化瓶中加 50％～70％乙醇或有机硅消泡剂,用于肺水肿患者。②面罩吸氧:适用于伴呼吸性碱中毒患者。必要时还可采用无创性或气管插管呼吸机辅助通气治疗。

(4)做好救治的准备工作:至少开放 2 条静脉通道,并保持通畅。必要时可采用深静脉穿刺置管,以随时满足用药的需要。血管活性药物一般应用微量泵泵入,以维持稳定的速度和正确的剂量。固定和维护好漂浮导管、深静脉置管、心电监护的电极和导联线、鼻导管或面罩、导尿管及指端无创血氧仪测定电极等。保持室内适宜的温度、湿度,灯光柔和,环境幽静。

(5)饮食:进易消化食物,避免一次大量进食,在总量控制下,可少量多餐(6～8 次/天)。应用襻利尿药情况下不要过分限制钠盐摄入量,以避免低钠血症,导致低血压。利尿药应用时间较长的患者要补充多种维生素和微量元素。

(6)出入量管理:肺淤血、体循环淤血及水肿明显者应严格限制饮水量和静脉输液速度,对无明显低血容量因素(大出血、严重脱水、大汗淋漓等)者的每天摄入液体量一般宜在 1 500 mL 以内,不要超过2 000 mL。保持每天水出入量负平衡约 500 mL/d,严重肺水肿者的水负平衡为 1 000～2 000 mL/d,甚至可达 3 000～5 000 mL/d,以减少水钠潴留和缓解症状。3～5 天后,如淤血、水肿明显消退,应减少水负平衡量,逐渐过渡到出入水量大体平衡。在水负平衡下应注意防止发生低血容量、低血钾和低血钠等。

2.药物治疗

(1)AHF 时吗啡及其类似物的使用:吗啡一般用于严重 AHF 的早期阶段,特别是患者不安和呼吸困难时。吗啡能够使静脉扩张,也能使动脉轻度扩张,并降低心率。应密切观察疗效和呼吸抑制的不良反应。伴明显和持续低血压、休克、意识障碍、COPD 等患者禁忌使用。老年患者慎用或减量。也可应用哌替啶 50~100 mg,肌内注射。

(2)AHF 治疗中血管扩张药的使用:对大多数 AHF 患者,血管扩张药常作为一线药,它可以用来开放外周循环,降低前及或后负荷。

酸酯类药物:急性心衰时此类药在不减少每搏心排血量和不增加心肌氧耗情况下能减轻肺淤血,特别适用于急性冠状动脉综合征伴心衰的患者。临床研究已证实,硝酸酯类静脉制剂与呋塞米合用治疗急性心衰有效;应用大剂量硝酸酯类药物联合小剂量呋塞米的疗效优于单纯大剂量的利尿药。静脉应用硝酸酯类药物应十分小心滴定剂量,经常测量血压,防止血压过度下降。硝酸甘油静脉滴注起始剂量 5~10 μg/min,每5~10 分钟递增 5~10 μg/min,最大剂量 100~200 μg/min;亦可每 10~15 分钟喷雾一次(400 μg),或舌下含服,每次 0.3~0.6 mg。硝酸异山梨酯静脉滴注剂量 5~10 mg/h,亦可舌下含服,每次2.5 mg。

硝普钠(SNP):适用于严重心衰。临床应用宜从小剂量 10 μg/min 开始,可酌情逐渐增加剂量至50~250 μg/min。由于其强效降压作用,应用过程中要密切监测血压,根据血压调整合适的维持剂量。长期使用时其代谢产物(硫代氰化物和氰化物)会产生毒性反应,特别是在严重肝肾衰竭的患者应避免使用。减量时,硝普钠应该缓慢减量,并加用口服血管扩张药,以避免反跳。AHF 时硝普钠的使用尚缺乏对照试验,而且在 AMI 时使用,病死率增高。在急性冠脉综合征所致的心衰患者,因为 SNP 可引起冠脉窃血,故在此类患者中硝酸酯类的使用优于硝普钠。

奈西立肽:这是一类新的血管扩张药肽类,近期被用以治疗 AHF。它是人脑钠尿肽(BNP)的重组体,是一种内源性激素物质。它能够扩张静脉、动脉、冠状动脉,由此降低前负荷和后负荷,在无直接正性肌力的情况下增加心排血量。慢性心衰患者输注奈西立肽对血流动力学产生有益的作用,可以增加钠排泄,抑制肾素-血管紧张素-醛固酮和交感神经系统。它和静脉使用硝酸甘油相比,能更有效地促进血流动力学改善,并且不良反应更少。该药临床试验的结果尚不一致。近期的两项研究(VMAC 和 PROACTION)表明,该药的应用可以带来临床和血流动力学的改善,推荐应用于急性失代偿性心衰。国内一项Ⅱ期临床研究提示,该药较硝酸甘油静脉制剂能够更显著降低 PCWP,缓解患者的呼吸困难。应用方法:先给予负荷剂量 1.500 μg/kg,静脉缓慢推注,继以 0.0075~0.0150 μg/(kg·min)静脉滴注;也可不用负荷剂量而直接静脉滴注。疗程一般 3 天,不建议超过 7 天。

乌拉地尔:该药具有外周和中枢双重扩血管作用,可有效降低血管阻力,降低后负荷,增加心排血量,但不影响心率,从而减少心肌耗氧量。适用于高血压心脏病、缺血性心肌病(包括急性心肌梗死)和扩张型心肌病引起的急性左心衰竭;可用于 CO 降低、PCWP>2.4 kPa(18 mmHg)的患者。通常静脉滴注 100~400 μg/min,可逐渐增加剂量,并根据血压和临床状况予以调整。伴严重高血压者可缓慢静脉注射12.5~25.0 mg。

应用血管扩张药的注意事项:下列情况下禁用血管扩张药物:①收缩压<12.0 kPa(90 mmHg),或持续低血压并伴症状尤其有肾功能不全的患者,以避免重要脏器灌注减少;②严重阻塞性心瓣膜疾病患者,如主动脉瓣狭窄、二尖瓣狭窄患者,有可能出现显著的低血压,应慎用;③梗阻性肥厚型心肌病。

（3）急性心力衰竭时血管紧张素转化酶抑制剂（ACEI）的使用：ACEI 在急性心衰中的应用仍存在诸多争议。急性心衰的急性期、病情尚未稳定的患者不宜应用。急性心肌梗死后的急性心衰可以试用，但须避免静脉应用，口服起始剂量宜小。在急性期病情稳定 48 小时后逐渐加量，疗程至少 6 周，不能耐受 ACEI 者可以应用 ARB。

在心排血量处于边缘状况时，ACE 抑制剂应谨慎使用，因为它可以明显降低肾小球滤过率。当联合使用非甾体抗炎药，及出现双侧肾动脉狭窄时，不能耐受 ACE 抑制剂的风险增加。

（4）利尿药使用注意事项如下。

1）适应证：AHF 和失代偿心衰的急性发作，伴有液体潴留的情况是应用利尿药的指征。利尿药缓解症状的益处及其在临床上被广泛认可，无须再进行大规模的随机临床试验来评估。

2）作用效应：静脉使用襻利尿药也有扩张血管效应，在使用早期（5～30 min）它降低肺阻抗的同时也降低右房压和肺毛细血管楔压。如果快速静脉注射大剂量（>1 mg/kg）时，就有反射性血管收缩的可能。它与慢性心衰时使用利尿药不同，在严重失代偿性心衰使用利尿药能使容量负荷恢复正常，可以在短期内减少神经内分泌系统的激活。特别是在急性冠脉综合征的患者，应使用低剂量的利尿药，最好已给予扩血管治疗。

3）实际应用：静脉使用襻利尿药（呋塞米、托拉塞米），它有强效快速的利尿效果，在 AHF 患者优先考虑使用。在入院以前就可安全使用，应根据利尿效果和淤血症状的缓解情况来选择剂量。开始使用负荷剂量，然后继续静脉滴注呋塞米或托拉塞米，静脉滴注比一次性静脉注射更有效。噻嗪类和螺内酯可以联合襻利尿药使用，低剂量联合使用比高剂量使用一种药更有效，而且继发反应也更少。将襻利尿药和多巴酚丁胺、多巴胺或硝酸盐联合使用也是一种治疗方法，它比仅仅增加利尿药更有效，不良反应也更少。

4）不良反应、药物的相互作用：虽然利尿药可安全地用于大多数患者，但它的不良反应也很常见，甚至可威胁生命。它们包括：神经内分泌系统的激活，特别是肾素-血管紧张素-醛固酮系统和交感神经系统的激活；低血钾、低血镁和低氯性碱中毒可能导致严重的心律失常；可以产生肾毒性及加剧肾衰竭。过度利尿可过分降低静脉压、肺毛细血管楔压及舒张期灌注，由此导致每搏输出量和心排血量下降，特别见于严重心衰和以舒张功能不全为主的心衰或缺血所致的右心室功能障碍。

（5）β 受体阻滞剂使用注意事项如下。

1）适应证和基本原理：目前尚无应用 β 受体阻滞剂治疗 AHF，改善症状的研究。相反，在 AHF 时是禁止使用 β 受体阻滞剂的。急性心肌梗死后早期肺部啰音超过基底部的患者，及低血压患者均被排除在应用 β 受体阻滞剂的临床试验之外。急性心肌梗死患者没有明显心衰或低血压，使用 β 受体阻滞剂能限制心肌梗死范围，减少致命性心律失常，并缓解疼痛。

2）当患者出现缺血性胸痛对阿片制剂无效、反复发生缺血、高血压、心动过速或心律失常时，可考虑静脉使用 β 受体阻滞剂。在 Gothenburg 美托洛尔研究中，急性心肌梗死后早期静脉使用美托洛尔或安慰剂，接着口服治疗 3 个月。美托洛尔组发展为心衰的患者明显减少。如果患者有肺底部啰音的肺淤血征象，联合使用呋塞米，美托洛尔治疗可产生更好的疗效，降低病死率和并发症。

实际应用：当患者伴有明显急性心衰，肺部啰音超过基底部时，应慎用 β 受体阻滞剂。对出现进行性心肌缺血和心动过速的患者，可以考虑静脉使用美托洛尔。

但是，对急性心肌梗死伴发急性心衰患者，病情稳定后，应早期使用 β 受体阻滞剂。对于慢性心衰患者,在急性发作稳定后(通常 4 天后),应早期使用 β 受体阻滞剂。

在大规模临床试验中,比索洛尔、卡维地洛或美托洛尔的初始剂量很小,然后逐渐缓慢增加到目标剂量。应个体化增加剂量。β 受体阻滞剂可能过度降低血压,减慢心率。一般原则是,在服用 β 受体阻滞剂的患者由于心衰加重而住院,除非必须用正性肌力药物维持,否则应继续服用 β 受体阻滞剂。但如果疑为 β 受体阻滞剂剂量过大(如有心动过缓和低血压)时,可减量继续用药。

(6)正性肌力药:此类药物适用于低心排血量综合征,如伴症状性低血压或 CO 降低伴有循环淤血的患者,可缓解组织低灌注所致的症状,保证重要脏器的血液供应。血压较低和对血管扩张药物及利尿药不耐受或反应不佳的患者尤其有效。使用正性肌力药有潜在的危害性,因为它能增加耗氧量、增加钙负荷,所以应谨慎使用。

对于失代偿的慢性心衰患者,其症状、临床过程和预后很大程度上取决于血流动力学。所以,改善血流动力学参数成为治疗的目的。在这种情况下,正性肌力药可能有效,甚至挽救生命。但它改善血流动力学参数的益处,部分被它增加心律失常的危险抵消了。而且在某些病例,由于过度增加能量消耗引起心肌缺血和心衰的慢性进展。但正性肌力药的利弊比率,不同的药并不相同。对于那些兴奋 $β_1$ 受体的药物,可以增加心肌细胞胞内钙的浓度,可能有更高的危险性。有关正性肌力药用于急性心衰治疗的对照试验研究较少,特别对预后的远期效应的评估更少。

1)洋地黄类:此类药物能轻度增加 CO 和降低左心室充盈压;对急性左心衰竭患者的治疗有一定帮助。一般应用毛花苷 C 0.2~0.4 mg 缓慢静脉注射,2~4 小时后可以再用 0.2 mg,伴快速心室率的房颤患者可酌情适当增加剂量。

2)多巴胺:小剂量<2 μg/(kg·min)的多巴胺仅作用于外周多巴胺受体,直接或间接降低外周阻力。在此剂量下,对于肾脏低灌注和肾衰竭的患者,它能增加肾血流量、肾小球滤过率、利尿和增加钠的排泄,并增强对利尿药的反应。大剂量>2 μg/(kg·min)的多巴胺直接或间接刺激 β 受体,增加心肌的收缩力和心排血量。当剂量>5 μg/(kg·min)时,它作用于 α 受体,增加外周血管阻力。此时,虽然它对低血压患者很有效,但它对 AHF 患者可能有害,因为它增加左心室后负荷,增加肺动脉压和肺阻力。

多巴胺可以作为正性肌力药[>2 μg/(kg·min)]用于 AHF 伴有低血压的患者。当静脉滴注低剂量≤3 μg/(kg·min)时,它可以使失代偿性心衰伴有低血压和尿量减少的患者增加肾血流量,增加尿量。但如果无反应,则应停止使用。

3)多巴酚丁胺:多巴酚丁胺的主要作用在于通过刺激 $β_1$ 受体和 $β_2$ 受体产生剂量依赖性的正性变时、正性变力作用,并反射性地降低交感张力和血管阻力,其最终结果依个体而不同。小剂量时,多巴酚丁胺能产生轻度的血管扩张反应,通过降低后负荷而增加射血量。大剂量时,它可以引起血管收缩。心率通常呈剂量依赖性增加,但增加的程度弱于其他儿茶酚胺类药物。但在房颤的患者,心率可能增加到难以预料的水平,因为它可以加速房室传导。全身收缩压通常轻度增加,但也可能不变或降低。心衰患者静脉滴注多巴酚丁胺后,观察到尿量增多,这可能是它提高心排血量而增加肾血流量的结果。

多巴酚丁胺用于外周低灌注(低血压、肾功能下降)伴或不伴有淤血或肺水肿、使用最佳剂量的利尿药和扩血管剂无效时。

多巴酚丁胺常用来增加心排血量。它的起始静脉滴注速度为 2~3 μg/(kg·min),可以逐渐增加到 20 μg/(kg·min)。无须负荷量。静脉滴注速度根据症状、尿量反应或血流动力学监测结果来调整。它的血流动力学作用和剂量成正比,在静脉滴注停止后,它的清除也很快。

在接受β受体阻滞剂治疗的患者,需要增加多巴酚丁胺的剂量,才能恢复它的正性肌力作用。

单从血流动力学看,多巴酚丁胺的正性肌力作用增加了磷酸二酯酶抑制剂(PDEI)作用。PDEI 和多巴酚丁胺的联合使用能产生比单一用药更强的正性肌力作用。

长时间地持续静脉滴注多巴酚丁胺(24~48 h 以上)会出现耐药,部分血流动力学效应消失。长时间应用应逐渐减量。

静脉滴注多巴酚丁胺常伴有心律失常发生率的增加,可来源于心室和心房。这种影响呈剂量依赖性,可能比使用 PDEI 时更明显。在使用利尿药时应及时补钾。心动过速时使用多巴酚丁胺要慎重,多巴酚丁胺静脉滴注可以促发冠心病患者的胸痛。现在还没有关于 AHF 患者使用多巴酚丁胺的对照试验,一些试验显示它增加不利的心血管事件。

4)磷酸二酯酶抑制剂:米力农和依诺昔酮是两种临床上使用的Ⅲ型磷酸二酯酶抑制剂(PDEI)。在 AHF 时,它们能产生明显的正性肌力、松弛性及外周扩血管效应,由此增加心排血量和搏出量,同时伴随有肺动脉压、肺毛细血管楔压的下降,全身和肺血管阻力下降。它在血流动力学方面,介于纯粹的扩血管剂(如硝普钠)和正性肌力药(如多巴酚丁胺)之间。因为它们的作用部位远离β受体,所以在使用β受体阻滞剂的同时,PDEI 仍能够保留其效应。

Ⅲ型 PDEI 用于低灌注伴或不伴有淤血,使用最佳剂量的利尿药和扩血管剂无效时应用。

当患者在使用β受体阻滞剂时,和/或对多巴酚丁胺没有足够的反应时,Ⅲ型 PDEIs 可能优于多巴酚丁胺。

由于其过度的外周扩血管效应可引起的低血压,静脉推注较静脉滴注时更常见。有关 PDEI 治疗对 AHF 患者的远期疗效目前数据尚不充分,但人们已提高了对其安全性的重视,特别是在缺血性心脏病心衰患者。

5)左西孟旦:这是一种钙增敏剂,通过结合于心肌细胞上的肌钙蛋白 C 促进心肌收缩,还通过介导 ATP 敏感的钾通道而发挥血管舒张作用和轻度抑制磷酸二酯酶的效应。其正性肌力作用独立于β肾上腺素能刺激,可用于正接受β受体阻滞剂治疗的患者。左西孟旦的乙酰化代谢产物,仍然具有药理活性,半衰期约 80 h,停药后作用可持续 48 h。

临床研究表明,急性心衰患者应用本药静脉滴注可明显增加 CO 和每搏输出量,降低 PCWP、全身血管阻力和肺血管阻力;冠心病患者不会增加病死率。用法:首剂 12~24 μg/kg 静脉注射(>10 min),继以 0.1 μg/(kg·min)静脉滴注,可酌情减半或加倍。对于收缩压 <13.3 kPa(100 mmHg)的患者,不需要负荷剂量,可直接用维持剂量,以防止发生低血压。

在比较左西孟旦和多巴酚丁胺的随机对照试验中,已显示左西孟旦能改善呼吸困难和疲劳等症状,并产生很好的结果。不同于多巴酚丁胺的是,当联合使用β受体阻滞剂时,左西孟旦的血流动力学效应不会减弱,甚至会更强。

在大剂量使用左西孟旦静脉滴注时,可能会出现心动过速、低血压,对收缩压 <11.3 kPa(85 mmHg)的患者不推荐使用。在与其他安慰剂或多巴酚丁胺比较的对照试验中显示,左西孟旦并没有增加恶性心律失常的发生率。

3.非药物治疗

(1)IABP:临床研究表明,这是一种有效改善心肌灌注同时又降低心肌耗氧量和增加 CO 的治疗手段。

　　IABP 的适应证：①急性心肌梗死或严重心肌缺血并发心源性休克，且不能由药物治疗纠正；②伴血流动力学障碍的严重冠心病（如急性心肌梗死伴机械并发症）；③心肌缺血伴顽固性肺水肿。

　　IABP 的禁忌证：①存在严重的外周血管疾病；②主动脉瘤；③主动脉瓣关闭不全；④活动性出血或其他抗凝禁忌证；⑤严重血小板缺乏。

　　（2）机械通气。急性心衰者行机械通气的指征：①出现心跳呼吸骤停而进行心肺复苏时；②合并Ⅰ型或Ⅱ型呼吸衰竭。机械通气的方式有下列 2 种。

　　1）无创呼吸机辅助通气：这是一种无须气管插管、经口/鼻面罩给患者供氧、由患者自主呼吸触发的机械通气治疗。分为持续气道正压通气（CPAP）和双相间歇气道正压通气（BiPAP）2 种模式。

　　作用机制：通过气道正压通气可改善患者的通气状况，减轻肺水肿，纠正缺氧和 CO_2 潴留，从而缓解Ⅰ型或Ⅱ型呼吸衰竭。

　　适用对象：Ⅰ型或Ⅱ型呼吸衰竭患者经常规吸氧和药物治疗仍不能纠正时应及早应用。主要用于呼吸频率≤25 次/分、能配合呼吸机通气的早期呼吸衰竭患者。在下列情况下应用受限：不能耐受和合作的患者、有严重认知障碍和焦虑的患者、呼吸急促（频率＞25 次/分）、呼吸微弱和呼吸道分泌物多的患者。

　　2）气道插管和人工机械通气：应用指征为心肺复苏时、严重呼吸衰竭经常规治疗不能改善者，尤其是出现明显的呼吸性和代谢性酸中毒并影响到意识状态的患者。

　　（3）血液净化治疗要点如下。

　　1）机制：此法不仅可维持水、电解质和酸碱平衡，稳定内环境，还可清除尿毒症毒素（肌酐、尿素、尿酸等）、细胞因子、炎症介质及心脏抑制因子等。治疗中的物质交换可通过血液滤过（超滤）、血液透析、连续血液净化和血液灌流等来完成。

　　2）适应证：本法对急性心衰有益，但并非常规应用的手段。出现下列情况之一时可以考虑采用：①高容量负荷如肺水肿或严重的外周组织水肿，且对襻利尿药和噻嗪类利尿药抵抗。②低钠血症（血钠＜110 mmol/L）且有相应的临床症状，如神志障碍、肌张力减退、腱反射减弱或消失、呕吐及肺水肿等，在上述 2 种情况应用单纯血液滤过即可。③肾功能进行性减退，血肌酐＞500 μmol/L 或符合急性血液透析指征的其他情况。

　　3）不良反应和处理：建立体外循环的血液净化均存在与体外循环相关的不良反应，如生物不相容、出血、凝血、血管通路相关并发症、感染、机器相关并发症等。应避免出现新的内环境紊乱，连续血液净化治疗时应注意热量及蛋白的丢失。

　　（4）心室机械辅助装置：急性心衰经常规药物治疗无明显改善时，有条件的可应用此种技术。此类装置有体外膜式氧合（ECMO）、心室辅助泵（如可置入式电动左心辅助泵、全人工心脏）。根据急性心衰的不同类型，可选择应用心室辅助装置，在积极纠治基础心脏病的前提下，短期辅助心脏功能，可作为心脏移植或心移植的过渡。ECMO 可以部分或全部代替心肺功能。临床研究表明，短期循环呼吸支持（如应用 ECMO）可以明显改善预后。

（宋　敏）

第六章

消化内科疾病

第一节 食管－贲门黏膜撕裂综合征

食管-贲门黏膜撕裂综合征由 Mallory 和 Weiss 于 1929 年首先报道,又称为 Mallory-Weiss 综合征,是指剧烈呕吐和腹内压骤然升高等因素(如剧烈咳嗽、举重、用力排便等)所导致的食管下段和胃贲门部黏膜纵向撕裂出血。出血可轻微,但若撕裂累及小动脉则引起严重出血。1956 年,Hardy 首先应用内镜做出诊断。该病是上消化道出血的重要病因之一,占上消化道出血的 3%～15%,男性多于女性,发病高峰多在 30～50 岁。

一、病因和发病机制

食管-贲门黏膜撕裂综合征发病的最根本原因是腹内压力或胃内压力的骤然升高,在呕吐时,胃内压力急剧升高,可达 16.0～21.3 kPa(120～160 mmHg),甚至高达 26.7 kPa(200 mmHg),而胸内食管内压一般仅有 6.7 kPa(50 mmHg),这种骤然升高的压力差极易使食管黏膜撕裂,食管黏膜下层与胃贲门部有丰富的血管丛。其撕裂的血管多为黏膜下横行动脉,容易造成大出血。

胃内压力升高的主要原因为呕吐和剧烈干呕。60%以上的患者发病前有大量饮酒及暴食史,其他病因如妊娠呕吐、食管炎、急性胃肠炎、消化性溃疡、急性胆囊炎、急性胰腺炎、尿毒症、糖尿病酮症、放置胃管、内镜检查等。

凡能引起胃内压力增高的任何情况均可发生食管-贲门黏膜撕裂,如剧烈咳嗽、举重、用力排便、酗酒、分娩、胸外按摩、癫痫发作、哮喘持续状态、食管裂孔疝、麻醉期间的严重呃逆等,其中尤以食管裂孔疝常诱发撕裂,并同时影响撕裂的部位。静息时有食管裂孔疝的患者,撕裂多位于胃的贲门部;而不伴有食管裂孔疝者,撕裂多位于食管的远端。由于呕吐而产生的一过性裂孔疝,撕裂多骑跨于食管和胃交界处。

二、诊断步骤

(一)病史采集要点

典型表现为先有干呕或剧烈呕吐,随后出现呕血或黑便,大多数患者表现为无痛性出血。出血量与黏膜撕裂范围、程度和位置有关,严重者可引起休克和死亡,但多数患者出血量较少。有的甚至仅有黑便或呕吐物带有血丝。

(二)体格检查要点

轻者多无明显的体征。出血量大者可出现贫血、循环障碍甚至休克等。

(三)辅助检查

1.胃镜检查

胃镜检查是诊断该病的最有效手段,应列为首选检查方法。胃镜应在出血 24 小时内或在出血即时进行。胃镜下可见食管与胃交界处或食管远端、贲门黏膜的纵行撕裂,撕裂多为单发,少数为多发,裂伤一般长 3~20 mm,宽 2~3 mm。

2.X 线气钡双重造影

可见不规则充盈缺损,有时钡剂位于溃疡龛影内,有时可看到出血灶附近的钡剂位于溃疡龛影内,有时可看到出血灶附近的钡剂充盈缺损区。

3.选择性腹腔动脉造影

可检出速度为每分钟 0.5 mL 的出血,可见造影剂自食管和胃的交界处溢出,沿食管上或下流动,可显示食管黏膜的轮廓,适用于钡餐、内镜检查阴性的患者。

三、诊断

(一)诊断要点

诊断依据:①有导致腹内压增高的诱因和明显病史。②出现频繁呕吐,继之呕血的临床表现。③X 线气钡双重造影、选择性腹腔动脉造影和内镜检查有确诊价值。

(二)鉴别诊断要点

本病需与自发性食管破裂、消化性溃疡、糜烂性出血性胃炎、食管胃底静脉曲张破裂等引起的上消化道出血相鉴别。

1.自发性食管破裂

多发生在暴饮、暴食及其他原因所致剧烈呕吐后,常有液气胸的发生,吞咽、饮水、进食后胸痛加剧。

2.消化性溃疡

消化性溃疡有慢性、节律性、周期性中上腹部疼痛;可有反酸、嗳气、恶心、呕吐及其他消化不良的症状,胃镜检查可明确诊断。

3.糜烂性出血性胃炎

一般为少量、间歇性出血,可自止,也可大出血引起呕血和/或黑粪;确诊有赖于胃镜,但宜在出血后 24~48 h 内进行。

4.食管胃底静脉曲张破裂

病情急、出血量大,常有肝炎或肝硬化等病史,肝功能化验异常,胃镜可明确诊断。

(三)临床亚型

胃镜下可将食管-贲门黏膜撕裂综合征的裂伤出血分为 5 类:①活动性动脉性喷血。②活动性血管渗血。③可见血管显露。④裂伤处黏附有新鲜血痂。⑤单纯性裂伤。

四、治疗

(一)治疗原则

治疗包括镇静止吐、减少或避免腹压增加、补充血容量、药物止血和介入治疗等保守疗法,无效时应手术结扎出血血管、缝合撕裂黏膜。

(二)治疗计划

1.一般治疗

出血时给予禁食,出血停止后 24 小时可以进食流质。必要时可以放置胃管抽出胃内容物,避免饱餐的胃加剧撕裂。

(1)积极补充血容量:保证充足的静脉通道,必要时输血,需保持血细胞比容在 30％ 以上,血红蛋白浓度在 70 g/L 以上。但应避免输血及输液量过多引起急性肺水肿或再出血。

(2)药物止血:只有当胃内 pH＞6.0 时,才能有效地形成血小板聚集及血液凝固。所以须快速提升胃内 pH。通常静脉给予制酸剂、H_2 受体阻滞剂(如西咪替丁、法莫替丁等)或质子泵抑制剂(如奥美拉唑等)抑制胃酸分泌,目前临床上多采用后者。

(3)止呕:可肌内注射甲氧氯普胺,必要时静脉推注中枢止呕药。

2.内镜治疗

随着内镜技术的发展,治疗内镜技术在消化道出血紧急止血中起着非常重要的作用,对出血量大、活动性出血或内镜发现有近期出血的患者都应进行内镜止血治疗。

(1)注射止血术:其机制是通过向撕裂边缘或出血点注射药物,以压迫、收缩血管或通过局部凝血作用达到止血目的。注射止血术操作简便,疗效确切,费用低廉。但要注意并发症的发生,如食管穿孔、食管狭窄、贲门狭窄、高血压、心律失常等,故不宜反复注射,应严格控制注射药物的浓度,同时应注意监测血压、心率等。

(2)金属钛夹止血术:该方法是近年来国内外广泛开展的一种有效的内镜止血术。其基本方法是在内镜直视下,利用金属止血夹,直接将出血血管或撕裂的黏膜夹持住,起到机械压迫止血及缝合作用,能达到立即止血及预防再出血的目的。主要适用于有活动性及再出血迹象的撕裂患者。该方法止血率高,安全,操作简便,组织损伤小,并发症少,仅个别报道有穿孔发生。钛夹通常在 1～3 周自行脱落,随粪便排出体外。

(3)微波止血术:微波治疗可使组织中的极性离子在瞬间发生局部高速振荡,从而产生高温,使蛋白凝固,达到止血的目的。该方法操作简便,疗效确切,不影响撕裂黏膜愈合。但由于食管没有浆膜层,撕裂的部位较薄,不宜反复操作,以防壁性损伤和穿孔。

(4)其他:电凝止血术利用高频电流通过人体产生热效应,使组织凝固,从而止血。方法与微波止血术相似。电凝止血术疗效可达 80％～90％,其并发症主要有穿孔和出血。其他还有热探头止血术、激光光凝治疗等,其基本原理均为使局部产生高温,达到组织凝固止血的目的。

3.动脉栓塞治疗

对于经保守治疗和内镜治疗失败的患者,可考虑行动脉栓塞治疗,食管贲门部主要由胃左动脉供血,可栓塞胃左动脉或其食管支。该方法止血迅速可靠,但需要有经验的介入医师进行操作。

4.手术治疗

对于经保守治疗或内镜治疗失败的患者应行紧急手术治疗,结扎出血的血管。

(三)治疗方案的选择

对有活动性出血或胃镜发现有近期出血血痂的患者建议采用胃镜治疗。撕裂较表浅且有活动性出血者,选择局部注射止血术、微波和电凝治疗;活动性动脉出血或有血管显露者,选择金属夹止血。胃镜治疗安全、简单、组织损伤小,但不宜反复进行,同时应控制药物浓度和剂量。

五、病情观察及处理

(一)病情观察要点

(1)卧床休息,严密监测生命体征及每小时尿量,保持呼吸道通畅,避免呕吐时引起窒息。

(2)定期复查血常规,必要时监测中心静脉压,尤其是老年患者。

(3)注射止血术后要注意并发症的发生,如食管穿孔、食管狭窄、贲门狭窄、高血压、心律失常等,故不宜反复注射,应严格控制注射药物的浓度,同时应注意监测血压、心率等。

(4)复查大便常规及隐血试验。

(5)必要时可复查内镜。

(二)疗效判断及处理

1.疗效判断(可参考上消化道出血的判断方法)

血红蛋白、红细胞计数及血细胞比容测定上述指标可以用于失血程度的估计,但由于这些指标在急性失血后并不能立即反映出来,故不能以此作为早期判断出血量的依据。此外,上述指标亦受出血前有无贫血、脱水和缺氧等因素的影响。因此,动态观察血红蛋白、红细胞计数及血细胞比容等的变化则更有意义。

2.处理

对于常规处理后仍有出血或再次出血的患者可采用胃镜治疗;对保守治疗和胃镜治疗失败的患者可考虑动脉栓塞或手术治疗。

六、预后评估

大多数患者经积极补液、禁食、制酸、保护黏膜及止血等治疗后,出血可自行停止,撕裂处大多数在 1 周内愈合。

(路庆雷)

第二节 急 性 胃 炎

急性胃炎是由多种不同的病因引起的急性胃黏膜炎症,包括急性单纯性胃炎、急性糜烂出血性胃炎和吞服腐蚀物引起的急性腐蚀性胃炎与胃壁细菌感染所致的急性化脓性胃炎。其中,临床意义最大和发病率最高的是以胃黏膜糜烂、出血为主要表现的急性糜烂出血性胃炎。

一、流行病学

迄今为止,目前国内外尚缺乏有关急性胃炎的流行病学调查。

二、病因

急性胃炎的病因众多,大致有外源和内源两大类,包括急性应激、化学性损伤(如药物、乙醇、胆汁、胰液)和急性细菌感染等。

(一)外源因素

1.药物

各种非甾体抗炎药(NSAIDs),包括阿司匹林、吲哚美辛、吡罗昔康和多种含有该类成分复方药物。另外常见的有糖皮质激素和某些抗生素及氯化钾等均可导致胃黏膜损伤。

2.乙醇

主要是大量酗酒可致急性胃黏膜胃糜烂甚或出血。

3.生物性因素

沙门菌、嗜盐菌和葡萄球菌等细菌或其毒素可使胃黏膜充血水肿和糜烂。幽门螺杆菌(Hp)感染可引起急、慢性胃炎,发病机制类似,将在慢性胃炎节中叙述。

4.其他

某些机械性损伤(包括胃内异物或胃柿石等)可损伤胃黏膜。放射疗法可致胃黏膜受损。偶可见因吞服腐蚀性化学物质(强酸或强碱或来苏水及氯化汞、砷、磷等)引起的腐蚀性胃炎。

(二)内源因素

1.应激因素

多种严重疾病如严重创伤、烧伤或大手术及颅脑病变和重要脏器功能衰竭等可导致胃黏膜缺血、缺氧而损伤。通常称为应激性胃炎,如果是脑血管病变、头颅部外伤和脑手术后引起的胃、十二指肠急性溃疡称为 Cushing 溃疡,而大面积烧灼伤所致溃疡称为 Curling 溃疡。

2.局部血供缺乏

局部血供缺乏主要是腹腔动脉栓塞治疗后或少数因动脉硬化致胃动脉的血栓形成或栓塞引起供血不足。另外,还可见于肝硬化门静脉高压并发上消化道出血者。

3.急性蜂窝织炎或化脓性胃炎

此两者甚少见。

三、病理生理学和病理组织学

(一)病理生理学

胃黏膜防御机制包括黏膜屏障、黏液屏障、黏膜上皮修复、黏膜和黏膜下层丰富的血流、前列腺素和肽类物质(表皮生长因子等)和自由基清除系统。上述结果破坏或保护因素减少,使胃腔中的 H^+ 逆弥散至胃壁,肥大细胞释放组胺,则血管充血甚或出血、黏膜水肿及间质液渗出,同时可刺激壁细胞分泌盐酸、主细胞分泌胃蛋白酶原。若致病因子损及腺颈部细胞,则胃黏膜修复延迟、更新受阻而出现糜烂。

严重创伤、大手术、大面积烧伤、脑血管意外和严重脏器功能衰竭及其休克或者败血症等所致的急性应激的发生机制:急性应激→皮质-垂体前叶-肾上腺皮质轴活动亢进、交感-副交感神经系统失衡→机体的代偿功能不足→不能维持胃黏膜微循环的正常运行→黏膜缺血、缺氧→黏液和碳酸氢盐分泌减少及内源性前列腺素合成不足→黏膜屏障破坏和氢离子反弥散→降低黏膜内pH→进一步损伤血管与黏膜→糜烂和出血。

NSAIDs 所引起者则为抑制环氧合酶（COX）致使前列腺素产生减少，黏膜缺血、缺氧。氯化钾和某些抗生素或抗肿瘤药等则可直接刺激胃黏膜引起浅表损伤。

乙醇可致上皮细胞损伤和破坏，黏膜水肿、糜烂和出血。另外，幽门关闭不全、胃切除（主要是 Billroth Ⅱ 式）术后可引起十二指肠-胃反流，则此时由胆汁和胰液等组成的碱性肠液中的胆盐、溶血磷脂酰胆碱、磷脂酶 A 和其他胰酶可破坏胃黏膜屏障，引起急性炎症。

门静脉高压可致胃黏膜毛细血管和小静脉扩张及黏膜水肿，组织学表现为只有轻度或无炎症细胞浸润，可有显性或非显性出血。

（二）病理学改变

急性胃炎主要病理和组织学表现以胃黏膜充血水肿，表面有片状渗出物或黏液覆盖为主。黏膜皱襞上可见局限性或弥漫性陈旧性或新鲜出血与糜烂，糜烂加深可累及胃腺体。

显微镜下则可见黏膜固有层多少不等的中性粒细胞、淋巴细胞、浆细胞和少量嗜酸性粒细胞浸润，可有水肿。表面的单层柱状上皮细胞和固有腺体细胞出现变性与坏死。重者黏膜下层亦有水肿和充血。

对于腐蚀性胃炎若接触了高浓度的腐蚀物质且长时间，则胃黏膜出现凝固性坏死、糜烂和溃疡，重者穿孔或出血甚至腹膜炎。

另外，少见的化脓性胃炎可表现为整个胃壁（主要是黏膜下层）炎性增厚，大量中性粒细胞浸润，黏膜坏死。可有胃壁脓性蜂窝织炎或胃壁脓肿。

四、临床表现

（一）症状

部分患者可有上腹痛、腹胀、恶心、呕吐和嗳气及食欲缺乏等。如伴胃黏膜糜烂出血，则有呕血和/或黑粪，大量出血可引起出血性休克。有时上腹胀气明显。细菌感染致者可出现腹泻等。并有疼痛、吞咽困难和呼吸困难（由于喉头水肿）。腐蚀性胃炎可吐出血性黏液，严重者可发生食管或胃穿孔，引起胸膜炎或弥漫性腹膜炎。化脓性胃炎起病常较急，有上腹剧痛、恶心和呕吐、寒战和高热，血压可下降，出现中毒性休克。

（二）体征

上腹部压痛是常见体征，尤其多见于严重疾病引起的急性胃炎出血者。腐蚀性胃炎因口腔黏膜、食管黏膜和胃黏膜都有损害，口腔、咽喉黏膜充血、水肿和糜烂。化脓性胃炎有时体征酷似急腹症。

五、辅助检查

急性糜烂出血性胃炎的确诊有赖于急诊胃镜检查，一般应在出血后 24～48 小时内进行，可见到以多发性糜烂、浅表溃疡和出血灶为特征的急性胃黏膜病损。黏液糊或者可有新鲜或陈旧血液。一般急性应激所致的胃黏膜病损以胃体、胃底部为主，而 NSAIDs 或乙醇所致的则以胃窦部为主。注意 X 线钡剂检查并无诊断价值。出血者做呕吐物或大便潜血试验、红细胞计数和血红蛋白测定。感染因素引起者，做白细胞计数和分类检查，以及大便常规和培养。

六、诊断和鉴别诊断

主要由病史和症状做出拟诊，而经胃镜检查得以确诊。但吞服腐蚀物质者禁忌胃镜检查。

有长期服 NSAIDs、酗酒及临床重危患者,均应想到急性胃炎可能。对于鉴别诊断,腹痛为主者,应通过反复询问病史而与急性胰腺炎、胆囊炎和急性阑尾炎等急腹症,甚至急性心肌梗死相鉴别。

七、治疗

(一)基础治疗

基础治疗包括给予镇静、禁食、补液、解痉、止吐等对症支持治疗。此后给予流质或半流质饮食。

(二)针对病因治疗

针对病因治疗包括根除 Hp、去除 NSAIDs 或乙醇等诱因。

(三)对症处理

表现为反酸、上腹隐痛、烧灼感和嘈杂者,给予 H_2 受体阻滞剂或质子泵抑制剂。以恶心、呕吐或上腹胀闷为主者可选用甲氧氯普胺、多潘立酮或莫沙必利等促动力药。以痉挛性疼痛为主者,可给予莨菪碱等药物进行对症处理。

有胃黏膜糜烂、出血者,可用抑制胃酸分泌的 H_2 受体阻滞剂或质子泵抑制剂外,还可同时应用胃黏膜保护药(如硫糖铝或铝碳酸镁等)。

对于较大量的出血则应采取综合措施进行抢救。当并发大量出血时,可以冰水洗胃或在冰水中加去甲肾上腺素(每 200 mL 冰水中加 8 mL),或同管内滴注碳酸氢钠,浓度为 1 000 mmol/L,24 小时滴 1 L,使胃内 pH 保持在 5 以上。凝血酶是有效的局部止血药,并有促进创面愈合作用,大剂量时止血作用显著。常规的止血药,如卡巴克络、抗血栓溶芳酸和酚磺乙胺等可静脉应用,但效果一般。内镜下止血往往可收到较好效果。

八、并发症的诊断、预防和治疗

急性胃炎的并发症包括穿孔,腹膜炎,水、电解质紊乱和酸碱失衡等。为预防细菌感染者选用抗生素治疗,因过度呕吐致脱水者及时补充水和电解质,并适时检测血气分析,必要时纠正酸碱平衡紊乱。对于穿孔或腹膜炎者,则必要时外科治疗。

九、预后

病因去除后,急性胃炎多在短期内恢复正常。相反病因长期持续存在,则可转为慢性胃炎。由于绝大多数慢性胃炎的发生与 Hp 感染有关,而 Hp 自发清除少见,故慢性胃炎可持续存在,但多数患者无症状。流行病学研究显示,部分 Hp 相关性胃窦炎(<20%)可发生十二指肠溃疡。

(韩善乐)

第三节 慢性胃炎

慢性胃炎是由各种病因引起的胃黏膜慢性炎症。根据新悉尼胃炎系统和我国 2006 年颁布的《中国慢性胃炎共识意见》标准,由内镜及病理组织学变化,将慢性胃炎分为非萎缩性(浅表性)

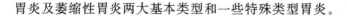

胃炎及萎缩性胃炎两大基本类型和一些特殊类型胃炎。

一、流行病学

幽门螺杆菌(Hp)感染为慢性非萎缩性胃炎的主要病因。大致上说来,慢性非萎缩性胃炎发病率与 Hp 感染情况相平行,慢性非萎缩性胃炎流行情况因不同国家、不同地区 Hp 感染情况而异。一般 Hp 感染率发展中国家高于发达国家,感染率随年龄增加而升高。我国属 Hp 高感染率国家,估计人群中 Hp 感染率为 40%～70%。慢性萎缩性胃炎是原因不明的慢性胃炎,在我国是一种常见病、多发病,在慢性胃炎中占 10%～20%。

二、病因

(一)慢性非萎缩性胃炎的常见病因

1.Hp 感染

Hp 感染是慢性非萎缩性胃炎最主要的病因,两者的关系符合 Koch 提出的确定病原体为感染性疾病病因的 4 项基本要求,即该病原体存在于该病的患者中,病原体的分布与体内病变分布一致,清除病原体后疾病可好转,在动物模型中该病原体可诱发与人相似的疾病。

研究表明,80%～95%的慢性活动性胃炎患者胃黏膜中有 Hp 感染,5%～20%的 Hp 阴性率反映了慢性胃炎病因的多样性;Hp 相关胃炎者,Hp 胃内分布与炎症分布一致;根除 Hp 可使胃黏膜炎症消退,一般中性粒细胞消退较快,但淋巴细胞、浆细胞消退需要较长时间;志愿者和动物模型中已证实 Hp 感染可引起胃炎。

Hp 感染引起的慢性非萎缩性胃炎中胃窦为主全胃炎患者胃酸分泌可增加,十二指肠溃疡发生的危险度较高;而胃体为主全胃炎患者胃溃疡和胃癌发生的危险性增加。

2.胆汁和其他碱性肠液反流

幽门括约肌功能不全时含胆汁和胰液的十二指肠液反流入胃,可削弱胃黏膜屏障功能,使胃黏膜遭到消化液作用,产生炎症、糜烂、出血和上皮化生等病变。

3.其他外源因素

酗酒、服用 NSAIDs 等药物、某些刺激性食物等均可反复损伤胃黏膜。这类因素均可各自或与 Hp 感染协同作用而引起或加重胃黏膜慢性炎症。

(二)慢性萎缩性胃炎的主要病因

1973 年,Strickland 将慢性萎缩性胃炎分为 A、B 两型,A 型是胃体弥漫萎缩,导致胃酸分泌下降,影响维生素 B_{12} 及内因子的吸收,因此常合并恶性贫血,与自身免疫有关;B 型在胃窦部,少数人可发展成胃癌,与 Hp,化学损伤(胆汁反流、非皮质激素消炎药、吸烟、酗酒等)有关,我国 80%以上的属于第二类。

胃内攻击因子与防御修复因子失衡是慢性萎缩性胃炎发生的根本原因。具体病因与慢性非萎缩性胃炎相似,包括 Hp 感染;长期饮浓茶、烈酒、咖啡、过热、过冷、过于粗糙的食物,可导致胃黏膜的反复损伤;长期大量服用非甾体抗炎药如阿司匹林、吲哚美辛等可抑制胃黏膜前列腺素的合成,破坏黏膜屏障;烟草中的尼古丁不仅影响胃黏膜的血液循环,还可导致幽门括约肌功能紊乱,造成胆汁反流;各种原因的胆汁反流均可破坏黏膜屏障造成胃黏膜慢性炎症改变。比较特殊的是壁细胞抗原和抗体结合形成免疫复合体在补体参与下,破坏壁细胞;胃黏膜营养因子(如促胃液素、表皮生长因子等)缺乏;心力衰竭、动脉硬化、肝硬化合并门脉高压、糖尿病、甲状腺病、慢

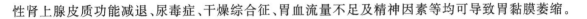

性肾上腺皮质功能减退、尿毒症、干燥综合征、胃血流量不足及精神因素等均可导致胃黏膜萎缩。

三、病理生理学和病理学

(一)病理生理学

1.Hp 感染

Hp 感染途径为粪-口或口-口途径,其外壁靠黏附素而紧贴胃上皮细胞。

Hp 感染的持续存在,致使腺体破坏,最终发展成为萎缩性胃炎。而感染 Hp 后胃炎的严重程度则除了与细菌本身有关外,还决定与患者机体情况和外界环境。如带有空泡毒素(VacA)和细胞毒相关基因(CagA)者,胃黏膜损伤明显较重。患者的免疫应答反应强弱、其胃酸的分泌情况、血型、民族和年龄差异等也影响胃黏膜炎症程度。此外,患者饮食情况也有一定的作用。

2.自身免疫机制

研究早已证明,以胃体萎缩为主的 A 型萎缩性胃炎患者血清中,存在壁细胞抗体(PCA)和内因子抗体(IFA)。前者的抗原是壁细胞分泌小管微绒毛膜上的质子泵 H^+,K^+-ATP 酶,它破坏壁细胞而使胃酸分泌减少。而 IFA 则对抗内因子(壁细胞分泌的一种糖蛋白),使食物中的维生素 B_{12} 无法与后者结合被末端回肠吸收,最后引起维生素 B_{12} 吸收不良,甚至导致恶性贫血。IFA 具有特异性,几乎仅见于胃萎缩伴恶性贫血者。

造成胃酸和内因子分泌减少或丧失,恶性贫血是 A 型萎缩性胃炎的终末阶段,是自身免疫性胃炎最严重的标志。当泌酸腺完全萎缩时称为胃萎缩。

另外,近年发现 Hp 感染者中也存在着自身免疫反应,其血清抗体能与宿主胃黏膜上皮及黏液起交叉反应,如菌体 LewisX 和 LewisY 抗原。

3.外源损伤因素破坏胃黏膜屏障

碱性十二指肠液反流等,可减弱胃黏膜屏障功能。致使胃腔内 H^+ 通过损害的屏障,反弥散入胃黏膜内,使炎症不易消散。长期慢性炎症,又加重屏障功能的减退,如此恶性循环使慢性胃炎久治不愈。

4.生理因素和胃黏膜营养因子缺乏

萎缩性变化和肠化生等皆与衰老相关,而炎症细胞浸润程度与年龄关系不大。这主要是老龄者的退行性变-胃黏膜小血管扭曲,小动脉壁玻璃样变性,管腔狭窄导致黏膜营养不良、分泌功能下降。

新近研究证明,某些胃黏膜营养因子(胃泌素、表皮生长因子等)缺乏或胃黏膜感觉神经终器对这些因子不敏感可引起胃黏膜萎缩。如手术后残胃炎原因之一是 G 细胞数量减少,而引起胃泌素营养作用减弱。

5.遗传因素

萎缩性胃炎、低酸或无酸、维生素 B_{12} 吸收不良的患病率和 PCA、IFA 的阳性率很高,提示可能有遗传因素的影响。

(二)病理学

慢性胃炎病理变化是由胃黏膜损伤和修复过程所引起。病理组织学的描述包括活动性慢性炎症、萎缩和化生及异型增生等。此外,在慢性炎症过程中,胃黏膜也有反应性增生变化,如胃小凹上皮过形成、黏膜肌增厚、淋巴滤泡形成、纤维组织和腺管增生等。

近几年对于慢性胃炎尤其是慢性萎缩性胃炎的病理组织学,有不少新的进展。以下结合

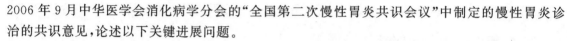

2006年9月中华医学会消化病学分会的"全国第二次慢性胃炎共识会议"中制定的慢性胃炎诊治的共识意见,论述以下关键进展问题。

1.萎缩的定义

1996年,新悉尼系统把萎缩定义为"腺体的丧失",这是模糊而易产生歧义的定义,反映了当时肠化是否属于萎缩,病理学家间有不同认识。其后国际上一个病理学家的自由组织——萎缩联谊会(Atrophy Club 2000)进行了3次研讨会,并在2002年发表了对萎缩的新分类,12位学者中有8位也曾是悉尼系统的执笔者,故此意见可认为是悉尼系统的补充和发展,有很高权威性。

萎缩联谊会把萎缩新定义为"萎缩是胃固有腺体的丧失",将萎缩分为3种情况:无萎缩、未确定萎缩和萎缩。进而将萎缩分两个类型:非化生性萎缩和化生性萎缩。前者特点是腺体丧失伴有黏膜固有层中的纤维化或纤维肌增生;后者是胃黏膜腺体被化生的腺体所替换。这两类萎缩的程度分级仍用最初悉尼系统标准和新悉尼系统的模拟评分图,分为4级,即无、轻度、中度和重度萎缩。国际的萎缩新定义对我国来说不是新的,我国学者早年就认为"肠化或假幽门腺化生不是胃固有腺,因此尽管胃腺体数量未减少,但也属萎缩",并在全国第一届慢性胃炎共识会议做了说明。

对于上述第2个问题,答案显然是肯定的。这是因为多灶性萎缩性胃炎的胃黏膜萎缩呈灶状分布,即使活检块数少,只要病理活检发现有萎缩,就可诊断为萎缩性胃炎。在此次全国慢性胃炎共识意见中强调,需注意取材于糜烂或溃疡边缘的组织易存在萎缩,但不能简单地视为萎缩性胃炎。此外,活检组织太浅、组织包埋方向不当等因素均可影响萎缩的判断。

"未确定萎缩"是国际新提出的观点,认为黏膜层炎症很明显时,单核细胞密集浸润造成腺体被取代、移置或隐匿,以致难以判断这些"看来似乎丧失"的腺体是否真正丧失,此时暂先诊断为"未确定萎缩",最后诊断延期到炎症明显消退(大部分在Hp根除治疗3~6个月后),再取活检时做出。对萎缩的诊断采取了比较谨慎的态度。

目前,我国共识意见并未采用此概念。因为:①炎症明显时腺体被破坏、数量减少,在这个时点上,病理按照萎缩的定义可以诊断为萎缩,非病理不能。②一般临床希望活检后有病理结论,病理如不作诊断,会出现临床难出诊断、对治疗效果无法评价的情况。尤其在临床研究上,设立此诊断项会使治疗前或后失去相当一部分统计资料。慢性胃炎是个动态过程,炎症可以有两个结局:完全修复和不完全修复(纤维化和肠化),炎症明显期病理无责任预言今后趋向哪个结局。可以预料对萎缩采用的诊断标准不一,治疗有效率也不一,采用"未确定萎缩"的研究课题,因为事先去除了一部分可逆的萎缩,萎缩的可逆性就低。

2.肠化分型的临床意义与价值用

AB-PAS和HID-AB黏液染色能区分肠化亚型,然而,肠化分型的意义并未明了。传统观念认为,肠化亚型中的小肠型和完全型肠化无明显癌前病变意义,而大肠型肠化的胃癌发生危险性增高,从而引起临床的重视。支持肠化分型有意义的学者认为化生是细胞表型的一种非肿瘤性改变,通常在长期不利环境作用下出现。这种表型改变可以是干细胞内出现体细胞突变的结果,或是表现遗传修饰的变化导致后代细胞向不同方向分化的结果。胃内肠化生部位发现很多遗传改变,这些改变甚至可出现在异型增生前。他们认为肠化生中不完全型结肠型者,具有大多数遗传学改变,有发生胃癌的危险性。但近年越来越多的临床资料显示,其预测胃癌价值有限而更强调重视肠化范围,肠化分布范围越广,其发生胃癌的危险性越高。10多年来罕有从大肠型肠化随访发展成癌的报道。另外,从病理检测的实际情况看,肠化以混合型多见,大肠型肠化的检出

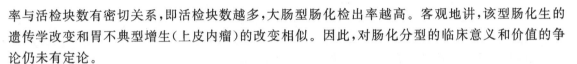

率与活检块数有密切关系,即活检块数越多,大肠型肠化检出率越高。客观地讲,该型肠化生的遗传学改变和胃不典型增生(上皮内瘤)的改变相似。因此,对肠化分型的临床意义和价值的争论仍未有定论。

3.关于异型增生

异型增生(上皮内瘤变)是重要的胃癌癌前病变。分为轻度和重度(或低级别和高级别)两级。异型增生和上皮内瘤变是同义词,后者是 WHO 国际癌症研究协会推荐使用的术语。

4.萎缩和肠化发生过程是否存在不可逆转点

胃黏膜萎缩的产生主要有两种途径:一是干细胞区室和/或腺体被破坏;二是选择性破坏特定的上皮细胞而保留干细胞。这两种途径在慢性 Hp 感染中均可发生。

萎缩与肠化的逆转报道已经不在少数,但是否所有病患均有逆转可能,是否在萎缩的发生与发展过程中存在某一不可逆转点。这一转折点是否可能为肠化生,已明确 Hp 感染可诱发慢性胃炎,经历慢性炎症→萎缩→肠化→异型增生等多个步骤最终发展至胃癌(Correa 模式)。可否通过根除 Hp 来降低胃癌发生危险性始终是近年来关注的热点。多数研究表明,根除 Hp 可防止胃黏膜萎缩和肠化的进一步发展,但萎缩、肠化是否能得到逆转尚待更多研究证实。

Mera 和 Correa 等最新报道了一项长达 12 年的大型前瞻性随机对照研究,纳入 795 例具有胃癌前病变的成人患者,随机给予他们抗 Hp 治疗和/或抗氧化治疗。他们观察到萎缩黏膜在 Hp 根除后持续保持阴性 12 年后可以完全消退,而肠化黏膜也有逐渐消退的趋向,但可能需要随访更长时间。他们认为通过抗 Hp 治疗来进行胃癌的化学预防是可行的策略。

但是,部分学者认为在考虑萎缩的可逆性时,需区分缺失腺体的恢复和腺体内特定细胞的再生。在后一种情况下,干细胞区室被保留,去除有害因素可使壁细胞和主细胞再生,并完全恢复腺体功能。当腺体及干细胞被完全破坏后,腺体的恢复只能由周围未被破坏的腺窝单元来完成。

当萎缩伴有肠化生时,逆转机会进一步减小。如果肠化生是对不利因素的适应性反应,而且不利因素可以被确定和去除,此时肠化生有可能逆转。但是,肠化生还有很多其他原因,如胆汁反流、高盐饮食、乙醇。这意味着即使在 Hp 感染个体,感染以外的其他因素亦可以引发或加速化生的发生。如果肠化生是稳定的干细胞内体细胞突变的结果,则改变黏膜的环境也许不能使肠化生逆转。

曾经有 34 篇文献,根治 Hp 后萎缩可逆和无好转的基本各占一半,主要由于萎缩诊断标准、随访时间和间隔长短、活检取材部位和数量不统一所造成。建议今后制订统一随访方案,联合各医疗单位合作研究,使能得到大宗病例的统计资料。根治 Hp 可以产生某些有益效应,如消除炎症,消除活性氧所致的 DNA 损伤,缩短细胞更新周期,提高低胃酸者的泌酸量,并逐步恢复胃液维生素 C 的分泌。在预防胃癌方面,这些已被证实的结果可能比希望萎缩和肠化生逆转重要得多。

实际上,国际著名学者对有否此不可逆转点也有争论。如美国的 Correa 教授并不认同它的存在,而英国 Aberdeen 大学的 Emad Munir El-Omar 教授则强烈认为在异型增生发展至胃癌的过程中有某个节点,越过此则基本处于不可逆转阶段,但至今为止尚未明确此点的确切位置。

四、临床表现

流行病学研究表明,多数慢性非萎缩性胃炎患者无任何症状。少数患者可有上腹痛或不适、上腹胀、早饱、嗳气、恶心等非特异性消化不良症状。某些慢性萎缩性胃炎患者可有上腹部灼痛、胀痛、钝痛或胀闷且以餐后为著,食欲缺乏、恶心、嗳气、便秘或腹泻等症状。内镜检查和胃黏膜组织学检查结果与慢性胃炎患者症状的相关分析表明,患者的症状缺乏特异性,且症状之有无及严重程度与内镜所见及组织学分级并无肯定的相关性。

伴有胃黏膜糜烂者,可有少量或大量上消化道出血,长期少量出血可引起缺铁性贫血。胃体萎缩性胃炎可出现恶性贫血,常有全身衰弱、疲软、神情淡漠、隐性黄疸,消化道症状一般较少。

体征多不明显,有时上腹轻压痛,胃体胃炎严重时可有舌炎和贫血。

慢性萎缩性胃炎的临床表现不仅缺乏特异性,而且与病变程度并不完全一致。

五、辅助检查

(一)胃镜及活组织检查

1.胃镜检查

随着内镜器械的长足发展,内镜观察更加清晰。内镜下慢性非萎缩性胃炎可见红斑(点状、片状、条状),黏膜粗糙不平,出血点(斑),黏膜水肿及渗出等基本表现,尚可见糜烂及胆汁反流。萎缩性胃炎则主要表现为黏膜色泽白,不同程度的皱襞变平或消失。在不过度充气状态下,可透见血管纹,轻度萎缩时见到模糊的血管,重度时看到明显血管分支。内镜下肠化黏膜呈灰白色颗粒状小隆起,重者贴近观察有绒毛状变化。肠化也可以呈平坦或凹陷外观的。如果喷撒亚甲蓝色素,肠化区可能出现被染上蓝色,非肠化黏膜不着色。

胃黏膜血管脆性增加可致黏膜下出血,谓之壁内出血,表现为水肿或充血胃黏膜上见点状、斑状或线状出血,可多发、新鲜和陈旧性出血相混杂。如观察到黑色附着物常提示糜烂等致出血。

值得注意的是,少数 Hp 感染性胃炎可有胃体部皱襞肥厚,甚至宽度达到 5 mm 以上,且在适当充气后皱襞不能展平,用活检钳将黏膜提起时,可见帐篷征,这是和恶性浸润性病变鉴别点之一。

2.病理组织学检查

萎缩的确诊依赖于病理组织学检查。萎缩的肉眼与病理之符合率仅为 38%～78%,这与萎缩或肠化甚至 Hp 的分布都是非均匀的,或者说多灶性萎缩性胃炎的胃黏膜萎缩呈灶状分布有关。当然,只要病理活检发现有萎缩,就可诊断为萎缩性胃炎。但如果未能发现萎缩,却不能轻易排除之。如果不取足够多的标本或者内镜医师并未在病变最重部位(这也需要内镜医师的经验)活检,则势必可能遗漏病灶。反之,当在糜烂或溃疡边缘的组织活检时,即使病理发现了萎缩,却不能简单地视为萎缩性胃炎,这是因为活检组织太浅、组织包埋方向不当等因素均可影响萎缩的判断。还有,根除 Hp 可使胃黏膜活动性炎症消退,慢性炎症程度减轻。一些因素可影响结果的判断,如:①活检部位的差异。②Hp 感染时胃黏膜大量炎症细胞浸润,形如萎缩;但根除 Hp 后胃黏膜炎症细胞消退,黏膜萎缩、肠化可望恢复。然而在胃镜活检取材多少问题上,病理学家的要求与内镜医师出现了矛盾。从病理组织学观点来看,5 块或更多则有利于组织学的准确判断,然而,就内镜医师而言,考虑到患者的医疗费用,主张 2～3 块即可。

(二)Hp 检测

活组织病理学检查时可同时检测 Hp,并可在内镜检查时多取 1 块组织做快速尿素酶检查以增加诊断的可靠性。其他检查 Hp 的方法包括:①胃黏膜直接涂片或组织切片,然后以 Gram 或 Giemsa 或 Warthin-Starry 染色(经典方法),甚至 HE 染色,免疫组化染色则有助于检测球形

Hp。②细菌培养,为金标准;需特殊培养基和微需氧环境,培养时间 3～7 天,阳性率可能不高但特异性高,且可做药物敏感试验。③血清 Hp 抗体测定,多在流行病学调查时用。④尿素呼吸试验,是一种非侵入性诊断法,口服 ^{13}C 或 ^{14}C 标记的尿素后,检测患者呼气中的 $^{13}CO_2$ 或 $^{14}CO_2$ 量,结果准确。⑤聚合酶链反应法(PCR 法),能特异地检出不同来源标本中的 Hp。

根除 Hp 治疗后,可在胃镜复查时重复上述检查,亦可采用非侵入性检查手段,如 ^{13}C 或 ^{14}C 尿素呼气试验、粪便 Hp 抗原检测及血清学检查。应注意,近期使用抗生素、质子泵抑制剂、铋剂等药物,因有暂时抑制 Hp 作用,会使上述检查(血清学检查除外)呈假阴性。

(三)X 线钡剂检查

主要是以很好地显示胃黏膜相的气钡双重造影。对于萎缩性胃炎,常常可见胃皱襞相对平坦和减少。但依靠 X 线诊断慢性胃炎价值不如胃镜和病理组织学。

(四)实验室检查

1.胃酸分泌功能测定

非萎缩性胃炎胃酸分泌常正常,有时可以增高。萎缩性胃炎病变局限于胃窦时,胃酸可正常或低酸,低酸是由于泌酸细胞数量减少和 H^+ 向胃壁反弥散所致。测定基础胃液分泌量(BAO)及注射组胺或五肽胃泌素后测定最大泌酸量(MAO)和高峰泌酸量(PAO)以判断胃泌酸功能,有助于萎缩性胃炎的诊断及指导临床治疗。A 型慢性萎缩性胃炎患者多无酸或低酸,B 型慢性萎缩性胃炎患者可正常或低酸,往往在给予酸分泌刺激药后,也不见胃液和胃酸分泌。

2.胃蛋白酶原(PG)测定

胃体黏膜萎缩时血清 PGⅠ 水平及 PGⅠ/Ⅱ 比例下降,严重时可伴餐后血清 G-17 水平升高;胃窦黏膜萎缩时餐后血清 G-17 水平下降,严重时可伴 PGⅠ 水平及 PGⅠ/Ⅱ 比例下降。然而,这主要是一种统计学上的差异(图 6-1)。

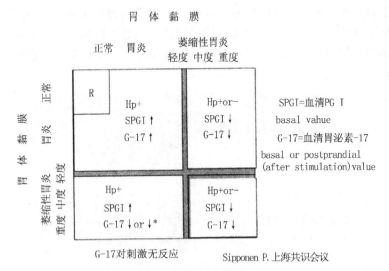

图 6-1 胃蛋白酶原测定

有学者发现无症状胃癌患者,本法 85% 阳性,PGⅠ 或比值降低者,推荐进一步胃镜检查,以检出伴有萎缩性胃炎的胃癌。该试剂盒用于诊断萎缩性胃炎和判断胃癌倾向在欧洲国家应用要多于我国。

3.血清促胃液素测定

如果以放射免疫法检测血清促胃液素,则正常值应低于 100 pg/mL。慢性萎缩性胃炎胃体为主者,因壁细胞分泌胃酸缺乏、反馈性地 G 细胞分泌促胃液素增多,致促胃液素中度升高。特别是当伴有恶性贫血时,该值可达 1 000 pg/mL 或更高。注意此时要与胃泌素瘤相鉴别,后者是高胃酸分泌。慢性萎缩性胃炎以胃窦为主时,空腹血清促胃液素正常或降低。

4.自身抗体

血清 PCA 和 IFA 阳性对诊断慢性胃体萎缩性胃炎有帮助,尽管血清 IFA 阳性率较低,但胃液中 IFA 的阳性,则十分有助于恶性贫血的诊断。

5.血清维生素 B_{12} 浓度和维生素 B_{12} 吸收试验

慢性胃体萎缩性胃炎时,维生素 B_{12} 缺乏,常低于 200 ng/L。维生素 B_{12} 吸收试验(Schilling试验)能检测维生素 B_{12} 在末端回肠吸收情况且可与回盲部疾病和严重肾功能障碍相鉴别。同时服用^{58}Co 和^{57}Co(加有内因子)标记的氰钴素胶囊。此后收集 24 h 尿液。如两者排出率均大于 10% 则正常,若尿中^{58}Co 排出率低于 10%,而^{57}Co 的排出率正常则常提示恶性贫血;而两者均降低的常常是回盲部疾病或者肾衰竭者。

六、诊断和鉴别诊断

(一)诊断

鉴于多数慢性胃炎患者无任何症状,或即使有症状也缺乏特异性,且缺乏特异性体征,因此根据症状和体征难以做出慢性胃炎的正确诊断。慢性胃炎的确诊主要依赖于内镜检查和胃黏膜活检组织学检查,尤其是后者的诊断价值更大。

按照悉尼胃炎标准要求,完整的诊断应包括病因、部位和形态学三方面。例如,诊断为胃窦为主慢性活动性 Hp 胃炎和 NSAIDs 相关性胃炎。当胃窦和胃体炎症程度相差 2 级或以上时,加上"为主"修饰词,如"慢性(活动性)胃炎,胃窦显著"。当然,这些诊断结论最好是在病理报告后给出,实际的临床工作中,胃镜医师可根据胃镜下表现给予初步诊断。病理诊断则主要根据新悉尼胃炎系统如图 6-2 所示。

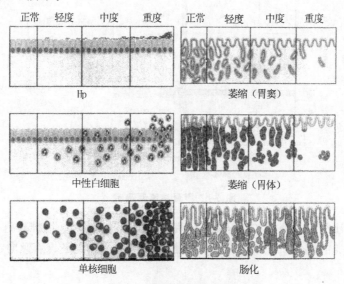

图 6-2 新悉尼胃炎系统

对于自身免疫性胃炎诊断,要予以足够的重视。因为胃体活检者甚少,或者很少开展 PCA 和 IFA 的检测,诊断该病者很少。为此,如果遇到以全身衰弱和贫血为主要表现,而上消化道症状往往不明显者,应做血清促胃液素测定和/或胃液分析,异常者进一步做维生素 B_{12} 吸收试验,血清维生素 B_{12} 浓度测定可获确诊。注意不能仅仅凭活检组织学诊断本病,特别标本数少时,这是因为 Hp 感染性胃炎后期,胃窦肠化,Hp 上移,胃体炎症变得显著,可与自身免疫性胃炎表现相重叠,但后者胃窦黏膜的变化很轻微。另外,淋巴细胞性胃炎也可出现类似情况,而其并无泌酸腺萎缩。A 型、B 型萎缩性胃炎特点见表 6-1。

表 6-1　A 型和 B 型慢性萎缩性胃炎的鉴别

项　目		A 型慢性萎缩性胃炎	B 型慢性萎缩性胃炎
部位　胃窦		正常	萎缩
胃体		弥漫性萎缩	多然性
血清促胃液素		明显升高	不定,可以降低或不变
胃酸分泌		降低	降低或正常
自身免疫抗体(内因子抗体和壁细胞抗体)阳性率		90%	10%
恶性贫血发生率		90%	10%
可能的病因		自身免疫,遗传因素	Hp、化学损伤

(二)鉴别诊断

1.功能性消化不良

2006 年,《中国慢性胃炎共识意见》将消化不良症状与慢性胃炎做了对比:一方面慢性胃炎患者可有消化不良的各种症状;另一方面,一部分有消化不良症状者如果胃镜和病理检查无明显阳性发现,可能仅仅为功能性消化不良。当然,少数功能性消化不良患者可同时伴有慢性胃炎。这样在慢性胃炎与消化不良症状功能性消化不良之间形成较为错综复杂的关系。但一般说来,消化不良症状的有无和严重程度与慢性胃炎的内镜所见或组织学分级并无明显相关性。

2.早期胃癌和胃溃疡

几种疾病的症状有重叠或类似,但胃镜及病理检查可鉴别。重要的是,如遇到黏膜糜烂,尤其是隆起性糜烂,要多取活检和及时复查,以排除早期胃癌。这是因为即使是病理组织学诊断,也有一定局限性。主要原因:①胃黏膜组织学变化易受胃镜检查前夜的食物(如某些刺激性食物加重黏膜充血)性质、被检查者近日是否吸烟、胃镜操作者手法的熟练程度、患者恶心反应等诸种因素影响。②活检是点的调查,而慢性胃炎病变程度在整个黏膜面上并非一致,要多点活检才能做出全面估计,判断治疗效果时,尽量在黏膜病变较重的区域或部位活检,如果是治疗前后比较,则应在相同或相近部位活检。③病理诊断易受病理医师主观经验的影响。

3.慢性胆囊炎与胆石症

其与慢性胃炎症状十分相似,同时并存者亦较多。对于中年女性诊断慢性胃炎时,要仔细询问病史,必要时行胆囊 B 超检查,以了解胆囊情况。

4.其他

慢性肝炎和慢性胰腺疾病等,也出现与慢性胃炎类似症状,在详询病史后,行必要的影像学检查和特异的实验室检查。

七、预后

慢性萎缩性胃炎常合并肠上皮化生。慢性萎缩性胃炎绝大多数预后良好,少数可癌变,其癌变率为1%～3%。目前认为慢性萎缩性胃炎若早期发现,及时积极治疗,病变部位萎缩的腺体是可以恢复的,其可转化为非萎缩性胃炎或被治愈,改变了以往人们对慢性萎缩性胃炎不可逆转的认识。根据萎缩性胃炎每年的癌变率为0.5%～1.0%,那么,胃镜和病理检查的随访间期定位多长才既提高早期胃癌的诊断率,又方便患者和符合医药经济学要求。这也一直是不同地区和不同学者分歧较大的问题。在我国,城市和乡村由不同胃癌发生率和医疗条件差异。如果纯粹从疾病进展和预防角度考虑,一般认为,不伴有肠化和异型增生的萎缩性胃炎可1～2年做内镜和病理随访1次;活检有中重度萎缩伴有肠化的萎缩性胃炎1年左右随访1次。伴有轻度异型增生并剔除取于癌旁者,根据内镜和临床情况缩短至6～12个月随访1次;而重度异型增生者需立即复查胃镜和病理,必要时手术治疗或内镜下局部治疗。

八、治疗

慢性非萎缩性胃炎的治疗目的是缓解消化不良症状和改善胃黏膜炎症。治疗应尽可能针对病因,遵循个体化原则。消化不良症状的处理与功能性消化不良相同。无症状、Hp阴性的非萎缩性胃炎无须特殊治疗。

(一)一般治疗

慢性萎缩性胃炎患者,不论其病因如何,均应戒烟、忌酒,避免使用损害胃黏膜的药物如NSAIDs等,避免食用对胃黏膜有刺激性的食物和饮品,如过于酸、甜、咸、辛辣和过热、过冷食物,浓茶、咖啡等。饮食宜规律,少吃油炸、烟熏、腌制食物,不食腐烂变质的食物,多吃新鲜蔬菜和水果,所食食品要新鲜并富于营养,保证有足够的蛋白质、维生素(如维生素C和叶酸等)及铁质摄入,精神上乐观,生活要规律。

(二)针对病因或发病机制的治疗

1.根除Hp

慢性非萎缩性胃炎的主要症状为消化不良,其症状应归属于功能性消化不良范畴。目前,国内外均推荐对Hp阳性的功能性消化不良行根除治疗。因此,有消化不良症状的Hp阳性慢性非萎缩性胃炎患者均应根除Hp。另外,如果伴有胃黏膜糜烂,也该根除Hp。大量研究结果表明,根除Hp可使胃黏膜组织学得到改善;对预防消化性溃疡和胃癌等有重要意义;对改善或消除消化不良症状具有费用-疗效比优势。

2.保护胃黏膜

关于胃黏膜屏障功能的研究由来已久。1964年,美国密歇根大学Horace Willard Davenport博士首次提出"胃黏膜具有阻止H^+自胃腔向黏膜内扩散的屏障作用"。1975年,美国密歇根州Upjohn公司的Robert博士发现前列腺素可明显防止或减轻NSAIDs和应激等对胃黏膜的损伤,其效果呈剂量依赖性。从而提出细胞保护的概念。1996年,加拿大的Wallace教授较全面阐述胃黏膜屏障,根据解剖和功能将胃黏膜的防御修复分为5个层次——黏液-HCO_3^-屏障、单层柱状上皮屏障、胃黏膜血流量、免疫细胞-炎症反应和修复重建因子作用等。至关重要的上皮屏障主要包括胃上皮细胞顶膜能抵御高浓度酸、胃上皮细胞之间紧密连接、胃上皮抗原呈递,免疫探及并限制潜在有害物质,并且它们大约每72小时完全更新一次。这说明它起着关键作用。

近年来,有关前列腺素和胃黏膜血流量等成为胃黏膜保护领域的研究热点。这与 NSAIDs 药物的广泛应用带来的不良反应日益引起学者的重视有关。美国加州大学戴维斯分校的 Tarnawski教授的研究显示,前列腺素保护胃黏膜抵抗致溃疡及致坏死因素损害的机制不仅是抑制胃酸分泌。当然表皮生长因子(EGF)、成纤维生长因子(bFGF)和血管内皮生长因子(VEGF)及热休克蛋白等都是重要的黏膜保护因子,在抵御黏膜损害中起重要作用。

然而,当机体遇到有害因素强烈攻击时,仅依靠自身的防御修复能力是不够的,强化黏膜防卫能力,促进黏膜的修复是治疗胃黏膜损伤的重要环节之一。具有保护和增强胃黏膜防御功能或者防止胃黏膜屏障受到损害的一类药物统称为胃黏膜保护药。包括铝碳酸镁、硫糖铝、胶体铋剂、地诺前列酮(喜克溃)、替普瑞酮(又名施维舒)、吉法酯(又名惠加强-G)、谷氨酰胺类(麦滋林-S)、瑞巴派特(膜固思达)等药物。另外,合欢香叶酯能增加胃黏膜更新,提高细胞再生能力,增强胃黏膜对胃酸的抵抗能力,达到保护胃黏膜作用。

3.抑制胆汁反流

促动力药如多潘立酮可防止或减少胆汁反流;胃黏膜保护药,特别是有结合胆酸作用的铝碳酸镁制剂,可增强胃黏膜屏障、结合胆酸,从而减轻或消除胆汁反流所致的胃黏膜损害。考来烯胺可络合反流至胃内的胆盐,防止胆汁酸破坏胃黏膜屏障,方法为每次 3~4 g,每天 3~4 次。

(三)对症处理

消化不良症状的治疗由于临床症状与慢性非萎缩性胃炎之间并不存在明确关系,因此症状治疗事实上属于功能性消化不良的经验性治疗。慢性胃炎伴胆汁反流者可应用促动力药(如多潘立酮)和/或有结合胆酸作用的胃黏膜保护药(如铝碳酸镁制剂)。

(1)有胃黏膜糜烂和/或以反酸、上腹痛等症状为主者,可根据病情或症状严重程度选用抗酸药、H_2 受体阻滞剂或质子泵抑制剂。

(2)促动力药如多潘立酮、马来酸曲美布汀、莫沙必利、盐酸伊托必利主要用于上腹饱胀、恶心或呕吐等为主要症状者。

(3)胃黏膜保护药如硫糖铝、瑞巴派特、替普瑞酮、吉法酯、依卡倍特适用于有胆汁反流、胃黏膜损害和/或症状明显者。

(4)抗抑郁药或抗焦虑治疗:可用于有明显精神因素的慢性胃炎伴消化不良症状患者,同时应予耐心解释或心理治疗。

(5)助消化治疗:对于伴有腹胀、食欲缺乏等消化不良症而无明显上述胃灼热、反酸、上腹饥饿痛症状者,可选用含有胃酶、胰酶和肠酶等复合酶制剂治疗。

(6)其他对症治疗:包括解痉止痛、止吐、改善贫血等。

(7)对于贫血,若为缺铁,应补充铁剂。大细胞贫血者根据维生素 B_{12} 或叶酸缺乏分别给予补充。

(韩善乐)

第四节　消化性溃疡

消化性溃疡主要指发生在胃和十二指肠的慢性溃疡,即胃溃疡(GU)和十二指肠溃疡(DU),因溃疡形成与胃酸/胃蛋白酶的消化作用有关而得名。溃疡的黏膜缺损超过黏膜肌层,不同于糜烂。

一、流行病学

消化性溃疡是全球性常见病。西方国家资料显示,自 20 世纪 50 年代以后,消化性溃疡发病率呈下降趋势。我国临床统计资料提示,消化性溃疡患病率在近十多年来亦开始呈下降趋势。本病可发生于任何年龄,但中年最为常见,DU 多见于青壮年,而 GU 多见于中老年,后者发病高峰比前者约迟 10 年。男性患病比女性较多。临床上 DU 比 GU 为多见,两者之比为 2：1～3：1,但有地区差异,在胃癌高发区 GU 所占的比例有增加。

二、病因和发病机制

在正常生理情况下,胃十二指肠黏膜经常接触有强侵蚀力的胃酸和在酸性环境下被激活、能水解蛋白质的胃蛋白酶。此外,还经常受摄入的各种有害物质的侵袭,但却能抵御这些侵袭因素的损害,维持黏膜的完整性,这是因为胃、十二指肠黏膜具有一系列防御和修复机制。目前认为,胃十二指肠黏膜的这一完善而有效的防御和修复机制,足以抵抗胃酸/胃蛋白酶的侵蚀。一般而言,只有当某些因素损害了这一机制才可能发生胃酸/胃蛋白酶侵蚀黏膜而导致溃疡形成。近年的研究已经明确,Hp 和非甾体抗炎药是损害胃十二指肠黏膜屏障从而导致消化性溃疡发病的最常见病因。少见的特殊情况,当过度胃酸分泌远远超过黏膜的防御和修复作用也可能导致消化性溃疡发生。现将这些病因及其导致溃疡发生的机制分述如下。

(一)幽门螺杆菌

确认幽门螺杆菌为消化性溃疡的重要病因主要基于两方面的证据:①消化性溃疡患者的幽门螺杆菌检出率显著高于对照组的普通人群,在 DU 的检出率约为 90%、GU 为 70%～80%(幽门螺杆菌阴性的消化性溃疡患者往往能找到 NSAIDs 服用史等其他原因);②大量临床研究肯定,成功根除幽门螺杆菌后溃疡复发率明显下降,用常规抑酸治疗后愈合的溃疡年复发率为 50%～70%,而根除幽门螺杆菌可使溃疡复发率降至 5%以下,这就表明去除病因后消化性溃疡可获治愈。至于何以在感染幽门螺杆菌的人群中仅有少部分人(约 15%)发生消化性溃疡,一般认为,这是幽门螺杆菌、宿主和环境因素三者相互作用的不同结果。

幽门螺杆菌感染导致消化性溃疡发病的确切机制尚未阐明。目前比较普遍接受的一种假说试图将幽门螺杆菌、宿主和环境 3 个因素在 DU 发病中的作用统一起来。该假说认为,胆酸对幽门螺杆菌生长具有强烈的抑制作用,因此正常情况下幽门螺杆菌无法在十二指肠生存,十二指肠球部酸负荷增加是 DU 发病的重要环节,因为酸可使结合胆酸沉淀,从而有利于幽门螺杆菌在十二指肠球部生长。幽门螺杆菌只能在胃上皮组织定植,因此在十二指肠球部存活的幽门螺杆菌只有当十二指肠球部发生胃上皮化生才能定植下来,而据认为十二指肠球部的胃上皮化生是十二指肠对酸负荷的一种代偿反应。十二指肠球部酸负荷增加的原因,一方面与幽门螺杆菌感染引起慢性胃窦炎有关,幽门螺杆菌感染直接或间接作用于胃窦 D、G 细胞,削弱了胃酸分泌的负反馈调节,从而导致餐后胃酸分泌增加;另一方面,吸烟、应激和遗传等因素均与胃酸分泌增加有关。定植在十二指肠球部的幽门螺杆菌引起十二指肠炎症,炎症削弱了十二指肠黏膜的防御和修复功能,在胃酸/胃蛋白酶的侵蚀下最终导致 DU 发生。十二指肠炎症同时导致十二指肠黏膜分泌碳酸氢盐减少,间接增加十二指肠的酸负荷,进一步促进 DU 的发生和发展过程。

对幽门螺杆菌引起 GU 的发病机制研究较少,一般认为是幽门螺杆菌感染引起的胃黏膜炎

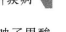

症削弱了胃黏膜的屏障功能,胃溃疡好发于非泌酸区与泌酸区交界处的非泌酸区侧,反映了胃酸对屏障受损的胃黏膜的侵蚀作用。

(二)NSAIDs

NSAIDs 是引起消化性溃疡的另一个常见病因。大量研究资料显示,服用 NSAIDs 患者发生消化性溃疡及其并发症的危险性显著高于普通人群。临床研究报道,在长期服用 NSAIDs 患者中 10%~25% 可发现胃或十二指肠溃疡,有 1%~4% 的患者发生出血、穿孔等溃疡并发症。NSAIDs 引起的溃疡以 GU 较 DU 多见。溃疡形成及其并发症发生的危险性除与服用 NSAIDs种类、剂量、疗程有关外,尚与高龄、同时服用抗凝血药、糖皮质激素等因素有关。

NSAIDs 通过削弱黏膜的防御和修复功能而导致消化性溃疡发病,损害作用包括局部作用和系统作用两方面,系统作用是主要致溃疡机制,主要是通过抑制环氧合酶(COX)而起作用。COX 是花生四烯酸合成前列腺素的关键限速酶,COX 有两种异构体,即结构型 COX-1 和诱生型 COX-2。COX-1 在组织细胞中恒量表达,催化生理性前列腺素合成而参与机体生理功能调节;COX-2 主要在病理情况下由炎症刺激诱导产生,促进炎症部位前列腺素的合成。传统的NSAIDs 如阿司匹林、吲哚美辛等旨在抑制COX-2而减轻炎症反应,但特异性差,同时抑制了COX-1,导致胃肠黏膜生理性前列腺素 E 合成不足。后者通过增加黏液和碳酸氢盐分泌、促进黏膜血流增加、细胞保护等作用在维持黏膜防御和修复功能中起重要作用。

NSAIDs 和幽门螺杆菌是引起消化性溃疡发病的两个独立因素,至于两者是否有协同作用则尚无定论。

(三)胃酸和胃蛋白酶

消化性溃疡的最终形成是由于胃酸/胃蛋白酶对黏膜自身消化所致。因胃蛋白酶活性是pH 依赖性的,在 pH>4 时便失去活性,因此在探讨消化性溃疡发病机制和治疗措施时主要考虑胃酸。无酸情况下罕有溃疡发生及抑制胃酸分泌药物能促进溃疡愈合的事实均确证胃酸在溃疡形成过程中的决定性作用,是溃疡形成的直接原因。胃酸的这一损害作用一般只有在正常黏膜防御和修复功能遭受破坏时才能发生。

DU 患者中约有 1/3 存在五肽胃泌素刺激的最大酸排量(MAO)增高,其余患者 MAO 多在正常高值,DU 患者胃酸分泌增高的可能因素及其在 DU 发病中的间接及直接作用已如前述。GU 患者基础酸排量(BAO)及 MAO 多属正常或偏低。对此,可能解释为 GU 患者多伴多灶萎缩性胃炎,因而胃体壁细胞泌酸功能已受影响,而 DU 患者多为慢性胃窦炎,胃体黏膜未受损或受损轻微因而仍能保持旺盛的泌酸能力。少见的特殊情况如促胃液素瘤患者,极度增加的胃酸分泌的攻击作用远远超过黏膜的防御作用,而成为溃疡形成的起始因素。近年来非幽门螺杆菌、非 NSAIDs(也非胃泌素瘤)相关的消化性溃疡报道有所增加,这类患者病因未明,是否与高酸分泌有关尚有待研究。

(四)其他因素

下列因素与消化性溃疡发病有不同程度的关系。

1.吸烟

吸烟者消化性溃疡发生率比不吸烟者高,吸烟影响溃疡愈合和促进溃疡复发。吸烟影响溃疡形成和愈合的确切机制未明,可能与吸烟增加胃酸分泌、减少十二指肠及胰腺碳酸氢盐分泌、影响胃十二指肠协调运动、黏膜损害性氧自由基增加等因素有关。

2.遗传

遗传因素曾一度被认为是消化性溃疡发病的重要因素,但随着幽门螺杆菌在消化性溃疡发病中的重要作用得到认识,遗传因素的重要性受到挑战。例如,消化性溃疡的家族史可能是幽门螺杆菌感染的"家庭聚集"现象;O型血胃上皮细胞表面表达更多黏附受体而有利于幽门螺杆菌定植。因此,遗传因素的作用尚有待进一步研究。

3.急性应激

急性应激可引起应激性溃疡已是共识。但在慢性溃疡患者,情绪应激和心理障碍的致病作用却无定论。临床观察发现长期精神紧张、过劳,确实易使溃疡发作或加重,但这多在慢性溃疡已经存在时发生,因此情绪应激可能主要起诱因作用,可能通过神经内分泌途径影响胃十二指肠分泌、运动和黏膜血流的调节。

4.胃十二指肠运动异常

研究发现部分DU患者胃排空增快,这可使十二指肠球部酸负荷增大;部分GU患者有胃排空延迟,这可增加十二指肠液反流入胃,加重胃黏膜屏障损害。但目前认为,胃肠运动障碍不大可能是原发病因,但可加重幽门螺杆菌或NSAIDs对黏膜的损害。

概言之,消化性溃疡是一种多因素疾病,其中幽门螺杆菌感染和服用NSAIDs是已知的主要病因,溃疡发生是黏膜侵袭因素和防御因素失平衡的结果,胃酸在溃疡形成中起关键作用。

三、病理

DU发生在球部,前壁比较常见;GU多在胃角和胃窦小弯。组织学上,GU大多发生在幽门腺区(胃窦)与泌酸腺区(胃体)交界处的幽门腺区一侧。幽门腺区黏膜可随年龄增长而扩大[假幽门腺化生和/或肠化生],使其与泌酸腺区之交界线上移,故老年患者GU的部位多较高。溃疡一般为单个,也可多个,呈圆形或椭圆形。DU直径多小于10 mm,GU要比DU稍大。亦可见到直径大于2 cm的巨大溃疡。溃疡边缘光整、底部洁净,由肉芽组织构成,上面覆盖有灰白色或灰黄色纤维渗出物。活动性溃疡周围黏膜常有炎症水肿。溃疡浅者累及黏膜肌层,深者达肌层甚至浆膜层,溃破血管时引起出血,穿破浆膜层时引起穿孔。溃疡愈合时周围黏膜炎症、水肿消退,边缘上皮细胞增生覆盖溃疡面,其下的肉芽组织纤维转化,变为瘢痕,瘢痕收缩使周围黏膜皱襞向其集中。

四、临床表现

上腹痛是消化性溃疡的主要症状,但部分患者可无症状或症状较轻以至不为患者所注意,而以出血、穿孔等并发症为首发症状。典型的消化性溃疡有如下临床特点:①慢性过程,病史可达数年至数十年。②周期性发作,发作与自发缓解相交替,发作期可为数周或数月,缓解期亦长短不一,短者数周、长者数年;发作常有季节性,多在秋冬或冬春之交发病,可因精神情绪不良或过劳而诱发。③发作时上腹痛呈节律性,表现为空腹痛即餐后2~4 h和/或午夜痛,腹痛多为进食或服用抗酸药所缓解,典型节律性表现在DU多见。

(一)症状

上腹痛为主要症状,性质多为灼痛,亦可为钝痛、胀痛、剧痛或饥饿样不适感。多位于中上腹,可偏右或偏左。一般为轻至中度持续性痛。疼痛常有典型的节律性如上述。腹痛多在进食或服用抗酸药后缓解。

部分患者无上述典型表现的疼痛,而仅表现为无规律性的上腹隐痛或不适。具或不具典型疼痛者均可伴有反酸、嗳气、上腹胀等症状。

(二)体征

溃疡活动时上腹部可有局限性轻压痛,缓解期无明显体征。

五、特殊类型的消化性溃疡

(一)复合溃疡

复合溃疡指胃和十二指肠同时发生的溃疡。DU 往往先于 GU 出现。幽门梗阻发生率较高。

(二)幽门管溃疡

幽门管位于胃远端,与十二指肠交界,长约 2 cm。幽门管溃疡与 DU 相似,胃酸分泌一般较高。幽门管溃疡上腹痛的节律性不明显,对药物治疗反应较差,呕吐较多见,较易发生幽门梗阻、出血和穿孔等并发症。

(三)球后溃疡

DU 大多发生在十二指肠球部,发生在球部远段十二指肠的溃疡称球后溃疡。多发生在十二指肠乳头的近端。具 DU 的临床特点,但午夜痛及背部放射痛多见,对药物治疗反应较差,较易并发出血。

(四)巨大溃疡

巨大溃疡指直径大于 2 cm 的溃疡。对药物治疗反应较差、愈合时间较慢,易发生慢性穿透或穿孔。胃的巨大溃疡注意与恶性溃疡鉴别。

(五)老年人消化性溃疡

近年,老年人发生消化性溃疡的报道增多。临床表现多不典型,GU 多位于胃体上部甚至胃底部,溃疡常较大,易误诊为胃癌。

(六)无症状性溃疡

约 15% 消化性溃疡患者可无症状,而以出血、穿孔等并发症为首发症状。可见于任何年龄,以老年人较多见;NSAIDs 引起的溃疡近半数无症状。

六、实验室和其他检查

(一)胃镜检查

胃镜检查是确诊消化性溃疡首选的检查方法。胃镜检查不仅可对胃十二指肠黏膜直接观察、摄像,还可在直视下取活组织做病理学检查及幽门螺杆菌检测,因此胃镜检查对消化性溃疡的诊断及胃良、恶性溃疡鉴别诊断的准确性高于 X 线钡餐检查。例如,在溃疡较小或较浅时钡餐检查有可能漏诊;钡餐检查发现十二指肠球部畸形可有多种解释;活动性上消化道出血是钡餐检查的禁忌证;胃的良、恶性溃疡鉴别必须由活组织检查来确定。

内镜下消化性溃疡多呈圆形或椭圆形,也有呈线形,边缘光整,底部覆有灰黄色或灰白色渗出物,周围黏膜可有充血、水肿,可见皱襞向溃疡集中。内镜下溃疡可分为活动期(A)、愈合期(H)和瘢痕期(S)3 个病期,其中每个病期又可分为 1 和 2 两个阶段。

(二)X 线钡餐检查

适用于对胃镜检查有禁忌或不愿接受胃镜检查者。溃疡的 X 线征象有直接和间接两种:龛影是直接征象,对溃疡有确诊价值;局部压痛、十二指肠球部激惹和球部畸形、胃大弯侧痉挛性切迹均为间接征象,仅提示可能有溃疡。

(三)幽门螺杆菌检测

幽门螺杆菌检测应列为消化性溃疡诊断的常规检查项目,因为有无幽门螺杆菌感染决定治疗方案的选择。检测方法分为侵入性和非侵入性两大类。前者需通过胃镜检查取胃黏膜活组织进行检测,主要包括快速尿素酶试验、组织学检查和幽门螺杆菌培养;后者主要有^{13}C或^{14}C尿素呼气试验、粪便幽门螺杆菌抗原检测及血清学检查(定性检测血清抗幽门螺杆菌 IgG 抗体)。

快速尿素酶试验是侵入性检查的首选方法,操作简便、费用低。组织学检查可直接观察幽门螺杆菌,与快速尿素酶试验结合,可提高诊断准确率。幽门螺杆菌培养技术要求高,主要用于科研。^{13}C或^{14}C尿素呼气试验检测幽门螺杆菌敏感性及特异性高而无须胃镜检查,可作为根除治疗后复查的首选方法。

应注意,近期应用抗菌药物、质子泵抑制剂、铋剂等药物,因有暂时抑制幽门螺杆菌作用,会使上述检查(血清学检查除外)呈假阴性。

(四)胃液分析和血清促胃液素测定

一般仅在疑有促胃液素瘤时做鉴别诊断之用。

七、诊断和鉴别诊断

慢性病程、周期性发作的节律性上腹疼痛,且上腹痛可为进食或抗酸药所缓解的临床表现是诊断消化性溃疡的重要临床线索。但应注意,一方面有典型溃疡样上腹痛症状者不一定是消化性溃疡,另一方面部分消化性溃疡患者症状可不典型甚至无症状。因此,单纯依靠病史难以做出可靠诊断。确诊有赖胃镜检查。X 线钡餐检查发现龛影亦有确诊价值。

鉴别诊断本病主要临床表现为慢性上腹痛,当仅有病史和体检资料时,需与其他有上腹痛症状的疾病如肝、胆、胰、肠疾病和胃的其他疾病相鉴别。功能性消化不良临床常见且临床表现与消化性溃疡相似,应注意鉴别。如做胃镜检查,可确定有无胃、十二指肠溃疡存在。

胃镜检查如见胃、十二指肠溃疡,应注意与引起胃、十二指肠溃疡的少见特殊病因或以溃疡为主要表现的胃、十二指肠肿瘤鉴别。其中,与胃癌、促胃液素瘤的鉴别要点如下。

(一)胃癌

内镜或 X 线检查见到胃的溃疡,必须进行良性溃疡(胃溃疡)与恶性溃疡(胃癌)的鉴别。Ⅲ型(溃疡型)早期胃癌单凭内镜所见与良性溃疡鉴别有困难,放大内镜和染色内镜对鉴别有帮助,但最终必须依靠直视下取活组织检查鉴别。恶性溃疡的内镜特点:①溃疡形状不规则,一般较大;②底凹凸不平、苔污秽;③边缘呈结节状隆起;④周围皱襞中断;⑤胃壁僵硬、蠕动减弱(X 线钡餐检查亦可见上述相应的 X 线征)。活组织检查可以确诊,但必须强调,对于怀疑胃癌而一次活检阴性者,必须在短期内复查胃镜进行再次活检;即使内镜下诊断为良性溃疡且活检阴性,仍有漏诊胃癌的可能,因此对初诊为胃溃疡者,必须在完成正规治疗的疗程后进行胃镜复查,胃镜复查溃疡缩小或愈合不是鉴别良、恶性溃疡的最终依据,必须重复活检加以证实。

(二)促胃液素瘤

该病亦称 Zollinger-Ellison 综合征,是胰腺非 β 细胞瘤分泌大量促胃液素所致。肿瘤往往很小(直径<1 cm),生长缓慢,半数为恶性。大量促胃液素可刺激壁细胞增生,分泌大量胃酸,使上消化道经常处于高酸环境,导致胃、十二指肠球部和不典型部位(十二指肠降段、横段,甚或空

肠近端)发生多发性溃疡。促胃液素瘤与普通消化性溃疡的鉴别要点是该病溃疡发生于不典型部位,具难治性特点,有过高胃酸分泌(BAO 和 MAO 均明显升高,且 BAO/MAO＞60％)及高空腹血清促胃液素(＞200 pg/mL,常＞500 pg/mL)。

八、并发症

(一)出血

溃疡侵蚀周围血管可引起出血。出血是消化性溃疡最常见的并发症,也是上消化道大出血最常见的病因(约占所有病因的 50％)。

(二)穿孔

溃疡病灶向深部发展穿透浆膜层则并发穿孔。溃疡穿孔临床上可分为急性、亚急性和慢性3 种类型,以第一种常见。急性穿孔的溃疡常位于十二指肠前壁或胃前壁,发生穿孔后胃肠的内容物漏入腹腔而引起急性腹膜炎。十二指肠或胃后壁的溃疡深至浆膜层时已与邻近的组织或器官发生粘连,穿孔时胃肠内容物不流入腹腔,称为慢性穿孔,又称为穿透性溃疡。这种穿透性溃疡改变了腹痛规律,变得顽固而持续,疼痛常放射至背部。邻近后壁的穿孔或游离穿孔较小,只引起局限性腹膜炎时称亚急性穿孔,症状较急性穿孔轻而体征较局限,且易漏诊。

(三)幽门梗阻

幽门梗阻主要是由 DU 或幽门管溃疡引起。溃疡急性发作时可因炎症水肿和幽门部痉挛而引起暂时性梗阻,可随炎症的好转而缓解;慢性梗阻主要由于瘢痕收缩而呈持久性。幽门梗阻临床表现:餐后上腹饱胀、上腹疼痛加重,伴有恶心、呕吐,大量呕吐后症状可以改善,呕吐物含发酵酸性宿食。严重呕吐可致失水和低氯低钾性碱中毒。可发生营养不良和体重减轻。体检可见胃型和胃蠕动波,清晨空腹时检查胃内有振水声。进一步做胃镜或 X 线钡剂检查可确诊。

(四)癌变

少数 GU 可发生癌变,DU 则否。GU 癌变发生于溃疡边缘,据报道癌变率在 1％左右。长期慢性GU 病史、年龄在 45 岁以上、溃疡顽固不愈者应提高警惕。对可疑癌变者,在胃镜下取多点活检做病理检查;在积极治疗后复查胃镜,直到溃疡完全愈合;必要时定期随访复查。

九、治疗

治疗的目的是消除病因、缓解症状、愈合溃疡、防止复发和防治并发症。针对病因的治疗如根除幽门螺杆菌,有可能彻底治愈溃疡病,是近年消化性溃疡治疗的一大进展。

(一)一般治疗

生活要有规律,避免过度劳累和精神紧张。注意饮食规律,戒烟、酒。服用 NSAIDs 者尽可能停用,即使未用亦要告诫患者今后慎用。

(二)治疗消化性溃疡的药物及其应用

治疗消化性溃疡的药物可分为抑制胃酸分泌的药物和保护胃黏膜的药物两大类,主要起缓解症状和促进溃疡愈合的作用,常与根除幽门螺杆菌治疗配合使用。现就这些药物的作用机制及临床应用分别简述如下。

1.抑制胃酸药物

溃疡的愈合与抑酸治疗的强度和时间成正比。抗酸药具中和胃酸作用,可迅速缓解疼痛症状,但一般剂量难以促进溃疡愈合,故目前多作为加强止痛的辅助治疗。H$_2$ 受体阻滞剂

（H_2RA）可抑制基础及刺激的胃酸分泌，以前一作用为主，而后一作用不如 PPI 充分。使用推荐剂量各种 H_2RA 溃疡愈合率相近，不良反应发生率均低。西咪替丁可通过血-脑屏障，偶有精神异常不良反应；与雄性激素受体结合而影响性功能；经肝细胞色素 P450 代谢而延长华法林、苯妥英钠、茶碱等药物的肝内代谢。雷尼替丁、法莫替丁和尼扎替丁上述不良反应较少。已证明 H_2RA 全天剂量于睡前顿服的疗效与一天 2 次分服相仿。由于该类药物价格较 PPI 便宜，临床上特别适用于根除幽门螺杆菌疗程完成后的后续治疗，及某些情况下预防溃疡复发的长程维持治疗。质子泵抑制剂作用于壁细胞胃酸分泌终末步骤中的关键酶 H^+，K^+-ATP 酶，使其不可逆失活，因此抑酸作用比 H_2RA 更强且作用持久。与 H_2RA 相比，PPI 促进溃疡愈合的速度较快、溃疡愈合率较高，因此特别适用于难治性溃疡或 NSAIDs 溃疡患者不能停用 NSAIDs 时的治疗。对根除幽门螺杆菌治疗，PPI 与抗菌药物的协同作用较 H_2RA 好，因此是根除幽门螺杆菌治疗方案中最常用的基础药物。使用推荐剂量的各种 PPI，对消化性溃疡的疗效相仿，不良反应均少。

2.保护胃黏膜药物

硫糖铝和胶体铋目前已少用作治疗消化性溃疡的一线药物。枸橼酸铋钾（胶体次枸橼酸铋）因兼有较强抑制幽门螺杆菌作用，可作为根除幽门螺杆菌联合治疗方案的组分，但要注意此药不能长期服用，因会过量蓄积而引起神经毒性。米索前列醇具有抑制胃酸分泌、增加胃十二指肠黏膜的黏液及碳酸氢盐分泌和增加黏膜血流等作用，主要用于 NSAIDs 溃疡的预防，腹泻是常见不良反应，因会引起子宫收缩故孕妇忌服。

（三）根除幽门螺杆菌治疗

对幽门螺杆菌感染引起的消化性溃疡，根除幽门螺杆菌不但可促进溃疡愈合，而且可预防溃疡复发，从而彻底治愈溃疡。因此，凡有幽门螺杆菌感染的消化性溃疡，无论初发或复发、活动或静止、有无并发症，均应予以根除幽门螺杆菌治疗。

1.根除幽门螺杆菌的治疗方案

已证明在体内具有杀灭幽门螺杆菌作用的抗菌药物有克拉霉素、阿莫西林、甲硝唑（或替硝唑）、四环素、呋喃唑酮、某些喹诺酮类如左氧氟沙星等。PPI 及胶体铋体内能抑制幽门螺杆菌，与上述抗菌药物有协同杀菌作用。目前尚无单一药物可有效根除幽门螺杆菌，因此必须联合用药。应选择幽门螺杆菌根除率高的治疗方案力求一次根除成功。研究证明以 PPI 或胶体铋为基础加上两种抗菌药物的三联治疗方案有较高根除率。这些方案中，以 PPI 为基础的方案所含 PPI 能通过抑制胃酸分泌提高口服抗菌药物的抗菌活性从而提高根除率，再者 PPI 本身具有快速缓解症状和促进溃疡愈合作用，因此是临床中最常用的方案。而其中，又以 PPI 加克拉霉素再加阿莫西林或甲硝唑的方案根除率最高。幽门螺杆菌根除失败的主要原因是患者的服药依从性问题和幽门螺杆菌对治疗方案中抗菌药物的耐药性。因此，在选择治疗方案时要了解所在地区的耐药情况，近年世界不少国家和我国一些地区幽门螺杆菌对甲硝唑和克拉霉素的耐药率在增加，应引起注意。呋喃唑酮（200 mg/d，分 2 次）耐药性少见、价廉，国内报道用呋喃唑酮代替克拉霉素或甲硝唑的三联疗法亦可取得较高的根除率，但要注意呋喃唑酮引起的周围神经炎和溶血性贫血等不良反应。治疗失败后的再治疗比较困难，可换用另外 2 种抗菌药物（阿莫西林原发和继发耐药均极少见，可以不换）如 PPI 加左氧氟沙星（500 mg/d，每天 1 次）和阿莫西林，或采用 PPI 和胶体铋合用再加四环素（1 500 mg/d，每天 2 次）和甲硝唑的四联疗法。

2.根除幽门螺杆菌治疗结束后的抗溃疡治疗

在根除幽门螺杆菌疗程结束后,继续给予一个常规疗程的抗溃疡治疗(如 DU 患者予 PPI 常规剂量、每天 1 次、总疗程 2～4 周,或 H_2RA 常规剂量、疗程 4～6 周;GU 患者 PPI 常规剂量、每天 1 次、总疗程4～6周,或 H_2RA 常规剂量、疗程 6～8 周)是最理想的。这在有并发症或溃疡面积大的患者尤为必要,但对无并发症且根除治疗结束时症状已得到完全缓解者,也可考虑停药以节省药物费用。

3.根除幽门螺杆菌治疗后复查

治疗后应常规复查幽门螺杆菌是否已被根除,复查应在根除幽门螺杆菌治疗结束至少 4 周后进行,且在检查前停用 PPI 或铋剂 2 周,否则会出现假阴性。可采用非侵入性的^{13}C或^{14}C尿素呼气试验,也可通过胃镜在检查溃疡是否愈合的同时取活检做尿素酶和/或组织学检查。对未排除胃恶性溃疡或有并发症的消化性溃疡应常规进行胃镜复查。

(四)NSAIDs 溃疡的治疗、复发预防及初始预防

对服用 NSAIDs 后出现的溃疡,如情况允许应立即停用 NSAIDs,如病情不允许可换用对黏膜损伤少的 NSAIDs 如特异性 COX-2 抑制剂(如塞来昔布)。对停用 NSAIDs 者,可予常规剂量常规疗程的 H_2RA 或 PPI 治疗;对不能停用 NSAIDs 者,应选用 PPI 治疗(H_2RA 疗效差)。因幽门螺杆菌和 NSAIDs 是引起溃疡的两个独立因素,因此应同时检测幽门螺杆菌,如有幽门螺杆菌感染应同时根除幽门螺杆菌。溃疡愈合后,如不能停用 NSAIDs,无论幽门螺杆菌阳性还是阴性都必须继续 PPI 或米索前列醇长程维持治疗以预防溃疡复发。对初始使用 NSAIDs 的患者是否应常规给药预防溃疡的发生仍有争论。已明确的是,对于发生 NSAIDs 溃疡并发症的高危患者,如既往有溃疡病史、高龄、同时应用抗凝血药(包括低剂量的阿司匹林)或糖皮质激素者,应常规予抗溃疡药物预防,目前认为 PPI 或米索前列醇预防效果较好。

(五)溃疡复发的预防

有效根除幽门螺杆菌及彻底停服 NSAIDs,可消除消化性溃疡的两大常见病因,因而能大大减少溃疡复发。对溃疡复发同时伴有幽门螺杆菌感染复发(再感染或复燃)者,可予根除幽门螺杆菌再治疗。下列情况则需用长程维持治疗来预防溃疡复发:①不能停用 NSAIDs 的溃疡患者,无论幽门螺杆菌阳性还是阴性(如前述)。②幽门螺杆菌相关溃疡,幽门螺杆菌感染未能被根除。③幽门螺杆菌阴性的溃疡(非幽门螺杆菌、非 NSAIDs 溃疡)。④幽门螺杆菌相关溃疡,幽门螺杆菌虽已被根除,但曾有严重并发症的高龄或有严重伴随病患者。长程维持治疗一般以 H_2RA 或 PPI 常规剂量的半量维持,而 NSAIDs 溃疡复发的预防多用 PPI 或米索前列醇,已如前述。

(六)外科手术指征

由于内科治疗的进展,目前外科手术主要限于少数有并发症者,包括:①大量出血经内科治疗无效;②急性穿孔;③瘢痕性幽门梗阻;④胃溃疡癌变;⑤严格内科治疗无效的顽固性溃疡。

十、预后

由于内科有效治疗的发展,预后远较过去为佳,病死率显著下降。死亡主要见于高龄患者,死亡的主要原因是并发症,特别是大出血和急性穿孔。

(路庆雷)

第五节　应激性溃疡

应激性溃疡(stress ulcer,SU)又称急性胃黏膜病变(acute gastric mucosa lesion,AGML)或急性应激性黏膜病(acute stress mucosal lesion,ASML),是指机体在各类严重创伤或疾病等应激状态下发生的食管、胃或十二指肠等部位黏膜的急性糜烂或溃疡。Curling 最早在 1842 年观察到严重烧伤患者易发急性胃十二指肠溃疡出血。1932 年,Cushing 报告颅脑损伤患者易伴发 SU。现已证实,SU 在重症患者中很常见,75%～100%的重症患者在进入 ICU 24 h 内发生 SU。0.6%～6.0%的 SU 并发消化道大出血,而一旦并发大出血,会导致约 50%的患者死亡。SU 病灶通常较浅,很少侵及黏膜肌层以下,穿孔少见。

一、病因

诱发 SU 的病因较多,常见病因包括严重创伤及大手术后、全身严重感染、多脏器功能障碍综合征和/或多脏器功能衰竭、休克及心肺脑复苏后、心脑血管意外、严重心理应激等。其中由严重烧伤导致者又称 Curling 溃疡,继发于重型颅脑外伤的又称 Cushing 溃疡。

二、病理生理

目前认为 SU 的发生是由于胃运动、分泌、血流、胃肠激素等多种因素的综合作用,使损伤因素增强,胃黏膜防御作用减弱,不足以抵御胃酸和胃蛋白酶的侵袭,最终导致胃黏膜损害和溃疡形成(图 6-3)。

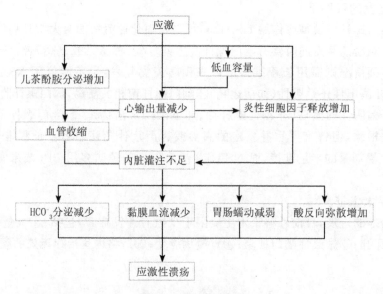

图 6-3　SU 病理生理

正常生理状态下,胃十二指肠黏膜具有一系列防御和修复机制,以抵御各种侵袭因素的损害,维持黏膜的完整性。这些防御因素主要包括上皮前的黏液和碳酸氢盐屏障、上皮细胞及上皮后的微循环。

(一)黏液和碳酸氢盐屏障

胃黏液是由黏膜上皮细胞分泌的一种黏稠、不溶性的冻胶状物,其主要成分为糖蛋白,覆盖在胃黏膜表面形成黏液层,此层将胃腔与黏膜上皮细胞顶面隔开,并与来自血流或细胞内代谢产生的 HCO_3^- 一起构成黏液和碳酸氢盐屏障。黏液层是不流动层,H^+ 在其中扩散极慢,其中的 HCO_3^- 可充分与 H^+ 中和,并造成黏液层的胃腔侧与黏膜侧之间存在 pH 梯度,从而减轻胃酸对黏膜上皮细胞的损伤。

(二)胃黏膜屏障

胃黏膜上皮细胞层是保护胃黏膜的重要组成部分,胃腔面的细胞膜由脂蛋白构成,可阻碍胃腔内 H^+ 顺浓度梯度进入细胞内,避免了细胞内 pH 降低。同时上皮细胞能在黏膜受损后进行快速迁移和增生,加快黏膜修复。

(三)黏膜血流

可为黏膜提供氧、营养物质及胃肠肽类激素等以维持其正常功能,还可及时有效清除代谢产物和逆向弥散至黏膜内的 H^+,维持局部微环境稳定。此外,胃黏膜内存在许多具有细胞保护作用的物质,如胃泌素、前列腺素、生长抑素、表皮生长因子等,有保护细胞,抑制胃酸分泌,促进上皮再生的作用。

在创伤、休克等严重应激情况下,黏膜上皮细胞功能障碍,不能产生足够的 HCO_3^- 和黏液,黏液和碳酸氢盐屏障受损;同时交感神经兴奋,使胃的运动功能减弱,幽门功能紊乱,十二指肠内容物反流入胃,加重对胃黏膜屏障的破坏;应激状态下胃黏膜缺血坏死,微循环障碍使黏膜上皮细胞更新减慢;应激时前列腺素(PGs)水平降低,儿茶酚胺大量释放,可激活并产生大量活性氧,其中的超氧离子可使细胞膜脂质过氧化,破坏细胞完整性,并减少核酸合成,使上皮细胞更新速度减慢,加重胃黏膜损伤。活性氧还可与血小板活化因子(PAF)、白三烯(LTC)、血栓素(TXB_2)等相互作用,参与多种原因所致的 SU 发病过程。

三、临床表现

消化道出血是 SU 的主要表现,可出现呕血和/或黑便,或仅有胃液或大便潜血阳性。出血的显著特点是具有间歇性,可间隔多天,这种间歇特性可能是由于原有黏膜病灶愈合同时又有新病灶形成所致。消化道出血量大时常有血压下降,心率增快,体位性晕厥,皮肤湿冷,尿少等末梢循环衰竭表现,连续出血可导致血红蛋白下降,血尿素氮增多,甚至出现重要脏器功能衰竭。除出血外,SU 可出现上腹痛、腹胀、恶心、呕吐、反酸等消化道症状,但较一般胃十二指肠溃疡病轻。由于 SU 常并发于严重疾病或多个器官损伤,其临床表现容易被原有疾病掩盖。

四、辅助检查

(一)胃镜检查

胃镜检查是目前诊断 SU 的主要方法。病变多见于胃体及胃底部,胃窦部少见,仅在病情发展或恶化时才累及胃窦部。胃镜下可见胃黏膜充血、水肿、点片状糜烂、出血,以及大小不一的多发性溃疡,溃疡边缘整齐,可有新鲜出血或血斑。Curling 溃疡多发生在胃和食管,表现为黏膜局灶性糜烂,糜烂局部可有点片状或条索状出血,或呈现大小不等的瘀点及瘀斑,溃疡常为多发,形态不规则,境界清楚,周围黏膜水肿不明显,直径多在 $0.5\sim1.0$ cm。Curling 溃疡内镜下表现与

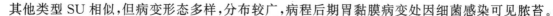

其他类型 SU 相似,但病变形态多样,分布较广,病程后期胃黏膜病变处因细菌感染可见脓苔。

(二)介入血管造影

行选择性胃十二指肠动脉造影,当病灶活动性出血量每分钟大于 0.5 mL 时,可于出血部位见到造影剂外溢、积聚,有助于出血定位。但阴性结果并不能排除 SU。

(三)其他

X 线钡剂造影不适用于危重患者,诊断价值较小,现已很少应用。

五、诊断

SU 的诊断主要靠病史和临床表现。中枢神经系统病变(颅内肿瘤、外伤、颅内大手术等)、严重烧伤、外科大手术、创伤和休克、脓毒血症和尿毒症等患者出现上腹部疼痛或消化道出血时,要考虑到 SU 可能,确诊有赖于胃镜检查。

六、治疗

(一)抑酸治疗

目标是使胃内 pH>4,并延长 pH>4 的持续时间,从而降低 SU 的严重程度,治疗和预防 SU 并发的出血。目前常用的抑酸药物主要有 H_2 受体阻滞剂和质子泵抑制剂。H_2 受体阻滞剂可拮抗胃壁细胞膜上的 H_2 受体,抑制基础胃酸分泌,也抑制组胺、胰岛素、促胃液素、咖啡因等引起的胃酸分泌,降低胃酸,保护胃黏膜,并通过干扰组胺作用,间接影响垂体激素的分泌和释放,从而达到控制 SU 出血的作用。常用药物有雷尼替丁(100 mg 静脉滴注,2～4 次/天),法莫替丁(20 mg 静脉滴注,2 次/天)。质子泵抑制剂能特异性作用于胃黏膜壁细胞中的 H^+,K^+-ATP 酶使其不可逆性失活,从而减少基础胃酸分泌和各种刺激引起的胃酸分泌,保护胃黏膜,缓解胃肠血管痉挛状态,增加因应激而减少的胃黏膜血流,显著降低出血率和再次出血的发生率。但质子泵抑制剂减少胃酸同时也降低胃肠道的防御功能,利于革兰阴性杆菌生长,不利于对肺部感染及肠道菌群的控制,长期应用还可引起萎缩性胃炎等,并可能与社区获得性肺炎或医院获得性肺炎相关。常用药物如奥美拉唑和潘妥拉唑,40 mg 静脉滴注,2 次/天。

(二)保护胃黏膜

前列腺素 E_2 可增加胃十二指肠黏膜的黏液和碳酸氢盐分泌,改善黏膜血流,增强胃黏膜防护作用,同时可抑制胃酸分泌。硫糖铝、氢氧化铝凝胶等可黏附于胃壁起到保护胃黏膜的作用,并可以降低胃内酸度。用法可从胃管反复灌注药物。

(三)其他药物

近年研究认为氧自由基的大量释放是 SU 的重要始动因子之一,别嘌醇、维生素 E 及中药复方丹参、小红参等具有拮抗氧自由基的作用,但临床实际效果还需循证医学方法证实。

(四)SU 并发出血的处理

一般先采用非手术疗法,包括输血,留置胃管持续胃肠负压吸引,使用抑酸药物,冰盐水洗胃等。有条件时可行介入治疗,行选择性动脉插管(胃左动脉)后灌注血管升压素。另外,如果患者情况可以耐受,可行内镜下止血,如钛夹止血、套扎止血、局部应用组织黏附剂和药物止血、黏膜内或血管内注射止血剂、高频电和氩离子凝固止血等。若非手术治疗无效,对持续出血或短时间内反复大量出血,范围广泛的严重病变,需及时手术治疗,原则是根据患者全身情况、病变部位、范围大小及并发症等选择最简单有效的术式。病变范围不大或十二指肠出血为主者,多主张行胃大部切除或胃大部切除加选择性迷走神经切断术。若病变范围广泛,弥漫性大量出血,特别是病变波及胃底者,可视情况保留 10% 左右的胃底,或行全胃切除术,但全胃切除创伤大,应谨慎用于 SU 患者。

七、预防

预防 SU 的基本原则是积极治疗原发病,纠正休克和抑制胃酸。具体措施包括:积极治疗原发病和防治并发症;维护心肺等重要器官正常功能;及时纠正休克,维持有效循环容量;控制感染;维持水、电解质及酸碱平衡;预防性应用抑酸药物;避免应用激素及阿司匹林、吲哚美辛(消炎痛)等非甾体抗炎药;对有腹胀及呕吐者留置胃管减压,以降低胃内张力,减轻胃黏膜缺血和十二指肠反流液对胃黏膜的损害。

（路庆雷）

第六节　消化道出血

消化道出血(gastrointestinal hemorrhage,GIH)是指从食管到肛门之间消化道的出血。其中,屈氏韧带以近的消化道出血称上消化道出血(upper gastrointestinal hemorrhage,UGIH);屈氏韧带至回盲部出血为中消化道出血;回盲部以远的消化道出血称下消化道出血(lower gastrointestinal hemorrhage,LGIH)。GIH 临床表现多为呕血、黑便或血便等,伴有贫血及血容量减少,甚至休克。是消化系统常见的急症。

为便于诊治和评判预后,临床上常依病因不同将 UGIB 分为以下两大类:①非静脉曲张性上消化道出血(nonvariceal upper gastrointestinal bleeding,NVUGIB),是指屈氏韧带以上的消化道的非静脉曲张性疾病引起的出血,包括胰管或胆管的出血和胃空肠吻合术后吻合口附近疾病引起的出血。②食管胃静脉曲张出血(esophageal and gastric variceal bleeding,EGVB),是指由于肝硬化等病变引起的门静脉高压,致使食管和/或胃壁静脉曲张,在压力升高或静脉壁发生损伤时,曲张静脉发生破裂出血。临床上主要表现为呕血、黑便、便血和周围循环衰竭征象。其特征是起病突然,出血量大且易反复,病情凶险,病死率高。

一、诊断要点

(一)消化道出血的病因

GIH 病因很多,大多是上消化道本身病变(溃疡、炎症、肿瘤)所致,少数是全身疾病的局部表现(如各类紫癜、白血病、再生障碍性贫血等)。

1.上消化道出血的病因

上消化道出血最常见的病因为消化性溃疡、食管胃底静脉曲张破裂、急性糜烂出血性胃炎和胃癌,这些病因占上消化道出血的 80%～90%。其他病因:①食管疾病,如食管-贲门黏膜撕裂综合征、食管癌、食管损伤(器械检查、异物或放射性损伤,强酸、强碱等化学剂所致损伤)、食管炎、食管裂孔疝、主动脉瘤破入食管等;②胃十二指肠疾病,如十二指肠球炎、息肉、恒径动脉破裂(Dieulafoy 病变)、胃间质瘤、门静脉高压性胃病、胃黏膜脱垂、血管瘤、吻合口溃疡、异物或放射性损伤、十二指肠憩室、促胃泌素瘤等；③胆道出血，如胆管或胆囊结石、胆道蛔虫病、胆道术后损伤、肝癌、肝脓肿或肝血管瘤破入胆道等；④胰腺疾病累及十二指肠，如胰腺癌或急性胰腺炎并发脓肿溃破等。

2.中消化道出血的病因

肠血管畸形、克罗恩病、肠憩室、钩虫感染、各种良恶性肿瘤（小肠间质瘤、淋巴瘤、腺癌、神经内分泌瘤）、缺血性肠病、肠系膜动脉栓塞、肠套叠及放射性肠炎等。

3.下消化道出血的病因

最常见的是肛管疾病（痔、肛裂、肛瘘）。其他常见的病因有肠息肉、结肠癌、静脉曲张、神经内分泌肿瘤、炎症性病变（溃疡性结肠炎、缺血性肠炎、感染性肠炎等）、肠道憩室、血管病变、肠套叠等。

4.全身性疾病

不具特异性地累及部分消化道，也可弥散于全消化道。常见的有：①血管性疾病，如过敏性紫癜、动脉粥样硬化、结节性多动脉炎、系统性红斑狼疮等；②血液病，如血友病、原发性血小板减少性紫癜、白血病、弥散性血管内凝血及其他凝血机制障碍性疾病；③其他，如尿毒症、流行性出血热或钩端螺旋体病等。

（二）临床表现特点

GIH的临床表现主要取决于出血量、出血速度、出血部位及性质，同时与患者在出血当时的全身情况（包括年龄、有无贫血、心肾功能状况等）有关。

1.呕血与黑便

呕血与黑便是上消化道出血的特征性表现。上消化道出血后均有黑便，但不一定有呕血。一般而言，幽门以下出血时常以黑便为主，而幽门以上出血则引起呕血并伴有黑便，幽门以上出血量少者可无呕血。十二指肠出血量多时，部分血液反流至胃内，亦可引起呕血。呕血和黑便的性状，主要决定于出血的部位、出血量及在胃或肠道内停留的时间。若在胃停留的时间长，血液经胃酸作用后变成酸性血红素而呈咖啡色或赤豆色；若出血量大，在胃内停留的时间短，未经胃酸充分混合即呕吐，则为鲜红或暗红色或伴有血块。若在肠道内停留时间长，血中的血红蛋白的铁与肠内硫化物结合生成为硫化铁而呈柏油样黑色；相反，出血量大，速度快而急，刺激肠蠕动加快则呈鲜红色或暗红色血便，易误诊为中或下消化道出血。有时低位小肠或回盲部出血量少，在肠道停留时间较长，粪便亦可呈黑色，但一般不呈柏油状，勿误以为上消化道出血。

2.血便和暗红色大便

多为中或下GIH的临床表现，一般不伴呕血。

3.失血性周围循环衰竭

少量出血或缓慢中量出血，可无明显症状或仅有头昏。急性大量出血时，有效循环血量下降，出现头晕、心悸、恶心、乏力、口渴、晕厥、四肢湿冷、皮肤苍白、烦躁，甚至意识模糊。老年患者因有脑动脉硬化，虽出血量不太大，也可出现神志淡漠或意识不清。

4.发热

大量出血后，多数患者在24小时内常出现低热，一般不超过38.5 ℃，可持续3～5天，随后自行恢复正常。发热的原因尚不明，可能系由于血容量减少、贫血、周围循环衰竭、血分解蛋白的吸收等因素导致体温调节中枢的功能障碍所致。

5.氮质血症

依发生机制,可分为以下 3 种:①肠源性氮质血症,是在大量出血后,血液蛋白的分解产物在肠道被吸收,以致血中氮质升高。一般在出血数小时后,血尿素氮就开始上升,24～48 h 可达高峰,多数不超过 14.3 mmol/L(40 mg/dL),若无继续出血,1～2 天后即可降至正常。②肾前性氮质血症,是由于失血性周围循环衰竭造成肾血流暂时性减少,肾小球滤过率和肾排泄功能降低,以致氮质潴留。在纠正低血压、休克后,血尿素氮可迅速降至正常。③肾性氮质血症,是由于严重而持久的休克造成肾小管坏死(急性肾衰竭),或失血更加重了原有肾病的肾脏损害所致。在出血停止的情况下,氮质血症常持续 4 天以上,经过补足血容量,纠正休克而血尿素氮不能降至正常者,应考虑肾性氮质血症的存在。

6.贫血和血常规变化

(1)大量出血后均有急性失血性贫血,但在出血早期(10 h 内)由于血管及脾脏代偿性收缩,血细胞比容与血红蛋白可无明显改变。此后,组织液渗入血管内,使血液稀释,一般需经 3～4 h 以上才出现贫血,出血后 24～72 h 血液稀释到最大限度。贫血程度除取决于失血量外,还和出血前有无贫血基础、出血后液体平衡状况等因素有关。在出血后骨髓有明显代偿性增生,24 小时内网织红细胞计数即见增高,至出血后 4～7 天可高达 5％～15％,以后逐渐降至正常。

(2)因失血后的应激性反应,白细胞计数可迅速增多,2～5 h 后可达(10～20)×10⁹/L(10 000～20 000/mm³),血止后 2～3 天恢复正常。

(三)确定消化道出血

根据呕血、黑便、血便和失血性周围循环衰竭的临床表现,呕吐物或黑便潜血试验呈强阳性,血红蛋白、红细胞计数与血细胞比容下降的实验室证据,可作出 GIH 的诊断。但必须排除消化道以外的出血因素,如:①呕血与黑便首先应与鼻、咽、喉、口腔等部位出血(如鼻出血、拔牙、扁桃体切除术等)吞下血液或进食禽畜血液所致者区别;口服骨炭、铁或铋剂、某些中药等出现黑色粪便,应与黑便区别。注意病史询问和局部检查即可鉴别。②呕血须与咯血鉴别。此外,少数 GIH 患者首发症状为晕倒、出冷汗、心悸、四肢发冷等休克或休克前期的表现,此时尚未出现呕血或血便,易被误诊和漏诊。因此,凡患者有急性周围循环衰竭,除排除中毒性休克、过敏性休克、心源性休克或重症急性胰腺炎,以及子宫异位妊娠破裂、自发性或创伤性肝、脾破裂、动脉瘤破裂、胸腔出血等疾病外,还要考虑急性消化道大出血的可能。体检有肠鸣音过度活跃常提示有消化道出血,直肠指检有助于早期诊断。

(四)出血程度的评估和周围循环状态的判断

1.失血量的判断与临床分级

成人每天 GIH>5 mL,粪便潜血试验即出现阳性;每天出血量>50 mL 可出现黑便;胃内积血量>250 mL 可引起呕血。一次出血量<400 mL 时,多不引起全身症状;出血量>400 mL 时,可出现头昏、心悸、乏力等症状;短时间内出血量>1 000 mL,可出现休克表现。因呕血与黑便混有胃内容物与粪便,而部分血液贮留在胃肠道内未排出,故难以根据呕血或黑便量精确判断出血量。常根据临床综合指标判断失血的多寡,对出血量判断通常分为:大量出血(急性循环衰竭,需输血纠正者。一般出血量在 1 000 mL 以上或血容量减少 20％以上)、显性出血(呕血或黑便,不伴循环衰竭)和隐性出血(粪潜血试验阳性)。临床可以根据血容量减少导致周围循环的改变(伴随症状、脉搏和血压、化验检查)来判断失血量,并根据患者年龄、有无伴发病、失血量等指标将上消化道出血严重程度分为轻、中、重度三级(表 6-2)。

表 6-2　上消化道出血病情严重程度分级

分级	年龄(岁)	伴发病	失血量	血压(mmHg)	脉搏(次/分)	血红蛋白(g/L)
轻度	<60	无	<500	基本正常	正常	无变化
中度	<60	无	500~1 000	下降	>100	70~100
重度	>60	有	>1 000	收缩压 80	>120	<70

2.体位倾斜试验

方法为先测平卧位时的血压(V_0)、脉搏(P_0),改为半卧位 3 分钟后,再测血压(V_1)、脉搏(P_1),符合下列条件之一者,提示失血量在 1 000 mL 以上。①$V_0 - V_1$>10 mmHg;②$P_1 - P_0$>20 次/分;③改半卧位后出现头晕、晕厥。必须在输液通路建立后才能进行,休克者禁做此试验。

3.血红蛋白、红细胞和血细胞比容的测定

在连续测定中,三者迅速下降,表示继续出血,经输血纠正血容量后,与出血前比较,血红蛋白每下降 10 g/L 提示失血容量约 400 mL。

应指出的是,急性大出血严重程度的估计最有价值的指标是血容量减少所导致周围循环衰竭的临床表现,而周围循环衰竭又是急性大出血导致死亡的直接原因。因此,对急性消化道大出血患者,应将对周围循环状态的有关检查放在首位,并据此作出相应的紧急处理。血压和心率是关键指标,需进行动态观察,综合其他相关指标加以判断。如患者体位倾斜试验阳性,则提示早期循环血容量不足。如收缩压<12.0 kPa(90 mmHg),心率>120 次/分,伴有面色苍白,四肢湿冷,烦躁不安或神志不清,则表明有严重大出血导致的休克,需积极抢救。

(五)出血是否停止的判断

临床上不能单凭血红蛋白在下降或大便柏油样来判断出血是否停止或持续。因为一次出血后,血红蛋白的下降有一定过程;而一次出血后柏油样大便持续天数受患者排便次数及出血量的影响。如每天排便 1 次,出血量在 1 000 mL 左右者,柏油样大便可持续 1~3 天,潜血试验阳性可达 1 周;若出血量在 2 000 mL 左右,柏油样大便可持续 4~5 天,潜血试验阳性达 2 周。应综合分析,特别是血压与脉搏的反复测定,直至恢复正常并趋稳定,尿量足(>30 mL/h),患者一般情况明显恢复者,方可认为已无活动性出血。有下列表现者,应认为有持续出血或再出血:①反复呕血或柏油样便次数及量增多,质稀薄,甚至排出暗红或鲜红色血便,伴肠鸣音亢进;②胃管抽出物有较多新鲜血;③周围循环衰竭的表现经积极补充血容量仍未见改善,或曾一度好转又很快恶化;④在补液量和排尿量足够的情况下,原无肾脏病变患者的血尿素氮持续或再次升高;⑤血红蛋白、红细胞计数和血细胞比容持续下降,血中网织红细胞计数持续增高。

"肝硬化门静脉高压食管胃静脉曲张出血的防治共识"(2008,杭州)关于 EGVB 继续出血或再出血的评估:①提示 EGVB 出血未控制的征象,72 小时内出现以下表现之一者为继续出血。6 小时内输血 4 个单位以上,生命体征不稳定。收缩压<9.3 kPa(70 mmHg),HR>100 次/分或心率增加>20 次/分;间断呕血或便血,收缩压降低 2.7 kPa(20 mmHg)以上或心率增加>20 次/分,继续输血才能维持血红蛋白含量稳定;药物或内镜治疗后新鲜呕血,在没有输血的情况下,血红蛋白含量下降 30 g/L 以上。②提示 EGVB 再出血的征象,出现以下表现之一者为再出血。出血控制后再次有活动性出血的表现[呕血或便血;收缩压降低 2.7 kPa(20 mmHg)以上或心率增加>20 次/分;在没有输血的情况下,血红蛋白含量下降 30 g/L 以上]。早期再出血,出血控制后 72 小时～6 周内出现活动性出血。迟发性再出血:出血控制 6 周后出现活动性出血。

(六)出血部位及病因的诊断

对消化道大出血的患者,应首先纠正休克,然后尽快查找出血的部位与病因,以决定进一步的治疗措施和判断预后。一般通过询问病史、体检和必要的辅助检查,可明确出血的部位和病因。

1.病史与体检

详询病史和系统体检,仍是出血病因与部位诊断的基础。约 50% 的患者可据此作出病因诊断。慢性、周期性、节律性上腹痛多提示出血来自消化性溃疡,特别是在出血前疼痛加剧,出血后减轻或缓解,更有助于消化性溃疡的诊断。有服用 NSAID 等损伤胃黏膜的药物或应激状态者,可能为急性糜烂出血性胃炎。对中年以上的患者近期出现上腹痛,伴有厌食、消瘦者,应警惕胃癌的可能性。既往有病毒性肝炎、血吸虫病或酗酒病史,并有肝病与门静脉高压的临床表现,可能是食管胃底静脉曲张破裂出血。尚应注意既往有无类似出血史、诊治情况等。

2.内镜检查

胃镜和结肠镜是诊断上、下消化道出血病因、部位和出血情况的首选检查方法,它不仅能直视病变、取活检,对于出血病灶可进行及时准确的止血治疗。多主张在出血后 24～48 小时内进行检查,称急诊胃镜和结肠镜检查。这可大大提高出血病因诊断的准确性,因为有些病变如急性糜烂出血性胃炎可在短短几天内愈合而不留痕迹;有些病变如血管异常在活动性出血或近期出血期间才易于发现;对同时存在两个或多个病变者可确定其出血所在。在急诊内镜检查前须先纠正休克、补充血容量,改善贫血及使用止血药物。如有大量活动性上消化道出血,可先插胃管抽吸胃内积血,并用生理盐水灌洗,以免积血影响观察。有内镜检查禁忌证者不宜做此检查:如心率>120 次/分,收缩压<12.0 kPa(90 mmHg)或较基础收缩压降低 4.0 kPa(30 mmHg)、血红蛋白含量<50 g/L 等,应先迅速纠正循环衰竭,血红蛋白上升至 70 g/L 后再行检查。危重患者内镜检查时应进行血氧饱和度和心电、血压监护。

(1)NVUGIB 的内镜检查:①内镜检查能发现上消化道黏膜的病变,应尽早在出血后 24～48 小时内进行,并备好止血药物和器械。②内镜检查无食管胃底静脉曲张并在上消化道发现有出血病灶,NVUGIB 诊断可确立。③内镜检查时根据溃疡基底特征,可用来判断病变是否稳定,凡基底有血凝块、血管显露等易于再出血。内镜检查时对出血灶病变应作 Forrest 分级。内镜下诊断活动性出血是指病灶有喷血或渗血(Forrest Ⅰ型);近期出血是指病灶呈黑褐色基层、粘连血块、血痂或见隆起的小血管(Forrest Ⅱ型);仅见到病灶,但无上述表现,如能排除其他出血原因,也考虑为原出血灶(Forrest Ⅲ型)。④应仔细检查贲门、胃底部、胃体垂直部、胃角小弯、十二指肠球部后壁及球后处,这些部位是易遗漏病变的区域。

(2)EGVB 的内镜检查:内镜检查见有食管或胃曲张静脉出血,EGVB 诊断即可成立;内镜检查时发现粗大曲张静脉和胃内血液而无其他可以识别的出血原因,EGVB 诊断也可成立。按食管静脉曲张形态及出血危险程度可将食管静脉曲张分轻、中、重 3 级。①轻度(G$_1$):食管静脉曲张呈直线形或略有迂曲,无红色征(曲张静脉表面红斑、红色条纹和血泡)。②中度(G$_2$):食管静脉曲张呈直线形或略有迂曲,有红色征或食管静脉曲张呈蛇形迂曲隆起但无红色征。③重度(G$_3$):食管静脉曲张呈蛇形迂曲隆起且有红色征或食管静脉曲张呈串珠状、结节状或瘤状(不论是否有红色征)。

（3）胶囊内镜检查：十二指肠降段以远的小肠病变所致的 GIH 因胃肠镜难以到达，是常规内镜诊断的盲区。不明原因消化道出血（obscure gastrointestinal bleeding，OGIB）既往是指常规内镜检查（胃镜和结肠镜）不能确定出血来源的持续或反复消化道出血，多为小肠出血（如小肠的肿瘤、Meckel 憩室和血管病变等），是 GIH 诊断的难点。胶囊内镜的运用，使很多小肠病变得以诊断，是目前小肠出血的一线检查方法。该检查在出血活动期或静止期均可进行，对小肠病变诊断阳性率为 60%～70%，在此基础上发现的病变，可用推进式小肠镜从口侧或肛侧进入小肠，进行活检或进行内镜治疗。目前 OGIB 的新定义为全胃肠镜检查（胃镜、结肠镜，胶囊内镜）不能明确病因的持续或反复发作的消化道出血。

3.X 线钡餐检查

目前已多为胃镜检查所替代。但对经胃镜检查出血原因未明、疑病变在十二指肠降段以下小肠段，则有特殊诊断价值。对某些解剖部位的改变，如胃黏膜脱垂、食管裂孔疝的诊断却优于一般胃镜检查。一般宜在出血完全停止 3 天后谨慎进行。

4.血管造影

对内镜检查无阳性发现或不适宜进行内镜检查者如有严重的心、肺合并症，且仍有活动性出血的患者可做选择性血管造影，对肠血管畸形、小肠平滑肌瘤等有很高的诊断价值，并可同时进行介入治疗。

5.手术探查

各种检查不能明确出血灶、持续大出血危及患者生命，必须手术探查。

二、治疗要点

及早补充血容量、防治继续出血和再出血及病因治疗。其中，抗休克、迅速补充血容量应放在一切医疗措施的首位。

（一）一般急救措施

患者应取平卧位休息，保持呼吸道通畅，避免呕血时引起窒息，吸氧。保持静脉通道通畅。严密观察患者的神色、血压、脉搏、出血量和尿量；定期复查血红蛋白、红细胞计数、血细胞比容、血尿素氮。烦躁不安者可给予镇静剂，如地西泮（安定）10 mg 肌内注射，对肝病患者忌用巴比妥类药物。呕血者宜暂禁食，但少量出血者宜进流质（因为胃内空虚产生饥饿的不正常的胃收缩不利于止血），活动性出血停止后可逐渐改变饮食的质与量。推荐对活动性出血或大出血患者应插入胃管，以观察出血停止与否。意识障碍和排尿困难者需留置尿管，危重大出血者必要时进行中心静脉压测定，老年患者常需心电、血氧饱和度、呼吸监护。

（二）积极补充血容量

迅速补充血容量是处理消化道大出血的首要措施。立即查血型和配血，尽快建立有效的静脉输液通道，尽快补充血容量。在配血过程中，可先输平衡液或葡萄糖盐水。失血量较大（如减少 20% 血容量以上）时，可输入血浆等胶体扩容剂。改善急性失血性周围循环衰竭的关键是要输血，一般输浓缩红细胞，严重活动性大出血考虑输全血。下列情况为紧急输血指征：①收缩压 <12.0 kPa（90 mmHg）（EGVB 时 <10.7 kPa（80 mmHg），或较基础收缩压降低幅度 >4.0 kPa（30 mmHg）；②血红蛋白含量 <70 g/L（EGVB 时血红蛋白含量 <50 g/L），血细胞比容 <25%；③心率增快（>120 次/分）。输血量以使血红蛋白含量 >90 g/L 为宜，依失血量而定。

输血注意事项：①输血开始时，速度应加快，以尽快把收缩压升高至 10.7～12.0 kPa（80～

90 mmHg)水平,待血压稳定、病情改善后则减慢输血、输液速度,避免依赖升压药来维持血压。②避免输血、输液过多、过快,招致急性肺水肿,尤其是对有心、肺、肾疾病及老年患者。③防止枸橼酸中毒,一般每输血 600～900 mL 可从静脉注入 10% 葡萄糖酸钙 10 mL,以防低钙。④大量输注库存血时易引起高钾血症,应注意给予高渗葡萄糖,必要时加用适量胰岛素。⑤对肝硬化门脉高压静脉曲张破裂出血时,应输新鲜全血,除恢复血容量外,尚因其含有多种凝血因子和血小板成分,对止血有益;还可避免输库存血(含氨多)过多诱发肝性脑病。另外,输入的血约为失血量的 2/3 或 3/4,以避免门静脉压力增高致再出血的危险。对于 EGVB,以维持血流动力学稳定并使血红蛋白维持在 80 g/L 以上;过度输血或输液可能导致继续或重新出血;避免仅用氯化钠溶液补足液体,以免加重或加速腹水或其他血管外液体的蓄积;必要时应及时补充凝血因子、凝血酶原复合物等;血小板计数 $<50\times10^9$/L 者,可输注血小板。对于急性大量出血者,应尽可能施行中心静脉导管置管和中心静脉压监测,以指导液体复苏。在补足液体的前提下,如血压仍不稳定,可以适当地选用血管活性药物(如多巴胺)以改善重要脏器的血液灌注。血容量充足的指征:神志清楚或好转,无明显脱水貌;收缩压 12.0～16.0 kPa(90～120 mmHg);脉搏 <100 次/分;尿量 >40 mL/h,血钠 <140 mmol/L。

(三)止血措施

1.NVUGIB 的止血措施

NVUGIB 是指除食管胃底静脉曲张破裂出血以外的其他病因引起的上消化道出血。包括消化性溃疡、急性糜烂出血性胃炎、胃泌素瘤、食管裂孔疝等所致的出血。止血措施主要有以下几种。

(1)内镜下止血:起效迅速、疗效确切,应作为首选。可根据医院的设备和病变的性质选用药物喷洒和注射、热凝治疗(高频电、氩气血浆凝固术、热探头、微波、激光等)和止血夹等治疗。

(2)抑制胃酸分泌:血小板聚集及血浆凝血功能所诱导的止血作用需在 pH>6.0 时才能有效发挥,而且新形成的凝血块在 pH<5.0 的胃液中会迅速被消化。因此,抑制胃酸分泌,提高胃内 pH 具有止血作用。常用药物有:①质子泵抑制剂,是治疗 NVUGIB 的首选止血药物。质子泵抑制剂常用制剂有奥美拉唑(又名洛赛克)、泮托拉唑和兰索拉唑等。高危患者应静脉给药,如奥美拉唑静脉推注 80 mg 后,以 8 mg/h 输注 72 h;如低危患者可口服给药,如奥美拉唑 20 mg,每 6 h1 次,持续 5 天。②H$_2$ 受体阻滞剂,雷尼替丁 50 mg 缓慢静脉注射,每 6～12 h 1 次,或用 150～300 mg 加入液体中持续静脉滴注;或法莫替丁 20 mg 溶入生理盐水或葡萄糖液 20 mL 中,缓慢静脉注射,每天 2 次。③中和胃酸药,将胃内容物抽尽,用氢氧化铝凝胶 60 mL 经胃管注入,15 分钟后测胃液 pH,若 pH<6,再注入 60 mL,以后每小时测 pH 一次,使其值维持 ≥6。

(3)奥曲肽:是人工合成的生长抑素类似品。能抑制胃酸、胃蛋白酶和胃泌素分泌,促进胃黏膜生长,能选择性引起内脏循环血流量减少和门脉压下降。用法:100 μg 皮下注射,每天 2～4 次。

(4)血凝酶:是酸性止血剂,含有如凝血激酶和凝血酶样物质,可直接作用于内、外源性凝血系统形成凝血活酶,促进凝血酶的形成而起到凝血作用。用法:首次静脉注射与肌内注射各 1 kU,继而每天肌内注射 1 kU。无明显毒副作用。

(5)凝血酶:本品是从猪血提取、精制而得的凝血酶无菌制剂。能直接作用于出血部位的纤维蛋白原,使其转变为纤维蛋白,促使血液凝固、填塞出血点而止血;尚有促进上皮细胞的有丝分裂而加速创伤愈合的作用。其特点是局部止血迅速,疗效显著,无明显不良反应,但出现变态反应时,应立即停用。首次剂量宜大(8 000 U～20 000U),溶入 50～100 mL 生理盐水或牛奶、豆汁内口服或胃管内注入,每 2～6 小时 1 次,应用次数视病情而定。凝血酶遇热或在酸性环境中均易失去活性,故溶液温度不要超过 37 ℃,同时给予抑酸药物(如 H_2 受体阻滞剂、质子泵抑制剂)以便得以发挥最大作用。本品切忌血管内或肌内注射。

(6)其他止血药物:以下止血药物对 NVUGIB 的确切效果未能证实,不作为一线药物使用。对有凝血功能障碍者,可静脉注射维生素 K_1;为防止继发性纤溶,可使用氨甲苯酸(止血芳酸)等抗纤溶药;云南白药等中药也有一定疗效。对插入胃管者可灌注硫糖铝混悬液或冰冻去甲肾上腺素溶液(去甲肾上腺素 8 mg,加入冰生理盐水 100～200 mL),应避免滥用止血药。

(7)介入治疗:选择性胃左动脉、胃十二指肠动脉、脾动脉或胰十二指肠动脉血管造影,针对造影剂外溢或病变部位经血管导管滴注血管升压素或去甲肾上腺素,导致小动脉和毛细血管收缩,使出血停止。无效者可用吸收性明胶海绵栓塞。

(8)手术治疗:药物、内镜和介入治疗仍不能止血、持续出血将危及患者生命时,须不失时机进行手术。

2.食管胃底静脉曲张出血(EGVB)的止血措施

EGVB 活动性出血的止血措施主要有药物治疗、内镜治疗、经颈静脉肝内门体分流术(transjugular intrahepatic portosystemic stent shunt,TIPS)、气囊压迫止血、外科手术等。

(1)药物治疗:在活动性 EGVB 时,应首选药物治疗或药物联合内镜下治疗。目前认为有效的止血药物主要有生长抑素及其类似物和血管升压素及其类似物。

生长抑素及其类似物:能选择性地直接作用于内脏血管平滑肌,使内脏循环血流量降低,从而减少门脉及其侧支循环血流量,降低门静脉压。该类药物止血效果肯定,因不伴全身血流动力学改变,故短期使用几乎没有严重不良反应,已成为治疗 EGVB 最常用药物。常用的品种:①14 肽天然生长抑素(somatostatin,思他宁),用法为首剂 250 μg 静脉缓注,继以 250 μg/h 持续静脉滴注,维持 3～5 天;如仍有出血,可增加剂量至 500 μg/h 维持。本品半衰期极短,注射后 2 分钟作用消失,应注意滴注过程中不能中断,若中断超过 5 分钟,应重新注射首剂。②奥曲肽(octreotide,善得定),是 8 肽的生长抑素类似物,半衰期较天然生长抑素长 30 倍,常用量为首剂 50～100 μg 静脉缓注,继以 25～50 μg/h 持续静脉滴注,首次控制出血率为 85%～90%,无明显不良反应,持续应用 3～5 天或更长时间。③伐普肽(vapreotide),是新近人工合成的生长抑素类似物,用法为起始剂量 50 μg 静脉缓注,继以 50 μg/h 持续静脉滴注。生长抑素及其类似物与内镜治疗联合应用,效果优于单一药物或内镜治疗。

血管升压素及其类似物:也是治疗食管静脉曲张破裂出血的常用药物,通过收缩全身及肠系膜动脉、肝动脉等内脏血管,减少门脉血流量,降低曲张静脉压力,达到止血的目的。①垂体后叶素:含血管升压素(vasopressin,VP)和催产素。推荐用法是 0.2 U/min 静脉持续滴注,视治疗反应,可逐渐增加剂量至 0.4 U/min(目前国内所用垂体后叶素含等量加压素与缩宫素)。垂体后叶素虽能减少门静脉血流量、门体侧支循环血流量和曲张静脉压力,止血有效率 60%～80%,但病死率未获降低,且不良反应较多(如腹痛、血压升高、心律失常、心绞痛,严重者可致心肌梗死)。加用硝酸甘油可增强血管升压素的降门脉压力作用,减少其心血管不良反应,提高止血有效率和耐受性,对存活率无影响,且联用硝酸甘油后的不良反应仍高于特利加压素、生长抑素及其类似物。为减少不良反应,静脉持续使用最高剂量血管升压素的时间≤24 h。联用硝酸甘油(其剂量为每 15～30 min 舌下含 0.4～0.6 mg,或以 10～50 μg/min 静脉滴注)。冠状动脉粥样硬化、高血压、孕妇、肾功能不全者禁用。②三甘氨酰赖氨酸加压素(又名特利加压素,terlipressin):是血管升压素的合成类似物,可持久有效地降低 HVPG、减少门静脉血流量,且对全身血流动力学影响较小。止血效果肯定,不良反应少。其止血效果优于血管升压素,与生长抑素、血管升压素联用硝酸甘油、气囊压迫和内镜治疗相当。特利加压素的推荐起始剂量为每4小时静脉注射2 mg,出血停止后可改为每天2次,每次1 mg,一般维持5天,以预防早期再出血。

(2)内镜治疗:目的是控制急性食管静脉曲张出血,并尽可能使静脉曲张消失或减轻以防止其再出血。一般经药物治疗(必要时加气囊压迫)大出血基本控制,患者基本情况稳定,在进行急诊内镜检查(出血后24~48 h内)同时进行治疗。方法有内镜下硬化剂注射治疗(endoscopic injection sclerotherapy,EIS)、内镜下曲张静脉套扎治疗(endoscopic variceal ligation,EVL)和内镜下组织黏合剂注射治疗,均是治疗 EGVB 的一线疗法,各医院可根据具体情况选用。

(3)抗生素的应用:活动性出血时常存在胃黏膜和食管黏膜炎性水肿,预防性使用抗生素有助于止血,并可减少早期再出血及预防感染。荟萃分析表明,抗生素可通过减少再出血及感染提高存活率。因此,使用抗生素预防和/或治疗细菌感染,是治疗 EGVB 的一个不可缺少的部分,应及时给予,持续7~10天。静脉途径或口服给药效果无差别,常开始静脉用药随后予以口服维持。大多数首选喹诺酮类抗生素,对喹诺酮类耐药者也可使用头孢类抗生素。

(4)气囊压迫止血:将三腔二囊管或四腔二囊管插入上消化道内,将胃气囊和/或食管气囊充气以压迫曲张静脉达到止血目的,是一种行之有效的急救方法,其疗效确切,对控制急性出血成功率高。但患者痛苦大、并发症多(如吸入性肺炎、窒息、食管炎、食管黏膜坏死、心律失常等),气囊放气后再出血率高。目前已不推荐气囊压迫作为首选止血措施,其应用宜限于药物不能控制出血时作为暂时止血用,以赢得时间去准备其他更有效的治疗措施。进行气囊压迫止血时,应根据病情8~24 h放气1次,拔管时机应在血止后24小时,一般先放气观察24小时若仍无出血即可拔管。此外,在三腔二囊管压迫止血时特别要注意保护好呼吸道。当患者合并心力衰竭、呼吸衰竭、心律失常及不能肯定为 EGVB 时,不宜使用。

(5)经颈静脉肝内门体分流术(TIPS):是在门腔静脉分流术的基础上产生和发展起来的一种介入治疗方法。此法经颈内静脉插入穿刺导管,通过肝右静脉,在肝实质内穿刺门静脉的左支或右支,以建立起门静脉-肝静脉通道,进而用球囊扩张通道,放入可扩张性血管支架,保持分流道通畅。TIPSS 将肝外门腔分流转移至肝内,可有效降低门脉压力,同时肝内分流道起到"限制性分流"的作用,血流方向为"进肝流向",这就维持了肝脏所需的含"肝营养因子"的胰腺血流,使肝功能得到改善,属限制性门体分流术。由于其对急性大出血的止血率达到95%,新近的共识认为,对于大出血和估计内镜治疗成功率低的患者应在72小时内行 TIPS。

(6)外科手术:急诊外科手术控制曲张静脉出血和预防再出血的效果确实,但围术期病死率高,术后肝性脑病发生率高。仅在药物和内镜治疗无效、无法施行 TIPSS 的情况下方可使用。Child-Pugh C 级肝硬化患者不宜施行急诊外科手术。

3.中下消化道出血的止血治疗

(1)炎症及免疫性病变:如重型溃疡性结肠炎、克罗恩病、过敏性紫癜等,应通过抗炎达到止血目的。①肾上腺皮质激素:大出血时,氢化可的松300~400 mg/d 或甲泼尼龙40~80 mg/d 静脉滴注。病情缓解后可改口服泼尼松20~60 mg/d。②生长抑素及其类似物:大出血时用法同前述。少量慢性出血可用奥曲肽100 μg 皮下注射,1~3次/天。③5-氨基水杨酸(5-ASA)类:5-ASA 几乎不被吸收,可抑制肠黏膜的前列腺素合成和炎症介质白三烯的形成,对肠道炎症有显著的抗炎作用。适用于炎症性肠病伴少量慢性出血。常用柳氮磺吡啶(SASP)、奥沙拉嗪或美沙拉嗪,剂量为 4 g/d,分 4 次口服。

(2)肠血管发育不良:小肠、结肠黏膜下静脉和黏膜毛细血管发育不良等血管畸形病变出血,可行内镜下高频电凝或氩离子凝固器烧灼治疗,疗效确切。凝血酶保留灌肠有时对左半结肠出血有效。

(3)各种病因的动脉性出血:急诊结肠镜检查若发现出血病灶,可在内镜下止血。对内镜不能止血的病灶,可行肠系膜上、下动脉血管介入栓塞治疗。对于弥漫出血、血管造影检查无明显异常征象者或无法超选择性插管的消化道出血患者,可经导管动脉内注入止血药物,使小动脉收缩,达到止血目的。

(4)不明原因反复大量出血:经内科保守治疗仍出血不止,危及患者生命,无论出血病变是否确诊,均是急诊手术的指征。

(5)肠息肉及痔疮:前者常在内镜下切除,后者可通过局部药物治疗、注射硬化剂及结扎疗法止血。

(路庆雷)

第七节 酒精性肝病

一、概述

正常人 24 小时内体内可代谢酒精 120 g,而酒精性肝病(ALD)是由于长期大量饮酒,超过机体的代谢能力所导致的疾病。临床上分为轻症酒精性肝病(AML)、酒精性脂肪肝(AFL)、酒精性肝炎(AH)、酒精性肝纤维化(AF)和酒精性肝硬化(AC)不同阶段。严重酗酒时可诱发广泛肝细胞坏死甚至急性肝功能衰竭。因饮酒导致的 ALD 在西方国家已成为常见病、多发病,占中年人死因的第 4 位。我国由酒精所致肝损害的发病率亦呈逐年上升趋势,酒精已成为继病毒性肝炎后导致肝损害的第二大病因,严重危害人民健康。

ALD 的发病机制较为复杂,目前尚不完全清楚。可能与酒精及其代谢产物对肝脏的毒性作用、氧化应激、内毒素、细胞因子(TNF-α、TGF-β 等)产生异常、免疫异常、蛋氨酸代谢异常、酒精代谢相关酶类基因多态性、细胞凋亡等多种因素有关。

二、诊断

(一)酒精性肝病临床诊断标准

(1)有长期饮酒史,一般超过 5 年,折合酒精量男性不低于 40 g/d,女性不低于 20 g/d,或 2 周内有大量饮酒史,折合酒精量超过 80 g/d。但应注意性别、遗传易感性等因素的影响。酒精量换算公式为:酒精量(g)=饮酒量(mL)×酒精含量(%)×0.8。

(2)临床症状为非特异性,可无症状,或有右上腹胀痛、食欲缺乏、乏力、体重减轻、黄疸等;随着病情加重,可有神经精神、蜘蛛痣、肝掌等症状和体征。

(3)血清天冬氨酸氨基转移酶(AST)、丙氨酸氨基转移酶(ALT)、γ-谷氨酰转肽酶(GGT)、总胆红素(TBIL)、凝血酶原时间(PT)和平均红细胞容积(MCV)等指标升高,禁酒后这些指标可明显下降,通常4周内基本恢复正常,AST/ALT>2,有助于诊断。

(4)肝脏B超或CT检查有典型表现。

(5)排除嗜肝病毒的感染、药物和中毒性肝损伤等。

符合第(1)、(2)、(3)项和第(5)项或第(1)、(2)、(4)项和第(5)项可诊断酒精性肝病;仅符合第(1)、(2)项和第(5)项可疑诊酒精性肝病。

(二)临床分型诊断

1.轻症酒精性肝病

肝脏生物化学、影像学和组织病理学检查基本正常或轻微异常。

2.酒精性脂肪肝

影像学诊断符合脂肪肝标准,血清ALT、AST可轻微异常。

3.酒精性肝炎

血清ALT、AST或GGT升高,可有血清TBIL增高。重症酒精性肝炎是指酒精性肝炎中,合并肝昏迷、肺炎、急性肾衰竭、上消化道出血,可伴有内毒素血症。

4.酒精性肝纤维化

症状及影像学无特殊。未做病理检查时,应结合饮酒史、血清纤维化标志物(透明质酸、Ⅲ型胶原、Ⅳ型胶原、层粘连蛋白)、GGT、AST/ALT、胆固醇、载脂蛋白-A1、TBIL、α_2巨球蛋白、铁蛋白、稳态模式胰岛素抵抗等改变,这些指标十分敏感,应联合检测。

5.酒精性肝硬化

有肝硬化的临床表现和血清生物化学指标的改变。

三、鉴别诊断

酒精性肝病的鉴别诊断见表6-3。

表 6-3　酒精性肝病的鉴别诊断

病种	病史	病毒学检查
非酒精性肝病	好发于肥胖、2型糖尿病患者	肝炎标志物阴性
病毒性肝炎	无长期饮酒史	肝炎标志物阳性
酒精性肝病	有长期饮酒史	肝炎标志物阴性

四、治疗

(一)治疗原则

原则包括戒酒、改善营养、治疗肝损伤、防治并发存在的其他肝病、阻止或逆转肝纤维化的进展、促进肝再生、减少并发症、提高生活质量、终末期肝病进行肝移植等措施。

1.戒酒

其中戒酒是ALD治疗的最关键措施,戒酒或显著减少酒精摄入可明显改善所有阶段患者的组织学改变和生存率;Child A级的ALD患者戒酒后5年生存率可超过80%,Child B、C级患者在戒酒后也能使5年生存率从30%提高至60%,除戒酒以外尚无ALD特异性治疗方法。戒酒过程中应注意戒断综合征(包括酒精依赖者,神经精神症状的出现与戒酒有关,多呈急性发作过程,常有四肢抖动及出汗等症状,严重者有戒酒性抽搐或癫痫样痉挛发作)的发生。

2.营养支持

ALD患者同时也需良好的营养支持,因其通常并发热量、蛋白质缺乏性营养不良,而营养不良又可加剧酒精性肝损伤。因此,宜给予富含优质蛋白和B族维生素、高热量的低脂食物,必要时适当补充支链氨基酸为主的复方氨基酸制剂。酒精性肝病的饮食治疗可参考表6-4。

表6-4　ALD患者的饮食指导原则

蛋白质=1.0～1.5/kg体重

总热量=1.2～1.4(静息状态下的能量消耗最少)126 kJ/kg体重

50%～55%为糖类,最好是复合型糖类

30%～35%为脂肪,最好不饱和脂肪酸含量高并含有足量的必需脂肪酸

营养最好是肠内或口服/或经小孔径喂食给予;部分肠道外营养为次要选择;全肠外营养为最后的选择

水、盐摄入以保持机体水、电解质平衡

多种维生素及矿物质

支链氨基酸的补充通常并不需要

许多患者能耐受标准的氨基酸补充

若患者不能耐受标准氨基酸补充仍可补充支链氨基酸

避免仅仅补充支链氨基酸,支链氨基酸并不能保持氮的平衡

有必要补充必需氨基酸,必需氨基酸指正常时可从前体合成而在肝硬化患者不能合成,包括胆碱、胱氨酸、氨基乙磺酸、酪氨酸

3.维生素及微量元素

慢性饮酒者可能因摄入不足、肠道吸收减少、肝内维生素代谢障碍、疾病后期肠道黏膜屏障衰竭等导致维生素 B_1、维生素 B_6、维生素 A、维生素 E、叶酸等、微量元素(锌、硒)的严重缺乏。因此适量补充上述维生素和微量元素是必需的,尤其是补充维生素 B_1(目前推荐应用脂溶性维生素 B_1 前体苯磷硫胺)和补锌在预防和治疗 ALD 非常重要。而维生素 E 是临床上使用较早的抗氧化剂,脂溶性的维生素 E 可以在细胞膜上积聚,结合并清除自由基,减轻肝细胞膜及线粒体膜的脂质过氧化。Sokol 等发现维生素 E 能明显减轻胆汁淤积时疏水性胆汁酸所引起的肝细胞膜脂质过氧化,从而减轻肝细胞损伤。

(二)药物治疗

1.非特异性抗感染治疗

(1)糖皮质激素:多项随机对照研究和荟萃分析,使用糖皮质激素治疗 ALD 仍有一些争议,对于严重 AH 患者,糖皮质激素是研究得最多也可能是最有效的药物。然而,接受激素治疗的患者病死率仍较高,特别在伴发肾衰竭的患者。激素是否能延缓肝硬化进展及改善长期生存率尚不明确。并发急性感染、胃肠道出血、胰腺炎、血糖难以控制的糖尿病者为应用皮质激素的禁忌证。

(2)己酮可可碱(PTX):PTX 是一种非选择性磷酸二酯酶抑制剂,具有拮抗炎性细胞因子的

作用,可降低肿瘤坏死因子 α(TNF-α)基因下游许多效应细胞因子的表达。研究表明 PTX 可以显著改善重症 AH 患者的短期生存率,但在 PTX 成为 AH 的常规治疗方法之前,还需进行 PTX 与糖皮质激素联合治疗或用于对皮质激素有禁忌证的 AH 患者的临床试验。

2.保肝抗纤维化

(1)还原型谷胱甘肽:还原型谷胱甘肽由谷氨酸、半胱氨酸组成,具有广泛的抗氧化作用,可与酒精的代谢产物乙醛、氧自由基结合,使其失活,并加速自由基的排泄,抑制或减少肝细胞膜及线粒体膜过氧化脂质形成,保护肝细胞。此外,还可以通过 γ-谷氨酸循环,维护肝脏蛋白质合成。目前临床应用比较广泛。

(2)多烯磷脂酰胆碱(易善复):多烯磷脂酰胆碱是由大豆中提取的磷脂精制而成,其主要活性成分是 1,2-二亚油酰磷脂酰胆碱(DLPC)。DLPC 可将人体内源性磷脂替换,结合并进入膜成分中,增加膜流动性,同时还可以维持或促进不同器官及组织的许多膜功能,包括可调节膜结合酶系统的活性;能抑制细胞色素 $P450_2E_1$(CYP_{2E_1})的含量及活性,减少自由基;可增强过氧化氢酶活性、超氧化物歧化酶活性和谷胱甘肽还原酶活性。研究表明,多烯磷脂酰胆碱可提高 ALD 患者治疗的有效率,改善患者的症状和体征,并提高生存质量,但不能改善患者病理组织学,只能防止组织学恶化的趋势。常用多烯磷脂酰胆碱500 mg静脉给药。

(3)丙硫氧嘧啶(PTU):多个长期疗效的观察研究提示 PTU 对重度 ALD 有一定效果,而对于轻、中度 ALD 无效。RambaldiA 通过随机、多中心、双盲、安慰剂对照的临床研究,发现 PTU 与安慰剂相比,在降低病死率、减少并发症及改善肝脏组织学等方面没有显著差异。由于 PTU 能引起甲状腺功能减退,因此应用 PTU 治疗 ALD 要慎重选择。

(4)腺苷蛋氨酸:乙醇通过改变肠道菌群,使肠道对内毒素的通透性增加,同时对内毒素清除能力下降,导致高内毒素血症,激活枯否细胞释放 TNF-α、TGF-β、IL-1、IL-6、IL-8 等炎症细胞因子,使具有保护作用的 IL-10 水平下调。腺苷蛋氨酸能降低 TNF-α 水平,下调TGF-β的表达,抑制肝细胞凋亡和肝星状细胞的激活,提高细胞内腺苷蛋氨酸/S-腺苷半胱氨酸比值,并能够去除细胞内增加的 S-腺苷半胱氨酸,提高肝微粒体谷胱甘肽贮量从而阻止酒精性肝损发生,延缓肝纤维化的发生和发展的作用。

(5)硫普罗宁:含有巯基,能与自由基可逆性结合成二硫化合物,作为一种自由基清除剂在体内形成一个再循环的抗氧化系统,可有效清除氧自由基,提高机体的抗氧化能力,调节氧代谢平衡,修复酒精引起的肝损害,对抗酒精性肝纤维化。临床试验显示,硫普罗宁在降酶、改善肝功能方面疗效显著,对抗酒精性肝纤维化有良好的作用。

(6)美他多辛:是由维生素 B_6 和吡咯烷酮羧酸组成的离子对化合物,作为乙醛脱氢酶激活剂,通过增加细胞内酒精和乙醛脱氢酶活性,加快血浆中酒精和乙醛的消除,减少酒精及其代谢产物对肝脏或其他组织的毒性作用时间;在 HepG2 细胞中可预防由酒精和乙醛引起的谷胱甘肽耗竭和脂质过氧化损害的增加,可预防乙醛引起的胶原增加并减少 TNF-α 的分泌,可提高肝脏 ATP 浓度,加快细胞内氨基酸转运,拮抗酒精对色氨酸吡咯酶的抑制作用。研究发现,无论戒酒与否,美他多辛用药 6 周均能显著改善肝脏生化功能,试验组影像学改善的总有效率有高于安慰剂组的趋势,但组间比较并无统计学差异。

(7)二氯醋酸二异丙胺:是维生素 B_{15} 的有效成分,通过抑制合成胆固醇的限速酶-HMG-CoA 还原酶的活性,减少胆固醇的合成;促进肝细胞内线粒体上的脂肪酸与葡萄糖的氧化,抑制糖异生,减少外周血甘油和游离脂肪酸的浓度,有效抑制肝脏甘油三酯的合成;同时还促进胆碱合成,磷脂合成,增加肝细胞膜流动性,加速脂质转运。研究表明,二氯醋酸二异丙胺可显著调节血脂代谢,降低血清胆固醇和甘油三酯水平,能明显改善肝功能,对 AFL 有较好的疗效,且具有不良反应少,患者耐受好的特点。

(8)复方甘草酸苷:为含半胱氨酸、甘草酸的甘草酸铵盐制剂,具有保护肝细胞膜、抗感染、调节免疫、预防纤维化和皮质激素样作用。实验结果显示,复方甘草酸苷可降低氨基转移酶,改善临床症状及体征,对控制 ALD 病情发展、减轻肝纤维化程度有较好的疗效。另外,本实验中治疗组仅 1 例出现轻度水肿,经对症治疗后逐渐恢复正常,无须减药或停药,且不良反应不影响临床疗效。

(9)水飞蓟宾:氧应激是 ALD 发生的重要机制。研究证实,水飞蓟宾为重要的抗氧化剂,具有保护细胞膜及其他生物膜的稳定性、清除自由基、抑制肝纤维化、刺激蛋白质合成和抑制 TNF-α 的产生等作用。可用于酒精性肝纤维化、肝硬化的长期治疗。

(三)肝移植

晚期 ALD 是原位肝移植的最常见指证之一。Child C 级酒精性肝硬化患者的 1 年生存率为 $50\%\sim85\%$,而 Child B 级患者 1 年生存率为 $75\%\sim95\%$。因此,如果不存在其他提示病死率增高的情况如自发性细菌性腹膜炎、反复食管胃底静脉曲张出血或原发性肝细胞癌等,肝移植应限于 Child C 级肝硬化患者。虽然大多数移植中心需要患者在移植前有一定的戒酒期(一般为 6 个月),但移植后患者再饮酒的问题及其对预后的影响仍值得重视。目前统计的移植后再饮酒的比例高达 35%。大多数移植中心为戒酒后 Child-Pugh 积分仍较高的患者提供肝移植治疗。多项研究显示,接受肝移植的酒精性肝硬化患者的生存率与其他病因引起的肝硬化患者相似,5 年和 10 年生存率介于胆汁淤积性肝病和病毒性肝病之间。移植后生活质量的改善也与其他移植指证相似。

(韩善乐)

第八节　病毒性肝炎肝硬化

肝硬化是一种或多种病因长期或反复作用造成的弥漫性肝脏损害。病理组织学上有广泛的肝细胞变性、坏死,纤维组织弥漫性增生,并有再生小结节形成,正常肝小叶结构和血管解剖的破坏,导致肝脏逐渐变形,变硬而形成肝硬化。临床上早期可无症状,后期可出现肝功能减退、门脉高压和各系统受累的各种表现。

肝硬化原因很多。国内以病毒性肝炎最为常见。本节着重介绍病毒性肝炎肝硬化的发生机制,病理学特点,临床表现,诊断、治疗。

一、发病机制

近年来随着分子生物学及细胞生物学的深入发展,有关肝硬化发病机制的研究不断加深。然而,HBV、HCV 和 HBV/HDV 感染人体后导致肝硬化的机制却远远没有阐明。根据现有研究,可能与下列因素有关。

(一)病毒抗原持续存在

病毒性肝炎,若病毒及时清除,病情就会稳定,不致进展为肝硬化;如果病毒持续或反复复制,病情持续或反复活动,发生肝硬化的可能性极大。众所周知,HBV在肝细胞内复制并不损伤肝细胞,只有人体对侵入的HBV发生免疫反应时才出现肝脏病变。因此,人体感染HBV后,肝损伤是否发生及其类型,并非单独由病毒本身所致,而是由病毒、宿主及其相互作用决定的。

1.病毒的作用

感染嗜肝病毒后是否发生慢性化,进而发展为肝硬化,主要与下列因素有关。

(1)病毒类型:已知HAV、HEV感染极少慢性化,HBV、HCV或HBV/HDV感染与肝硬化关系密切。

(2)感染类型:急性HBV感染大多痊愈,大约10％进展为慢性,约3％呈进行性。HBeAg阳性的慢性肝炎较易发生肝硬化,第5年时至少有15％发生肝硬化,以后每年以2％的频率递增;除非发生HbeAg/抗-HBe自发性血清转换,即抗-HBe持续阳性,HBV DNA持续阴性。抗-HBe阳性的肝炎,如果HBV DNA高水平持续阳性,证实为前C区基因突变株感染者,与肝硬化关系更密切。值得注意的是儿童慢性HBV感染者一旦出现症状,其中80％肝脏组织学有明显改变,半数为慢性肝炎,半数为肝硬化。在亚洲国家,HCV感染为肝硬化的第二大病因,急性HCV感染约80％转变为慢性,20％～25％成为肝硬化。肝硬化出现时间早者丙肝发病后4个月～1年,多数出现于第2～4年。

(3)病毒水平:单一病毒株感染时,病毒高水平持续和反复复制是影响病情发展为肝硬化的极重要因素,如HBV感染,无论何种类型,HBVDNA持续或反复高水平阳性者发生肝硬化的可能性极大。

(4)重叠感染:HBV、HCV、HDV感染均容易慢性化,如果三者出现二重甚至三重感染或合并HIV感染均可促使病情活动,加剧发展为肝硬化的倾向。HBV/HDV同时感染者大多痊愈,2.4％左右发展为慢性肝病;HBV/HDV重叠感染者90％慢性化,60％以上可发展为慢性肝病或肝硬化。

(5)病毒基因型:HBV基因具有高度异质性,似乎没有遗传学上完全一致的两种病毒分离物。HBV感染可引起不同临床类型的乙型肝炎,例如,急性自限性乙型肝炎多为HBV野生株感染,而前C区基因突变株感染常导致重症乙肝、慢性重度肝炎和肝硬化。HBV的基因型可能与HBV所致疾病谱有关。但临床上也不乏相同变异株(特殊基因型)引起完全不同临床表现者。HBV基因型是决定临床疾病谱的影响因素,但不是决定因素。

2.宿主免疫功能

临床上HBV感染后,在暴发性肝衰竭时,HBV复制水平可能低下,而肝损害较轻的慢性无症状HBV携带者中,其HBV DNA水平可能很高。HBV感染后,决定事态发展和演变的主要因素可能是宿主的免疫反应,宿主免疫功能正常,病毒及时清除,肝损伤不致慢性化,肝硬化也不会发生。反之亦然。病毒不能及时、有效、永久清除的宿主因素主要有:①细胞毒性T细胞(CTL)功能低下;②肝细胞HLA异常表达;③IFN生成缺陷;④NK细胞活性降低;⑤抗病毒抗体生成不足。

3.自身免疫反应

自身免疫性肝炎(AIH)和原发性胆汁性肝硬化(PBC)均属典型自身免疫病,具有高度肝硬化倾向;慢性丙肝与AIH的表现有许多重叠,有时甚至泾渭难分,而HCV所致慢性肝炎的临床表现,血清学及其结局与 AIH 有许多相近相似之处,甚至有时 HCV 感染可作为 AIH 的始动因素;HAV 感染之所以不容易慢性化,是因为 HAV 感染是病毒对肝细胞直接损害而不是一种免疫反应过程,一旦 HAV 启动自身免疫反应也同样可发生 AIH;至于酒精性肝病,血吸虫肝病和药物性肝病的发生,自身免疫反应均可起到举足轻重的作用,因而自身免疫反应是促使感染者的病情活动及肝硬化发生发展的重要影响因素。

肝脏含有两种特异性抗原,即肝特异性脂蛋白(LSP)和肝细胞膜抗原(LMAg),两者均可刺激机体产生相应的抗体,抗-LSP 和 LMA。后两者虽然主要见于 AIH,但在 HBsAg 阳性慢性肝病中也可检出,尤其是抗-LSP。它们不仅对肝细胞有直接损害作用,而且可通过 T 细胞介导的免疫反应和介导抗体依赖性淋巴细胞毒作用(ADCC)导致肝细胞损伤。

(二)肝内胶原纤维合成与降解失衡

肝纤维化是多种慢性肝病共有的组织学变化,既是慢性肝病向肝硬化发展的必经之路,又贯穿于肝硬化始终。

肝纤维化是由于细胞外基质(extracellular matrix,ECM)合成和降解比例失衡所致。该过程由肝细胞损伤启动,炎症反应使之持续存在,多种细胞因子、介导的细胞间相互作用激活星状细胞(HSC),后者是生成 ECM 的主要细胞;库普弗细胞功能受抑,胶原酶合成与分泌减少,在肝纤维化形成中起辅助作用。

1.细胞因子与 ECM 合成

各种细胞因子(包括单核因子和淋巴因子)及各种生长因子,是以往所谓胶原刺激因子和调节因子。对肝纤维化影响最大的是 TGF-β、IL-1 和 TNF。这些因子既由肝炎病毒刺激,激活单核巨噬细胞系统(包括库普弗细胞)和淋巴细胞所释放,也由肝细胞损伤刺激内皮细胞、库普弗细胞、血小板、肝细胞和肌成纤维细胞而分泌;它们既参与病毒清除和肝细胞损伤,也激活 HSC、成纤维细胞和肝细胞,使之合成、分泌 ECM,抑制库普弗细胞合成分泌胶原酶,对抗 HGF,阻止、延缓肝细胞再生,参与肝硬化形成。

(1)TGF-β_1:是启动和调控肝脏胶原代谢的主要因子,由淋巴细胞、单核巨噬细胞、内皮细胞、血小板和肝细胞等合成。它在肝纤维化形成中的作用表现在:①激活 HSC,诱导成纤维细胞的增殖;②促进 HSC,成纤维细胞、肝细胞等合成、分泌 ECM;③调节各种细胞连接蛋白受体的表达及其与 ECM 的结合;④抑制 ECM 的降解;⑤促进 HSC 和肝细胞自分泌大量 TGF-β_1,构成局部正反馈循环。肝纤维化时,TGF-β_1 mRNA 水平显著升高,与胶原蛋白 mRNA 水平呈正相关。临床上,TGF-β_1 明显升高的同时,总是伴随胶原、非胶原糖蛋白和蛋白多糖的增加。

(2)IL-1:主要由单核巨噬细胞产生,从基因水平上调节胶原蛋白的合成,激活并促使 HSC 和成纤维细胞增殖,促进 ECM 合成和分泌。

(3)TNF:是机体免疫反应导致组织损伤的重要细胞因子,在肝纤维化过程中,不仅激活各种免疫细胞,促使其释放细胞因子,而且促进 HSC 和成纤维细胞增殖及合成、分泌胶原蛋白。慢性肝病时,侵入肝脏的单核巨噬细胞产生大量 TNF-α,其水平与肝脏病变的活动程度相关,而且 TNF-α 着色的单核细胞主要集中于门管区,该区域正是肝纤维化形成的好发部位之一。

2.参与 ECM 合成的细胞

HSC 是正常肝脏及肝脏纤维化时的主要产胶原细胞,库普弗细胞与肝纤维化过程关系极为密切。

HSC 位于 Disse 间隙,嵌入相邻细胞之间的隐窝中,树状胞质突起环绕肝窦内皮细胞边缘。

类似其他组织的血管周细胞。在正常肝脏，HSC 分裂活性低下，HSC 指数为 $3.6\sim6.0$（HSC/100 个肝细胞之比），主要功能是贮存脂肪和维生素 A，并以旁分泌形式分泌 HGF，促进肝细胞再生。HSC 可被库普弗细胞等多种非实质细胞分泌的 TNF-β 等细胞因子激活，也可被病变肝细胞激活。

活化的 HSC 几乎丧失全部原有功能，表现全新的生物特性：①表达 ECM 基因，合成大量病理性 ECM，如胶原、蛋白多糖及各种非胶原糖蛋白；②表达许多细胞因子和生长因子，如 TGF-β$_1$、TGF-α、FGF、单核细胞趋化肽 1(MCP-1)、内皮素 1(ET-1)、胰岛素样生长因子 1(1GF-1)等，其中 TGF-β$_1$ 的分泌释放，可促使 HSC 周而复始地繁殖；③分泌金属蛋白组织抑制物(TIMP-1)，TIMP 能与激活的基质金属蛋白酶(MMP)发生可逆性结合而抑制其降解 ECM 的活性。HSC 的活化是启动肝纤维化过程的关键环节。

库普弗细胞与肝纤维化过程关系极为密切。在肝纤维化启动阶段，库普弗细胞在受到刺激后，释放大量细胞因子，如 TGF-α、TGF-β、TNF-α、血小板衍生的生长因子(PDGF)、IL-1 等均可激活 HSC，同时这些毒性细胞因子、氧自由基和蛋白酶又可直接造成肝细胞损害，后者进而激活 HSC，启动肝纤维化。但是，库普弗细胞又可能是肝内唯一既不分泌 ECM 又合成分泌胶原酶的细胞。遗憾的是至肝硬化形成之后，无论何种肝硬化，尽管库普弗细胞的形态没有明显改变，但其数量却显著减少而且库普弗细胞释放的胶原酶还受到 HSC 分泌的 TIMP-1 的抑制，TGF-β$_1$ 对 ECM 的降解也有很强抑制作用。结果，肝脏胶原代谢总是合成大于降解，促使肝纤维化向不可逆的方向发展，最终形成肝硬化。

3.肝细胞再生不良

肝细胞再生不良是肝硬化的重要组织学特征。有研究证实，正常鼠在肝部分切除之后，肝脏酮体生成迅速增加，而肝硬化鼠则无明显改变，说明肝硬化时存在肝细胞再生迟缓。肝细胞再生迟缓是肝硬化发生发展的重要组成部分，其确切机制尚不清楚，可能与下列因素有关。

(1)营养缺乏：肝硬化患者大多有显著营养不良，机体内部存在严重能量代谢障碍，不能为肝细胞再生提供必需的原料和足够的能量。如氨基酸代谢不平衡、有氧代谢障碍、维生素和微量元素的缺乏和失衡均不利于肝细胞再生。

(2)血液循环障碍：肝硬化时不仅有显著全身及门脉血液循环障碍，门-体分流、血栓形成及 Disse 间隙胶原化和肝窦毛细血管化所致的肝内弥散滤过屏障的形成，都将严重破坏局部微环境，影响肝细胞再生。

(3)促肝细胞生长因子和抑肝细胞生长因子比例失衡：肝损伤之后肝脏的修复是肝细胞再生为主还是胶原沉积为主，关键取决于两大系列因子之间的平衡。其中，最为重要的是肝细胞生长因子(HGF)和 TGF-β 之间的平衡。已如前述，HGF 的主要来源是 HSC。在慢性肝病时，HSC 转变为肌成纤维细胞，此时，不仅表达 HGF mRNA 的能力丧失，不再释放 HGF，相反，表达 TGF-β mRNA 增加，大量释放 TGFβ。后者不仅消除了 HGF 对肝细胞的促有丝分裂作用，而且诱导 HSC 及肝细胞生成大量 ECM，促进胶原沉积，抑制胶原降解，形成肝纤维化、肝硬化。

二、病理改变

(一)病理学特点

包括 4 方面：①广泛肝细胞变性坏死，肝小叶纤维支架塌陷；②残存肝细胞不沿原支架排列再生，形成不规则结节状肝细胞团，称为再生结节；③门管区和肝包膜大量结缔组织增生，形成纤维束和纤维隔,进一步改建为假小叶;④肝内血循环紊乱如血管床缩小、闭塞或扭曲,肝内动静脉出现吻合支,导致门脉高压并进一步加重肝细胞的营养障碍。

(二)肝纤维化分期

目前按表 6-5 分期。

表 6-5　肝纤维化分期

分期	病理表现
0	无异常表现
1	门管区扩大,纤维化
2	门管区周围纤维化,纤维隔形成,小叶结构保留
3	纤维隔形成伴小叶结构紊乱
4	早期肝硬化或肯定肝硬化

(三)病理形态分类

1.小结节性肝硬化

特征是结节大小相等,直径<3 mm,纤维间隔较窄,均匀。

2.大结节性肝硬化

结节大小不一,直径>3 mm,也可达数厘米,纤维间隔粗细不等,一般较宽。

3.大小结节混合性肝硬化

为上述两项的混合,严格地说,绝大多数肝硬化都属于这一类。

4.不完全分隔性肝硬化

多数肝小叶被纤维组织包围形成结节,纤维间隔可向小叶延伸,但不完全分隔小叶,再生结节不明显。

三、临床表现

临床表现主要包括三方面:①与肝细胞坏死有关的症状和体征,此与急慢性肝炎患者相似,如黄疸、恶心、食欲缺乏、腹胀等。②肝硬化并发症的症状和体征,主要有门脉高压症的相应表现(侧支循环、腹水和脾功能亢进)、肝性脑病、肝肾综合征、肝肺综合征等。③全身表现,如内分泌功能失调的表现,出血征象等。

有些学者将肝硬化的临床表现分为肝功能代偿期和肝功能失代偿期,此种分期对临床分析病情有一定帮助,但因两期分界并不明显或有重叠现象,不应机械地套用。

(一)肝功能代偿期

症状较轻,常缺乏特征性。可有乏力、食欲缺乏、消化不良、恶心、呕吐、右上腹隐痛和腹泻等症状。体征不明显,肝脏常肿大,部分患者伴脾大,并可出现蜘蛛痣和肝掌,肝功能检查多在正常范围内或有轻度异常。

(二)肝功能失代偿期

1.症状

(1)食欲缺乏:为最常见的症状,有时伴有恶心、呕吐,多由于胃肠阻性充血,胃肠道分泌与吸收功能紊乱所致,晚期腹水形成,消化道出血和肝衰竭将更加严重。

(2)体重减轻:为多见症状,主要因食欲缺乏,进食不够,胃肠道消化吸收障碍,体内清蛋白合成减少。

（3）疲倦乏力：也为早期症状之一，其程度自轻度疲倦感觉至严重乏力，与肝病的活动程度一致，产生乏力的原因为：①进食热量不足；②碳水化合物、蛋白质、脂肪等中间代谢障碍，致能量产生不足；③肝脏损害或胆汁排泄不畅时，血中胆碱酯酶减少，影响神经、肌肉的正常生理功能；④乳酸转化为肝糖原过程发生障碍，肌肉活动后，乳酸蓄积过多。

（4）腹泻：相当多见，多由肠壁水肿，肠道吸收不良（以脂肪为主），烟酸的缺乏及寄生虫感染等因素所致。

（5）腹痛：引起的原因有脾周围炎、肝细胞进行性坏死、肝周围炎、门静脉血栓形成和/或门静脉炎等。腹痛在大结节性肝硬化中较为多见，占 60%～80%。疼痛多在上腹部，常为阵发性，有时呈绞痛性质。腹痛也可因伴发消化性溃疡、胆道疾病、肠道感染等引起。与腹痛同时出现的发热、黄疸和肝区疼痛常与肝病本身有关。

（6）腹胀：为常见症状，可能由低钾血症、胃肠胀气、腹水和肝脾大所致。

（7）出血：肝功能减退影响凝血酶原和其他凝血因子合成，脾功能亢进又引起血小板的减少，故常出现牙龈、鼻腔出血，皮肤和黏膜有紫斑或出血点或有呕血与黑粪，女性常月经过多。

（8）神经精神症状：如出现嗜睡、兴奋和木僵等症状，应考虑肝性脑病的可能。

2.体征

（1）面容：面色多较病前黝黑，可能由于雌激素增加，使体内硫氨基对酪氨酸酶的抑制作用减弱，因而酪氨酸变成黑色之量增多所致；也可能由于继发性肾上腺皮质功能减退和肝脏不能代谢垂体前叶所分泌的黑色素细胞刺激素所致。除面部（尤其是眼周围）外手掌纹理和皮肤皱褶等处也有色素沉着。晚期患者面容消瘦枯萎，面颊有小血管扩张、口唇干燥。

（2）黄疸：出现黄疸表示肝细胞有明显损害，对预后的判断有一定意义。

（3）发热：约 1/3 活动性肝硬化的患者常有不规则低热，可能由于肝脏不能灭活致热性激素，例如还原尿睾酮或称原胆烷醇酮所致。此类发热用抗生素治疗无效，只有在肝病好转时才能消失，如出现持续热，尤其是高热，多数提示并发呼吸道、泌尿道或腹水感染，革兰阴性杆菌败血症等，合并结核病的也不少见。

（4）腹壁静脉曲张：由于门静脉高压和侧支循环建立与扩张，在腹壁与下胸壁可见到怒张的皮下静脉，脐周围静脉突起形成的水母头状的静脉曲张，或静脉上有连续的静脉杂音等体征均属罕见。

（5）腹水：腹水的出现常提示肝硬化已属于晚期，在出现前常先有肠胀气。一般病例腹水聚积较慢，而短期内形成腹水者多有明显的诱发因素，如有感染、上消化道出血、门静脉血栓形成和外科手术等诱因时，腹水形成迅速，且不易消退。出现大量腹水而腹内压力显著增高时，脐可突出而形成脐疝。由于膈肌抬高，可出现呼吸困难和心悸。

（6）胸腔积液：腹水患者伴有胸腔积液者不太少见，其中以右侧胸腔积液较多见，双侧者次之，单纯左侧者最少。胸腔积液产生的机制还不明确，可能与下列因素有关：①低白蛋白血症；②奇静脉、半奇静脉系统压力增高；③肝淋巴液外溢量增加以致胸膜淋巴管扩张、淤积和破坏，淋巴液外溢而形成胸腔积液；④腹压增高，膈肌腱索部变薄，并可以形成孔道，腹水即可漏入胸腔。

（7）脾大：脾脏一般为中度肿大，有时可为巨脾，并发上消化道出血时，脾脏可暂时缩小，甚至不能触及。

（8）肝脏情况：肝硬化时，肝脏的大小、硬度与平滑程度不一，与肝内脂肪浸润的多少，以及肝细胞再生、纤维组织增生和收缩的程度有关。早期肝脏肿大,表面光滑,中度硬度,晚期缩小、坚硬,表面呈结节状,一般无压痛,但有进行性肝细胞坏死或并发肝炎和肝周围炎时可有触痛与叩击痛。

(9)内分泌功能失调的表现:当肝硬化促性腺激素分泌减少时可致男性睾丸萎缩,睾丸素分泌减少时可引起男性乳房发育和阴毛稀少。女性患者有月经过少和闭经、不孕,雌激素过多,可使周围毛细血管扩张而产生蜘蛛痣与肝掌。蜘蛛痣可随肝功能的改善而消失,而新的蜘蛛痣出现,则提示肝损害有发展。肝掌是手掌发红,特别在大鱼际、小鱼际和手指末端的肌肉肥厚部,呈斑状发红。

(10)出血征象:皮肤和黏膜(包括口腔、鼻腔及痔核)常出现瘀点、瘀斑、血肿及新鲜出血灶,系由于肝功能减退时,某些凝血因子合成减少和/或脾功能亢进时血小板减少所致。

(11)营养缺乏表现:如消瘦、贫血、皮肤粗糙、水肿,舌光滑、口角炎、指甲苍白或呈匙状,多发性神经炎等。

综上所述,肝硬化早期表现隐匿,晚期则有明显的症状出现:①门静脉梗阻及高压所产生的侧支循环形成,包括脾大、脾功能亢进及腹水等;②肝功能损害所引起的血浆清蛋白降低、水肿、腹水、黄疸和肝性脑病等。

四、并发症

(一)上消化道出血

上消化道出血最常见,多突然发生大量呕血或黑粪,常引起出血性休克或诱发肝性脑病,病死率很高。出血病因除食管胃底静脉曲张破裂外,部分为并发急性胃黏膜糜烂或消化性溃疡所致。

(二)肝性脑病

肝性脑病是本病最为严重的并发症,亦是最常见的死亡原因。

(三)感染

肝硬化患者抵抗力低下,常并发细菌感染,如肺炎、胆道感染、大肠埃希菌败血症和自发性腹膜炎等。自发性腹膜炎的致病菌多为革兰阴性杆菌,一般起病较急,表现为腹痛、腹水迅速增长,严重者出现中毒性休克,起病缓慢者多有低热、腹胀或腹水持续不减;体检发现轻重不等的全腹压痛和腹膜刺激征;腹水常规检验白细胞数增加,以中性粒细胞为主,腹水培养常有细菌生长。

(四)肝肾综合征

失代偿期肝硬化出现大量腹水时,由于有效循环血容量不足等因素,可发生功能性肾衰竭,又称肝肾综合征。其特征为自发性少尿或无尿、氮质血症、稀释性低钠血症和低尿钠,但肾却无重要病理改变。引起功能性肾衰竭的关键环节是肾血管收缩,导致肾皮质血流量和肾小球滤过率持续降低。

(五)原发性肝癌

并发原发性肝癌者多在大结节性或大小结节混合性肝硬化基础上发生。如患者短期内出现肝迅速增大、持续性肝区疼痛、肝表面发现肿块或腹水呈血性等,应怀疑并发原发性肝癌,应做进一步检查。

(六)电解质和酸碱平衡紊乱

肝硬化患者在腹水出现前已有电解质紊乱,在出现腹水和并发症后,紊乱更趋明显,常见的如下。①低钠血症：长期钠摄入不足（原发性低钠）、长期利尿或大量放腹水导致钠丢失、抗利尿激素增多致水潴留超过钠潴留（稀释性低钠）。②低钾低氯血症与代谢性碱中毒：摄入不足、呕吐腹泻、长期应用利尿剂或高渗葡萄糖液、继发性醛固酮增多等，均可促使或加重血钾和血氯降低；低钾低氯血症可导致代谢性碱中毒，并诱发肝性脑病。

（七）门静脉血栓形成

约10％结节性肝硬化可并发门静脉血栓形成。血栓形成与门静脉梗阻时门静脉内血流缓慢、门静脉硬化，门静脉内膜炎等因素有关。如血栓缓慢形成，局限于肝外门静脉，且有机化或侧支循环丰富，则可无明显临床症状。如突然产生完全梗阻，可出现剧烈腹痛、腹胀、便血呕血、休克等。此外，脾脏常迅速增大，腹水加速形成，并常诱发肝性脑病。

五、实验室和其他检查

（一）血常规

在代偿期多正常，失代偿期有轻重不等的贫血。脾亢时白细胞和血小板计数减少。

（二）尿常规

代偿期一般无变化，有黄疸时可出现胆红素，并有尿胆原增加。有时可见到蛋白管型和血尿。

（三）肝功能试验

代偿期大多正常或有轻度异常，失代期患者则多有较全面的损害，重症者血清胆红素有不同程度增高。氨基转移酶常有轻、中度增高，一般以 ALT 增高较显著，肝细胞严重坏死时则 AST 活力常高于 ALT，胆固醇酯亦常低于正常。血清总蛋白正常、降低或增高，但清蛋白降低、球蛋白增高，在血清蛋白电泳中，清蛋白减少，γ 球蛋白增高。凝血酶原时间在代偿期可正常，失代偿期则有不同程度延长，经注射维生素 K 亦不能纠正。

（四）肝纤维化血清指标

无特异性。联合检测有助于诊断。

1.PⅢP

PⅢP 是细胞内合成的 Ⅲ 型前胶原分泌至细胞外后受内切肽酶切去的氨基端肽，其浓度升高反映Ⅲ型胶原合成代谢旺盛，故血清 PⅢP 升高主要反映活动性肝纤维化。

2.Ⅳ型胶原

检测指标有血中Ⅳ型前胶原羧基端肽（NCl）及氨基端肽（7S-Ⅳ型胶原）。肝纤维化时Ⅳ型胶原升高，两者相关性较好。

3.层粘连蛋白

层粘连蛋白是基底膜的主要成分，血清层粘连蛋白升高，说明其更新率增加，与肝纤维化有良好的相关性。

4.脯氨酰羟化酶

脯氨酰羟化酶是胶原纤维生物合成的关键酶，肝硬化时增高。

（五）肝炎病毒血清标志物

乙型、丙型或乙型加丁型肝炎病毒血清标记一般呈阳性反应（个别患者也可呈阴性反应，但既往呈阳性）。

(六)免疫功能

肝硬化时可出现以下免疫功能改变:①细胞免疫检查可发现半数以上的患者 T 淋巴细胞数低于正常,CD3、CD4 和 CD8 细胞均有降低。②体液免疫发现免疫球蛋白 IgG、IgA、IgM 均可增高,一般以 IgG 增高最为显著,与 γ 球蛋白的升高相平行。③部分患者还可出现非特异性自身抗体,如抗核抗体、抗平滑肌抗体、抗线粒体抗体等。

(七)腹水检测

一般为漏出液,如并发自发性腹膜炎,则腹水透明度降低,比重介于漏出液和渗出之间,Rivalta试验阳性,白细胞数增多,常在 $300 \times 10^6 /L$ 以上,分类以中性粒细胞为主,并发结核性腹膜炎时,则以淋巴细胞为主;腹水呈血性应高度怀疑癌变,宜做细胞学检查。当疑诊自发性腹膜炎时,须床边做腹水细菌培养,可提高阳性率,并以药物敏感试验作为选用抗生素的参考。

(八)超声波检查

肝硬化的声像图改变无特异性,早期可见肝脏肿大,常因肝内脂肪性及纤维性变,使肝实质内回声致密,回声增强、增粗。晚期肝脏缩小、肝表面凹凸不平,常伴有腹水等改变。大结节性肝硬化可见肝实质为反射不均的弥漫性斑状改变,或呈索条状、结节样光带、光团改变,门脉高压有脾大,门静脉主干内径>13 mm,脾静脉内径>8 mm,肝圆韧带内副脐静脉重新开放及腹内脏器与后腹壁之间有侧支循环的血管影像。超声多普勒检查能定量检测门脉的血流速度、血流方向和门脉血流量。肝硬化患者空腹及餐后门脉最大血流速度及流量均较正常人显著减少,具有较好的诊断价值。

(九)食管钡餐 X 线检查

食管静脉曲张时,由于曲张的静脉高出黏膜,钡剂在黏膜上分布不均匀而呈现虫蚀状或蚯蚓状充盈缺损,以及纵行黏膜皱襞增宽,胃底静脉曲张时,吞钡检查可见菊花样缺损。

(十)内镜检查

可直接看见静脉曲张及其部位和程度,阳性率较 X 线检查为高;在并发消化道出血时,急诊胃镜检查可判明出血部位和病因,并可进行止血治疗。

(十一)CT 及 MRI 检查

对本病有一定的诊断价值,早期肝硬化 CT 图像显示有肝大,晚期肝缩小,肝门扩大和肝纵裂增宽,左右肝叶比例失调,右叶常萎缩,左叶及尾叶代偿性增大,外形因纤维瘢痕组织的收缩,再生结节隆起及病变不均匀的分布而呈不规整,凹凸不平。肝密度降低增强后,可见肝内门静脉、肝静脉、侧支血管和脾大,从而肯定门脉高压的诊断。也可见脾周围和食管周围静脉曲张、腹水、胆囊和胆总管等,对于随诊十分有用。

MRI 与 CT 相似,能看到肝外形不规则,肝左、右叶比例失调、脂肪浸润、腹水及血管是否通畅。如有脂肪浸润则 T_1 值增高可达 280～480 ms,在图像上呈暗黑色的低信号区。肝硬化门脉压力升高,脾大,脾门处静脉曲张,如有腹水,则在肝脾周围呈带状低信号区。

(十二)肝穿刺活组织检查

病理学诊断是肝纤维化的金标准。但肝组织学活检有创伤,难以反复取材和做到动态观察纤维化的变化,且无可靠的方法确定胶原的含量而使其应用受到限制。目前有人提出形态测量学和半定量计分系统可弥补这一不足。

(十三)腹腔镜检查

可直接观察肝外形、表面、色泽、边缘及脾等改变,亦可用拨棒感触其硬度,直视下对病变明显处作穿刺活组织检查,对鉴别肝硬化、慢性肝炎和原发性肝癌,以及明确肝硬化的病因很有帮助。

六、诊断和鉴别诊断

(一)诊断

主要根据为:①有病毒性肝炎病史;②有肝功能减退和门脉高压的临床表现;③肝脏质地坚硬有结节感;④肝功能试验常有阳性发现;⑤肝活体组织检查见假小叶形成。

失代偿期患者有明显上述临床表现及肝功能异常,诊断并不困难,但在代偿期诊断常不容易。因此,对长期迁延不愈的肝炎患者、原因未明的肝脾大等,应随访观察,密切注意肝大小和质地,及肝功能试验的变化,必要时进行肝穿刺活组织病理检查。再对肝硬化程度做出分级,目前临床应用最广泛的是 Child-Pugh 分级,见表 6-6。

表 6-6　Child-Pugh 分级

临床表现与辅助检查	1分	2分	3分
肝性脑病	无	Ⅰ～Ⅱ度	Ⅲ～Ⅳ度
腹水	无	易消除	顽固
胆红素(μmol/L)	<34	35～50	>51
清蛋白(g/L)	>35	28～34	<28
凝血酶原时间(s)	<14	14～18	>18

注:5～8 分为 A 级,9～11 分为 B 级,12～15 分为 C 级。

(二)鉴别诊断

1.与表现为肝大的疾病鉴别

主要有慢性肝炎、原发性肝癌、华支睾吸虫病、肝包虫病、某些累及肝的代谢疾病和血液病等。

2.与引起腹水和腹部胀大的疾病鉴别

如结核性腹膜炎、缩窄性心包炎、慢性肾炎、腹腔内肿瘤和巨大卵巢囊肿等。

3.与肝硬化并发症的鉴别

(1)上消化道出血:应与消化性溃疡、糜烂出血胃炎、胃癌等鉴别。

(2)肝性脑病:应与低血糖、尿毒症、糖尿病酮症酸中毒等鉴别。

(3)功能性肾衰竭:应与慢性肾炎、急性肾小管坏死等鉴别。

七、预后

取决于患者的营养状况、有无腹水、有无肝性脑病、血清胆红素高低、清蛋白水平,以及凝血酶原时间 Child-Pugh C 级者预后很差。还与病因、年龄和性别有关。一般来说,病毒性肝炎引起的肝硬化预后较差;年龄大者,男性预后较差,肝性脑病、合并食管静脉大出血、严重感染等则病情危急,预后极差。

八、治疗

(一)一般治疗

1.休息

肝功能代偿期患者可参加一般轻工作,肝功能失代偿期或有并发症者,须绝对卧床休息。

2.饮食

以高热量、高蛋白质、维生素丰富而易消化的食物为宜。严禁饮酒。脂肪尤其是动物脂肪不宜摄入过多。如肝功能显著减退或有肝性脑病先兆时应严格限制蛋白质食物。有腹水者,应予以少钠盐或无钠盐饮食,有食管胃底静脉曲张者,应避免进食坚硬、粗糙的食物。

(二)抗肝纤维化治疗

由于目前对肝纤维化的早期诊断尚有困难,考虑到肝内炎症,细胞变性坏死是肝纤维化的激发因素,故在某些易于慢性化的肝病,如乙型肝炎、丙型肝炎,在积极进行病因治疗的同时,应酌情采取抗肝纤维化治疗措施。目前治疗肝纤维化的药物有以下几种。

1.干扰素

体内外研究表明,γ干扰素(IFNγ)能抑制成纤维细胞的增生及胶原的产生,抑制胶原基因的转录,促进前列腺素 E_2 的生成,有较明显的抗肝纤维化作用。α干扰素具有较强的抗病毒作用及抗炎作用,临床研究表明,α干扰素可能也具有抗肝纤维化作用,对α干扰素治疗有反应者其肝纤维化有改善,表明α干扰素的抗肝纤维化作用与其抗病毒及抗炎症作用有关。目前关于干扰素抗肝纤维化的作用尚无标准方案,现在一般倾向较大剂量及长疗程效果比较好,建议300万单位,3次/周,疗程12个月左右。

2.秋水仙碱

秋水仙碱是一种抗微管药物,能抑制微管蛋白聚合,从而抑制胶原生成细胞分泌前胶原。同时促进细胞内前胶原降解,刺激胶原酶,抑制细胞有丝分裂,还有抗炎作用。部分临床应用表明该药具有抗肝纤维化作用,但临床应用有不良反应。每天口服 1 mg,5 次/周,注意复查血常规,监测白细胞,白细胞低于 4×10^9/L时停药。

3.中药

鳖甲软肝片、齐墩果酸、丹参滴丸在临床已广泛应用,有一定抗肝纤维化作用。

4.其他

据报道 D-青霉胺、马洛替酯、前列腺素 E_2、钙通道阻滞剂等也有抗肝维化作用,确切疗效尚未肯定。

(三)保护肝细胞促进肝功恢复

常用药物有门冬氨酸钾镁、易善力、甘利欣、还原型谷胱甘肽、维生素类等。

(四)腹水的治疗

基本措施应着手于改善肝功能,10%～15%的患者在卧床休息、增加营养、加强支持疗法、适当低盐饮食后即能使腹水消退。进水量一般限制在每天 1 000 mL 左右,显著低钠血症者,如上述措施腹水仍不能消退,则加用利尿剂,醛固酮拮抗剂——螺内酯(安体舒通)为首选,亦可用氨苯蝶啶,无效时加用呋塞米或氢氯噻嗪,利尿速度不宜过猛,以每周减轻体重不超过 2 kg 为宜,以免诱发肝昏迷,肝肾综合征等严重并发症。服排钾利尿剂时需补充氯化钾。螺内酯初始剂量为 20 mg,每天用 3 次,5 天后疗效不佳,剂量加倍,如效果仍不佳可加用呋塞米,每天 40～

60 mg。也可用测定尿中钠/钾比值调整螺内酯(安体舒通)用量,如比值>1,用量 50 mg/d 或加用呋塞米;比值在 0.1～1.0,螺内酯(安体舒通)用量增加至 300 mg/d;如比值<0.1,醛固酮显著增加,用量就更大,可达 1.0 g/d。低钠血症者,除适当限水外,可用螺内酯 400 mg/d,或 20%甘露醇 200 mL/d 快速静脉滴注,可使钠恢复正常。患者有酸碱中毒或合并感染时,利尿剂效果明显降低,应迅速控制酸碱中毒及控制感染,不宜盲目加大利尿剂用量而引起不良反应。对顽固性腹水,治疗极为困难,要注意排除以下因素:钠摄入过多,肾灌注不足,血浆清蛋白过低,醛固酮异常增加,水、电解质紊乱,腹水并发感染等,除此之外,在基础治疗和合理使用利尿剂的基础上,可选择性采用如下辅助疗法:①糖皮质激素对部分肝硬化患者有效,可通过抑制醛固酮作用及改善肾功能而发挥作用,常用泼尼松 30 mg/d,持续 2 周。②血浆清蛋白<35 g/L 时输入无盐或低盐人体清蛋白,初始剂量为每天 10～15 g,以后每周输 10 g,亦可少量多次输入新鲜血液。③腹水量大造成呼吸困难时,可少量排放腹水,每次 2 000～3 000 mL,每周不超过 2 次为宜。④腹水回输是促进自由水排除,控制顽固性腹水,治疗低钠血症的有效方法。单纯腹水回输方法简便易行,但有造成循环剧增而引起肺水肿之弊。国内常用有国产平板回输机、浓缩腹水回输、腹水冰冻回输、超滤浓缩回输等。腹水回输大多很安全,但有腹水感染和癌变的患者应列为禁忌。近年来日本将腹水回输机加以改进,可清除细菌及癌细胞而扩大了应用范围。⑤腹腔-颈内静脉分流术可用于顽固性腹水和肝肾综合征的病例。也有人采用心钠素、莨菪类药物,口服甘露醇配合利尿剂获得较好疗效。

(五)门脉高压的治疗

门脉高压的治疗主要为手术治疗,旨在降低门脉压力和消除脾功能亢进,掌握适当的手术适应证及把握良好的手术时机选择恰当的手术方式是降低手术病死率和提高远期疗效、降低手术并发症的关键。出现大量腹水、黄疸、肝功能严重损害、血清清蛋白<30 g/L,凝血酶原时间明显延长者,应列为手术禁忌证。近年来应用药物治疗门脉高压也起到了一定疗效。

(六)食道静脉曲张破裂出血的治疗

(1)输血应以鲜血为宜,且输入量不宜过大,以免诱发肝昏迷和门脉压增高致使再出血。

(2)加压素能使脾脏及网膜动脉收缩,减少门脉系统及奇静脉的血流量,近年来使用的三甘酰加压素,对心脏无毒副作用,其他不良反应较加压素小。普萘洛尔(心得安)及硝酸甘油也能降低门脉压达到止血目的。

(3)生长抑素能选择性地作用于内脏平滑肌使内脏循环血流量降低,从而减少门脉血流量降低门静脉压,不良反应少,用法首次静脉注射 250 μg,继之 100～250 μg/h 持续静脉滴注,适用于肝硬化上消化道出血原因不明或合并溃疡病出血。

(4)胃食管气囊填塞法一般用于以上治疗无效者或反复大出血等待手术者或不具备手术指征的患者。

(5)内镜下硬化疗法可用于急诊止血,也可用于预防性治疗,近 10 年来经前瞻性对照观察,急诊止血疗效达 85%～95%,重复治疗的病例,再出血发生率为 36%～43%,并发症也较三腔管压迫止血组低。经内镜透明气囊压迫止血优于旧式三腔管压迫止血。内镜下喷洒止血药物,如去甲肾上腺素,10%～25%孟氏液、凝血酶等,也有一定疗效。

(七)自发性腹膜炎的治疗

对自发性腹膜炎应积极加强支持治疗及使用抗生素。抗生素的使用原则为早期、足量、联合应用,腹水细菌培养未出报告前,一般选用针对革兰阴性杆菌并兼顾革兰阳性球菌的抗生素。常用的有头孢菌素、庆大霉素、青霉素,选用 2～3 种联合应用,待细菌培养结果回报后,根据培养结果及治疗反应考虑调整抗生素,如果腹水浓稠,还应进行腹腔冲洗。

(路庆雷)

第九节　急性胆囊炎

急性胆囊炎是胆囊发生的急性炎症性疾病,在我国腹部外科急症中位居第二,仅次于急性阑尾炎。

一、病因

多种因素可导致急性胆囊炎,如胆囊结石、缺血、胃肠道功能紊乱、化学损伤、微生物感染、寄生虫、结缔组织病、过敏性反应等。急性胆囊炎中 90%～95% 为结石性胆囊炎,5%～10% 为非结石性胆囊炎。

二、病理生理

胆囊结石阻塞胆囊颈或胆囊管是大部分急性结石性胆囊炎的病因,其病变过程与阻塞程度及时间密切相关。结石阻塞不完全且时间较短者,仅表现为胆绞痛,阻塞完全且时间较长者,则发展为急性胆囊炎,按病理特点可分为 4 期:水肿期为发病初始2～4 天,由于黏膜下毛细血管及淋巴管扩张,液体外渗,胆囊壁出现水肿;坏死期为发病后 3～5 天,随着胆囊内压力逐步升高,胆囊黏膜下小血管内形成血栓,堵塞血流,黏膜可见散在的小出血点及坏死灶;化脓期为发病后7～10 天,除局部胆囊壁坏死和化脓,病变常波及胆囊壁全层,形成壁间脓肿甚至胆囊周围脓肿,镜下见有大量中性粒细胞浸润和纤维增生。如果胆囊内压力持续升高,胆囊壁血管因压迫导致血供障碍,出现缺血坏疽,则发展为坏疽性胆囊炎,此时常并发胆囊穿孔;慢性期主要指中度胆囊炎反复发作以后的阶段,镜下特点是黏膜萎缩和胆囊壁纤维化。

严重创伤、重症疾病和大手术后发生的急性非结石性胆囊炎由胆囊的低血流量灌注引起,胆囊黏膜因缺血缺氧损害和高浓度胆汁酸盐的共同作用而发生坏死,继而发生胆囊化脓、坏疽甚至穿孔,病情发展迅速,并发症率和死亡率均高。

三、临床表现

(一)症状

急性结石性胆囊炎患者以女性多见,起病前常有高脂饮食的诱因,也有学者认为与劳累、精神因素有关。其首发症状多为右上腹阵发性绞痛,可向右肩背部放射,伴恶心、呕吐、低热。当胆囊炎病变发展时,疼痛转为持续性并有阵发性加重。出现化脓性胆囊炎时,可有寒战、高热。在胆囊周围形成脓肿或发展为坏疽性胆囊炎时,腹痛程度加剧,范围扩大,呼吸活动及体位改变均可诱发腹痛加重,并伴有全身感染症状。约 1/3 的患者可出现轻度黄疸,多与胆囊黏膜受损导致胆色素进入血液循环有关,或因炎症波及肝外胆管阻碍胆汁排出所致。

(二)体征

体检可见腹式呼吸受限,右上腹有触痛,局部肌紧张,Murphy 征阳性,大部分患者可在右肋缘下扣及肿大且触痛的胆囊。当胆囊与大网膜形成炎症粘连,可在右上腹触及边界欠清、固定压痛的炎症包块。严重时胆囊发生坏疽穿孔,可以出现弥漫性腹膜炎体征。

(三)实验室检查

检查主要有白细胞计数和中性粒细胞比值升高,程度与病情严重程度有一定的相关性。当炎症波及肝组织可引起肝细胞功能受损,血清 ACT、AST 和碱性磷酸酶(AKP)升高,当血总胆红素升高时,常提示肝功能损害较严重。

(四)超声检查

超声检查是目前诊断肝胆道疾病最常用的一线检查方法,对急性结石性胆囊炎诊断的准确率高达85%～90%。超声检查可显示胆囊肿大,囊壁增厚,呈现"双边征",胆囊内可见结石,胆囊腔内充盈密度不均的回声斑点,胆囊周边可见局限性液性暗区。

(五)CT

可见胆囊增大,直径常＞5 cm;胆囊壁弥漫性增厚,厚度＞3 mm;增强扫描动脉期明显强化;胆囊内有结石和胆汁沉积物;胆囊四周可见低密度水肿带或积液区(图 6-4)。CT 扫描可根据肝内外胆管有无扩张、结石影鉴别是否合并肝内外胆管结石。

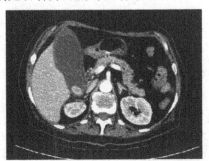

图 6-4 胆囊结石伴急性胆囊炎 CT 所见

(六)核素扫描检查

可应用于急性胆囊炎的鉴别诊断。经静脉注入^{99m}Tc-EHIDA,被肝细胞摄取并随胆汁从胆道排泄清除。因急性胆囊炎时多有胆囊管梗阻,故核素扫描时一般胆总管显示而胆囊不显影,若造影能够显示胆囊,可基本排除急性胆囊炎。

四、诊断

结合临床表现、实验室检查和影像学检查,即可诊断。注意与上消化道溃疡穿孔、急性胰腺炎、急性阑尾炎、右侧肺炎等疾病鉴别。当合并黄疸时,注意排除继发性胆总管结石。

五、治疗

(一)非手术治疗

非手术治疗为入院后的急诊处理措施,也为随时可能进行的急诊手术做准备。包括禁食,液体支持,解痉止痛,使用覆盖革兰阴性菌和厌氧菌的抗菌药物,纠正水、电解质平衡紊乱,严密观察病情,同时处理糖尿病,心血管疾病等并发症。60%～80%的急性结石性胆囊炎患者可经非手术治疗获得缓解而转入择期手术治疗。而急性非结石性胆囊炎多病情危重,并发症率高,倾向于早期手术治疗。

(二)手术治疗

急性结石性胆囊炎最终需要切除病变的胆囊,但应根据患者情况决定择期手术、早期手术或紧急手术。手术方法首选腹腔镜胆囊切除术,其他还包括开腹手术、胆囊穿刺造瘘术。

1.择期手术

对初次发病且症状较轻的年轻患者,或发病已超过 72 h 但无紧急手术指征者,可选择先行非手术治疗。治疗期间密切观察病情变化,尤其是老年患者,还应注意其他器官的并存疾病,如病情加重,需及时手术。大部分患者通过非手术治疗病情可获得缓解,再行择期手术治疗。

2.早期手术

对发病在 72 小时内的急性结石性胆囊炎,经非手术治疗病情无缓解,并出现寒战、高热、腹膜刺激征明显、白细胞计数进行性升高者,应尽早实施手术治疗,以防止胆囊坏疽穿孔及感染扩散。对于 60 岁以上的老年患者,症状较重者也应早期手术。

3.紧急手术

对急性结石性胆囊炎并发穿孔应进行紧急手术。术前应尽量纠正低血压、酸中毒、严重低钾血症等急性生理紊乱,对老年患者还应注意处理高血压、糖尿病等并发症,以降低手术死亡率。

(三)手术方法

1.腹腔镜胆囊切除术

腹腔镜胆囊切除术(LC)为首选术式。

(1)术前留置胃管、尿管。采用气管插管全身麻醉。

(2)患者取头高脚低位,左偏 15°角。切开脐部皮肤 1.5 cm,用气腹针穿刺腹腔建立气腹,二氧化碳气腹压力 1.6～1.9 kPa(12～14 mmHg)。经脐部切口放置 10 mm 套管及腹腔镜,先全面探查腹腔。手术采用三孔或四孔法,四孔法除脐部套管外,再分别于剑突下 5 cm 置入 10 mm 套管,右锁骨中线脐水平和腋前线肋缘下 5 cm 各置入 5 mm 套管(图 6-5),三孔法则右锁骨中线和腋前线套管任选其一(图 6-6)。

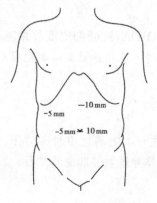

图 6-5　四孔法 LC 套管位置

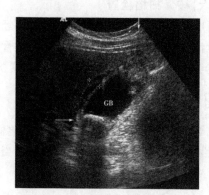

图 6-6　三孔法 LC 套管位置

(3)探查胆囊:急性胆囊炎常见胆囊肿大,呈高张力状态。结石嵌顿于胆囊颈部,胆囊壁炎症水肿,甚至化脓、坏疽,与网膜和周围脏器形成粘连。先用吸引器结合电钩分离胆囊周围粘连,电钩使用时一定要位于手术视野中央。

(4)胆囊减压:于胆囊底部做一小切口吸出胆汁减压,尽可能取出颈部嵌顿的结石。

(5)处理胆囊动脉:用电钩切开胆囊浆膜,大部分急性胆囊炎的胆囊动脉已经栓塞并被纤维束包裹,不需刻意骨骼化显露,在钝性分离中碰到索条状结构,紧贴壶腹部以上夹闭切断即可。

(6)处理胆囊管:沿外侧用吸引器钝性剥离寻找胆囊管,尽量远离胆总管,确认颈部与胆囊管连接部后,不必行骨骼化处理,确认"唯一管径"后,靠近胆囊用钛夹或结扎锁夹闭胆囊管后离断。对于增粗的胆囊管可用阶梯施夹法或圈套器处理。胆囊管里有结石嵌顿则需将胆囊管骨骼化,当结石位于胆囊管近、中段时,可在结石远端靠近胆总管侧胆囊管施夹后离断;当结石嵌顿于胆囊管汇入胆总管部时,需剪开胆囊管大半周,用无创伤钳向切口方向挤压,尝试将结石挤出,不能直接钳夹结石,以避免结石碎裂进入胆总管。确认结石完整挤出后,夹闭胆囊管远端。

(7)处理胆囊壶腹内侧:急性炎症早期组织水肿不严重,壶腹内侧一般容易剥离。但一些肿大的胆囊壶腹会延伸至胆总管或肝总管后壁形成致密粘连无法分离,此时不能强行剥离,可试行胆囊大部分或次全切除,切除的起始部位应选择壶腹-胆囊管交接稍上方,要保持内侧与后壁的完整,切除胆囊体和底部。残留的壶腹部黏膜仍保留分泌功能,需化学烧灼或电灼毁损,防止术后胆漏,电灼时间宜短。

(8)剥离胆囊:胆囊炎症可波及肝脏,损伤肝脏易出现难以控制的出血,应"宁破胆囊,勿损肝脏",可允许部分胆囊黏膜残留于胆囊床,给予电凝烧灼即可。剥离胆囊后胆囊床渗血广泛,可用纱块压迫稍许,然后电凝止血。单极电凝无效可改用双极电凝。

(9)取出胆囊:将胆囊及结石装入标本袋,由剑突下或脐部套管孔取出,也可放置引流管后才取出胆囊。遇到巨大结石时,可使用扩张套管。

(10)放引置流管:冲洗手术创面,检查术野无出血、胆漏,于 Winslow 孔放置引流管,由腋前线套管孔引出并固定。解除气腹并缝合脐部套管孔。

(11)术中遇到下列情况应中转开腹:①胆囊组织质地偏硬,不排除癌变可能;②胆囊三角呈冰冻状,组织致密难以分离,或稍做分离即出现难以控制的出血;③胆囊壶腹内侧粘连紧密,分离后出现胆汁漏,怀疑肝总管、左右肝管损伤;④胆囊管-肝总管汇合部巨大结石嵌顿,有 Mirrizi 综合征可能;⑤胆肠内瘘;⑥胆管解剖变异,异常副肝管等。

(12)术后处理:包括继续抗感染治疗,外科营养支持,治疗并存疾病等。24~48 h 后观察无活动性出血、胆漏、肠漏等情况后拔除引流管。

2.其他手术方法

(1)部分胆囊切除术:术中胆囊床分离困难或可能出现大出血者,可采用胆囊部分切除法,残留的胆囊黏膜应彻底电凝烧灼或化学损毁,防止残留上皮恶变、形成胆漏或包裹性脓肿等。

(2)超声或 CT 引导下经皮经肝胆囊穿刺引流术:适用于心肺疾病严重无法接受胆囊切除术的急性胆囊炎患者,可迅速有效地降低胆囊压力,引流胆囊腔内积液或积脓,待急性期过后再择期手术。禁忌证包括急性非结石性胆囊炎、胆囊周围积液(穿孔可能)和弥漫性腹膜炎。穿刺后应严密观察患者,警惕导管脱落、胆汁性腹膜炎、败血症、胸腔积液、肺不张、急性呼吸窘迫等并发症。

六、几种特殊类型急性胆囊炎

(一)急性非结石性胆囊炎

指胆囊有明显的急性炎症但其内无结石,多见于男性及老年患者。病因及发病机制尚未完全清楚,推测发病早期由于胆囊缺血及胆汁淤积,胆囊黏膜因炎症、血供减少而受损,随后细菌经胆道、血液或淋巴途径进入胆囊内繁殖,发生感染。急性非结石性胆囊炎往往出现在严重创伤、烧伤、腹部大手术后、重症急性胰腺炎、脑血管意外等危重患者中,患者常有动脉粥样硬化基础。

由于并存其他严重疾病,急性非结石性胆囊炎容易发生漏诊。在危重患者,特别是老年男性,出现右上腹痛和/或发热时,应警惕本病发生。及时行 B 超或 CT 检查有助于早期诊断。B 超影像特点:胆囊肿大,内无结石,胆汁淤积,胆囊壁增厚>3 mm,胆囊周围有积液。当存在肠道积气时,CT 更具诊断价值。

本病病理过程与急性结石性胆囊炎相似,但病情发展更快,易出现胆囊坏疽和穿孔。一经确诊,应尽快手术治疗,手术以简单有效为原则。在无绝对禁忌证时,首选腹腔镜胆囊切除术。若病情不允许,在排除胆囊坏疽、穿孔情况下,可考虑局麻行胆囊造瘘术,术后严密观察炎症消退情况,必要时仍需行胆囊切除术。术后给予抗休克,纠正水、电解质及酸碱平衡紊乱等支持治疗,选用广谱抗菌药物或联合用药,同时予以心肺功能支持,治疗重要脏器功能不全等。

(二)急性气肿性胆囊炎

临床上不多见,指急性胆囊炎时胆囊内及其周围组织内有产气细菌大量滋生产生气体积聚,与胆囊侧支循环少、易发生局部组织氧分压低下有关。发病早期,气体主要积聚在胆囊内,随后进入黏膜下层,致使黏膜层剥离,随病情加重气体可扩散至胆囊周围组织,并发败血症。本病易发于老年糖尿病患者,临床表现为重症急性胆囊炎,腹部 X 线检查及 CT 有助诊断,可发现胆囊内外有积气。注意与胆肠内瘘,十二指肠括约肌功能紊乱引起的胆囊积气,及上消化道穿孔等疾病相鉴别。气肿性胆囊炎患者病情危重,可并发坏疽、穿孔、肝脓肿、败血症等,死亡率较高,15%~25%,应尽早手术治疗,手术治疗原则与急性胆囊炎相同。注意围术期选用对产气杆菌有效的抗菌药物,如头孢哌酮与甲硝唑联用。

(三)胆囊扭转

该病指胆囊体以胆囊颈或邻近组织器官为支点发生扭转。胆囊一般由腹膜和结缔组织固定于胆囊床,当胆囊完全游离或系膜较长时,可因胃肠道蠕动、体位突然改变或腹部创伤而发生顺时针或逆时针扭转。病理上主要以血管及胆囊管受压嵌闭为特征,病变严重性与扭转程度及时间密切相关。扭转 180°角时,胆囊管即扭闭,胆汁淤积,胆囊肿大。超过 180°角为完全扭转,胆囊静脉受压回流受阻,表现为胆囊肿大,胆囊壁水肿增厚,继而动脉受累,胆囊壁出现坏疽、穿孔。当扭转达 360°角时,胆囊急性缺血,胆囊肿大,呈暗红甚至黑色,可有急性坏疽,但穿孔发生率较低。

本病临床罕见,误诊率高,扭转三联征有助提示本病:①瘦高的老年患者,特别是老年女性,或者合并脊柱畸形;②典型的右上腹痛,伴恶心、呕吐,病程进展迅速;③查体可扪及右上腹肿块,但无全身中毒症状和黄疸,可有体温脉搏分离现象。扭转胆囊在 B 超下有特殊影像:胆囊锥形肿大,呈异位漂浮状,胆囊壁增厚。由于胆囊管、胆囊动静脉及胆囊系膜扭转和过度伸展,在胆囊颈的锥形低回声区混杂有多条凌乱的纤细光带,但后方无声影。CT 检查见胆囊肿大积液,与肝脏分离。磁共振胆道成像(MRCP)可清晰显示肝外胆管因胆囊管扭转牵拉呈"V"形。

高度怀疑或确诊胆囊扭转均应及时手术,首选腹腔镜胆囊切除术。因胆囊扭转造成胆囊三角解剖关系扭曲,可先复原正常胆囊位置,以利于保护胆总管。

(韩善乐)

第十节 急性胰腺炎

急性胰腺炎(AP)是指因胰酶异常激活对胰腺自身及周围器官产生消化作用而引起的、以胰腺局部炎性反应为主要特征,甚至可导致器官功能障碍的急腹症。其中约20%为重症急性胰腺炎(SAP),病情凶险,治疗棘手。近年来,按病程分期进行个体化治疗的治疗理念和多学科诊治(MDT)的治疗模式的应用,显著降低了SAP的病死率。

一、流行病学

在过去30年中,AP发病率呈逐渐上升的趋势。据报道,AP的年发病率为4.9/10万~73.4/10万。国内发病率相关数据少见,调查的流行病资料显示,上海市(1988~1995年)胰腺炎估计发病率为18.6/10万,其中男性17.0/10万,女性23.0/10万。在我国,胆石病仍是急性胰腺炎的主要病因。高甘油三酯血症已跃居第二,酒精性居第三。但西方国家和日本易发酒精性胰腺炎。

二、病因

(一)胆道疾病

能够引起AP的胆道疾病有胆管炎症、结石、寄生虫、水肿、痉挛等,这些原因阻塞胰管均会导AP的发生。

(二)高脂血症

高脂血症性AP发病率呈上升态势,我国10年间由8.1%上升至18.2%,目前已超过酒精而成为仅次于胆道疾病的第二大病因。

(三)酒精

轻度饮酒一般不会引起AP,只有严重酗酒史(饮酒≥50 g/d,且>5年)时方可诊断为酒精性AP。酒精性AP在西方国家是第二大病因(占AP的25%~35%)。

(四)其他病因

如药物、病毒感染原、肿瘤以及代谢原因(如高钙血症)等均可引起AP。此外,逆行胰胆管造影(ERCP)后、腹部手术后等医源性因素诱发的AP发病率也呈上升趋势。

(五)特发性急性胰腺炎(IAP)

IAP定义是指最初实验室(包括脂质和钙水平)和影像学检查(如腹部超声和CT)后不能确定病因的胰腺炎,有些最终可能找出病因,而大部分不能确诊。这些IAP可能与解剖和遗传等因素相关,如胰腺分裂、Oddis括约肌功能障碍以及遗传缺陷(如胰蛋白酶原基因突变)等。

三、发病机制

既往对AP发病机制的研究已取得一定进展,如传统的胰酶自身消化学说、炎症因子学说、免疫遗传学说等。这也大大降低了AP的死亡率。改善了预后。同时,近年来一些研究也对AP

的发病机制提出了新的认识,例如,钙离子通路导致线粒体通透性转换孔和钙释放激活在 AP 发生的作用机制;肥胖、高脂血症介导的 AP 机制,这些已被阐明,为临床上解决 AP 诊治的关键问题和靶向药物研究提供了理论依据,例如营养支持的时间和方式,胆囊结石相关 AP 的胆囊切除术时机以及感染性坏死的处理等。

(一)钙离子通道

腺泡细胞中 Ca^{2+} 浓度病理性升高是 AP 的触发点,其可介导促细胞死亡和促炎途径,例如过早的激活胰蛋白酶原、NF-κB 途径激活和线粒体功能障碍。酒精和胆汁酸可破坏细胞内外 Ca^{2+} 浓度动态平衡,并通过肌醇 1,4,5-三磷酸酯受体信号通路引起全面而持续的病理性细胞溶质 Ca^{2+} 升高,Ca^{2+} 作为信号传导机制的一部分从 ER 释放,该机制启动酶原胞吐并刺激线粒体中 ATP 产生。研究显示,在 ERCP 术后胰腺炎和胆源性胰腺炎中发生的导管阻塞由升高的细胞外 Ca^{2+} 浓度介导,其导致线粒体通透性转换孔在高电导状态下打开,并且该过程导致产生 ATP 所需的膜电位丧失,进而导致细胞钙毒性的线粒体功能障碍最终引发腺泡细胞的坏死。研究表明,钙通道阻滞剂可预防 AP 和人类腺泡细胞动物模型中的细胞坏死,从而降低局部和全身损伤程度。

(二)胰蛋白酶原激活

胰蛋白酶原早期激活是另一种重要的病理性细胞事件,可导致腺泡细胞坏死。各种胰腺损伤可引发溶酶体与腺泡细胞内的酶原融合,这一过程称为定位。共定位发生在其他毒素激发的腺泡内细胞事件的背景下,例如包含继发于细胞骨架功能障碍的酶原颗粒的蛋白酶的胞吐作用减少以及溶酶体和消化酶的合成增加,一旦酶原颗粒与溶酶体融合,组织蛋白酶 B 将激活胰蛋白酶原为胰蛋白酶。研究显示胰蛋白酶导致膜脆性增加,致使漏出的内吞空泡释放胰蛋白酶和组织蛋白酶 B,空泡可能会破坏细胞骨架和/或细胞器.胰蛋白酶的释放会在腺泡细胞内外引起自身消化,组织蛋白酶 B 的释放会导致坏死性凋亡,这是一种受调节的坏死形式。

(三)酒精和高甘油三酯血症

在 AP 发作期间,其破坏了酶原颗粒的正常顶端分泌路径。酒精抑制顶端分泌,而促进基底外侧分泌。腺泡细胞坏死还导致酶释放到胰腺区域,例如,脂肪酶通过基底外侧膜自由释放到间质、胰周区域和血流。脂肪酶将循环甘油三酯和储存在胰腺内和胰周脂肪细胞中的甘油三酯水解成饱和及不饱和的游离脂肪酸(FFA)、亚油酸、油酸和亚麻酸等 FFA 通过抑制线粒体复合物 I 和 V 以及增加 TNF 和其他趋化因子水平来增加炎症反应而引起细胞毒性。

(四)基因突变

目前已鉴定出几种在 AP 中具有致病作用的突变,其中包括蛋白酶丝氨酸-1、丝氨酸蛋白酶抑制剂 Kazal 1 型、胰凝乳蛋白酶 C、密蛋白-2 和钙敏感受体基因的突变

四、病理

(一)急性水肿型胰腺炎

胰腺局限或弥漫性水肿、肿大变硬、表面充血、包膜张力增高。镜下可见腺泡、间质水肿,炎性细胞浸润,血管变化常不明显,渗液清亮。

(二)急性出血坏死型胰腺炎

重型者变化为高度充血水肿,呈深红、紫黑色。镜下见胰组织结构破坏,有大片出血坏死灶、

大量炎细胞浸润。继发感染可见脓肿,胰周脂肪组织出现坏死,可形成皂化斑。

五、临床表现

(一)症状

急性胰腺炎的典型症状为急性发作的持续性上腹部剧烈疼痛,常向背部放射,伴有腹胀、恶心、呕吐,且呕吐后疼痛不缓解,部分患者可出现心动过速、低血压、少尿等休克表现,严重脱水和老年患者可出现精神状态改变。

(二)体征

轻者仅表现为腹部轻压痛,重者可出现腹膜刺激征,偶见腰肋部皮下淤斑征(Grey-Turner征)和脐周皮下淤斑征(Cullen征)。

六、辅助检查

(一)血清酶学

血清淀粉酶和/或脂肪酶升高3倍以上时,要考虑AP,两者的活性高低与病情严重程度不呈相关性。血清淀粉酶和/或脂肪酶升高3倍以上时,要考虑AP。与淀粉酶相比,脂肪酶升高出现更早并且持续更久。血清淀粉酶一般在AP发作后6～12 h内升高,3～5天恢复正常;血清脂肪酶一般在AP发作后4～8 h内升高,24 h达峰值,8～14天恢复正常。因此对于发病12 h后至3天内就诊的患者,淀粉酶的敏感性更高,而对于早期或者后期就诊的患者,脂肪酶的敏感性可能更高,但两者的活性高低与病情严重程度无相关性。

(二)血清标志物

能反映AP严重程度的血清标志物包括C-反应蛋白(CRP)、尿素氮、肌酐、血钙和降钙素原等,对MSAP和SAP需加以监测。血清CRP是反映SIRS或感染的重要指标,发病72 h后的血清CRP≥150 mg/L提示AP病情较重。持续升高的BUN>7.5 mmol/L、升高的红细胞压积(HCT)>44%、肌酐进行性上升也是病情重症化的指标。血钙降低通常提示胰腺坏死严重。降钙素原(PCT)水平的升高也是作为有无继发局部或全身感染的参考指标。

七、诊断

急性胰腺炎的诊断标准包括以下3项。
(1)上腹部持续性疼痛。
(2)血清淀粉酶和/或脂肪酶浓度至少高于正常上限值3倍。
(3)腹部影像学检查结果显示符合急性胰腺炎影像学改变。
上述3项标准中符合2项即可诊断为急性胰腺炎。

八、局部并发症

(一)急性胰周液体积聚(APFC)

发生于病程早期,表现为胰周或胰腺远隔间隙液体积聚,并缺乏完整包膜,可以单发或多发。

(二)急性坏死物积聚(ANC)

发生于病程早期,表现为混合有液体和坏死组织的积聚,坏死物包括胰腺实质或胰周组织的坏死。

（三）包裹性坏死（WON）

一种包含胰腺和/或胰周坏死组织且具有界限清晰炎性包膜的囊实性结构，多发生于 AP 起病 4 周后。

（四）胰腺假性囊肿

有完整非上皮性包膜包裹的液体积聚，起病后 4 周，假性囊肿的包膜逐渐形成。

（五）感染性胰腺坏死

感染性胰腺坏死（IPN）包括早期的 ANC 合并感染和后期的 WON。

九、全身并发症

AP 的全身并发症包括全身炎症反应综合征、器官功能衰竭、脓毒症、腹腔内高压/腹腔间隔室综合征和胰性脑病。

（一）全身炎症反应综合征（SIRS）

SIRS 是 AP 最常见的全身并发症，多发生于 MSAP 和 SAP。AP 时符合以下临床表现中的 2 项及以上，可以诊断为 SIRS：①心率＞90 次/分；②体温＜36 ℃或＞38 ℃；③白细胞计数＜4×10^9/L或＞12×10^9/L；④呼吸频率＞20 次/分，或 PCO_2＜4.3 kPa（32 mmHg）。SIRS 持续存在将会增加 AP 发生器官功能衰竭的风险。

（二）器官功能衰竭（OF）

AP 相关器官衰竭主要为呼吸、肾脏和循环衰竭，是 AP 最严重的全身并发症，也是 SAP 致死的主要原因。OF 可根据改良 Marshall 评分来评定。一种器官评分≥2 则定义为器官功能衰竭；器官功能在 48 小时内恢复者为一过性器官衰竭，否则为持续性器官衰竭（POF）；≥2 个器官衰竭并持续 48 小时以上者，则为持续性多器官衰竭（PMOF）。肠道功能衰竭在 SAP 中也可以发生，但目前其定义和诊断标准尚不明确。

（三）脓毒症

SAP 患者若合并脓毒症，病死率升高（50％～80％）。脓毒症主要以革兰阴性杆菌感染为主，也可有真菌感染。

（四）腹腔内高压（IAH）和腹腔间隔室综合征（ACS）

在 SAP 中，严重的肠道屏障功能障碍和高内毒素水平可引起 IAH 和 ACS，促炎反应引发了积液、腹水及后腹膜水肿，也可因过度的补液治疗导致 IAH。ACS 会导致腹腔和腹腔外重要的脏器发生功能障碍，死亡率明显升高。膀胱压（IAP）的间接指标：IAP 持续或反复＞1.6 kPa（12 mmHg或 16 cmH_2O）定义为 IAH。IAH 分为四级：Ⅰ级腹腔内压力 1.6～2.0 kPa（12～15 mmHg）；Ⅱ级 2.1～2.7 kPa（16～20 mmHg）；Ⅲ级 2.8～3.3 kPa（21～25 mmHg）；Ⅳ级＞3.3 kPa（25 mmHg）。当出现持续性 UBP＞2.7 kPa（20 mmHg），并伴有新发的器官功能不全或衰竭时，就可以诊断 ACS。

（五）胰性脑病

AP 的严重全身并发症之一，可表现为耳鸣、复视、谵妄、语言障碍及肢体僵硬、昏迷等，多发生于 AP 早期，但具体机制不明。

十、分型、分期

(一)分型

1.RAC 分级

(1)轻症急性胰腺炎(MAP):占急性胰腺炎的80%~85%,不伴有器官功能障碍及局部或全身并发症,通常在1~2周内恢复,病死率极低。

(2)中重症急性胰腺炎(MSAP):伴有一过性(≤48小时)器官功能障碍和/或局部并发症,早期病死率低,如坏死组织合并感染,则病死率增高。

(3)重症急性胰腺炎(SAP):占急性胰腺炎的5%~10%,伴有持续性(>48小时)器官功能障碍,病死率高。器官功能障碍的诊断标准基于改良 Mar-shall 评分系统,任何器官评分≥2分可定义存在器官功能障碍。

2.DBC 分级

基于器官功能障碍和感染2项影响预后的因素进行分类。

(1)轻型急性胰腺炎:无胰腺(胰周)坏死及器官功能障碍。

(2)中型急性胰腺炎:无菌性胰腺(胰周)坏死和/或一过性(≤48 h)器官功能障碍。

(3)重型急性胰腺炎:感染性胰腺(胰周)坏死或持续性(>48小时)器官功能障碍。

(4)危重型急性胰腺炎(CAP):持续性器官功能障碍伴感染性胰腺(胰周)坏死。DBC 分级中,器官功能障碍依据序贯器官衰竭(SOFA)评分系统进行。

(二)分期

急性胰腺炎的病程分期急性胰腺炎的病程可分为早期和后期,两个阶段相互重叠,分别对应急性胰腺炎病程中的两个死亡高峰。早期指发病至发病后2周,其特点为出现全身炎性反应综合征(SIRS)及器官功能障碍。虽然急性胰腺炎早期阶段可出现局部并发症,但此时的局部并发症不是疾病严重程度的主要决定因素。后期指发病2周后,其特点为可能持续存在的 SIRS、器官功能障碍及局部并发症。

十一、治疗

MAP 的治疗以禁食、抑酸、抑酶、补液治疗为主。MSAP 及 SAP 需要采取补液治疗、器官功能维护、可应用抑制胰腺外分泌及胰酶的抑制剂(尚缺乏高质量的临床证据)、早期肠内营养、合理使用抗菌药物、处理局部及全身并发症。

(一)早期液体复苏

推荐采用"目标导向治疗"策略。

(1)早期液体复苏目的是改善有效循环血容量和器官灌注不足,具体补液措施可分为快速扩容和调整体内液体分布2个阶段,必要时使用血管活性药物(如去甲肾上腺素或多巴胺)维持血压。补液量包括基础需要量和流入组织间隙的液体量。

(2)输液种类包括胶体物质(天然胶体如新鲜血浆、人血清蛋白)、生理盐水和平衡液(乳酸林格氏液)。扩容时应注意晶体与胶体的比例(推荐初始比例为晶体:胶体=2:1),并控制输液速度(在快速扩容阶段可达5~10 mL/(kg·h))。早期液体复苏时需设立复苏终点,每隔4~6 h评估液体需求,避免补液过度。

(3)液体复苏:在保障初期快速扩容的同时,也应避免过度的液体复苏,否则可能加重组织水肿并影响脏器功能。复苏成功的指标包括：尿量＞0.5～1 mL/(kg·h)、平均动脉压(MAP)＞8.7 kPa(65 mmHg)、心率＜120 次/分、BUN＜7.14 mmol/L(如果 BUN＞7.14 mmol/L,在24 小时内下降至少 1.79 mmol/L)、HCT 在 35%～44%。入院后的 24～48 小时,应每隔 4～6 小时评估液体需求。在达到复苏指标后,应控制液体输注速度和输液量,并可小剂量应用利尿剂避免组织水肿。

(二)呼吸机辅助通气

SAP 发生急性肺损伤时应给予鼻导管或面罩吸氧,维持氧饱和度在 95%以上,要动态监测患者血气分析结果。当进展至 ARDS 时,应加强监护,及时采用机械通气呼吸机支持治疗。

(三)镇痛治疗

疼痛是急性胰腺炎的主要症状,缓解疼痛是临床重要的治疗目标。明显疼痛的急性胰腺炎患者应在入院 24 小时内接受镇痛治疗。

(四)营养支持治疗

相较于肠外营养,肠内营养对于不同严重程度的急性胰腺炎患者是安全、可耐受的,可降低感染性并发症、多器官功能障碍发生率和病死率。患者对鼻胃管和鼻空肠管的耐受性,以及操作后并发症发生率和病死率差异无统计学意义。鼻胃管有较好的安全性和可行性。相较于鼻空肠管,鼻胃管的放置更便捷,但当患者存在胃排空延迟或幽门梗阻时,应使用鼻空肠管。建议急性胰腺炎发病 24 小时或 48 小时内启动肠内营养,并且在胃肠功能能耐受的情况下,尽早经口进行营养。

(五)急性胰腺炎的药物治疗

现阶段仍缺乏针对急性胰腺炎的特异性药物。有关蛋白酶抑制剂及胰酶抑制剂,如生长抑素及其类似物在急性胰腺炎中的治疗价值尚缺乏高质量的临床证据。

(六)抗菌药物

对于无感染证据的急性胰腺炎,不推荐预防性使用抗菌药物。对于可

疑或确诊的胰腺(胰周)或胰外感染(如胆道系统、肺部、泌尿系统、导管相关感染等)的患者,可经验性使用抗菌药。

(七)ACS 的处理

SAP 患者可合并 ACS,当腹内压＞2.7 kPa(20 mmHg)时,常伴有新发器官功能障碍,是急性胰腺炎患者死亡的重要原因之一。ACS 的治疗原则是：及时采用有效的措施降低腹内压,包括增加腹壁顺应性,如使用镇痛药、镇静药、肌松药等;清除胃肠内容物,如采用胃肠减压、灌肠、使用促胃肠动力药等方式;避免过量液体滴注,并引流腹腔或腹膜后积液等,如经皮穿刺引流。不建议在急性胰腺炎早期将 ACS 作为开腹手术的指征。

(八)局部并发症的处理

(1)没有明显症状或感染征象的部分 APFC 和 ANC 可在发病后数周内自行消失,无须干预,仅在合并感染时才有穿刺引流的指征。APFC 可待胰腺假性囊肿形成后(一般＞6 周),考虑行进阶式微创引流/清除术(不限定手术方式)。对于有症状或合并感染、直径＞6 cm 的假性囊肿及 WON 可施行微创引流治疗。在引流之前需针对性选择增强 CT、MRI、MRCP、EUS 等排除囊性肿瘤、假性动脉瘤、肠憩室及非炎症性的液体积聚等情况。

(2)IPN 是急性胰腺炎后的严重并发症,约 30%的坏死性胰腺炎患者出现继发感染,病死率达 30%。IPN 的主要治疗手段包括应用抗菌药物、经皮穿刺引流(PCD)或内镜下穿刺引流、外

科视频辅助清创或内镜下清创及开腹手术。目前认为 IPN 的首选干预策略为"Step-up"方式,即首先进行穿刺引流,对引流效果不佳的患者依次进行视频辅助清创和开腹手术。随着内镜技术的进步,内镜下"Step-up"手术的使用逐渐增多。

(九)胆源性胰腺炎的内镜治疗

伴发胆总管结石嵌顿且有急性胆管炎的 ABP,推荐入院 24 小时内行 ERCP 术;伴发胆总管结石嵌顿但无明确胆管炎的患者,推荐在入院 72 小时内行 ERCP。

(十)高脂血症急性胰腺炎治疗

除急性胰腺炎的常规治疗外,针对高脂血症性急性胰腺炎的早期治疗应包括禁食水≥24 小时后的饮食调节,使用降血脂药物及其他辅助降脂手段(小剂量低分子肝素、胰岛素、血脂吸附和/或血浆置换)控制血脂。早期控制甘油三酯水平是否影响急性胰腺炎并发症发生率与病死率仍有争议。目前,推荐尽快将甘油三酯水平降至<5.65 mmol/L。

(十一)胰瘘与胰管断裂综合征的处理

胰瘘多由各种原因引起的胰管破裂所致,其治疗原则为通常引流和抑制腺分泌为主,必要时可行内镜和外科手术治疗。20%～40%的坏死性胰腺炎患者可伴有胰管部分或完全的中断,WON 患者合并胰腺与胰管断裂综合征(DPDS)的比例最高。胰管的完整性可通过 MRCP评估。

(十二)门静脉、脾静脉血栓形成及胰源性门静脉高压的处理

门静脉、脾静脉血栓形成在急性胰腺炎患者中的发生率约为 13%,严重者可导致肝功能衰竭、门静脉高压、脾脏和肠管坏死等。血栓形成与胰腺坏死位置和程度有关。研究发现,门静脉、脾静脉血栓形成后,抗凝治疗并未提高血管再通率,反而增加出血的发生率。胰源性门静脉高压又称左侧门静脉高压,多由急、慢性胰腺炎导致。多数胰源性门静脉高压无明显临床表现,可随访观察。少数患者表现为上消化道大出血,除对症止血治疗外,积极处理胰腺原发疾病是治疗的关键,对反复出血者,可考虑行脾脏切除术等治疗。

(十三)并发肠瘘、腹腔出血的处理

急性胰腺炎后发生的肠瘘以结肠瘘常见,多由胰液腐蚀或手术操作等原因引起,治疗方式包括通畅引流及造口转流手术。对于发生腹腔出血的患者,建议先行血管造影检查明确出血部位,如为动脉性出血,则行血管栓塞术治疗;如未明确出血部位或栓塞失败、出血持续,可行手术治疗。

(十四)中医中药

中药作为 AP 的治疗方法之一,有良好的疗效。单味中药,如生大黄口服或灌肠、芒硝外敷等可以缓解腹痛、腹胀、全身炎症反应;复方制剂,如清胰汤、大承气汤、柴芍承气汤有抗炎、缓解肠麻痹、保护肠黏膜屏障等作用。

十二、随访

(1)21%的首发急性胰腺炎患者会发展为复发性急性胰腺炎(RAP),其特征为急性胰腺炎发作次数≥2 次,且两次发病间隔≥3 个月。病因治疗是预防急性胰腺炎反复发作的主要手段。胆囊切除术有助于预防胆源性胰腺炎反复发作;对高脂血症患者,通过低脂饮食和减重后血脂控制仍不佳者需要口服降脂药物治疗。

(2)急性胰腺炎患者 1 年内胰腺外分泌功能不全的发生率为 61%～85%,部分患者的外分泌功能不全会持续 6~18 个月；约 1/3 的患者会出现胰腺内分泌功能不全，约 40％的患者会在急性胰腺炎后出现糖尿病或糖尿病前驱表现。因此，急性胰腺炎患者康复后均需进行规律随访。MAP 患者随访至出院后 6 个月，MSAP 及 SAP 患者至少持续至出院后 18 个月。

（韩善乐）

第十一节　慢性胰腺炎

慢性胰腺炎(CP)是一种由遗传、环境等因素引起的胰腺组织进行性慢性炎症性疾病，其病理特征为胰腺腺泡萎缩、破坏和间质纤维化。临床以反复发作的上腹部疼痛，胰腺内、外分泌功能不全为主要表现，可伴有胰管结石、胰腺实质钙化、胰管狭窄、胰管不规则扩张、胰腺假性囊肿形成等。

关于慢性胰腺炎发病率或患病率的数据尚不充分。尸检报道的患病率为 0.04％~5.00％，基于 CT、超声或 ERCP 报告的有明显的胰腺组织学异常的 CP 年发病率为(3.5~4.0)/10 万。对于部分组织学变化不甚明显的 CP，常不易被上述影像学技术发现而低估了 CP 的实际患病率和发病率。

一、病因

致病因素多样，由遗传、环境和/或其他致病因素共同引起。酗酒是 CP 主要的致病因素之一，在西方国家及日本占 50％~60％，在我国约占 20％。目前认为遗传因素在 CP 发病中起重要作用，常见易感基因包括 *PRSS1*、*SPINK1*、*CTRC* 和 *CFTR* 等。遗传性慢性胰腺炎为常染色体显性遗传，外显率为 80％。主要突变位于 *PRSS1* 基因上。我国特发性慢性胰腺炎主要致病突变为 SPINK1c.194+2T>C。此外，CP 致病因素还包括高脂血症、高钙血症、胰腺先天性解剖异常、胰腺外伤或手术、自身免疫病等，吸烟是 CP 独立的危险因素。复发性急性胰腺炎（RAP）是形成 CP 的高危因素，约 1/3 的 RAP 患者最终演变为 CP。

二、临床表现与诊断

(一)临床表现

慢性胰腺炎的发病率及严重程度是与胰腺病理改变的性质、程度有关，主要表现为腹痛及胰腺内、外分泌功能及形态的异常。

1.本病典型症状为腹痛、脂肪泻及糖尿病的症状

(1)腹部症状：腹痛为最突出及最常见的临床症状。腹痛常为剧痛，多位于中上腹，或右上腹、左上腹，放射至背部、前胸部等处。随着时间推移，腹痛的严重程度通常会减轻，并且持续时间减少。随着胰腺纤维化加重，部分患者腹痛可逐渐减轻甚至消失。发作期常伴有恶心、呕吐。部分患者无腹痛症状，仅有恶心、呕吐、食欲缺乏等表现。慢性胰腺炎晚期可出现腹泻，称为脂肪泻，表现为粪便量显著增多、伴有酸臭或者恶臭，部分患者可出现黄疸及腹部包块。

(2)胰腺外分泌功能异常表现：通常表现为营养不良、贪食、营养缺乏及生长障碍，尤其是脂溶性维生素 A、维生素 D、维生素 E、维生素 K 的缺乏引发的夜盲症、皮肤粗糙及钙吸收不良等

表现。

（3）胰腺内分泌功能异常表现：由于 CP 胰岛细胞受累，胰岛素分泌不足，导致糖耐量试验异常，后期可有显性糖尿病的表现。

（4）查体：多数患者可有腹部压痛不明显或仅有轻度压痛。

2.辅助检查

（1）实验室检查：缓解期血细胞分析常为正常；急性发作期多有外周血白细胞计数增多，中性粒细胞比例升高，血淀粉酶、血脂肪酶升高。还可出现血糖增高、肝功能异常、低血钙、血气分析和 DIC 指标异常等。胆总管有梗阻或炎症时，可伴有血清胆红素增高。

（2）影像学检查：①腹部 X 线检查，部分患者可见胰腺区的钙化、胰石或局限性的肠襻膨胀；②腹部 B 超和 CT，可见胰腺体积增大或缩小、扩张的胰管及钙化、结石，亦可发现胰腺的假性囊肿，B 超和 CT 均有一定的假阳性，但相比较而言，CT 较 B 超稍好；③经内镜逆行性胰胆管造影（ERCP），可见胰管的多发性狭窄、珠串状改变及结石，ERCP 为胆、胰管疾病诊断的敏感性、特异性均为最高的检查方法，但具有创伤性检查，易发生胆道逆行性感染及急性胰腺炎；④口服胆道造影，可见胰腺肿胀及假性胰腺囊肿、对周围肠道的压迫、推移，显示胆管及胆囊情况，排除胆道疾病。

（二）诊断

常依据典型的临床表现（反复发作上腹痛或急性胰腺炎等）、影像学检查（如提示胰腺钙化、胰管结石、胰管狭窄或扩张等）、病理学特征性改变、胰腺外分泌功能不全表现等可做出诊断。

三、治疗

CP 的治疗原则为祛除病因、控制症状、改善胰腺功能、治疗并发症和提高生活质量等。

（一）一般治疗

CP 患者需禁酒、戒烟，避免过量高脂、高蛋白质饮食，适当运动。

（二）内科治疗

1.急性发作期治疗

治疗原则同急性胰腺炎。

2.胰腺外分泌功能不全的治疗

主要应用外源性胰酶替代治疗（PERT）。首选含高活性脂肪酶的肠溶包衣胰酶制剂，于餐中服用。疗效不佳时可加服 PPI、H_2RA 等抑酸剂。营养不良的治疗以合理膳食＋PERT 为主，症状不缓解时可考虑补充中链甘油三酯。脂溶性维生素缺乏时可适当补充维生素 D，尚无临床循证证据推荐补充维生素 A、维生素 E、维生素 K。

3.糖尿病

改善生活方式，合理饮食。怀疑存在胰岛素抵抗的患者，排除禁忌后可选用二甲双胍治疗，其他口服降糖药物不良反应显著，不做首选；口服药物效果不佳时改为胰岛素治疗。对于合并严重营养不良患者，首选胰岛素治疗。由于 CP 合并糖尿病患者对胰岛素较敏感，应注意预防低血糖的发生。

4.疼痛治疗

目前，对慢性胰腺炎疼痛治疗推荐阶梯式止痛疗法。首先需要评估疼痛频率、严重度、对生活和其他活动的影响程度。可忍受的疼痛或即使有剧痛但不频繁者，应劝患者戒烟、戒酒，给予低脂饮食,补充胰酶,同时抑酸。疼痛严重或发作频繁者,以及有服用麻醉药止痛倾向的患者,可在上述治疗的基础上根据患者影像学异常进行内镜治疗,如括约肌切开术、胰管取石术和胰管内支架置入术。内镜治疗无法解决的胰管结石、胰管狭窄及胰腺囊肿则建议外科治疗,胰管的形态学变化决定了不同的手术方式。值得注意的是,目前尚无足够证据表明随着治疗方式有创性的增加,慢性胰腺炎疼痛的缓解率因此而提高。腹腔神经丛阻断术似乎对慢性胰腺炎的效果也有限。

(韩善乐)

第十二节　溃疡性结肠炎

一、病因和发病机制

(一)病因
本病病因尚不十分明确,可能与基因因素、心理因素、自身免疫因素、感染因素等有关。

(二)发病机制
肠道菌群失调后,一些肠道有害菌或致病菌分泌的毒素、脂多糖等激活了肠黏膜免疫和肠道产酪酸菌减少,引起易感患者肠免疫功能紊乱造成的肠黏膜损伤。

二、临床表现

(一)临床症状
本病多发病缓慢,偶有急性发作者,病程多呈迁延发作与缓解期交替发作。

1.消化系统表现

腹泻、腹痛和便血为最常见症状。初期症状较轻,粪便表面有黏液,以后大便次数增多,粪中常混有脓血和黏液,可呈糊状软便。重者腹胀、食欲缺乏、恶心、呕吐,体检可发现左下腹压痛,可有腹肌紧张、反跳痛等。

2.全身表现

全身表现可有发热、贫血、消瘦和低蛋白血症、精神焦虑等。急性暴发型重症患者,出现发热、水及电解质失衡、维生素和蛋白质从肠道丢失、贫血、体重下降等。

3.肠外表现

肠外表现可有关节炎、结节性红斑、口腔黏膜复发性溃疡、巩膜外层炎、前葡萄膜炎等。这些肠外表现在结肠炎控制或结肠切除后可以缓解和恢复;强直性脊柱炎、原发性硬化性胆管炎及少见的淀粉样变性等可与溃疡性结肠炎共存,但与溃疡性结肠炎本身的病情变化无关。

(二)体征
轻型患者除左下腹有轻压痛外,无其他阳性体征。重症和暴发型患者,可有明显鼓肠、腹肌紧张、腹部压痛和反跳痛。有些患者可触及痉挛或肠壁增厚的乙状结肠和降结肠,肠鸣音亢进,肝脏可因脂肪浸润或并发慢性肝炎而肿大。直肠指检常有触痛,肛门括约肌常痉挛,但在急性中毒症状较重的患者可松弛,指套染血。

（三）并发症

并发症主要包括中毒性巨结肠、大出血、穿孔、癌变等。

三、诊断要点

（一）症状

有持续或反复发作的腹痛、腹泻，排黏液血便，伴里急后重，重者伴有恶心、呕吐等症状，病程多在4周以上。可有关节、皮肤、眼、口及肝胆等肠外表现。需再根据全身表现来综合判断。

（二）体征

轻型患者常有左下腹或全腹压痛伴肠鸣音亢进。重型和暴发型患者可有腹肌紧张、反跳痛，或可触及痉挛或肠壁增厚的乙状结肠和降结肠。直肠指检常有压痛。

（三）实验室检查

血常规示小细胞性贫血，中性粒细胞增高。血沉增快。血清清蛋白降低，球蛋白升高。严重者可出现电解质紊乱，低血钾。大便外观有黏液脓血，镜下见红细胞、粒细胞及脓细胞。

（四）放射学钡剂检查

急性期一般不宜做钡剂检查。特别注意的是重度溃疡性结肠炎在做钡灌肠时，有诱发肠扩张与穿孔的可能性。钡灌肠对本病的诊断和鉴别诊断有重要价值。尤其对克罗恩病、结肠恶变有意义。临床静止期可做钡灌肠检查，以判断近端结肠病变，排除克罗恩病者宜再做全消化道钡餐检查。钡剂灌肠检查可见黏膜粗糙水肿、多发性细小充盈缺损、肠管短缩、袋囊变浅或消失呈铅管状等。

（五）内镜检查

临床上多数病变在直肠和乙状结肠，采用乙状结肠镜检查很有价值，对于慢性或疑为全结肠患者，宜行纤维结肠镜检查。内镜检查有确诊价值，通过直视下反复观察结肠的肉眼变化及组织学改变，既能了解炎症的性质和动态变化，又可早期发现恶变前病变，能在镜下准确地采集病变组织和分泌物以利排除特异性肠道感染性疾病。检查可见病变，病变多从直肠开始呈连续性、弥漫性分布，黏膜血管纹理模糊、紊乱或消失、充血、水肿、质脆、出血、脓性分泌物附着，亦常见黏膜粗糙，呈细颗粒状等炎症表现。病变明显处可见弥漫性、多发性糜烂或溃疡。重者有多发性糜烂或溃疡，缓解期患者结肠袋囊变浅或消失，可有假息肉或桥形黏膜等。肠镜图片见图 6-7、图 6-8。

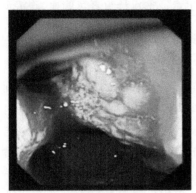

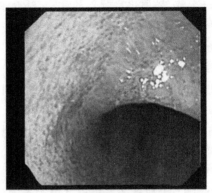

图 6-7　溃疡性结肠炎（一）　　　　图 6-8　溃疡性结肠炎（二）

（六）黏膜活检和手术取标本

1.黏膜组织学检查

本病活动期和缓解期有不同表现。

（1）活动期表现：①固有膜内有弥漫性慢性炎性细胞、中性粒细胞、嗜酸性粒细胞浸润；②隐窝有急性炎性细胞浸润，尤其是上皮细胞间有中性粒细胞浸润及隐窝炎，甚至形成隐窝脓肿，脓肿可溃入固有膜；③隐窝上皮增生，杯状细胞减少；④可见黏膜表层糜烂、溃疡形成和肉芽组织增生。

（2）缓解期表现：①中性粒细胞消失，慢性炎性细胞减少；②隐窝大小、形态不规则，排列紊乱；③腺上皮与黏膜肌层间隙增宽；④潘氏细胞化生。

2.手术切除标本病理检查

手术切除标本病理检查可根据黏膜组织学特点进行。

（七）诊断方法

在排除细菌性痢疾、阿米巴痢疾、慢性血吸虫病、肠结核等感染性结肠炎及结肠 CD、缺血性结肠炎、放射性结肠炎等疾病基础上，具体诊断方法如下。

（1）具有临床表现、肠镜检查及放射学钡剂检查三项之一者可拟诊。

（2）如果加上黏膜活检或手术取标本做病理者可确诊。

（3）初发病例、临床表现和结肠镜改变均不典型者，暂不诊断为 UC，但须随访 3 ～6 个月，观察发作情况。

（4）结肠镜检查发现的轻度慢性直、乙状结肠炎不能与 UC 等同，应观察病情变化，认真寻找病因。

四、治疗原则

UC 的治疗应掌握好分级、分期、分段治疗的原则。分级指按疾病的严重度，采用不同药物和不同治疗方法；分期指疾病分为活动期和缓解期，活动期以控制炎症及缓解症状为主要目标，缓解期应继续维持缓解，预防复发；分段治疗指确定病变范围以选择不同给药方法，远段结肠炎可采用局部治疗，广泛性结肠炎或有肠外症状者则以系统性治疗为主。溃疡性直肠炎治疗原则和方法与远段结肠炎相同，局部治疗更为重要，优于口服用药。

（一）一般治疗

休息，进柔软、易消化富营养的食物，补充多种维生素。贫血严重者可输血，腹泻严重者应补液，纠正电解质紊乱。

（二）药物治疗

1.活动期的治疗

（1）轻度 UC：可选用柳氮磺吡啶（SASP）制剂，每天 3～4 g，分次口服；或用相当剂量的 5-氨基水杨酸（5-ASA）制剂。病变分布于远端结肠者可酌用 SASP 栓剂 0.5～1.0 g，2 次/天。氢化可的松琥珀酸钠盐100～200 mg保留灌肠，每晚 1 次。亦可用中药保留灌肠治疗。

（2）中度 UC：可用上述剂量水杨酸类制剂治疗，疗效不佳者，适当加量或改口服类固醇皮质激素，常用泼尼松 30～40 mg/d，分次口服。

（3）重度 UC：①如患者尚未用过口服类固醇激素，可用口服泼尼松 40～60 mg/d，观察 7～10 天，亦可直接静脉给药，已使用者应静脉滴注氢化可的松 300 mg/d 或甲泼尼龙 48 mg/d；

②肠外应用广谱抗生素控制肠道继发感染,如氨苄西林、硝基咪唑及喹诺酮类制剂;③应嘱患者卧床休息,适当补液、补充电解质,防止电解质紊乱,便血量大者应考虑输血,营养不良病情较重者进要素饮食,必要时可给予肠外营养;④静脉类固醇激素使用7～10天后无效者可考虑应用环孢素静脉滴注,每天2～4 mg/kg,应注意监测血药浓度;⑤慎用解痉剂及止泻剂,避免诱发中毒性巨结肠。如上述药物治疗效果不佳时,应及时予内外科会诊,确定结肠切除手术的时机与方式。

综上所述,对于各类型UC的药物治疗方案可以总结见表6-7。

表 6-7　各类型溃疡性结肠炎药物治疗方案

类型	药物治疗方案
轻度 UC	柳氮磺吡啶片 1.0 g,口服,一天 4 次或相当 5-ASA
中度 UC	柳氮磺吡啶片 1.0 g,口服,一天 4 次或相当 5-ASA 醋酸泼尼松片 10 mg,口服,一天 2 次
重度 UC	甲泼尼龙 48 mg/d(或者氢化可的松 300 mg/d)静脉滴注 广谱抗生素(喹诺酮或头孢类＋硝基咪唑类)

2.缓解期的治疗

症状缓解后,维持治疗的时间至少1年,一般认为类固醇类无维持治疗效果,在症状缓解后逐渐减量,应尽可能过渡到用SASP维持治疗。维持治疗剂量一般为口服每天1.0～3.0 g,亦可用相当剂量的5-氨基水杨酸类药物。6-巯基嘌呤(6-MP)或硫唑嘌呤等用于对上述药物不能维持或对类固醇激素依赖者。

(三)手术治疗

大出血、穿孔、明确的或高度怀疑癌变者;重度UC伴中毒性巨结肠,静脉用药无效者;内科治疗症状顽固、体能下降、对类固醇类药物耐药或依赖者应考虑手术治疗。

(韩善乐)

第七章

神经内科疾病

第一节　蛛网膜下腔出血

蛛网膜下腔出血(SAH)是指脑表面或脑底部的血管自发破裂,血液流入蛛网膜下腔,伴或不伴颅内其他部位出血的一种急性脑血管疾病。本病可分为原发性、继发性和外伤性。原发性SAH是指脑表面或脑底部的血管破裂出血,血液直接或基本直接流入蛛网膜下腔所致,称特发性蛛网膜下腔出血或自发性蛛网膜下腔出血(ISAH),占急性脑血管疾病的15%左右,是神经科常见急症之一;继发性SAH则为脑实质内、脑室、硬脑膜外或硬脑膜下的血管破裂出血,血液穿破脑组织进入脑室或蛛网膜下腔者;外伤引起的概称外伤性SAH,常伴发于脑挫裂伤。SAH临床表现为急骤起病的剧烈头痛、呕吐、精神或意识障碍、脑膜刺激征和血性脑脊液。SAH的年发病率世界各国各不相同,中国约为5/10万,美国为6/10万~16/10万,德国约为10/10万,芬兰约为25/10万,日本约为25/10万。

一、病因和发病机制

(一)病因

SAH的病因很多,以动脉瘤为最常见,包括先天性动脉瘤、高血压动脉硬化性动脉瘤、夹层动脉瘤和感染性动脉瘤等,其他如脑血管畸形、脑底异常血管网、结缔组织病、脑血管炎等。75%~85%的非外伤性SAH患者为颅内动脉瘤破裂出血,其中,先天性动脉瘤发病多见于中青年;高血压动脉硬化性动脉瘤为梭形动脉瘤,约占13%,多见于老年人。脑血管畸形占第2位,以动静脉畸形最常见,约占15%,常见于青壮年。其他如烟雾病、感染性动脉瘤、颅内肿瘤、结缔组织病、垂体卒中、脑血管炎、血液病及凝血障碍性疾病、妊娠并发症等均可引起SAH。近年发现约15%的ISAH患者病因不清,即使DSA检查也未能发现SAH的病因。

1.动脉瘤

近年来,对先天性动脉瘤与分子遗传学的多个研究支持Ⅰ型胶原蛋白 α_2 链基因($COLIA_2$)和弹力蛋白基因(FLN)是先天性动脉瘤最大的候补基因。颅内动脉瘤好发于Willis环及其主要分支的血管分叉处,其中位于前循环颈内动脉系统者约占85%,位于后循环基底动脉系统者约占 15%。对此类动脉瘤的研究证实,血管壁的最大压力来自沿血流方向上的血管分叉处的尖部。随着年龄增长,在血压增高、动脉瘤增大,更由于血流涡流冲击和各种危险因素的综合因素作用下,出血的可能性也随之增大。颅内动脉瘤体积的大小与有无蛛网膜下腔出血相关,直径<3 mm 的动脉瘤,SAH 的风险小;直径>7 mm 的动脉瘤,SAH 的风险高。对于未破裂的动脉瘤,每年发生动脉瘤破裂出血的危险性介于 1%~2%。曾经破裂过的动脉瘤有更高的再出血率。

2.脑血管畸形

以动静脉畸形最常见,且 90% 以上位于小脑幕上。脑血管畸形是胚胎发育异常形成的畸形血管团,血管壁薄,在有危险因素的条件下易诱发出血。

3.高血压动脉硬化性动脉瘤

长期高血压动脉粥样硬化导致脑血管弯曲多,侧支循环多,管径粗细不均,且脑内动脉缺乏外弹力层,在血压增高、血流涡流冲击等因素影响下,管壁薄弱的部分逐渐向外膨胀形成囊状动脉瘤,极易破裂出血。

4.其他病因

动脉炎或颅内炎症可引起血管破裂出血,肿瘤可直接侵袭血管导致出血。脑底异常血管网形成后可并发动脉瘤,一旦破裂出血可导致反复发生的脑实质内出血或 SAH。

(二)发病机制

蛛网膜下腔出血后,血液流入蛛网膜下腔淤积在血管破裂相应的脑沟和脑池中,并可下流至脊髓蛛网膜下腔,甚至逆流至第四脑室和侧脑室,引起一系列变化,主要包括以下几项。①颅内容积增加:血液流入蛛网膜下腔使颅内容积增加,引起颅内压增高,血液流入量大者可诱发脑疝。②化学性脑膜炎:血液流入蛛网膜下腔后直接刺激血管,使白细胞崩解释放各种炎症介质。③血管活性物质释放:血液流入蛛网膜下腔后,血细胞破坏产生各种血管活性物质(氧合血红蛋白、5-羟色胺、血栓烷 A_2、肾上腺素、去甲肾上腺素)刺激血管和脑膜,使脑血管发生痉挛和蛛网膜颗粒粘连。④脑积水:血液流入蛛网膜下腔在颅底或逆流入脑室发生凝固,造成脑脊液回流受阻引起急性阻塞性脑积水和颅内压增高;部分红细胞随脑脊液流入蛛网膜颗粒并溶解,使其阻塞,引起脑脊液吸收减慢,最后产生交通性脑积水。⑤下丘脑功能紊乱:血液及其代谢产物直接刺激下丘脑引起神经内分泌紊乱,引起发热、血糖含量增高、应激性溃疡、肺水肿等。⑥脑-心综合征:急性高颅压或血液直接刺激下丘脑、脑干,导致自主神经功能亢进,引起急性心肌缺血、心律失常等。

二、病理

肉眼可见脑表面呈紫红色,覆盖有薄层血凝块;脑底部的脑池、脑桥小脑三角及小脑延髓池等处可见更明显的血块沉积,甚至可将颅底的血管、神经埋没。血液可穿破脑底面进入第三脑室和侧脑室。脑底大量积血或脑室内积血可影响脑脊液循环出现脑积水,约 5% 的患者,由于部分红细胞随脑脊液流入蛛网膜颗粒并使其堵塞,引起脑脊液吸收减慢而产生交通性脑积水。蛛网膜及软膜增厚、色素沉着,脑与神经、血管间发生粘连。脑脊液呈血性。血液在蛛网膜下腔的分布,以出血量和范围分为弥散型和局限型。前者出血量较多,穹隆面与基底面蛛网膜下腔均有血液沉积;后者血液则仅存于脑底池。40%~60% 的脑标本并发脑内出血。出血的次数越多,并发脑内出血的比例越大。并发脑内出血的发生率第 1 次约39.6%,第 2 次约 55%,第 3 次达

100%。出血部位随动脉瘤的部位而定。动脉瘤好发于 Willis 环的血管上,尤其是动脉分叉处,可单发或多发。

三、临床表现

SAH 发生于任何年龄,发病高峰多在 30～60 岁;50 岁后,ISAH 的危险性有随年龄的增加而升高的趋势。男女在不同的年龄段发病不同,10 岁前男性的发病率较高,男女比为 4：1;40～50 岁时,男女发病相等;70～80 岁时,男女发病率之比高达 1：10。临床主要表现为剧烈头痛、脑膜刺激征阳性、血性脑脊液。在严重病例中,患者可出现意识障碍,从嗜睡至昏迷不等。

(一)症状与体征

1.先兆及诱因

先兆通常是不典型头痛或颈部僵硬,部分患者有病侧眼眶痛、轻微头痛、动眼神经麻痹等表现,主要由少量出血造成;70% 的患者存在上述症状数天或数周后出现严重出血,但绝大部分患者起病急骤,无明显先兆。常见诱因有过量饮酒、情绪激动、精神紧张、剧烈活动、用力状态等,这些诱因均能增加 ISAH 的风险性。

2.一般表现

出血量大者,当天体温即可升高,可能与下丘脑受影响有关;多数患者于 2～3 天后体温升高,多属于吸收热;SAH 后患者血压增高,1～2 周病情趋于稳定后逐渐恢复病前血压。

3.神经系统表现

绝大部分患者有突发持续性剧烈头痛。头痛位于前额、枕部或全头,可扩散至颈部、腰背部;常伴有恶心、呕吐。呕吐可反复出现,是由颅内压急骤升高和血液直接刺激呕吐中枢所致的。如呕吐物为咖啡色样胃内容物则提示上消化道出血,预后不良。头痛部位各异,轻重不等,部分患者类似眼肌麻痹型偏头痛。有 48%～81% 的患者可出现不同程度的意识障碍,轻者嗜睡,重者昏迷,多逐渐加深。意识障碍的程度、持续时间及意识恢复的可能性均与出血量、出血部位及有无再出血有关。

部分患者以精神症状为首发或主要的临床症状,常表现为兴奋、躁动不安、定向障碍,甚至谵妄和错乱;少数可出现迟钝、淡漠、抗拒等。精神症状可由大脑前动脉或前交通动脉附近的动脉瘤破裂引起,大多在病后 1～5 天出现,但多数在数周内自行恢复。癫痫发作较少见,多发生在出血时或出血后的急性期,国外发生率为 6.0%～26.1%,国内资料为 10.0%～18.3%。在一项 SAH 的大宗病例报道中,大约有 15% 的动脉瘤性 SAH 表现为癫痫。癫痫可为局限性抽搐或全身强直-阵挛性发作,多见于脑血管畸形引起者,出血部位多在天幕上,多由于血液刺激大脑皮质所致,患者有反复发作倾向。部分患者由于血液流入脊髓蛛网膜下腔可出现神经根刺激症状,如腰背痛。

4.神经系统体征

(1)脑膜刺激征:为 SAH 的特征性体征,包括头痛、颈强直、Kernig 征和 Brudzinski 征阳性。常于起病后数小时至 6 天内出现,持续 3～4 周。颈强直发生率最高(6%～100%)。另外,应当注意临床上有少数患者可无脑膜刺激征,如老年患者,可能因蛛网膜下腔扩大等老年性改变和痛觉不敏感等因素,往往使脑膜刺激征不明显,但意识障碍仍可较明显,老年人的意识障碍可达 90%。

(2)脑神经损害:以第Ⅱ、Ⅲ对脑神经最常见,其次为第Ⅴ、Ⅵ、Ⅶ、Ⅷ对脑神经,主要由于未破裂的动脉瘤压迫或破裂后的渗血、颅内压增高等直接或间接损害引起。少数患者有一过性肢体单瘫、偏瘫、失语，早期出现者多因出血破入脑实质和脑水肿所致；晚期多由于迟发性脑血管痉挛引起。

（3）眼症状：SAH 的患者中，17％有玻璃体膜下出血，7％～35％有视盘水肿。视网膜下出血及玻璃体下出血是诊断 SAH 有特征性的体征。

（4）局灶性神经功能缺失：如有局灶性神经功能缺失有助于判断病变部位，如突发头痛伴眼睑下垂者，应考虑载瘤动脉可能是后交通动脉或小脑上动脉。

（二）SAH 并发症

1.再出血

在脑血管疾病中，最易发生再出血的疾病是 SAH，国内文献报道再出血率为 24％左右。再出血临床表现严重，病死率远远高于第 1 次出血，一般发生在第 1 次出血后 10～14 天，2 周内再发生率占再发病例的 54％～80％。近期再出血病死率为 41％～46％，甚至更高。再发出血多因动脉瘤破裂所致，通常在病情稳定的情况下，突然头痛加剧、呕吐、癫痫发作，并迅速陷入深昏迷，瞳孔散大，对光反射消失，呼吸困难甚至停止。神经定位体征加重或脑膜刺激征明显加重。

2.脑血管痉挛

脑血管痉挛（CVS）是 SAH 发生后出现的迟发性大、小动脉的痉挛狭窄，以后者更多见。典型的血管痉挛发生在出血后 3～5 天，于 5～10 天达高峰，2～3 周逐渐缓解。在大多数研究中，血管痉挛发生率在 25％～30％。早期可逆性 CVS 多在蛛网膜下腔出血后 30 min 内发生，表现为短暂的意识障碍和神经功能缺失。70％的 CVS 在蛛网膜下腔出血后 1～2 周内发生，尽管及时干预治疗，但仍有约 50％有症状的 CVS 患者将会进一步发展为脑梗死。因此，CVS 的治疗关键在预防。血管痉挛发作的临床表现通常是头痛加重或意识状态下降，除发热和脑膜刺激征外，也可表现局灶性的神经功能损害体征，但不常见。尽管导致血管痉挛的许多潜在危险因素已经确定，但 CT 扫描所见的蛛网膜下腔出血的数量和部位是最主要的危险因素。基底池内有厚层血块的患者比仅有少量出血的患者更容易发展为血管痉挛。虽然国内外均有大量的临床观察和实验数据，但是 CVS 的机制仍不确定。蛛网膜下腔出血本身或其降解产物中的一种或多种成分可能是导致 CVS 的原因。

CVS 的检查常选择经颅多普勒超声（TCD）和数字减影血管造影（DSA）检查。TCD 有助于血管痉挛的诊断。TCD 血液流速峰值大于 200 cm/s 和/或平均流速大于 120 cm/s 时能很好地与血管造影显示的严重血管痉挛相符。值得提出的是，TCD 只能测定颅内血管系统中特定深度的血管段。测得数值的准确性在一定程度上依赖于超声检查者的经验。动脉插管血管造影诊断 CVS 较 TCD 更为敏感。CVS 患者行血管造影的价值不仅用于诊断，更重要的目的是血管内治疗。动脉插管血管造影为有创检查，价格较高。

3.脑积水

大约 25％的动脉瘤性蛛网膜下腔出血患者由于出血量大、速度快，血液大量涌入第三脑室、第四脑室并凝固，使第四脑室的外侧孔和正中孔受阻，可引起急性梗阻性脑积水，导致颅内压急剧升高，甚至出现脑疝而死亡。急性脑积水常发生于起病数小时至 2 周内，多数患者在 1～2 天内意识障碍呈进行性加重，神经症状迅速恶化，生命体征不稳定，瞳孔散大。颅脑 CT 检查可发现阻塞上方的脑室明显扩大等脑室系统有梗阻表现，此类患者应迅速进行脑室引流术。慢性脑积水是 SAH 后 3 周至 1 年发生的脑积水，原因可能为蛛网膜下腔出血刺激脑膜，引起无菌性炎症反应形成粘连,阻塞蛛网膜下腔及蛛网膜绒毛而影响脑脊液的吸收与回流,以脑脊液吸收障碍为主,病理切片可见蛛网膜增厚纤维变性,室管膜破坏及脑室周围脱髓鞘改变。Johnston 认为脑脊液的吸收与蛛网膜下腔和上矢状窦的压力差,以及蛛网膜绒毛颗粒的阻力有关。当脑外伤后颅内压增高时,上矢状窦的压力随之升高,使蛛网膜下腔和上矢状窦的压力差变小,从而使蛛网膜绒毛微小管系统受压甚至关闭,直接影响脑脊液的吸收。由于脑脊液的积蓄造成脑室内静水压升高,致使脑室进行性扩大。因此,慢性脑积水的初期,患者的颅内压是高于正常的,及至脑室扩大到一定程度之后,由于加大了吸收面,才渐使颅内压下降至正常范围,故临床上称之为正常颅压脑积水。但由于脑脊液的静水压已超过脑室壁所能承受的压力,使脑室不断继续扩大、脑萎缩加重而致进行性痴呆。

4.自主神经及内脏功能障碍

常因下丘脑受出血、脑血管痉挛和颅内压增高的损伤所致,临床可并发心肌缺血或心肌梗死、急性肺水肿、应激性溃疡。这些并发症被认为是由于交感神经过度活跃或迷走神经张力过高所致。

5.低钠血症

尤其是重症 SAH 常影响下丘脑功能,而导致有关水盐代谢激素的分泌异常。目前,关于低钠血症发生的病因有两种机制,即血管升压素分泌异常综合征(SIADH)和脑性耗盐综合征(CSWS)。

SIADH 理论是 1957 年由 Bartter 等提出的,该理论认为,低钠血症产生的原因是由于各种创伤性刺激作用于下丘脑,引起血管升压素(ADH)分泌过多,或血管升压素渗透性调节异常,丧失了低渗对 ADH 分泌的抑制作用,而出现持续性 ADH 分泌。肾脏远曲小管和集合管重吸收水分的作用增强,引起水潴留、血钠被稀释及细胞外液增加等一系列病理生理变化。同时,促肾上腺皮质激素(ACTH)相对分泌不足,血浆 ACTH 降低,醛固酮分泌减少,肾小管排钾保钠功能下降,尿钠排出增多。细胞外液增加和尿、钠丢失的后果是血浆渗透压下降和稀释性低血钠,尿渗透压高于血渗透压,低钠而无脱水,中心静脉压增高的一种综合征。若进一步发展,将导致水分从细胞外向细胞内转移、细胞水肿及代谢功能异常。当血钠<120 mmol/L时,可出现恶心、呕吐、头痛;当血钠<110 mmol/L时可发生嗜睡、躁动、谵语、肌张力低下、腱反射减弱或消失甚至昏迷。

但 20 世纪 70 年代末以来,越来越多的学者发现,发生低钠血症时,患者多伴有尿量增多和尿钠排泄量增多,而血中 ADH 并无明显增加。这使得脑性耗盐综合征的概念逐渐被接受。SAH 时,CSWS 的发生可能与脑钠肽(BNP)的作用有关。下丘脑受损时可释放出 BNP,脑血管痉挛也可使 BNP 升高。BNP 的生物效应类似心房钠尿肽(ANP),有较强的利钠和利尿反应。CSWS 时可出现厌食、恶心、呕吐、无力、直立性低血压、皮肤无弹性、眼球内陷、心率增快等表现。诊断依据:细胞外液减少,负钠平衡,水摄入与排出率<1,肺动脉楔压<1.1 kPa(8 mmHg),中心静脉压<0.8 kPa(6 mmHg),体重减轻。Ogawasara 提出每天对 CSWS 患者定时测体重和中心静脉压是诊断 CSWS 和鉴别 SIADH 最简单和实用的方法。

四、辅助检查

(一)脑脊液检查

目前,脑脊液(CSF)检查尚不能被 CT 检查所完全取代。由于腰椎穿刺(LP)有诱发再出血和脑疝的风险,在无条件行 CT 检查和病情允许的情况下,或颅脑 CT 所见可疑时才可考虑谨慎施行 LP 检查。均匀一致的血性脑脊液是诊断 SAH 的金标准,脑脊液压力增高,蛋白含量增高,糖和氯化物水平正常。起初脑脊液中红、白细胞比例与外周血基本一致(700∶1),12 小时后脑脊液开始变黄,2～3 天后因出现无菌性炎症反应,白细胞计数可增加,初为中性粒细胞,后为单核细胞和淋巴细胞。LP 阳性结果与穿刺损伤出血的鉴别很重要。通常是通过连续观察试管内红细胞计数逐渐减少的三管试验来证实,但采用脑脊液离心检查上清液黄变及匿血反应是更灵敏的诊断方法。脑脊液细胞学检查可见巨噬细胞内吞噬红细胞及碎片,有助于鉴别。

(二)颅脑 CT 检查

CT 检查是诊断蛛网膜下腔出血的首选常规检查方法。急性期颅脑 CT 检查快速、敏感,不但可早期确诊,还可判定出血部位、出血量、血液分布范围及动态观察病情进展和有无再出血迹象。急性期 CT 表现为脑池、脑沟及蛛网膜下腔呈高密度改变,尤以脑池局部积血有定位价值,但确定出血动脉及病变性质仍需借助于数字减影血管造影(DSA)检查。发病距 CT 检查的时间越短,显示蛛网膜下腔出血病灶部位的积血越清楚。Adams 观察发病当天 CT 检查显示阳性率为 95%,1 天后降至 90%,5 天后降至 80%,7 天后降至 50%。CT 显示蛛网膜下腔高密度出血征象,多见于大脑外侧裂池、前纵裂池、后纵裂池、鞍上池和环池等。CT 增强扫描可能显示大的动脉瘤和血管畸形。须注意 CT 阴性并不能绝对排除 SAH。

部分学者依据 CT 扫描并结合动脉瘤好发部位推测动脉瘤的发生部位,如蛛网膜下腔出血以鞍上池为中心呈不对称向外扩展,提示颈内动脉瘤;外侧裂池基底部积血提示大脑中动脉瘤;前纵裂池基底部积血提示前交通动脉瘤;出血以脚间池为中心向前纵裂池和后纵裂池基底部扩散,提示基底动脉瘤。CT 显示弥漫性出血或局限于前部的出血发生再出血的风险较大,应尽早行 DSA 检查确定动脉瘤部位并早期手术。MRA 作为初筛工具具有无创、无风险的特点,但敏感性不如 DSA 检查高。

(三)数字减影血管造影

确诊 SAH 后应尽早行数字减影血管造影(DSA)检查,以确定动脉瘤的部位、大小、形状、数量、侧支循环和脑血管痉挛等情况,并可协助除外其他病因如动静脉畸形、烟雾病和炎性血管瘤等。大且不规则、分成小腔(为责任动脉瘤典型的特点)的动脉瘤可能是出血的动脉瘤。如发病之初脑血管造影未发现病灶,应在发病 1 个月后复查脑血管造影,可能会有新发现。DSA 可显示 80% 的动脉瘤及几乎 100% 的血管畸形,而且对发现继发性脑血管痉挛有帮助。脑动脉瘤大多数在 2～3 周再次破裂出血,尤以病后 6～8 天为高峰,因此对动脉瘤应早检查、早期手术治疗,如在发病后 2～3 天,脑水肿尚未达到高峰时进行手术则手术并发症少。

(四)MRI 检查

MRI 对蛛网膜下腔出血的敏感性不及 CT。急性期 MRI 检查还可能诱发再出血。但 MRI 可检出脑干隐匿性血管畸形;对直径 3～5 mm 的动脉瘤检出率可达 84%～100%,而由于空间分辨率较差,不能清晰显示动脉瘤颈和载瘤动脉,仍需行 DSA 检查。

(五)其他检查

心电图可显示 T 波倒置、QT 间期延长、出现高大 U 波等异常;血常规、凝血功能和肝功能检查可排除凝血功能异常方面的出血原因。

五、诊断与鉴别诊断

(一)诊断

根据以下临床特点,诊断 SAH 一般并不困难,如突然起病,主要症状为剧烈头痛,伴呕吐;

可有不同程度的意识障碍和精神症状,脑膜刺激征明显,少数伴有脑神经及轻偏瘫等局灶症状;辅助检查 LP 为血性脑脊液,脑 CT 所显示的出血部位有助于判断动脉瘤。

临床分级:一般采用 Hunt-Hess 分级法(表 7-1)或世界神经外科联盟(WFNS)分级。前者主要用于动脉瘤引起 SAH 的手术适应证及预后判断的参考,Ⅰ~Ⅲ级应尽早行 DSA,积极术前准备,争取尽早手术;对Ⅳ~Ⅴ级先行血块清除术,待症状改善后再行动脉瘤手术。后者根据格拉斯哥昏迷评分和有无运动障碍进行分级(表 7-2),即Ⅰ级的 SAH 患者很少发生局灶性神经功能缺损;GCS≤12 分(Ⅳ~Ⅴ级)的患者,不论是否存在局灶神经功能缺损,并不影响其预后判断;对于 GCS 13~14 分(Ⅱ~Ⅲ级)的患者,局灶神经功能缺损是判断预后的补充条件。

表 7-1　Hunt-Hess 分级法

分类	标准
0 级	未破裂动脉瘤
Ⅰ 级	无症状或轻微头痛
Ⅱ 级	中-重度头痛、脑膜刺激征、脑神经麻痹
Ⅲ 级	嗜睡、意识浑浊、轻度局灶性神经体征
Ⅳ 级	昏迷、中或重度偏瘫,有早期去大脑强直或自主神经功能紊乱
Ⅴ 级	深昏迷、去大脑强直、濒死状态

注:凡有高血压、糖尿病、高度动脉粥样硬化、慢性肺部疾病等全身性疾病,或 DSA 呈现高度脑血管痉挛的病例,则向恶化阶段提高 1 级。

表 7-2　SAH 的 WFNS 分级

分类	GCS	运动障碍
Ⅰ 级	15	无
Ⅱ 级	14~13	无
Ⅲ 级	14~13	有局灶性体征
Ⅳ 级	12~7	有或无
Ⅴ 级	6~3	有或无

注:格拉斯哥昏迷(GCS)评分。

(二)鉴别诊断

1.脑出血

脑出血深昏迷时与 SAH 不易鉴别,但脑出血多有局灶性神经功能缺失体征,如偏瘫、失语等,患者多有高血压病史。仔细的神经系统检查及脑 CT 检查有助于鉴别诊断。

2.颅内感染

发病较 SAH 缓慢。各类脑膜炎起病初均先有高热,脑脊液呈炎性改变而有别于 SAH。进一步脑影像学检查,脑沟、脑池无高密度增高影改变。脑炎临床表现为发热、精神症状、抽搐和意识障碍,且脑脊液多正常或只有轻度白细胞数增高,只有脑膜出血时才表现为血性脑脊液;脑 CT 检查有助于鉴别诊断。

3.瘤卒中

依靠详细病史(如有慢性头痛、恶心、呕吐等)、体征和脑 CT 检查可以鉴别。

六、治疗

主要治疗原则：①控制继续出血，预防及解除血管痉挛，去除病因，防治再出血，尽早采取措施预防、控制各种并发症；②掌握时机尽早行 DSA 检查，如发现动脉瘤及动静脉畸形，应尽早行血管介入、手术治疗。

(一)一般处理

绝对卧床护理 4～6 周，避免情绪激动和用力排便，防治剧烈咳嗽，烦躁不安时适当应用止咳剂、镇静剂；稳定血压，控制癫痫发作。对于血性脑脊液伴脑室扩大者，必要时可行脑室穿刺和体外引流，但应掌握引流速度要缓慢。发病后应密切观察 GCS 评分，注意心电图变化，动态观察局灶性神经体征变化和进行脑功能监测。

(二)防止再出血

二次出血是本病的常见现象，故积极进行药物干预对防治再出血十分必要。蛛网膜下腔出血急性期脑脊液纤维素溶解系统活性增高，第 2 周开始下降，第 3 周后恢复正常。因此，选用抗纤维蛋白溶解药物抑制纤溶酶原的形成，具有防治再出血的作用。

1.6-氨基己酸

该药为纤维蛋白溶解抑制剂，可阻止动脉瘤破裂处凝血块的溶解，又可预防再破裂和缓解脑血管痉挛。每次 8～12 g 加入 10％葡萄糖氯化钠注射液 500 mL 中静脉滴注，每天 2 次。

2.氨甲苯酸

该药又称抗血纤溶芳酸，能抑制纤溶酶原的激活因子，每次 200～400 mg，溶于葡萄糖注射液或0.9％氯化钠注射液 20 mL 中缓慢静脉注射，每天 2 次。

3.氨甲环酸

该药为氨甲苯酸的衍化物，抗血纤维蛋白溶酶的效价强于前两种药物，每次 250～500 mg 加入 5％葡萄糖注射液 250～500 mL 中静脉滴注，每天 1～2 次。

但近年的一些研究显示抗纤溶药虽有一定的防止再出血作用，但同时增加了缺血事件的发生，因此不推荐常规使用此类药物，除非凝血障碍所致出血时可考虑应用。

(三)降颅压治疗

蛛网膜下腔出血可引起颅内压升高、脑水肿，严重者可出现脑疝，应积极进行脱水降颅压治疗，主要选用 20％甘露醇静脉滴注，每次 125～250 mL，2～4 次/天；呋塞米入小壶，每次 20～80 mg，2～4 次/天；清蛋白 10～20 g/d，静脉滴注。药物治疗效果不佳或疑有早期脑疝时，可考虑脑室引流或颞肌下减压术。

(四)防治脑血管痉挛及迟发性缺血性神经功能缺损

目前认为脑血管痉挛引起迟发性缺血性神经功能缺损(DIND)是动脉瘤性 SAH 最常见的死亡和致残原因。钙通道阻滞剂可选择性作用于脑血管平滑肌，减轻脑血管痉挛和 DIND。常用尼莫地平，每天 10 mg(50 mL)，以每小时2.5～5.0 mL速度泵入或缓慢静脉滴注，5～14 天为 1 个疗程；也可选择尼莫地平，每次 40 mg，每天 3 次，口服。国外报道高血压-高血容量-血液稀释(3H)疗法可使大约 70％的患者临床症状得到改善。有数个报道认为与以往相比，"3H"疗法能够明显改善患者预后。增加循环血容量，提高平均动脉压(MAP)，降低血细胞比容(HCT)至30％～50％，被认为能够使脑灌注达到最优化。3H 疗法必须排除已存在脑梗死、高颅压，并已夹闭动脉瘤后才能应用。

（五）防治急性脑积水

急性脑积水常发生于病后 1 周内，发生率为 9％～27％。急性阻塞性脑积水患者脑 CT 显示脑室急速进行性扩大，意识障碍加重，有效的疗法是行脑室穿刺引流和冲洗。但应注意防止脑脊液引流过度，维持颅内压在 2.0～4.0 kPa（15～30 mmHg），因过度引流会突然发生再出血。长期脑室引流要注意继发感染（脑炎、脑膜炎），感染率为 5％～10％。同时常规应用抗菌药物防治感染。

（六）低钠血症的治疗

SIADH 的治疗原则主要是纠正低血钠和防止体液容量过多。可限制液体摄入量，每天<1 000 mL，使体内水分处于负平衡以减少体液过多与尿钠丢失。注意应用利尿药和高渗盐水，纠正低血钠与低渗血症。当血浆渗透压恢复，可给予 5％葡萄糖注射液维持，也可用抑制 ADH 药物，地美环素 1～2 g/d，口服。

CSWS 的治疗主要是维持正常水盐平衡，给予补液治疗。可静脉或口服等渗或高渗盐液，根据低钠血症的严重程度和患者耐受程度单独或联合应用。高渗盐液补液速度以每小时 0.7 mmol/L，24 小时<20 mmol/L 为宜。如果纠正低钠血症速度过快可导致脑桥脱髓鞘病，应予特别注意。

（七）外科治疗

经造影证实有动脉瘤或动静脉畸形者，应争取手术或介入治疗，根除病因防止再出血。

1.显微外科

夹闭颅内破裂的动脉瘤是消除病变并防止再出血的最好方法，而且动脉瘤被夹闭，继发性血管痉挛就能得到积极有效的治疗。一般认为 Hunt-Hess 分级Ⅰ～Ⅱ级的患者应在发病后 48～72 小时内早期手术。应用现代技术，早期手术已经不再难以克服。一些神经血管中心富有经验的医师已经建议给低评分的患者早期手术，只要患者的血流动力学稳定，颅内压得以控制即可。对于神经状况分级很差和/或伴有其他内科情况，手术应该延期。对于病情不太稳定、不能承受早期手术的患者，可选择血管内治疗。

2.血管内治疗

选择适合的患者行血管内放置 Guglielmi 可脱式弹簧圈（GDCs），已经被证实是一种安全的治疗手段。近年来，一般认为治疗指征为手术风险大或手术治疗困难的动脉瘤。

七、预后与预防

（一）预后

临床常采用 Hunt 和 Kosnik（1974）修改的 Botterell 的分级方案，对预后判断有帮助。Ⅰ～Ⅱ级患者预后佳，Ⅳ～Ⅴ级患者预后差，Ⅲ级患者介于两者之间。

首次蛛网膜下腔出血的病死率为 10％～25％。病死率随着再出血递增。再出血和脑血管痉挛是导致死亡和致残的主要原因。蛛网膜下腔出血的预后与病因、年龄、动脉瘤的部位、瘤体大小、出血量、有无并发症、手术时机选择及处置是否及时、得当有关。

（二）预防

蛛网膜下腔出血病情常较危重，病死率较高，尽管不能从根本上达到预防目的，但对已知的病因应及早积极对因治疗，如控制血压、戒烟、限酒，以及尽量避免剧烈运动、情绪激动、过劳、用力排便、剧烈咳嗽等；对于长期便秘的个体应采取辨证论治思路长期用药（如麻仁润肠丸、芪蓉润肠口服液、香砂枳术丸、越鞠保和丸等）；情志因素常为本病的诱发因素，对于已经存在脑动脉瘤、动脉血管夹层或烟雾病的患者,保持情绪稳定至关重要。

不少尸检材料证实,患者生前曾患动脉瘤但未曾破裂出血,说明存在危险因素并不一定完全会出血,预防动脉瘤破裂有着非常重要的意义。应当强调的是,蛛网膜下腔出血常在首次出血后2周再次发生出血且常常危及生命,故对已出血患者积极采取有效措施进行整体调节并及时给予恰当的对症治疗,对预防再次出血至关重要。

（王君波）

第二节　短暂性脑缺血发作

短暂性脑缺血发作(transient ischemic attack,TIA)是指因脑血管病变引起的短暂性、局限性脑功能缺失或视网膜功能障碍。临床症状一般持续 10~20 分钟,多在 1 小时内缓解,最长不超过 24 小时,不遗留神经功能缺失症状,结构性影像学(CT、MRI)检查无责任病灶。凡临床症状持续超过 1 小时且神经影像学检查有明确病灶者不宜称为 TIA。

1975 年,曾将 TIA 定义限定为 24 小时,这是基于时间的定义。2002 年,美国 TIA 工作组提出了新的定义,即由于局部脑或视网膜缺血引起的短暂性神经功能缺损发作,典型临床症状持续不超过 1 小时,且无急性脑梗死的证据。TIA 新的基于组织学的定义以脑组织有无损伤为基础,更有利于临床医师及时进行评价,使急性脑缺血能得到迅速干预。

流行病学统计表明,15％的脑卒中患者曾发生过 TIA。不包括未就诊的患者,美国每年TIA 发作人数估计为 20 万~50 万人。TIA 发生脑卒中率明显高于一般人群,TIA 后第 1 个月内发生脑梗死者占 4％~8％;1 年内 12％~13％;5 年内增至 24％~29％。TIA 患者发生脑卒中在第 1 年内较一般人群高 13~16 倍,是最严重的"卒中预警"事件,也是治疗干预的最佳时机,频发 TIA 更应以急诊处理。

一、病因和发病机制

(一)病因

TIA 病因各有不同,主要是动脉粥样硬化和心源性栓子。多数学者认为微栓塞或血流动力学障碍是 TIA 发病的主要原因,90％左右的微栓子来源于心脏和动脉系统,动脉粥样硬化是50 岁以上患者 TIA 的最常见原因。

(二)发病机制

TIA 的真正发病机制至今尚未完全阐明。主要有血流动力学改变学说和微栓子学说。

1.血流动力学改变学说

TIA 的主要原因是血管本身病变。动脉粥样硬化造成大血管的严重狭窄,由于病变血管自身调节能力下降,当一些因素引起灌注压降低时,病变血管支配区域的血流就会显著下降,同时又可能存在全血黏度增高、红细胞变形能力下降和血小板功能亢进等血液流变学改变,促进了微循环障碍的发生,而使局部血管无法保持血流量的恒定,导致相应供血区域 TIA 的发生。血流动力学型 TIA 在大动脉严重狭窄基础上合并血压下降,导致远端一过性脑供血不足症状,当血压回升时症状可缓解。

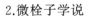

2.微栓子学说

大动脉的不稳定粥样硬化斑块破裂,脱落的栓子随血流移动,阻塞远端动脉,随后栓子很快发生自溶,临床表现为一过性缺血发作。动脉的微栓子来源最常见的部位是颈内动脉系统。心源性栓子为微栓子的另一来源,多见于心房颤动、心瓣膜疾病及左心室血栓形成。

3.其他学说

脑动脉痉挛、受压学说,如脑血管受到各种刺激造成的痉挛或由于颈椎骨质增生压迫椎动脉造成缺血;颅外血管盗血学说,如锁骨下动脉严重狭窄,椎动脉脑血流逆行,导致颅内灌注不足等。

TIA 常见的危险因素包括高龄、高血压、抽烟、心脏病(冠心病、心律失常、充血性心力衰竭、心脏瓣膜病)、高血脂、糖尿病和糖耐量异常、肥胖、不健康饮食、体力活动过少、过度饮酒、口服避孕药或绝经后雌激素的应用、高同型半胱氨酸血症、抗心磷脂抗体综合征、蛋白 C/蛋白 S 缺乏症等。

二、病理

发生缺血部位的脑组织常无病理改变,但部分患者可见脑深部小动脉发生闭塞而形成的微小梗死灶,其直径常小于 1.5 mm。主动脉弓发出的大动脉、颈动脉可见动脉粥样硬化性改变、狭窄或闭塞。颅内动脉也可有动脉粥样硬化性改变,或可见动脉炎性浸润。另外可有颈动脉或椎动脉过长或扭曲。

三、临床表现

TIA 多发于老年人,男性多于女性。发病突然,恢复完全,不遗留神经功能缺损的症状和体征,多有反复发作的病史。持续时间短暂,一般为 10～15 分钟,颈内动脉系统平均为 14 分钟,椎-基底动脉系统平均为 8 分钟,每天可有数次发作,发作间期无神经系统症状及阳性体征。颈内动脉系统 TIA 与椎-基底动脉系统 TIA 相比,发作频率较少,但更容易进展为脑梗死。

TIA 神经功能缺损的临床表现依据受累的血管供血范围而不同,临床常见的神经功能缺损有以下两种。

(一)颈动脉系统 TIA

最常见的症状为对侧面部或肢体的一过性无力和感觉障碍、偏盲,偏侧肢体或单肢的发作性轻瘫最常见,通常以上肢和面部较重,优势半球受累可出现语言障碍。单眼视力障碍为颈内动脉系统 TIA 所特有,短暂的单眼黑蒙是颈内动脉分支——眼动脉缺血的特征性症状,表现为短暂性视物模糊、眼前灰暗感或云雾状。

(二)椎-基底动脉系统 TIA

常见症状为眩晕、头晕、平衡障碍、复视、构音障碍、吞咽困难、皮质性盲和视野缺损、共济失调、交叉性肢体瘫痪或感觉障碍。脑干网状结构缺血可能由于双下肢突然失张力,造成跌倒发作。颞叶、海马、边缘系统等部位缺血可能出现短暂性全面性遗忘症,表现为突发的一过性记忆丧失,时间、空间定向力障碍,患者有自知力,无意识障碍,对话、书写、计算能力保留,症状可持续数分钟至数小时。

血流动力学型 TIA 与微栓塞型 TIA 在临床表现上也有所区别(表 7-3)。

表 7-3　血流动力学型 TIA 与微栓塞型 TIA 的临床鉴别要点

临床表现	血流动力学型	微栓塞型
发作频率	密集	稀疏
持续时间	短暂	较长
临床特点	刻板	多变

四、辅助检查

治疗的结果与确定病因直接相关,辅助检查的目的就在于确定病因及危险因素。

(一)TIA 的神经影像学表现

普通 CT 和 MRI 扫描正常。MRI 灌注成像(PWI)表现可有局部脑血流减低,但不出现 DWI 的影像异常。TIA 作为临床常见的脑缺血急症,要进行快速的综合评估,尤其是 MRI 检查(包括 DWI 和 PWI),以便鉴别脑卒中、确定半暗带、制订治疗方案和判断预后。CT 检查可以排除脑出血、硬膜下血肿、脑肿瘤、动静脉畸形和动脉瘤等临床表现与 TIA 相似的疾病,必要时需行腰椎穿刺以排除蛛网膜下腔出血。CT 血管成像(CTA)、磁共振血管成像(MRA)有助于了解血管情况。梗死型 TIA 的概念是指临床表现为 TIA,但影像学上有脑梗死的证据,早期的 MRI 弥散成像(DWI)检查发现,20%～40%临床上表现为 TIA 的患者存在梗死灶。但实际上根据 TIA 的新概念,只要出现了梗死灶就不能诊断为 TIA。

(二)血浆同型半胱氨酸检查

血浆同型半胱氨酸浓度与动脉粥样硬化程度密切相关,血浆同型半胱氨酸水平升高是全身性动脉硬化的独立危险因素。

(三)其他检查

TCD 检查可发现颅内动脉狭窄,并且可进行血流状况评估和微栓子监测。血常规和生化检查也是必要的,神经心理学检查可能发现轻微的脑功能损害。双侧肱动脉压、桡动脉搏动、双侧颈动脉及心脏有无杂音、全血和血小板检查、血脂、空腹血糖及糖耐量、纤维蛋白原、凝血功能、抗心磷脂抗体、心电图、心脏及颈动脉超声、TCD、DSA 等,有助于发现 TIA 的病因和危险因素、评判动脉狭窄程度、评估侧支循环建立程度和进行微栓子的检测;有条件时应考虑经食管超声心动图检查,可能发现卵圆孔未闭等心源性栓子的来源。

五、诊断与鉴别诊断

(一)诊断

诊断只能依靠病史,根据血管分布区内急性短暂神经功能障碍与可逆性发作特点,结合 CT 排除出血性疾病可考虑 TIA。确立 TIA 诊断后应进一步进行病因、发病机制的诊断和危险因素分析。TIA 和脑梗死之间并没有截然的区别,两者应被视为一个疾病动态演变过程的不同阶段,应尽可能采用"组织学损害"的标准界定两者。

(二)鉴别诊断

鉴别需要考虑其他可以导致短暂性神经功能障碍发作的疾病。

1.局灶性癫痫后出现的 Todd 麻痹

局限性运动性发作后可能遗留短暂的肢体无力或轻偏瘫,持续 0.5～36.0 小时后可消除。

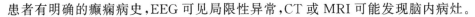

患者有明确的癫痫病史,EEG可见局限性异常,CT或MRI可能发现脑内病灶。

2.偏瘫型偏头痛

多于青年期发病,女性多见,可有家族史,头痛发作的同时或过后出现同侧或对侧肢体不同程度瘫痪,并可在头痛消退后持续一段时间。

3.晕厥

为短暂性弥漫性脑缺血、缺氧所致,表现为短暂性意识丧失,常伴有面色苍白、大汗、血压下降,EEG多数正常。

4.梅尼埃病

发病年龄较轻,发作性眩晕、恶心、呕吐可与椎-基底动脉系统TIA相似,反复发作常合并耳鸣及听力减退,症状可持续数小时至数天,但缺乏中枢神经系统定位体征。

5.其他

血糖异常、血压异常、颅内结构性损伤(如肿瘤、血管畸形、硬膜下血肿、动脉瘤等)、多发性硬化等,也可能出现类似TIA的临床症状。临床上可以依靠影像学资料和实验室检查进行鉴别诊断。

六、治疗

TIA是缺血性血管病变的重要部分。TIA既是急症,也是预防缺血性血管病变的最佳和最重要时机。TIA的治疗与二级预防密切结合,可减少脑卒中及其他缺血性血管事件发生。TIA症状持续1小时以上,应按照急性脑卒中流程进行处理。根据TIA病因和发病机制的不同,应采取不同的治疗策略。

(一)药物治疗

1.抗血小板聚集药物

已证实对有卒中危险因素的患者行抗血小板治疗能有效预防卒中。抗血小板药物的选择以单药治疗为主。不推荐常规应用双重抗血小板药物。对非心源性缺血性脑卒中或TIA除少数需要抗凝治疗,大多数情况均建议给予抗血小板药物。但急性冠状动脉疾病或近期有支架成形术的患者,推荐联合应用氯吡格雷和阿司匹林。

阿司匹林50～300 mg,每天1次。阿司匹林通过抑制环氧化酶而抑制血小板聚集,长期服用对消化道有刺激性,严重时可致消化道出血。氯吡格雷75mg,每天1次。氯吡格雷是ADP诱导血小板聚集的抑制剂,与阿司匹林相比上消化道出血的发生率显著减少,在预防血管性事件发生方面优于阿司匹林。

2.抗凝治疗

抗凝治疗不应作为TIA患者的常规治疗,对于伴发心房颤动(包括阵发性)风湿性二尖瓣病变、二尖瓣关闭不全、有人工机械瓣膜的缺血性脑卒中和TIA患者(感染性心内膜炎除外),建议使用华法林口服抗凝治疗,目标剂量是国际标准化比值(INR)在2.0～3.0;不能接受抗凝治疗的患者,推荐使用抗血小板治疗。有出血倾向、溃疡病、严重高血压及肝肾疾病的患者禁忌抗凝治疗。一般选用华法林6～12 mg,每天1次,口服,3～5天后改为2～6 mg维持,监测凝血酶原时间(PT)为正常值的1.5倍或INR为2.0～3.0。必要时可用静脉肝素或低分子量肝素皮下注射。

3.钙通道阻滞剂

能阻止细胞内钙超载,防止血管痉挛,增加血流量,改善微循环。尼莫地平 20～40 mg,每天3 次;盐酸氟桂利嗪 5～10 mg,每天睡前口服 1 次。

4.其他

可应用中医中药,也可用改善循环药物。如患者血纤维蛋白原明显增高,可以考虑应用降纤药物如巴曲酶、降纤酶、蚓激酶等。

(二)病因治疗

对 TIA 患者要积极查找病因,针对可能存在的脑血管病危险因素如高血压、糖尿病、血脂异常、心脏疾病等要进行积极有效的治疗。高血压患者在考虑高龄、基础血压、平时用药、可耐受性的情况下,降压目标一般应达到≤18.7/12.0 kPa(140/90 mmHg),理想目标应达到≤17.3/10.7 kPa(130/80 mmHg);低密度脂蛋白水平降至 2.59 mmol/L 以下,或下降幅度达到 30%～40%,伴有大动脉易损斑块、冠心病、糖尿病等多种危险因素的应控制在 2.07 mmol/L 以下。同时应建立健康的生活方式,合理运动,避免酗酒,适度降低体重等。病因治疗是预防 TIA 复发的关键。

(三)手术和介入治疗

常用方法包括颈动脉内膜切除术(CEA)和动脉血管成形术(PTA)。对于有或无症状,单侧的重度颈动脉狭窄超过 70%,或经药物治疗无效者可考虑行 CEA 或 PTA 治疗。

七、预后与预防

(一)预后

TIA 患者发生卒中的概率明显高于一般人群。一次 TIA 后 1 个月内发生卒中的概率为4%～8%,1 年内 12%～13%,5 年内则达 24%～29%。TIA 患者发生卒中在第 1 年内较一般人群高 13～16 倍,5 年内也达 7 倍之多。不同病因的 TIA 患者预后不同。表现为大脑半球症状的TIA 和伴有颈动脉狭窄的患者有 70% 的人预后不佳,2 年内发生卒中的概率是 40%。当眼动脉受累时,可有单眼一过性失明。椎-基底动脉系统 TIA 发生脑梗死的比例较少。在评价 TIA 患者时,应尽快确定病因以判定预后和决定治疗。

(二)预防

近年来以中西医结合治疗本病的临床研究证明,在注重整体调节的前提下,病证结合,中医辨证论治能有效减少 TIA 发作的频率及程度并降低形成脑梗死的危险因素,从而起到预防脑血管病事件发生的作用。

(宋 敏)

第三节 动脉粥样硬化性脑梗死

动脉粥样硬化性脑梗死是脑梗死中最常见的类型。在脑动脉粥样硬化等原因引起的血管壁病变的基础上,管腔狭窄、闭塞或有血栓形成,造成局部脑组织因血液供应中断而发生缺血缺氧性坏死,引起相应的神经系统症状和体征。

一、病因和发病机制

最常见的病因是动脉粥样硬化,其次为高血压、糖尿病和血脂异常等。脑动脉粥样硬化性闭塞或有血栓形成,是造成动脉粥样硬化性脑梗死的核心环节。脑动脉粥样硬化性闭塞是在脑动脉粥样硬化血管狭窄的基础上,由于动脉壁粥样斑块内新生的血管破裂形成血肿,血肿使斑块进一步隆起,甚至完全闭塞管腔,导致急性供血中断;或因斑块表面的纤维帽破裂,粥样物自裂口逸入血流,遗留粥瘤样溃疡,排入血流的坏死物质和脂质形成胆固醇栓子,引起动脉管腔闭塞。脑动脉血栓形成是动脉粥样硬化性脑梗死最常见的发病机制,斑块破裂形成溃疡后,由于胶原暴露,可促进血栓形成,血栓形成通常发生在血管内皮损伤(如动脉粥样斑块)或血流产生漩涡(如血管分支处)的部位,血管内皮损伤和血液"湍流"是动脉血栓形成的主要原因,血小板激活并在损伤的动脉壁上黏附和聚集是动脉血栓形成的基础。

试验证明,神经细胞在完全缺血、缺氧后十几秒即出现电位变化,20～30 秒后大脑皮质的生物电活动消失,30～90 秒后小脑及延髓的生物电活动也消失。脑动脉血流中断持续 5 分钟,神经细胞就会发生不可逆性损害,出现脑梗死。上述变化是一个复杂的过程,称为缺血性级联反应。严重缺血的脑组织能量很快耗竭,能量依赖性神经细胞膜的泵功能衰竭,脑缺血引起膜去极化和突触前兴奋性递质(主要是谷氨酸和天冬氨酸)的大量释放,细胞外液中的 Ca^{2+} 通过电压门控通道和 NMDA 受体门控通道进入细胞内,细胞内还由于 ATP 供应不足和乳酸酸中毒,使细胞内的结合钙大量释放,细胞内 Ca^{2+} 稳态失调在神经细胞缺血损害中起重要作用,称为细胞内钙超载。受 Ca^{2+} 调节的多种酶类被激活,导致膜磷脂分解和细胞骨架破坏,大量自由基的生成,细胞产生不可逆性损伤。在上述过程中,还包括有转录因子合成及炎性介质的产生等参与。造成缺血性损伤的另一种机制是细胞凋亡。到目前为止,缺血性级联反应的很多机制尚未完全阐明,有待于进一步研究。

急性脑梗死病灶是由缺血中心区及其周围的缺血半暗带组成。缺血中心区的脑血流阈值为 10 mL/(100 g·min),神经细胞膜离子泵和细胞能量代谢衰竭,脑组织发生不可逆性损害。缺血半暗带的脑血流处于电衰竭[约为 20 mL/(100 g·min)]与能量衰竭[约为 10 mL/(100 g·min)]之间,局部脑组织存在大动脉残留血流和/或侧支循环,尚有大量存活的神经元,如能在短时间内迅速恢复缺血半暗带的血流,该区脑组织功能是可逆的,神经细胞可存活并恢复功能。缺血中心区和缺血半暗带是一个动态的病理生理过程,随着缺血程度的加重和时间的延长,中心坏死区逐渐扩大,缺血半暗带逐渐缩小。因此尽早恢复缺血半暗带的血液供应和应用有效的脑保护药物对减少脑卒中的致残率是非常重要的,但这些措施必须在一个限定的时间内进行,这个时间段即为治疗时间窗(TTW)。它包括再灌注时间窗(RTW)和神经细胞保护时间窗(CTW),前者指脑缺血后,若血液供应在一定时间内恢复,脑功能可恢复正常;后者指在时间窗内应用神经保护药物,可防止或减轻脑损伤,改善预后。缺血半暗带的存在受 TTW 影响之外,还受到脑血管闭塞的部位、侧支循环、组织对缺血的耐受性及体温等诸多因素的影响,因此不同的患者 TTW 存在着差异。一般认为 RTW 为发病后的 3～4 小时内,不超过 6 小时,在进展性脑卒中可以相应地延长。CTW 包含部分或全部 RTW,包括所有神经保护疗法所对应的时间窗,时间可以延长至发病数小时后,甚至数天。

二、病理

颈内动脉系统脑梗死占 80%,椎-基底动脉系统脑梗死占 20%。闭塞好发的血管依次为颈内动脉、大脑中动脉、大脑后动脉、大脑前动脉及椎-基底动脉等。闭塞血管内可见动脉粥样硬化改变、血栓形成或栓子。局部血液供应中断引起的脑梗死多为白色梗死（即贫血性梗死）。如果闭塞的血管再开通，再灌流的血液可经已损害的血管壁大量渗出，使白色梗死转变成红色梗死（即出血性梗死）。

脑梗死首先表现为凝固性坏死，然后是坏死组织液化，最后有可能形成囊腔。脑细胞死亡有坏死性细胞死亡和细胞凋亡（程序性细胞死亡）2种方式。最早的形态学改变发生在细胞死亡12～24小时后，其典型神经元凝固性坏死的形态学改变为神经元核裂解，细胞质嗜伊红，称红色神经元。与凋亡性细胞死亡不同，缺血坏死性细胞死亡与细胞质和线粒体肿胀相关联，并在随后出现细胞膜的分解。这两种细胞死亡方式可以并存，通常坏死性细胞死亡主要发生在脑梗死发病数小时内，而凋亡在发病数周内都可出现。脑梗死1天后，梗死灶开始出现边界模糊水肿区，并出现大量炎性细胞浸润。梗死1～2天后，大量毛细血管和内皮细胞增生，中性粒细胞被巨噬细胞替代。脑梗死3～5天脑水肿达高峰，大面积梗死时脑组织高度肿胀，可向对侧移位，导致脑疝形成。在脑梗死发生的数天内，巨噬细胞数量迅速增加，吞噬大量细胞和组织碎片，并最终返回血液循环。7～14天脑梗死的坏死组织转变为液化的蜂窝状囊腔。3～4周后，小病灶形成胶质瘢痕，大病灶可形成中风囊。

三、临床表现

中老年患者多见，病前有脑梗死的危险因素，如高血压、糖尿病、冠心病及血脂异常等。常在安静状态下或睡眠中起病，部分病例在发病前可有TIA发作。临床表现决定于梗死灶的大小和部位，主要为局灶性神经功能缺损的症状和体征。如偏瘫、偏身感觉障碍、失语共济失调等，部分可有头痛、呕吐、昏迷等全脑症状。患者一般意识清楚，在发生基底动脉血栓或大面积脑梗死时，病情严重，出现意识障碍，甚至有脑疝形成，最终导致死亡。下面介绍一下不同部位脑梗死的临床表现。

（一）颈内动脉系统（前循环）脑梗死

1.颈内动脉血栓形成

颈内动脉闭塞的临床表现复杂多样。如果侧支循环代偿良好，可以全无症状。若侧支循环不良，可引起TIA，也可表现为大脑中动脉和/或大脑前动脉缺血症状，或分水岭梗死（位于大脑前、中动脉或大脑中、后动脉之间）。临床表现可有同侧Horner征，对侧偏瘫、偏身感觉障碍、双眼对侧同向性偏盲，优势半球受累可出现失语，非优势半球受累可有体象障碍。当眼动脉受累时，可有单眼一过性失明，偶尔成为永久性视力丧失。颈部触诊发现颈内动脉搏动减弱或消失，听诊可闻及血管杂音。

2.大脑中动脉血栓形成

大脑中动脉主干闭塞可出现对侧偏瘫、偏身感觉障碍和同向性偏盲，可伴有双眼向病灶侧凝视，优势半球受累可出现失语，非优势半球病变可有体象障碍。由于主干闭塞引起大面积的脑梗死，患者多有不同程度的意识障碍，脑水肿严重时可导致脑疝形成，甚至死亡。皮质支闭塞引起的偏瘫及偏身感觉障碍，以面部和上肢为重，下肢和足部受累较轻，累及优势半球可有失语，意识水平不受影响。深穿支闭塞更为常见，表现为对侧偏瘫，肢体、面和舌的受累程度均等，对侧偏身感觉障碍，可伴有偏盲、失语等。

3.大脑前动脉血栓形成

大脑前动脉近段阻塞时由于前交通动脉的代偿,可全无症状。非近段闭塞时,对侧偏瘫,下肢重于上肢,有轻度感觉障碍,主侧半球病变可有 Broca 失语,可伴有尿失禁(旁中央小叶受损)及对侧强握反射等。深穿支闭塞,出现对侧面、舌瘫及上肢轻瘫(内囊膝部及部分内囊前肢)。双侧大脑前动脉闭塞时,可出现淡漠、欣快等精神症状,双下肢瘫痪,尿潴留或尿失禁以及强握等原始反射。

(二)椎-基底动脉系统(后循环)脑梗死

1.大脑后动脉血栓形成

大脑后动脉闭塞引起的临床症状变异很大,动脉的闭塞位置和 Willis 环的代偿功能在很大程度上决定了脑梗死的范围和严重程度。

(1)主干闭塞表现为对侧偏盲、偏瘫及偏身感觉障碍,丘脑综合征,优势半球受累可伴有失读。

(2)皮质支闭塞出现双眼对侧视野同向偏盲(但有黄斑回避),偶为象限盲,可伴有视幻觉、视物变形和视觉失认等,优势半球受累可表现为失读、命名性失语等症状,非优势半球受累可有体象障碍。基底动脉上端闭塞,尤其是双侧后交通动脉异常细小时,会引起双侧大脑后动脉皮层支闭塞,表现为双眼全盲(黄斑回避),光反射存在,有时可伴有不成形的幻视发作;累及颞叶的下内侧时,会出现严重的记忆力损害。

(3)深穿支闭塞的表现。①丘脑膝状体动脉闭塞出现丘脑综合征:表现为对侧偏身感觉障碍,以深感觉障碍为主,自发性疼痛,感觉过度,轻偏瘫,共济失调,舞蹈-手足徐动。②丘脑穿动脉闭塞出现红核丘脑综合征:表现为病灶侧舞蹈样不自主运动、意向性震颤、小脑性共济失调,对侧偏身感觉障碍。③中脑脚间支闭塞出现 Weber 综合征(表现为同侧动眼神经麻痹,对侧偏瘫)或 Benedikt 综合征(表现为同侧动眼神经麻痹,对侧不自主运动)。

2.椎动脉血栓形成

若两侧椎动脉的粗细差别不大,当一侧闭塞时,通过对侧椎动脉的代偿作用,可以无明显的症状。约10%的患者一侧椎动脉细小,脑干仅由另一侧椎动脉供血,此时供血动脉闭塞引起的病变范围,等同于基底动脉或双侧椎动脉阻塞后的梗死区域,症状较为严重。

延髓背外侧综合征:在小脑后下动脉,或椎动脉供应延髓外侧的分支闭塞时发生。临床表现为眩晕、恶心、呕吐和眼球震颤(前庭神经核受损);声音嘶哑、吞咽困难及饮水呛咳(舌咽、迷走神经,疑核受累);病灶侧小脑性共济失调(绳状体或小脑损伤);交叉性感觉障碍:即病灶同侧面部痛、温觉减退或消失(三叉神经脊束核受损),病灶对侧偏身痛、温觉减退或消失(对侧交叉的脊髓丘脑束受损);病灶同侧 Horner 征(交感神经下行纤维损伤)。由于小脑后下动脉的解剖变异很大,除上述症状外,还可能有一些不典型的临床表现,需仔细识别。

3.基底动脉血栓形成

基底动脉主干闭塞,表现为眩晕、恶心、呕吐及眼球震颤、复视、构音障碍、吞咽困难及共济失调等,病情进展迅速而出现延髓性麻痹、四肢瘫、昏迷、中枢性高热、应激性溃疡,常导致死亡。

基底动脉分支的闭塞会引起脑干和小脑的梗死,表现为各种临床综合征,下面介绍几种常见的类型。

(1)脑桥前下部综合征:Millard-Gubler 综合征是基底动脉的短旋支闭塞,表现为同侧面神经和展神经麻痹,对侧偏瘫;Foville 综合征是基底动脉的旁正中支闭塞,表现为两眼不能向病灶侧同向运动,病灶侧面神经和展神经麻痹,对侧偏瘫。

(2)闭锁综合征:脑桥基底部双侧梗死,表现为双侧面瘫、延髓性麻痹、四肢瘫、不能讲话,但因脑干网状结构未受累,患者意识清楚,能随意睁闭眼,可通过睁闭眼或眼球垂直运动来表达自己的意愿。

(3)基底动脉尖综合征:基底动脉尖端分出两对动脉,大脑后动脉和小脑上动脉,供血区域包括中脑、丘脑、小脑上部颞叶内侧和枕叶。临床表现为眼球运动障碍,瞳孔异常,觉醒和行为障碍,可伴有记忆力丧失,病灶对侧偏盲或皮质盲,少数患者可出现大脑脚幻觉。

四、辅助检查

(一)血液化验及心电图

血液化验包括血常规、血流变、肾功能、离子、血糖及血脂。这些检查有利于发现脑梗死的危险因素。

(二)头颅 CT

对于急性卒中患者,头颅 CT 平扫是最常用的检查,它对于发病早期脑梗死与脑出血的识别很重要。脑梗死发病后的 24 小时内,一般无影像学改变,在 24 小时后,梗死区出现低密度病灶。在脑梗死的超早期阶段(发病 6 小时内),CT 可以发现一些轻微的改变:大脑中动脉高密度征;皮质边缘(尤其是岛叶)以及豆状核区灰白质分界不清楚;脑沟消失等。这些改变的出现提示梗死灶较大,预后较差,选择溶栓治疗应慎重。发病后 2 周左右,脑梗死病灶处因水肿减轻和吞噬细胞浸润可与周围正常脑组织等密度,CT 上难以分辨,称为"模糊效应"。通常平扫临床上提供的信息已经足够,但由于对超早期缺血性病变和皮质或皮质下小的梗死灶不敏感,特别是后颅窝的脑干和小脑梗死更难检出。进行 CT 血管成像、灌注成像,或要排除肿瘤、炎症等则需注射造影剂增强显像。灌注 CT 可区别可逆性与不可逆性缺血,因此可识别缺血半暗带,但其在指导急性脑梗死治疗方面的作用尚未肯定。

(三)MRI 检查

脑梗死发病数小时后,即可显示 T_1 低信号,T_2 高信号的病变区域。与 CT 相比,MRI 可以发现脑干、小脑梗死及小灶梗死。功能性 MRI,如弥散加权成像(DWI)和灌注加权成像(PWI),可以在发病后的数分钟内检测到缺血性改变,DWI 与 PWI 显示的病变范围相同区域,为不可逆性损伤部位,DWI 与 PWI 的不一致区,为缺血性半暗带。功能性 MRI 对超早期溶栓治疗提供了科学依据。DWI 可以早期显示缺血组织的大小、部位,甚至可显示皮质下、脑干和小脑的小梗死灶。早期梗死的诊断敏感性达到 $88\% \sim 100\%$,特异性达到 $95\% \sim 100\%$。PWI 是静脉注射顺磁性造影剂后显示脑组织相对血流动力学改变的成像。灌注加权改变的区域较弥散加权改变范围大,目前认为弥散-灌注不匹配区域为半暗带。MRI 的最大缺陷是诊断急性脑出血不如 CT 灵敏,需应用梯度回波技术(GRE)和平面回波敏感加权技术观察急性脑实质出血。标准的 MRI 序列(T_1、T_2 和质子相)对发病几小时内的脑梗死不敏感。

(四)血管造影数字减影

血管造影(DSA)、CT 血管造影(CTA)和磁共振动脉成像(MRA)可以显示脑部大动脉的狭窄、闭塞和其他血管病变,如血管炎、纤维肌性发育不良、颈动脉或椎动脉壁分离及烟雾病等。作为无创性检查,MRA 的应用非常广泛,但对于小血管显影不清,尚不能替代 DSA 及 CTA。

(五)彩色多普勒超声检查(TCD)

对评估颅内外血管狭窄、闭塞、血管痉挛或者侧支循环建立的程度有帮助。应用于溶栓治疗监测,对预后判断有参考意义。

(六)SPECT 和 PET

能在发病后数分钟显示脑梗死的部位和局部脑血流的变化。通过对脑血流量(CBF)的测定,可以识别缺血性半暗带,指导溶栓治疗,并判定预后。

(七)脑脊液(CSF)检查

CSF 一般正常,当有出血性脑梗死时,CSF 中可见红细胞。在大面积脑梗死时,CSF 压力可升高,细胞数和蛋白可增加。目前已不再广泛用于诊断一般的脑卒中。怀疑蛛网膜下腔出血而CT 未显示或怀疑卒中继发于感染性疾病可行腰椎穿刺检查。

五、诊断及鉴别诊断

(一)诊断

第一步,需明确是否为卒中。中年以上的患者,急性起病,迅速出现局灶性脑损害的症状和体征,并能用某一动脉供血区功能损伤解释,排除非血管性病因,临床应考虑急性脑卒中。第二步,明确是缺血性还是出血性脑卒中。CT 或 MRI 检查可排除脑出血和其他病变,帮助进行鉴别诊断。当影像学检查发现责任梗死灶时,即可明确诊断。当缺乏影像学责任病灶时,如果症状或体征持续 24 小时以上,也可诊断急性脑梗死。第三步,需明确是否适合溶栓治疗。卒中患者首先应了解发病时间及溶栓治疗的可能性。若在溶栓治疗时间窗内,应迅速进行溶栓适应证筛查,对有指征者实施紧急血管再灌注治疗。此外,还应评估卒中的严重程度(如 NIHSS 卒中量表),了解脑梗死发病是否存在低灌注及其病理生理机制,并进行脑梗死病因分型。

动脉粥样硬化性脑梗死的 TOAST 分型诊断标准:①血管影像学检查证实有与脑梗死神经功能缺损相对应的颅内或颅外大动脉狭窄超过 50%或闭塞,且血管病变符合动脉粥样硬化改变;或存在颅内或颅外大动脉狭窄超过 50%或闭塞的间接证据,如影像学(CT 或 MRI)显示大脑皮质、脑干、小脑或皮质下梗死灶的直径大于 1.5 cm,临床表现主要为皮质损害体征,如失语、意识改变、体象障碍等,或有脑干、小脑损害体征。②有至少一个动脉粥样硬化卒中危险因素(如高龄、高血压、高血脂、糖尿病、吸烟等)或系统性动脉粥样硬化(如斑块、冠心病等)证据。③排除心源性栓塞所致脑梗死。

(二)鉴别诊断

主要需与以下疾病相鉴别。

1.脑出血

脑梗死有时与脑出血的临床表现相似,但活动中起病、病情进展快、发病当时血压明显升高常提示脑出血,CT 检查发现出血灶可明确诊断(表 7-4)。

表 7-4 脑梗死与脑出血的鉴别

鉴别要点	脑梗死	脑出血
发病年龄	多为 60 岁以上	多为 60 岁以下
起病状态	安静或睡眠中	动态起病(活动中或情绪激动)
起病速度	十余小时或 1~2 天症状达到高峰	10 分钟至数小时症状达到高峰

（续表）

鉴别要点	脑梗死	脑出血
全脑症状	轻或无	头痛、呕吐、嗜睡、打哈欠等颅压高症状
意识障碍	无或较轻	多见且较重
神经体征	多为非均等性偏瘫（大脑中动脉主干或皮质支）	多为均等性偏瘫（基底核区）
CT 检查	脑实质内低密度病灶	脑实质内高密度病灶
脑脊液	无色透明	可有血性

2.脑栓塞

起病急骤，局灶性体征在数秒至数分钟达到高峰，常有栓子来源的基础疾病如心源性（心房颤动、风湿性心脏病、冠心病、心肌梗死、亚急性细菌性心内膜炎等）非心源性（颅内外动脉粥样硬化斑块脱落、空气脂肪滴等）。大脑中动脉栓塞最常见。

3.颅内占位病变

颅内肿瘤、硬膜下血肿和脑脓肿可呈卒中样发病，出现偏瘫等局灶性体征，颅内压增高征象不明显时易与脑梗死混淆，须提高警惕，CT 或 MRI 检查有助确诊。

六、治疗

挽救缺血半暗带，避免或减轻原发性脑损伤，是急性脑梗死治疗的最根本目标。"时间就是大脑"，对有指征的患者，应力争尽早实施再灌注治疗。临床医师应重视卒中指南的指导作用，根据患者发病时间、病因、发病机制、卒中类型、病情严重程度、伴发的基础疾病、脑血流储备功能和侧支循环状态等具体情况，制定适合患者的最佳个体化治疗方案。

（一）一般处理

1.吸氧和通气支持

必要时可给予吸氧，以维持氧饱和度 94％以上。对脑干梗死和大面积脑梗死等病情危重患者或有气道受累者，需要气道支持和辅助通气。轻症、无低氧血症的卒中患者无需常规吸氧。

2.心脏监测和心脏病变处理

脑梗死后 24 小时内应常规进行心电图检查，有条件者可根据病情进行 24 小时或更长时间的心电监护，以便早期发现阵发性心房纤颤或严重心律失常等心脏病变；避免或慎用增加心脏负担的药物。

3.体温控制

对体温超过 38 ℃的患者应给予退热措施。发热主要源于下丘脑体温调节中枢受损、并发感染或吸收热、脱水等情况。体温升高可以增加脑代谢耗氧及自由基产生，从而增加卒中患者死亡率及致残率。对中枢性发热患者，应以物理降温为主（冰帽、冰毯或乙醇擦浴），必要时予以人工亚冬眠治疗，如存在感染应给予抗生素治疗。

4.血压控制

约 70％脑梗死患者急性期血压升高，主要原因：病前存在高血压、疼痛、恶心呕吐、颅内压增高、尿潴留、焦虑、卒中后应激状态等。多数患者在卒中后 24 小时内血压自发降低。病情稳定而无颅内高压或其他严重并发症的患者，24 小时后血压水平基本可反映其病前水平。

急性脑梗死血压的调控应遵循个体化、慎重、适度原则：①准备溶栓者，血压应控制在收缩压

＜24.0 kPa(180 mmHg)、舒张压＜13.3 kPa(100 mmHg)；②发病72小时内，通常收缩压≥26.7 kPa(200 mmHg)或舒张压≥14.7 kPa(110 mmHg)，或伴有急性冠脉综合征、急性心力衰竭、主动脉夹层、先兆子痫/子痫等其他需要治疗的合并症，才可缓慢降压治疗，且在卒中发病最初24小时内降压一般不应超过原有血压水平的15%，可选用拉贝洛尔、尼卡地平等静脉药物，避免使用引起血压急剧下降和不易调控血压的药物，如舌下含服短效硝苯地平；③卒中后若病情稳定，持续血压≥18.7/12.0 kPa(140/90 mmHg)，可于发病数天后恢复发病前使用的降压药物或开始，启动降压治疗；④对卒中后低血压和低血容量，应积极寻找和处理原因，必要时采用扩容升压措施，可静脉输注0.9%氯化钠溶液纠正低血容量，纠正可能引起心排血量减少的心律失常。

5.血糖

脑卒中急性期高血糖较常见，可以是原有糖尿病的表现或应激反应。血糖超过10 mmol/L时应给予胰岛素治疗，并加强血糖监测，注意避免低血糖，血糖值可控制在7.7～10 mmol/L。发生低血糖(＜3.36 mmol/L)时，可用10%～20%的葡萄糖注射液口服或静脉注射纠正。

6.营养支持

卒中后呕吐、吞咽困难等可引起脱水及营养不良，导致神经功能恢复减慢。应重视卒中后液体及营养状况评估。急性脑卒中入院7天内应开始肠内营养，对营养不良或有营养不良风险的患者可使用营养补充剂。不能正常经口进食者可鼻饲，持续时间长者(2～3周)可行经皮内镜下胃造口术(PEG)管饲补充营养。

(二)特异性治疗

指针对缺血损伤病理生理机制中某一特定环节进行的干预。

1.静脉溶栓

静脉溶栓是目前最主要的恢复血流措施，rtPA和尿激酶是我国目前使用的主要溶栓药。

(1)rtPA静脉溶栓：发病3小时内或3～4.5小时，应按照适应证和禁忌证严格筛选患者，尽快给予rtPA静脉溶栓治疗。使用方法：rtPA 0.9 mg/kg(最大剂量90 mg)静脉滴注，其中10%在最初1分钟内静脉推注，其余持续滴注1小时。溶栓药用药期间及用药24小时内应严密监护患者，定期进行血压和神经功能检查。如出现严重头痛、高血压、恶心和呕吐或神经症状体征明显恶化，考虑合并脑出血时，应立即停用溶栓药物并行颅脑CT检查。

迄今为止，发病3小时内rtPA标准静脉溶栓疗法是唯一被严格的临床科学试验证实具有显著疗效并被批准应用于临床的急性脑梗死药物治疗方法。每溶栓治疗100例急性脑梗死，就有32例在发病3个月时临床完全或基本恢复正常，溶栓较安慰剂增加了13例完全恢复，但同时也增加了3例症状性脑出血，净获益29例。①适应证：有急性脑梗死导致的神经功能缺损症状；症状出现＜3小时；年龄≥18岁；患者或家属签署知情同意书。②禁忌证：既往有颅内出血史；近3个月有重大头颅外伤史或卒中史；可疑蛛网膜下腔出血；已知颅内肿瘤、动静脉畸形、动脉瘤；近1周内有在不易压迫止血部位的动脉穿刺或近期颅内、椎管内手术史；血压升高[收缩压≥24.0 kPa(180 mmHg)或舒张压≥13.3 kPa(100 mmHg)]；活动性内出血；急性出血倾向，包括血小板计数低于100×10^9/L或其他情况，如48小时内接受过肝素治疗(APTT超出正常范围上限)、已口服抗凝药且INR＞1.7或PT＞15秒、目前正在使用凝血酶抑制剂或Ⅹa因子抑制剂、各种敏感的实验室检查异常(如APTT、INR、血小板计数、ECT、TT或恰当的Ⅹa因子活性测定等)；血糖＜2.7 mmol/L；QCT提示多脑叶梗死(低密度影＞1/3大脑半球)。③相对禁忌证：轻型卒中或症状快速改善的卒中；妊娠；痫性发作后出现的神经功能损害症状；近2周内有大型外科手术或严重外伤;近 3 周内有胃肠或泌尿系统出血;近 3 个月内有心肌梗死史。

国内外卒中指南对发病 3～4.5 小时 rtPA 标准静脉溶栓疗法均给予了最高推荐,但目前循证医学的证据还不够充分。因时间延长,其疗效只有 3 小时内 rtPA 标准静脉溶栓疗法的一半;因入选溶栓的标准更严格,其症状性脑出血发生率相似。①适应证:有急性脑梗死导致的神经功能缺损症状;症状持续时间在发病 3～4.5 小时;年龄 18～80 岁;患者或家属签署知情同意书。②禁忌证:同 3 小时内 rtPA 静脉溶栓。③相对禁忌证:年龄＞80 岁;严重卒中(NIHSS＞25);口服抗凝药(不考虑 INR 水平);有糖尿病和缺血性卒中病史。

(2)尿激酶静脉溶栓:研究结果表明,尿激酶静脉溶栓治疗发病 6 小时内急性脑梗死相对安全、有效。如没有条件使用 rtPA,且发病在 6 小时内,对符合适应证和禁忌证的患者,可考虑静脉给予尿激酶。①使用方法:尿激酶 100 万～150 万 U,溶于生理盐水 100～200 mL,持续静脉滴注 30 分钟。②适应证:有急性脑梗死导致的神经功能缺损症状;症状出现＜6 小时;年龄 18～80 岁;意识清楚或嗜睡;脑 CT 无明显早期脑梗死低密度改变;患者或家属签署知情同意书。③禁忌证同 3 小时内 rtPA 静脉溶栓。

2.血管内介入治疗

血管内介入治疗包括动脉溶栓、桥接、机械取栓、血管成形和支架术等。

采用 rtPA 标准静脉溶栓治疗,大血管闭塞的血管再通率较低(ICA＜10％,MCA＜30％),疗效欠佳。对 rtPA 标准静脉溶栓治疗无效的大血管闭塞患者,在发病 6 小时内给予补救机械取栓,每治疗 3～7 个患者,就可多 1 个临床良好结局。对最后看起来正常的时间为 6～24 小时的前循环大血管闭塞患者,在特定条件下也可进行机械取栓。对非致残性卒中患者(改良 Rankin 量表评分 0～2),如果有颈动脉血运重建的二级预防指征,且没有早期血运重建的禁忌证时,应在发病 48 小时～7 天之间进行颈动脉内膜切除术(CEA)或颈动脉血管成形和支架植入术(CAS),而不是延迟治疗。

3.抗血小板治疗

常用的抗血小板聚集剂包括阿司匹林和氯吡格雷。未行溶栓的急性脑梗死患者应在 48 小时之内尽早服用阿司匹林(150～325 mg/d),但在阿司匹林过敏或不能使用时,可用氯吡格雷替代。一般 2 周后按二级预防方案选择抗栓治疗药物和剂量。如果发病 24 小时内,患者 NIHSS 评分≤3,应尽早给予阿司匹林联合氯吡格雷治疗 21 天,以预防卒中的早期复发。由于目前安全性还没有确定,通常动脉粥样硬化性脑梗死急性期不建议阿司匹林联合氯吡格雷治疗,在溶栓后 24 小时内也不推荐抗血小板或抗凝治疗,以免增加脑出血风险。合并不稳定型心绞痛和冠状动脉支架置入是特殊情况,可能需要双重抗血小板治疗,甚至联合抗凝治疗。

4.抗凝治疗

一般不推荐急性期应用抗凝药来预防卒中复发、阻止病情恶化或改善预后。但对于合并高凝状态、有形成深静脉血栓和肺栓塞风险的高危患者,可以使用预防剂量的抗凝治疗。对于大多数合并房颤的急性缺血性脑卒中患者,可在发病后 4～14 天开始口服抗凝治疗,进行卒中二级预防。

5.脑保护治疗

脑保护剂包括自由基清除剂、阿片受体阻断剂、电压门控性钙通道阻断剂、兴奋性氨基酸受体阻断剂、镁离子和他汀类药物等,可通过降低脑代谢、干预缺血引发细胞毒性机制减轻缺血性脑损伤。大多数脑保护剂在动物试验中显示有效,但目前还没有一种脑保护剂被多中心、随机双盲的临床试验研究证实有明确的疗效。他汀类药物在内皮功能脑血流、炎症等方面发挥神经保护作用,近来研究提示脑梗死急性期短期停用他汀与病死率和致残率增高相关。推荐急性脑梗死病前已服用他汀的患者,继续使用他汀。

6.扩容治疗

纠正低灌注,适用于血流动力学机制所致的脑梗死。

7.其他药物治疗

(1)降纤治疗:疗效尚不明确。可选药物有巴曲酶、降纤酶和安克洛酶等,使用中应注意出血并发症。

(2)中药制剂:临床上常应用丹参、川芎嗪、三七和葛根素等,以通过活血化瘀改善脑梗死症状,但目前尚缺乏大规模临床试验证据。

(3)针灸:中医也有应用针刺治疗急性脑梗死,但其疗效尚需高质量大样本的临床研究进一步证实。

(4)丁基苯酞、人尿激肽原酶是近年国内开发的两个新药,对脑缺血和微循环均有一定的改善作用。

(三)急性期并发症处理

1.脑水肿和颅内压增高

治疗目标是降低颅内压、维持足够脑灌注[脑灌注压超过 9.3 kPa(70 mmHg)]和预防脑疝发生。推荐床头抬高 20°~45°,避免和处理引起颅内压增高的因素,如头颈部过度扭曲、激动、用力、发热、癫痫、呼吸道不通畅、咳嗽、便秘等。可使用 20% 甘露醇每次 125~250 mL 静脉滴注,每6~8 小时1 次;对心、肾功能不全患者可改用呋塞米 20~40 mg 静脉注射,每 6~8 小时一次;可酌情同时应用甘油果糖每次 250~500 mL 静脉滴注,1~2 次/天;还可用注射用七叶皂苷钠和白蛋白辅助治疗。

对于发病 48 小时内、60 岁以下的恶性大脑中动脉梗死伴严重颅内压增高患者,施行去骨瓣减压术是有效挽救生命的措施。60 岁以上患者手术减压可降低死亡和严重残疾,但独立生活能力并未显著改善。对具有占位效应的小脑梗死患者施行去骨瓣减压术可有效防治脑疝和脑干受压。去骨瓣减压术的最佳时机尚不明确,一般将脑水肿引起的意识水平降低作为选择手术的标准。

2.梗死后出血

脑梗死出血转化发生率为 8.5%~30.0%,其中有症状的为 1.5%~5.0%。症状性出血转化应停用抗栓治疗等致出血药物,无症状性脑出血转化一般抗栓治疗可以继续使用。需抗栓治疗时,应权衡利弊,一般可于症状性出血病情稳定后数天或数周后开始抗血小板治疗;对于再发血栓风险相对较低或全身情况较差者,可用抗血小板药物代替华法林。除非合并心脏机械瓣膜,症状性脑出血后至少 4 周内应避免抗凝治疗。

3.癫痫

不推荐预防性应用抗癫痫药物。孤立发作一次者或急性期痫性发作控制后,不建议长期使用抗癫痫药物。卒中后 2~3 个月再发的癫痫,按常规进行抗癫痫长期药物治疗。

4.感染

脑卒中患者(尤其存在意识障碍者)急性期容易发生呼吸道、泌尿系统等感染,感染是导致病情加重的重要原因。应实施口腔卫生护理以降低卒中后肺炎的风险。患者采用适当的体位,经常翻身叩背及防止误吸是预防肺炎的重要措施。肺炎的治疗主要包括呼吸支持(如氧疗)和抗生素治疗;尿路感染主要继发于尿失禁和留置导尿,尽可能避免插管和留置导尿,间歇导尿和酸化尿液可减少尿路感染。一旦发生感染应及时根据细菌培养和药敏试验应用敏感抗生素。

5.上消化道出血

高龄和重症脑卒中患者急性期容易发生应激性溃疡,建议常规应用静脉抗溃疡药;对已发生消化道出血患者,应进行冰盐水洗胃、局部应用止血药(如口服或鼻饲云南白药、凝血酶等);出血量多引起休克者,必要时输注新鲜全血或红细胞成分输血,及进行胃镜下止血或手术止血。

6.深静脉血栓形成(DVT)和肺栓塞(PE)

高龄、严重瘫痪和房颤均增加 DVT 风险,DVT 增加 PE 风险。应鼓励患者尽早活动,下肢抬高,避免下肢静脉输液(尤其是瘫痪侧)。对发生 DVT 和 PE 风险高的患者可给予较低剂量的抗凝药物进行预防性抗凝治疗,如低分子肝素 4 000 U 左右,皮下注射,1 次/天。

7.吞咽困难

约 50％的卒中患者入院时存在吞咽困难。为防治卒中后肺炎与营养不良,应重视吞咽困难的评估与处理。患者开始进食、饮水或口服药物之前应筛查吞咽困难,识别高危误吸患者。对怀疑误吸的患者,可进行造影、光纤内镜等检查来确定误吸是否存在,并明确其病理生理学机制,从而指导吞咽困难的治疗。

8.心脏损伤

脑卒中合并的心脏损伤是脑心综合征的表现之一,主要包括急性心肌缺血、心肌梗死、心律失常及心力衰竭。应密切观察心脏情况,必要时进行动态心电监测和心肌酶谱检查,及时发现心脏损伤,并及时治疗。治施包括减轻心脏负荷,慎用增加心脏负担的药物,注意输液速度及输液量,对高龄患者或原有心脏病患者甘露醇用量减半或改用其他脱水剂,积极处理心脏损伤。

(四)早期康复治疗

应制定短期和长期康复治疗计划,分阶段、因地制宜地选择治疗方法。卒中发病 24 小时内不应进行早期、大量的运动。在病情稳定的情况下应尽早开始坐、站、走等活动。卧床者注意良肢位摆放,尽量减少皮肤摩擦和皮肤受压,保持良好的皮肤卫生,防止皮肤皲裂,使用特定的床垫、轮椅坐垫和座椅,直到恢复行走能力。应重视语言、运动和心理等多方面的康复训练,常规进行卒中后抑郁的筛查,并对无禁忌证的卒中后抑郁患者进行抗抑郁治疗,目的是尽量恢复患者日常生活自理能力。

(五)早期开始二级预防

不同病情患者卒中急性期长短有所不同,通常规定卒中发病 2 周后即进入恢复期。对于病情稳定的急性卒中患者,应尽可能早期安全启动卒中的二级预防,并向患者进行健康教育。

七、预后

本病发病 30 天内的病死率为 5％～15％,致残率达 50％以上。存活者中 40％以上复发,且复发次数越多病死率和致残率越高。预后受年龄、伴发基础疾病、是否出现并发症等多种因素影响。

近来研究表明,NIHSS 基线评分是早期死亡风险最强的预测指标之一。NIHSS 基线评分在 0～7、8～13、14～21、22～42 不同区间时,其急性脑梗死 30 天病死率分别为 4.2％、13.9％、31.6％和 53.5％。溶栓治疗前,如果 NIHSS 基线评分＞20,溶栓合并症状性脑出血的发生率高达 17％,如果基线颅脑 CT 显示早期脑梗死低密度改变大于 1/3 大脑中动脉分布区,症状性脑出血的发生率则高达 31％。大动脉粥样硬化型脑梗死复发风险与其血管狭窄程度直接相关。如果症状性颅内动脉狭窄超过 70％,其年卒中发生率为 18％,而动脉狭窄 70％ 以下者,仅为 6％。一般症状性颅内动脉狭窄患者卒中复发风险高于颈动脉狭窄患者。

（宋　敏）

第四节　腔隙性脑梗死

腔隙性脑梗死是指大脑半球深部白质和脑干等中线部位,由直径为 $100\sim400~\mu m$ 的穿支动脉血管闭塞导致的脑梗死。所引起的病灶为 $0.5\sim15.0~mm^3$ 的梗死灶。大多由大脑前动脉、大脑中动脉、前脉络膜动脉和基底动脉的穿支动脉闭塞所引起。脑深部穿动脉闭塞导致相应灌注区脑组织缺血、坏死、液化,由吞噬细胞将该处组织移走而形成小腔隙。好发于基底节、丘脑、内囊、脑桥的大脑皮质贯通动脉供血区。反复发生多个腔隙性脑梗死,称多发性腔隙性脑梗死。临床引起相应的综合征,常见的有纯运动性轻偏瘫、纯感觉性卒中、构音障碍-手笨拙综合征、共济失调性轻偏瘫和感觉运动性卒中。高血压和糖尿病是主要原因,特别是高血压尤为重要。腔隙性脑梗死占脑梗死的 20％～30％。

一、病因和发病机制

(一)病因
真正的病因和发病机制尚未完全清楚,但与下列因素有关。

1.高血压

长期高血压作用于小动脉及微小动脉壁,致脂质透明变性,管腔闭塞,产生腔隙性病变。舒张压增高是多发性腔隙性脑梗死的常见原因。

2.糖尿病

糖尿病时血浆低密度脂蛋白及极低密度脂蛋白的浓度增高,引起脂质代谢障碍,促进胆固醇合成,从而加速、加重动脉硬化的形成。

3.微栓子(无动脉病变)

各种类型小栓子阻塞小动脉导致腔隙性脑梗死,如胆固醇、红细胞增多症、纤维蛋白等。

4.血液成分异常

如红细胞增多症、血小板增多症和高凝状态,也可导致发病。

(二)发病机制
腔隙性脑梗死的发病机制还不完全清楚。微小动脉粥样硬化被认为是症状性腔隙性脑梗死常见的发病机制。在慢性高血压患者中,在粥样硬化斑为 $100\sim400~\mu m$ 的小动脉中,也能发现动脉狭窄和闭塞。颈动脉粥样斑块,尤其是多发性斑块,可能会导致腔隙性脑梗死;脑深部穿动脉闭塞,导致相应灌注区脑组织缺血、坏死,由吞噬细胞将该处脑组织移走,遗留小腔,因而导致该部位神经功能缺损。

二、病理

腔隙性脑梗死灶呈不规则圆形、卵圆形或狭长形。累及管径在 $100\sim400~\mu m$ 的穿动脉,梗死部位主要在基底节(特别是壳核和丘脑)、内囊和脑桥的白质。大多数腔隙性脑梗死位于豆纹动脉分支、大脑后动脉的丘脑深穿支、基底动脉的旁中央支供血区。阻塞常发生在深穿支的前半部分,因而梗死灶均较小,大多数直径为 $0.2\sim15.0~mm$。病变血管可见透明变性、玻璃样脂肪变、玻璃样小动脉坏死、血管壁坏死和小动脉硬化等。

三、临床表现

本病常见于 $40\sim60$ 岁以上的中老年人。腔隙性脑梗死患者中高血压的发病率约为 75%,糖尿病的发病率为 $25\%\sim35\%$,有 TIA 史者约有 20%。

(一)症状和体征

临床症状一般较轻,体征单一,一般无头痛、颅内高压症状和意识障碍。由于病灶小,又常位于脑的静区,故许多腔隙性脑梗死在临床上无症状。

(二)临床综合征

Fisher 根据病因、病理和临床表现,归纳为 21 种综合征,常见的有以下几种。

1.纯运动性轻偏瘫(PMH)

PMH 最常见,约占 60%,有病灶对侧轻偏瘫,而不伴失语、感觉障碍和视野缺损,病灶多在内囊和脑干。

2.纯感觉性卒中(PSS)

PSS 约占 10%,表现为病灶对侧偏身感觉障碍,也可伴有感觉异常,如麻木、烧灼和刺痛感。病灶在丘脑腹后外侧核或内囊后肢。

3.构音障碍-手笨拙综合征(DCHS)

DCHS 约占 20%,表现为构音障碍、吞咽困难,病灶对侧轻度中枢性面、舌瘫,手的精细运动欠灵活,指鼻试验欠稳。病灶在脑桥基底部或内囊前肢及膝部。

4.共济失调性轻偏瘫(AH)

病灶同侧共济失调和病灶对侧轻偏瘫,下肢重于上肢,伴有锥体束征。病灶多在放射冠汇集至内囊处,或脑桥基底部皮质脑桥束受损所致。

5.感觉运动性卒中(SMS)

SMS 少见,以偏身感觉障碍起病,再出现轻偏瘫,病灶位于丘脑腹后核及邻近内囊后肢。

6.腔隙状态

由 Marie 提出,由于多次腔隙性脑梗死后,有进行性加重的偏瘫、严重的精神障碍、阿尔茨海默病、平衡障碍、二便失禁、假性延髓性麻痹、双侧锥体束征和类帕金森综合征等。近年由于有效控制血压及治疗的进步,现在已很少见。

四、辅助检查

(一)神经影像学检查

1.颅脑 CT

非增强 CT 扫描显示为基底节区或丘脑呈卵圆形低密度灶,边界清楚,直径为 $10\sim15~mm$。

由于病灶小,占位效应轻微,一般仅为相邻脑室局部受压,多无中线移位,梗死密度随时间逐渐降低,4 周后接近脑脊液密度,并出现萎缩性改变。增强扫描于梗死后 3 天至 1 个月可能发生均一或斑块性强化,以 2～3 周明显,待达到脑脊液密度时,则不再强化。

2.颅脑 MRI

MRI 显示比 CT 优越,尤其是对脑桥的腔隙性脑梗死和新旧腔隙性脑梗死的鉴别有意义,增强后能提高阳性率。颅脑 MRI 检查在 T_2WI 像上显示高信号,是小动脉阻塞后新的或陈旧的病灶。T_1WI 和 T_2WI 分别表现为低信号和高信号斑点状或斑片状病灶,呈圆形、椭圆形或裂隙形,最大直径常为数毫米,一般不超过 1 cm。急性期 T_1WI 的低信号和 T_2WI 的高信号,常不及慢性期明显,由于水肿的存在,使病灶看起来常大于实际梗死灶。注射造影剂后,T_1WI 急性期、亚急性期和慢性期病灶显示增强,呈椭圆形、圆形,也可呈环形。

3.CT 血管成像(CTA)、磁共振血管成像(MRA)

了解颈内动脉有无狭窄及闭塞程度。

(二)超声检查

经颅多普勒超声(TCD)了解颈内动脉狭窄及闭塞程度。三维B超检查,了解颈内动脉粥样硬化斑块的大小和厚度。

(三)血液学检查

了解有无糖尿病和高脂血症等。

五、诊断与鉴别诊断

(一)诊断

(1)中老年人发病,多数患者有高血压病史,部分患者有糖尿病史或 TIA 史。

(2)急性或亚急性起病,症状比较轻,体征比较单一。

(3)临床表现符合 Fisher 描述的常见综合征之一。

(4)颅脑 CT 或 MRI 发现与临床神经功能缺损一致的病灶。

(5)预后较好,恢复较快,大多数患者不遗留后遗症状和体征。

(二)鉴别诊断

1.小量脑出血

均为中老年发病,有高血压和急起的偏瘫和偏身感觉障碍。但小量脑出血头颅 CT 显示高密度灶即可鉴别。

2.脑囊虫病

CT 均表现为低信号病灶。但是,脑囊虫病 CT 呈多灶性、小灶性和混合灶性病灶,临床表现常有头痛和癫痫发作,血和脑脊液囊虫抗体阳性,可供鉴别。

六、治疗

(一)抗血小板聚集药物

抗血小板聚集药物是预防和治疗腔隙性脑梗死的有效药物。

1.肠溶阿司匹林(或拜阿司匹林)

每次 100 mg,每天 1 次,口服,可连用 6～12 个月。

2.氯吡格雷

每次 50～75 mg,每天 1 次,口服,可连用半年。

3.西洛他唑

每次 50～100 mg,每天 2 次,口服。

4.曲克芦丁

每次 200 mg,每天 3 次,口服;或每次 400～600 mg 加入 5％葡萄糖注射液或 0.9％氯化钠注射液500 mL 中静脉滴注,每天 1 次,可连用 20 天。

(二)钙通道阻滞剂

1.氟桂利嗪

每次 5～10 mg,睡前口服。

2.尼莫地平

每次 20～30 mg,每天 3 次,口服。

3.尼卡地平

每次 20 mg,每天 3 次,口服。

(三)血管扩张药

1.丁苯酞

每次 200 mg,每天 3 次,口服。偶见恶心、腹部不适,有严重出血倾向者忌用。

2.丁咯地尔

每次 200 mg 加入 5％葡萄糖注射液或 0.9％氯化钠注射液 250 mL 中静脉滴注,每天 1 次,连用10～14 天;或每次 200 mg,每天 3 次,口服。可有头痛、头晕、恶心等不良反应。

3.倍他司汀

每次 6～12 mg,每天 3 次,口服。可有恶心、呕吐等不良反应。

(四)内科病的处理

有效控制高血压、糖尿病、高脂血症等,坚持药物治疗,定期检查血压、血糖、血脂、心电图和有关血液流变学指标。

七、预后与预防

(一)预后

Marie 和 Fisher 认为腔隙性脑梗死一般预后良好,下述几种情况影响本病的预后。

(1)梗死灶的部位和大小,如腔隙性脑梗死发生在脑的重要部位——脑桥和丘脑,以及大的和多发性腔隙性脑梗死者预后不良。

(2)有反复 TIA 发作,有高血压、糖尿病和严重心脏病(缺血性心脏病、心房颤动、心脏瓣膜病等),症状没有得到很好控制者预后不良。据报道,1 年内腔隙性脑梗死的复发率为10％～18％;腔隙性脑梗死,特别是多发性腔隙性脑梗死半年后约有 23％的患者发展为血管性痴呆。

(二)预防

控制高血压、防治糖尿病和 TIA 是预防腔隙性脑梗死发生和复发的关键。

(1)积极处理危险因素。①血压的调控:长期高血压是腔隙性脑梗死主要的危险因素之一。在降血压药物方面无统一规定应用的药物。选用降血压药物的原则是既要有效和持久的降低血压,又不至于影响重要器官的血流量。可选用钙通道阻滞剂,如硝苯地平缓释片,每次20 mg,每天2次,口服;或尼莫地平,每次30 mg,每天1次,口服。也可选用血管紧张素转化酶抑制剂,如卡托普利,每次12.5～25 mg,每天3次,口服;或贝拉普利,每次5～10 mg,每天1次,口服。②调控血糖:糖尿病也是腔隙性脑梗死主要的危险因素之一。详见血栓形成性脑梗死章节。③调控高血脂:可选用辛伐他汀(Simvastatin,舒降之),每次10～20 mg,每天1次,口服;或洛伐他汀(Lovastatin,美降之),每次20～40 mg,每天1～2次,口服。④积极防治心脏病:要减轻心脏负荷,避免或慎用增加心脏负荷的药物,注意补液速度及补液量;对有心肌缺血、心肌梗死者应在心血管内科医师的协助下进行药物治疗。

(2)可以较长时期应用抗血小板聚集药物,如阿司匹林、氯吡格雷和中药活血化瘀药物。

(3)生活规律,心情舒畅,饮食清淡,适宜的体育锻炼。

(王君波)

第五节　脑　栓　塞

脑栓塞以前称栓塞性脑梗死,是指来自身体各部位的栓子,经颈动脉或椎动脉进入颅内,阻塞脑部血管,中断血流,导致该动脉供血区域的脑组织缺血缺氧而软化坏死及相应的脑功能障碍。临床表现出相应的神经系统功能缺损症状和体征,如急骤起病的偏瘫、偏身感觉障碍和偏盲等。大面积脑梗死还有颅内高压症状,严重时可发生昏迷和脑疝。脑栓塞约占脑梗死的15%。

一、病因和发病机制

(一)病因

脑栓塞按其栓子来源不同,可分为心源性脑栓塞、非心源性脑栓塞及来源不明的脑栓塞。心源性栓子占脑栓塞的60%～75%。

1.心源性

风湿性心脏病引起的脑栓塞,占整个脑栓塞的50%以上。二尖瓣狭窄或二尖瓣狭窄合并闭锁不全者最易发生脑栓塞,因二尖瓣狭窄时,左心房扩张,血流缓慢淤滞,又有涡流,易于形成附壁血栓,血流的不规则更易使之脱落成栓子,故心房颤动时更易发生脑栓塞。慢性心房颤动是脑栓塞形成最常见的原因。其他还有心肌梗死、心肌病的附壁血栓,以及细菌性心内膜炎时瓣膜上的炎性赘生物脱落、心脏黏液瘤和心脏手术等病因。

2.非心源性

主动脉及发出的大血管粥样硬化斑块和附着物脱落引起的血栓栓塞也是脑栓塞的常见原因。另外,还有炎症的脓栓、骨折的脂肪栓、人工气胸和气腹的空气栓、癌栓、虫栓和异物栓等。还有来源不明的栓子等。

(二)发病机制

各个部位的栓子通过颈动脉系统或椎动脉系统时,栓子阻塞血管的某一分支,造成缺血、梗死和坏死,产生相应的临床表现;还有栓子造成远端的急性供血中断,该区脑组织发生缺血性变性、坏死及水肿。另外,由于栓子的刺激,该段动脉和周围小动脉反射性痉挛,结果不仅造成该栓塞的动脉供血区的缺血,同时因其周围的动脉痉挛,进一步加重脑缺血损害的范围。

二、病理

脑栓塞的病理改变与脑血栓形成基本相同。但是,有以下几点不同:①脑栓塞的栓子与动脉壁不粘连;而脑血栓形成是在动脉壁上形成的,所以栓子与动脉壁粘连不易分开。②脑栓塞的栓子可以向远端移行,而脑血栓形成的栓子不能。③脑栓塞所致的梗死灶,有 60% 以上合并出血性梗死;脑血栓形成所致的梗死灶合并出血性梗死较少。④脑栓塞往往为多发病灶,脑血栓形成常为一个病灶。另外,炎性栓子可见局灶性脑炎或脑脓肿,寄生虫栓子在栓塞处可发现虫体或虫卵。

三、临床表现

(一)发病年龄

风湿性心脏病引起者以中青年为多,冠心病及大动脉病变引起者以中老年人为多。

(二)发病情况

发病急骤,在数秒钟或数分钟之内达高峰,是所有脑卒中发病最快者,有少数患者因反复栓塞可在数天内呈阶梯式加重。一般发病无明显诱因,安静和活动时均可发病。

(三)症状与体征

约有 4/5 的脑栓塞发生于前循环,特别是大脑中动脉,病变对侧出现偏瘫、偏身感觉障碍和偏盲,优势半球病变还有失语。癫痫发作很常见,因大血管栓塞,常引起脑血管痉挛,有部分性发作或全面性发作。椎-基底动脉栓塞约占 1/5,起病有眩晕、呕吐、复视、交叉性瘫痪、共济失调、构音障碍和吞咽困难等。栓子进入一侧或两侧大脑后动脉有同向性偏盲或皮质盲。基底动脉主干栓塞会导致昏迷、四肢瘫痪,可引起闭锁综合征及基底动脉尖综合征。

心源性栓塞患者有心悸、胸闷、心律不齐和呼吸困难等。

四、辅助检查

(一)胸部 X 线检查

可发现心脏肥大。

(二)心电图检查

可发现陈旧或新鲜心肌梗死、心律失常等。

(三)超声心动图检查

超声心动图检查是评价心源性脑栓塞的重要依据之一,能够显示心脏立体解剖结构,包括瓣膜反流和运动、心室壁的功能和心腔内的肿块。

(四)多普勒超声检查

有助于测量血流通过狭窄瓣膜的压力梯度及狭窄的严重程度。彩色多普勒超声血流图可检测瓣膜反流程度并可研究与血管造影的相关性。

(五)经颅多普勒超声(TCD)

TCD 可检测颅内血流情况,评价血管狭窄的程度及闭塞血管的部位,也可检测动脉粥样硬化的斑块及微栓子的部位。

(六)神经影像学检查

头颅 CT 和 MRI 检查可显示缺血性梗死和出血性梗死改变。合并出血性梗死高度支持脑栓塞的诊断,许多患者继发出血性梗死临床症状并未加重,发病3~5天复查CT可早期发现继发性梗死后出血。早期脑梗死CT难于发现,常规MRI假阳性率较高,MRI弥散成像(DWI)和灌注成像(PWI)可以发现超急性期脑梗死。磁共振血管成像(MRA)是一种无创伤性显示脑血管狭窄或阻塞的方法,造影特异性较高。数字减影血管造影(DSA)可更好地显示脑血管狭窄的部位、范围和程度。

(七)腰椎穿刺脑脊液检查

脑栓塞引起的大面积脑梗死可有压力增高和蛋白含量增高。出血性脑梗死时可见红细胞。

五、诊断与鉴别诊断

(一)诊断

(1)多为急骤发病。

(2)多数无前驱症状。

(3)一般意识清楚或有短暂意识障碍。

(4)有颈内动脉系统或椎-基底动脉系统症状和体征。

(5)腰椎穿刺脑脊液检查一般不应含血,若有红细胞可考虑出血性脑栓塞。

(6)栓子的来源可为心源性或非心源性,也可同时伴有脏器栓塞症状。

(7)头颅CT和MRI检查有梗死灶或出血性梗死灶。

(二)鉴别诊断

1.血栓形成性脑梗死

均为急性起病的偏瘫、偏身感觉障碍,但血栓形成性脑梗死发病较慢,短期内症状可逐渐进展,一般无心房颤动等心脏病症状,头颅CT很少有出血性梗死灶,以资鉴别。

2.脑出血

均为急骤起病的偏瘫,但脑出血多数有高血压、头痛、呕吐和意识障碍,头颅CT为高密度灶可以鉴别。

六、治疗

(一)抗凝治疗

对抗凝治疗预防心源性脑栓塞复发的利弊,仍存在争议。有的学者认为脑栓塞容易发生出血性脑梗死和大面积脑梗死,可有明显的脑水肿,所以在急性期不主张应用较强的抗凝药物,以免引起出血性梗死,或并发脑出血及加重脑水肿。也有学者认为,抗凝治疗是预防随后再发栓塞性脑卒中的重要手段。心房颤动或有再栓塞风险的心源性病因、动脉夹层或动脉高度狭窄的患者,可应用抗凝药物预防再栓塞。栓塞复发的高风险可完全抵消发生出血的风险。常用的抗凝药物有以下几种。

1.肝素

有妨碍凝血活酶的形成作用;能增强抗凝血酶、中和活性凝血因子及纤溶酶;还有消除血小板的凝集作用,通过抑制透明质酸酶的活性而发挥抗凝作用。肝素每次12 500~25 000 U(100~200 mg)加入5%葡萄糖注射液或0.9%氯化钠注射液1 000 mL中,缓慢静脉滴注或微泵注入,以每分钟10~20滴为宜,维持48小时,同时第1天开始口服抗凝药。

有颅内出血、严重高血压、肝肾功能障碍、消化道溃疡、急性细菌性心内膜炎和出血倾向者禁用。根据部分凝血活酶时间(APTT)调整剂量,维持治疗前 APTT 值的 1.5～2.5 倍,及时检测凝血活酶时间及活动度。用量过大,可导致严重自发性出血。

2.那曲肝素钙

那曲肝素钙又名低分子肝素钙,是一种由普通肝素通过硝酸分解纯化而得到的低分子肝素钙盐,其平均分子量为 4 500。目前认为低分子肝素钙是通过抑制凝血酶的生长而发挥作用。另外,还可溶解血栓和改善血流动力学。对血小板的功能影响明显小于肝素,很少引起出血并发症。因此,那曲肝素钙是一种比较安全的抗凝药。每次 4 000～5 000 U(WHO 单位),腹部脐下外侧皮下垂直注射,每天 1～2 次,连用 7～10 天,注意不能用于肌内注射。可能引起注射部位出血性瘀斑、皮下淤血、血尿和过敏性皮疹。

3.华法林

华法林为香豆素衍生物钠盐,通过拮抗维生素 K 的作用,使凝血因子 Ⅱ、Ⅶ、Ⅸ 和 Ⅹ 的前体物质不能活化,在体内发挥竞争性的抑制作用,为一种间接性的中效抗凝剂。第 1 天给予 5～10 mg 口服,第 2 天半量;第 3 天根据复查的凝血酶原时间及活动度结果调整剂量,凝血酶原活动度维持在 25%～40% 给予维持剂量,一般维持量为每天 2.5～5 mg,可用 3～6 个月。不良反应可有牙龈出血、血尿、发热、恶心、呕吐、腹泻等。

(二)脱水降颅压药物

脑栓塞患者常为大面积脑梗死、出血性脑梗死,常有明显脑水肿,甚至发生脑疝的危险,对此必须立即应用降颅压药物。心源性脑栓塞应用甘露醇可增加心脏负荷,有引起急性肺水肿的风险。20% 甘露醇每次只能给 125 mL 静脉滴注,每天 4～6 次。为增强甘露醇的脱水力度,同时必须加用呋塞米,每次 40 mg 静脉注射,每天 2 次,可减轻心脏负荷,达到保护心脏的作用,保证甘露醇的脱水治疗;甘油果糖每次 250～500 mL 缓慢静脉滴注,每天 2 次。

(三)扩张血管药物

1.丁苯酞

每次 200 mg,每天 3 次,口服。

2.葛根素注射液

每次 500 mg 加入 5% 葡萄糖注射液或 0.9% 氯化钠注射液 250 mL 中静脉滴注,每天 1 次,可连用 10～14 天。

3.复方丹参注射液

每次 2 支(4 mL)加入 5% 葡萄糖注射液或 0.9% 氯化钠注射液 250 mL 中静脉滴注,每天 1 次,可连用 10～14 天。

4.川芎嗪注射液

每次 100 mg 加入 5% 葡萄糖注射液或 0.9% 氯化钠注射液 250 mL 中静脉滴注,每天 1 次,可连用 10～15 天,有脑水肿和出血倾向者忌用。

(四)抗血小板聚集药物

早期暂不应用,特别是已有出血性梗死者急性期不宜应用。当急性期过后,为预防血栓栓塞的复发,可较长期应用阿司匹林或氯吡格雷。

(五)原发病治疗

对感染性心内膜炎(亚急性细菌性心内膜炎),在病原菌未培养出来时,给予青霉素每次 320 万～400 万 U 加入 5% 葡萄糖注射液或生理盐水 250 mL 中静脉滴注,每天 4～6 次;

已知病原微生物,对青霉素敏感的首选青霉素,对青霉素不敏感者选用头孢曲松钠,每次2 g加入5%葡萄糖注射液250～500 mL中静脉滴注,12小时滴完,每天2次。对青霉素过敏和过敏体质者慎用,对头孢菌素类药物过敏者禁用。对青霉素和头孢菌素类抗菌药物不敏感者可应用去甲万古霉素,30 mg/(kg·d),分2次静脉滴注,每0.8 g药物至少加200 mL液体,在1 h以上时间内缓慢滴入,可用4～6周,24 h内最大剂量不超过2 g,此药有明显的耳毒性和肾毒性。

七、预后与预防

(一)预后

脑栓塞急性期病死率为5%～15%,多死于严重脑水肿、脑疝。心肌梗死引起的脑栓塞预后较差,多遗留严重的后遗症。如栓子来源不消除,半数以上患者可能复发,约2/3在1年内复发,复发的病死率更高。10%～20%的脑栓塞患者可能在病后10天内发生第2次栓塞,病死率极高。栓子较小、症状较轻、及时治疗的患者,神经功能障碍可以部分或完全缓解。

(二)预防

最重要的是预防脑栓塞的复发。目前认为对于心房颤动、心肌梗死、二尖瓣脱垂患者可首选华法林作为二级预防的药物,阿司匹林也有效,但效果低于华法林。华法林的剂量一般为每天2.5～3.0 mg,老年人每天1.5～2.5 mg,并可采用国际标准化比值(INR)为标准进行治疗,既可获效,又可减少出血的危险性。1993年,欧洲13个国家108个医疗中心联合进行了一组临床试验,共入选1007例非风湿性心房颤动发生TIA或小卒中的患者,分为3组,一组应用香豆素,一组用阿司匹林,另一组用安慰剂,随访2～3年,计算脑卒中或其他部位栓塞的发生率。结果发现应用香豆素组每年可减少9%脑卒中发生率,阿司匹林组减少4%。前者出血发生率为2.8%(每年),后者为0.9%(每年)。

关于脑栓塞发生后何时开始应用抗凝剂仍有不同看法。有的学者认为过早应用可增加出血的危险性,因此建议发病后数周再开始应用抗凝剂比较安全。据临床研究结果表明,高血压是引起出血的主要危险因素,如能严格控制高血压,华法林的剂量强度控制在INR 2.0～3.0,则其出血发生率可以降低。因此,目前认为华法林可以作为某些心源性脑栓塞的预防药物。

(王君波)

第六节 偏 头 痛

一、概念

偏头痛是一种常见的反复发作的血管性原发性头痛。其特点是发作性单侧头痛,少数表现为双侧头痛,常伴有恶心、呕吐,有些患者在头痛发作前可有视觉、感觉和运动等先兆,可自发性缓解、反复发作、间歇期正常,可有家族史。

二、病因

(一)遗传因素

遗传因素在偏头痛的发病机制上占有重要地位,从家族成员患病分布上看,可能属于常染色体显性遗传伴有不完全性的外显率。

(二)内分泌功能异常

偏头痛主要发生在中青年妇女,青年妇女的偏头痛发作多数出现在月经期或月经前后,至更年期后有自发性缓解的趋势,这些现象提示偏头痛的发生可能与内分泌的改变有关。

(三)饮食与精神因素

某些食物可诱导偏头痛的发生,包括含酪氨酸、苯丙胺的食物(如奶酪)、肉(如腊肉、火腿)、巧克力、红酒,以及某些食物添加剂、香料等,利舍平(利血平)等药物也有诱导偏头痛发作的作用,紧张、焦虑、应激等情绪障碍也可诱发。

三、发病机制

偏头痛的发病机制尚不十分明确,目前主要有以下几种学说:血管学说、皮质扩散抑制(CSD)、神经递质假说、三叉神经血管学说、自主功能障碍、离子通道障碍。此外,还有低镁学说、高钾诱导的血管痉挛学说、免疫理论等,都对偏头痛的发病机制有一定的阐释。

四、分类

根据2004年的第2版头痛疾病的国际分类(ICHD-Ⅱ),偏头痛可分为以下几类:①无先兆性偏头痛又称普通偏头痛,是偏头痛最常见的类型。②有先兆性偏头痛,显著的临床特点是头痛发作之前有先兆症状,包括伴典型先兆的偏头痛性头痛、伴典型先兆的非偏头痛性头痛、典型先兆不伴头痛、家族性偏瘫性偏头痛(FHM)、散发性偏瘫性偏头痛、基底型偏头痛。③常为偏头痛前驱的儿童周期综合征,临床少见,包括腹型偏头痛、周期性呕吐、儿童良性阵发性眩晕等。④视网膜性偏头痛。⑤偏头痛并发症,包括慢性偏头痛,偏头痛持续状态,无梗死的持续先兆,偏头痛性脑梗死,偏头痛诱发的痫样发作等。⑥很可能的偏头痛,包括很可能的无先兆性偏头痛、很可能的有先兆性偏头痛、很可能的慢性偏头痛。

五、无先兆性偏头痛的临床表现

无先兆性偏头痛无明显前驱症状,常有家族史。头痛反复发作,每次持续4～72小时。儿童发作时间一般为1～72小时。头痛通常呈搏动性,位于额颞部,呈单侧。但在儿童通常为双侧,在青春期后期或成年人早期出现偏头痛的成年模式——单侧头痛。但无论单侧或双侧枕部头痛在儿童均少见,诊断时应慎重。由于许多病例是由结构性损害引起,疼痛程度多为中或重度。常规体力活动如散步或上楼梯可加重疼痛,并常伴有恶心、呕吐和/或畏光、畏声。

六、有先兆的偏头痛的临床特点

(一)视觉先兆

(1)闪光幻觉:占视觉先兆的75%,表现为双侧视野出现视幻觉,有的无一定形状,有的有形状,如星状、斑点状、环形、多角形等。

（2）黑蒙：短暂性黑蒙，表现为视力障碍，由两侧开始逐渐进展累及两鼻侧视野，部分患者由中心暗点扩大至整个视野；黑蒙区域常出现锯齿状闪光图案。

（3）视物变形：表现为视小症或巨视症，部分患者感到环境倾斜或颠倒。

（4）城堡样光谱：10％患者的先兆症状表现为城堡样光谱。

(二)感觉异常

偏头痛先兆的感觉异常分布多选择面部和手，表现为刺痛和麻木感，多持续数秒钟至数十分钟，偶见数小时至数天。

(三)其他先兆症状

可出现运动性先兆，一过性失语或精神症状。

七、临床表现

偏头痛发作通常在白天，少数夜间发作，通常是在患者从睡眠中醒后才发生。半数以上患者头痛局限于头的一侧，少数表现为全头痛。头痛发生后逐渐加重，数分钟至数小时达到高峰，持续数小时至数天后逐渐减弱至消失。头痛呈搏动性或敲打性，程度中到重度，行走、咳嗽、打喷嚏等简单活动均可加重头痛。压迫头痛部位的动脉或病侧颈动脉或痛侧眼球可使头痛减轻，解除压迫 5 秒后疼痛又恢复至原来程度。头痛发作时常伴有恶心、呕吐、腹泻等胃肠道症状；伴视觉症状、神经功能障碍、自主神经功能紊乱症状以及高级神经功能障碍。

八、特殊类型的偏头痛

(一)偏瘫型偏头痛

本病临床少见。偏瘫可为偏头痛先兆，单独发生，也可伴偏侧麻木、失语，偏头痛消退后偏瘫持续 10 分钟至数周。可分为家族型（多呈常染色体显性遗传）和散发型（表现典型、普通型与偏瘫型偏头痛交替发作）。

(二)基底型偏头痛

基底型偏头痛也称基底动脉偏头痛。较多见于儿童和青春期女性，出现头重脚轻、眩晕、复视、眼球震颤、耳鸣、构音障碍、双侧肢体麻木及无力、共济失调、意识改变、跌倒发作和黑蒙等脑干和枕叶症状，提示椎-基底动脉缺血。多见闪光、暗点、视物模糊、黑蒙、视野缺损等视觉先兆，先兆持续 20～30 分钟，然后出现枕部搏动性头痛，常伴恶心、呕吐。

(三)眼肌麻痹型偏头痛

本病较少见，偏头痛发作时或发作后头痛消退之际，头痛侧出现眼肌瘫痪，动眼神经最常见，可同时累及滑车和展神经，持续数小时至数周。多有无先兆偏头痛病史，应注意排除颅内动脉瘤和糖尿病性眼肌麻痹。

(四)儿童周期综合征

本病为周期性发作的短暂性神经系统功能紊乱症状，与头痛有密切关系，也称为偏头痛等位征，多见于儿童。表现为儿童良性发作性眩晕、周期性呕吐、腹型偏头痛等，发作时不伴有头痛，随时间推移可发生偏头痛。

(五)视网膜性偏头痛

属于有先兆偏头痛的一种亚型，由于视网膜小动脉收缩而损害单眼视力，伴或不伴闪光幻觉，随后出现头痛。临床上应与短暂性脑缺血发作相鉴别。

九、并发症

(一)慢性偏头痛

偏头痛每月头痛发作超过 15 天,连续 3 个月或 3 个月以上,并排除药物过量引起的头痛,可考虑为慢性偏头痛。

(二)偏头痛持续状态

偏头痛发作持续时间≥72 小时,而且疼痛程度较严重,但其间可有因睡眠或药物应用获得的短暂缓解期。

(三)无梗死的持续先兆

无梗死的持续先兆指有先兆偏头痛患者在一次发作中出现一种先兆或多种先兆症状持续1周以上,多为双侧性;本次发作其他症状与以往发作类似;需神经影像学排除脑梗死病灶。

(四)偏头痛性脑梗死

极少数情况下在偏头痛先兆症状后出现颅内相应供血区域的缺血性梗死,此先兆症状常持续 60 分钟以上,而且缺血性梗死病灶为神经影像学所证实,称为偏头痛性脑梗死。

(五)偏头痛诱发的痫样发作

极少数情况下偏头痛先兆症状可触发痫性发作,且痫性发作发生在先兆症状中或后 1 小时以内。

十、实验室检查

大约 85% 的偏头痛患者头痛发作期尿 5-羟色胺及 5-羟色氨酸增加;血小板结合性及血浆游离的 5-羟色胺降低,并出现血浆 5-羟色胺释放因子。偏头痛患者脑脊液常规和生化通常正常,少数患者淋巴细胞轻度增高。偏头痛先兆期血小板聚集性增加,头痛期下降。

十一、辅助检查

(一)脑电图

偏头痛患者的脑电图可有轻度改变,但不具备特异性。

(二)经颅多普勒超声

偏头痛患者在发作期或间歇期经颅多普勒超声的主要改变是两侧血流不对称,一侧偏高或一侧偏低。

(三)腰椎穿刺

主要用来排除蛛网膜下腔出血、颅内感染、脑膜癌病及异常颅内压所导致的头痛。

(四)脑血管造影

偏头痛患者的脑血管造影绝大多数是正常的,只有当偏头痛合并眼肌麻痹和/或长束体征时,需与颅内动脉瘤、动静脉畸形和颅内占位性病变鉴别时才进行此项检查。

十二、无先兆性偏头痛的诊断标准

(1)至少有 5 次发作符合下列(2)~(4)项的条件。

(2)每次头痛发作持续 4~72 小时(未经治疗或治疗失败)。

(3)头痛至少具备下列 2 项特征：①单侧性；②搏动性；③中至重度头痛，影响日常活动；④活动后头痛加重。

(4)头痛发作时至少伴有下列 1 项：①恶心和/或呕吐；②畏光、畏声。

(5)不能归因于其他疾病。

十三、伴典型先兆的偏头痛的诊断标准

(1)符合下述(2)～(4)项的特征，至少发作 2 次。

(2)至少具备以下 1 项先兆，但没有运动障碍症状：①完全可逆的视觉症状；②完全可逆的感觉症状；③完全可逆的言语功能障碍。

(3)至少具备以下 2 项：①同向视觉症状和/或单侧感觉症状；②至少一个先兆症状发生超过4 分钟或数个症状连续出现超过 4 分钟；③先兆症状持续时间不超过 60 分钟。

(4)在先兆症状同时或在先兆症状发生后 60 分钟内出现头痛，头痛符合无先兆偏头痛诊断标准中的(2)～(4)项。

(5)不能归因于其他疾病。

十四、鉴别诊断

(1)局部脑功能损害的先兆症状显著而头痛轻微者，需与癫痫的局限性发作鉴别。

(2)头痛伴有腹痛、恶心、呕吐的腹型偏头痛在头痛轻微时，需与消化系统疾病鉴别。

(3)颅内肿瘤早期，脑血管畸形及颅内动脉瘤也可出现与偏头痛类似的头痛表现，疾病初期鉴别困难，但肿瘤、血管疾病引起的头痛常固定于一侧，随病程进展时可出现颅内压增高、癫痫、蛛网膜下腔出血及感觉运动障碍。

十五、一般治疗

偏头痛发作急性期，应使患者保持安静，解除心理上的紧张和恐惧，让患者在光线较暗的房间躺下，保持适度睡眠。同时尽可能从各方面寻找头痛发作的诱因。有偏头痛的患者尽量避免服用硝酸甘油、肼屈嗪、利舍平、维生素 A、氯米芬、甲状腺素和吲哚美辛。避免食用可诱发偏头痛的含酪胺的食物。

十六、偏头痛发作期治疗有效性的指标

多数大型随机、双盲、对照试验采用的发作期治疗有效性标准包括：①2 小时后无痛；②2 小时后疼痛改善，由中重度转为轻度或无痛(或 VAS 评分下降 50% 以上)；③疗效具有可重复性，3 次发作中有 2 次或以上有效；④在治疗成功后的 24 小时内无头痛再发或无须再次服药。

十七、发作期非特异性药物的治疗

(1)巴比妥类及苯二氮䓬类镇静药：可使患者进入睡眠状态，如地西泮 10 mg，肌内注射；苯巴比妥钠 100 mg，肌内注射。

(2)口服非甾体抗炎药：如对乙酰氨基酚、阿司匹林、布洛芬、萘普生等药物。

(3)剧烈头痛可应用可待因、吗啡等阿片类镇痛药及曲马多。

十八、发作期特异性药物的治疗

(一)曲普坦类药物

曲坦类药物为 5-羟色胺受体激动剂,能特异性地控制偏头痛的发作,包括舒马普坦(英明格)、佐米曲坦、利扎曲坦等。舒马普坦 25~50 mg 口服,或者 6 mg 皮下注射能有效缓解发作,每天最大剂量不超过 300 mg。

(二)麦角碱类药物

包括酒石酸麦角胺、双氢麦角碱等,多用于发作期重症患者的治疗。常用复方制剂为麦角胺咖啡因(每片含麦角胺 1 mg、咖啡因 100 mg),先兆或头痛发生时服用 1~2 片,半小时无效再服 1 片,每天用量不超过 4 片,每周总量不超过 12 片。本品不宜长期或过量应用,少数对麦角胺高度敏感患者,短期中等剂量用药后可出现心肌梗死、脑梗死和肾动脉狭窄。

十九、发作期治疗药物的选择

发作期治疗药物的选择应根据头痛严重程度、伴随症状、既往用药情况和患者的个体情况而定。药物选择有两种方法:①阶梯法,即每次头痛发作时均首选 NSAIDs 类药物,若治疗失败再加用偏头痛特异性治疗药物;②分层法,基于头痛程度、功能损害程度及之前对药物的反应,若为严重发作则使用特异性治疗药物,否则使用 NSAIDs 类药物。不同治疗策略的致残性(DISC)研究对上述不同治疗策略进行比较后发现,分层治疗在 2 h 镇痛率及每次残疾时间方面均优于阶梯法,且事后分析证明其最具经济性。

二十、发作期治疗药物的使用原则

药物使用应在头痛的早期足量使用,延迟使用可使疗效下降、头痛复发及不良反应的比例增高。有严重的恶心和呕吐时,应选择胃肠外给药。甲氧氯普胺、多潘立酮等止吐和促进胃动力药物不仅能治疗伴随症状,还有利于其他药物的吸收和头痛的治疗。

不同曲坦类药物在疗效及耐受性方面略有差异。对某一个体患者而言,一种曲坦无效,可能另一种曲坦有效;一次无效,可能对另一次发作有效。由于曲坦类药物疗效和安全性优于麦角类,故麦角类药物仅作为二线选择。麦角类有作用持续时间长、头痛复发率低的特点,故适于发作时间长或经常复发的患者。

为预防药物过量性头痛(MOH),单纯 NSAIDs 制剂不能超过 15 天/月,麦角碱类、曲坦类、NSAIDs 复合制剂则不超过 10 天/月。

二十一、预防性治疗目的和有效性指标

(1)预防性治疗的目的:降低发作频率、减轻发作程度、减少功能损害、增加急性发作期治疗的疗效。

(2)预防性治疗的有效性指标:包括偏头痛发作频率、头痛持续时间、头痛程度、头痛的功能损害程度及急性期对治疗的反应。

二十二、预防性治疗的指征

通常,存在以下情况时应与患者讨论使用预防性治疗:①患者的生活质量、工作或学业严重

受损(须根据患者本人的判断);②每个月发作频率在 2 次以上;③急性期药物治疗无效或患者无法耐受;④存在频繁、长时间或令患者极度不适的先兆,或为偏头痛性脑梗死、偏瘫性偏头痛、基底型偏头痛亚型;⑤连续 3 个月每月使用急性期治疗 6～8 次或以上;⑥偏头痛发作持续 72 小时以上;⑦患者倾向(尽可能少的发作)。

二十三、5-羟色胺受体阻滞剂进行预防性治疗

(一)甲基麦角酰胺

主要通过其代谢产物发挥作用,对抗 5-羟色胺的致痛作用。每天 2～6 mg,连续用药不应超过半年,以免出现腹膜后及肺的纤维化。

(二)苯噻啶

本药具有末梢性 5-羟色胺拮抗作用,预防偏头痛的有效率达 70%。每次 0.5 mg,开始每晚服用;逐渐增至每天 3 次,每次 1 mg,最大量每天 6 mg。连续服用 2～3 个月。不良反应为嗜睡、体重增加。

二十四、抗癫痫药物进行预防性治疗

(一)丙戊酸

随机对照试验结果证实其对偏头痛预防有效,预防治疗时至少每天 600 mg。需定时检测血常规、肝功能和淀粉酶,对于女性患者更需注意体重增加及卵巢功能异常(如多囊卵巢综合征)。

(二)托吡酯

托吡酯是另一个有试验证据支持的抗癫痫药物,且对慢性偏头痛有效,每天 25～100 mg。

二十五、β 受体阻滞剂进行预防性治疗

普萘洛尔预防偏头痛发作与其 β 受体阻滞作用关系不大,主要是其可阻断颈外动脉系统的血管扩张,干扰血小板对 5-羟色胺摄取;此外,普萘洛尔对脑 5-羟色胺受体有立体特异亲和力,抑制血栓烷的合成及抑制血小板集聚等作用。一般从小剂量开始,20 mg,每天 2 次,每周增加剂量,直到获得最好疗效,剂量范围为 40～320 mg/d。不良反应有疲乏、胃肠道不适、直立性头晕。心力衰竭及房室传导阻滞者禁用。

二十六、钙通道阻滞剂进行预防性治疗

(一)盐酸氟桂利嗪

盐酸氟桂利嗪又名西比林。本药能有效通过血-脑屏障,具有对抗血管平滑肌收缩,减少血小板积聚及释放5-羟色胺的作用。预防偏头痛发作有效率达 80%。使用剂量为 5～10 mg,每晚睡前顿服。常见不良反应有嗜睡、疲乏、体重增加。

(二)尼莫地平

尼莫地平具有抗缺血及抗血管收缩作用,能抑制和解除各种血管活性物质如 5-羟色胺、去甲肾上腺素、前列腺素引起的血管收缩。常用剂量为 20～40 mg,每天 3 次。不良反应较少,偶有消化道不适、头晕、血压下降。

二十七、抗焦虑、抗抑郁药进行预防性治疗

阿米替林能阻断中枢和外周神经系统儿茶酚胺和 5-羟色胺作用防治偏头痛。每晚 25～

50 mg。不良反应为嗜睡、心律失常。充血性心力衰竭患者禁用。

二十八、活血素进行预防性治疗

活血素为 α-二氢麦角隐亭的水溶液，可改善脑血管张力和微循环，促进神经系统的代谢及功能。口服吸收较快，约 0.5 小时达到血药浓度峰值，血浆半衰期为 5.5～18.0 小时。用于偏头痛治疗，每天 2 次，每次 2～4 mL，坚持用药 1～3 个月，多数偏头痛患者发作明显减少或消失。

二十九、预防性治疗药物的选择和使用原则

医师在使用预防性治疗药物时，通常首先考虑证据确切的一线药物，若一线药物治疗失败、存在禁忌证或患者存在以二、三线药物可同时治疗的并发症时，方才考虑使用二线或三线药物。避免使用患者其他疾病的禁忌药及可能加重偏头痛发作的治疗其他疾病的药物。长效制剂可增加患者的顺应性。

药物治疗应从小剂量单药开始，缓慢加量到合适剂量，同时注意不良反应。同时对每种药物给予足够的观察期以判断疗效，一般观察期为 4～8 周。患者需要记头痛日记来评估治疗效果，并有助于发现诱发因素及调整生活习惯。偏头痛发作频率降低 50% 以上可认为预防性治疗有效。有效的预防性治疗需要持续约 6 个月，之后可缓慢减量或停药。若发作再次频繁，可重新使用原先有效的药物。若预防性治疗无效，且患者没有明显的不良反应，可增加药物剂量；否则，应换用第二种预防性治疗药物。若数次单药治疗无效，才考虑联合治疗，也应从小剂量开始。

（王君波）

第七节　阿尔茨海默病

一、概述

阿尔茨海默病（Alzheimer's disease，AD）是一种以认知功能障碍、日常生活能力下降及精神行为异常为特征的神经系统退行性疾病，是老年期痴呆最常见的原因之一。其特征性病理改变为老年斑、神经原纤维缠结和选择性神经元与突触丢失。临床特征为隐袭起病及进行性认知功能损害。记忆障碍突出，可有视空间技能障碍、失语、失算、失用、失认及人格改变等，并导致社交、生活或职业功能损害。病程通常为 4～12 年。绝大多数阿尔茨海默病为散发性，约 5% 有家族史。

二、流行病学

阿尔茨海默病发病率随年龄增长而逐步上升。欧美国家 65 岁以上老人阿尔茨海默病患病率为 5%～8%，85 岁以上老人患病率高达 47%～50%。我国 60 岁以上人群阿尔茨海默病患病率为 3%～5%。目前我国约有 500 万痴呆患者，主要是阿尔茨海默病患者。发达国家未来 50 年内阿尔茨海默病的发病率将增加 2 倍。预计到 2025 年全球将有 2 200 万阿尔茨海默病患者，到 2050 年阿尔茨海默病患者将增加到 4 500 万。发达国家阿尔茨海默病已成为仅次于心血管病、肿瘤和卒中而位居第 4 位的死亡原因。

三、病因学

(一)遗传学因素——基因突变学说

迄今已筛选出 3 个阿尔茨海默病相关致病基因和 1 个易感基因,即第 21 号染色体的淀粉样前体蛋白(β amyloid precursor protein,APP)基因、第 14 号染色体的早老素 1(presenilin1,PS-1)基因、第 1 号染色体的早老素 2(presenilin2,PS-2)基因和第 19 号染色体的载脂蛋白 E(apolipoprotein E,apoE)ε4 等位基因。前三者与早发型家族性阿尔茨海默病有关,apoEε4 等位基因是晚发性家族性阿尔茨海默病的易感基因。

(二)非遗传因素

脑外伤、感染、铝中毒、吸烟、高热量饮食、叶酸不足、受教育水平低下及一级亲属中有唐氏综合征等都会增加阿尔茨海默病患病风险。

四、发病机制

目前针对阿尔茨海默病的病因及发病机制有多种学说,如淀粉样变级联假说、tau 蛋白过度磷酸化学说、神经递质功能障碍学说、自由基损伤学说、钙平衡失调学说等。任何一种学说都不能完全解释阿尔茨海默病所有的临床表现。

(一)淀粉样变级联假说

脑内 β 淀粉样蛋白(β amyloid,Aβ)产生与清除失衡所致神经毒性 Aβ(可溶性 Aβ 寡聚体)聚集和沉积启动阿尔茨海默病病理级联反应,并最终导致 NFT 和神经元丢失。Aβ 的神经毒性作用包括破坏细胞内 Ca^{2+} 稳态、促进自由基的生成、降低 K^+ 通道功能、增加炎症性细胞因子引起的炎症反应,并激活补体系统、增加脑内兴奋性氨基酸(主要是谷氨酸)的含量等。

(二)tau 蛋白过度磷酸化学说

神经原纤维缠结的核心成分为异常磷酸化的 tau 蛋白。阿尔茨海默病脑内细胞信号转导通路失控,引起微管相关蛋白——tau 蛋白过度磷酸化、异常糖基化及泛素蛋白化,使其失去微管结合能力,自身聚集形成神经原纤维缠结。

(三)神经递质功能障碍

脑内神经递质活性下降是重要的病理特征。可累及乙酰胆碱系统(ACh)、兴奋性氨基酸、5-羟色胺、多巴胺和神经肽类等,尤其是基底前脑胆碱能神经元减少,海马突触间隙 ACh 合成、储存和释放减少,谷氨酸的毒性作用增加。

(四)自由基损伤学说

阿尔茨海默病脑内超氧化物歧化酶活性增强,脑葡萄糖-6-磷酸脱氢酶增多,脂质过氧化,造成自由基堆积。后者损伤生物膜,造成细胞内环境紊乱,最终导致细胞凋亡;损伤线粒体造成氧化磷酸化障碍,加剧氧化应激;改变淀粉样蛋白代谢过程。

(五)钙稳态失调学说

阿尔茨海默病患者神经元内质网钙稳态失衡,使神经元对凋亡和神经毒性作用的敏感性增强;改变 APP 剪切过程;导致钙依赖性生理生化反应超常运转,耗竭 ATP,产生自由基,造成氧化损伤。

(六)内分泌失调学说

流行病学研究结果表明,雌激素替代疗法能降低绝经妇女患阿尔茨海默病的危险性,提示雌激素缺乏可能增加阿尔茨海默病发病率。

(七)炎症反应

神经毒性 Aβ 通过与特异性受体如糖基化蛋白终产物受体、清除剂受体和丝氨酸蛋白酶抑制剂酶复合物受体结合,活化胶质细胞。后者分泌补体、细胞因子及氧自由基,启动炎症反应,形成由 Aβ、胶质细胞及补体或细胞因子表达上调等共同构成的一个复杂的炎性损伤网络,促使神经元变性。

五、病理特征

本病的病理特征大体上呈弥散性皮质萎缩,尤以颞叶、顶叶、前额区及海马萎缩明显。脑回变窄,脑沟增宽,脑室扩大。镜下改变包括老年斑(senile plaque,SP)、神经原纤维缠结(neural fibrillar ytangles,NFT)、神经元与突触丢失、反应性星形胶质细胞增生、小胶质细胞活化及血管淀粉样变。老年斑主要存在于新皮质、海马、视丘、杏仁核、尾状核、豆状核、Meynert 基底核与中脑。镜下表现为退变的神经轴突围绕淀粉样物质组成细胞外沉积物,形成直径 $50\sim200\ \mu m$ 的球形结构。主要成分为 Aβ、早老素1、早老素2、α_1 抗糜蛋白酶、apoE 和泛素等。神经原纤维缠结主要成分为神经元胞质中过度磷酸化的 tau 蛋白和泛素的沉积物,以海马和内嗅区皮质最为常见。其他病理特征包括:海马锥体细胞颗粒空泡变性,轴索、突触异常断裂和皮质动脉及小动脉淀粉样变等。

六、临床表现

本病通常发生于老年或老年前期,隐匿起病,缓慢进展。以近记忆力减退为首发症状,逐渐累及其他认知领域,并影响日常生活与工作能力。早期对生活丧失主动性,对工作及日常生活缺乏热情。病程中可出现精神行为异常,如幻觉、妄想、焦虑、抑郁、攻击、收藏、偏执、易激惹性、人格改变等。最常见的是偏执性质的妄想,如被窃妄想、认为配偶不忠有意抛弃其的妄想。随痴呆进展,精神症状逐渐消失,而行为学异常进一步加剧,如大小便失禁、不知饥饱等,最终出现运动功能障碍,如肢体僵硬、卧床不起。1996 年国际老年精神病学会制定了一个新的疾病现象术语,即"痴呆的行为和精神症状"(the behavioral and psychological symptoms of dementia,BPSD),来描述痴呆过程中经常出现的知觉、思维内容、心境或行为紊乱综合征。这是精神生物学、心理学和社会因素综合作用的结果。

七、辅助检查

(一)神经影像学检查

(1)头颅 MRI:早期表现为内嗅区和海马萎缩。

(2)质子磁共振频谱(^{1}H-megnetic resonance spectroscoper,^{1}H-MRS):对阿尔茨海默病早期诊断具有重要意义,表现为扣带回后部皮质肌醇(myo-inositol,mI)升高。额颞顶叶和扣带回后部出现 N-乙酰门冬氨酸(N-acetylaspartate,NAA)水平下降。

(3)SPECT 显像:SPECT 显像发现额颞叶烟碱型 AChR 缺失,以及额叶、扣带回、顶叶及枕叶皮质 5-HT 受体密度下降。

(4)PET 显像:PET 显像提示此区葡萄糖利用下降。

(5)功能性磁共振成像(functional MRI,fMRI):早期阿尔茨海默病患者在接受认知功能检

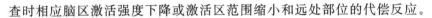

查时相应脑区激活强度下降或激活区范围缩小和远处部位的代偿反应。

(二)脑脊液蛋白质组学

脑脊液存在一些异常蛋白的表达,如 apoE、tau 蛋白、APP 及 AChE 等。

(三)神经心理学特点

通常表现为多种认知领域功能障碍和精神行为异常,以记忆障碍为突出表现,并且日常生活活动能力受损。临床常用的痴呆筛查量表有简明智能精神状态检查量表(mini-mental state examination,MMSE)、画钟测验和日常生活能力量表等。痴呆诊断常用量表有记忆测查(逻辑记忆量表或听觉词语记忆测验)、注意力测查(数字广度测验)、言语流畅性测验、执行功能测查(stroop 色词-干扰测验或威斯康星卡片分类测验)和神经精神科问卷。痴呆严重程度评定量表有临床痴呆评定量表(clinical dementia rating,CDR)和总体衰退量表(global deterioration scale,GDS)。总体功能评估常用临床医师访谈时对病情变化的印象补充量表(CIBIC-Plus)。额叶执行功能检查内容包括启动(词语流畅性测验)、抽象(谚语解释、相似性测验)、反应-抑制和状态转换(交替次序、执行-不执行、运动排序测验、连线测验和威斯康星卡片分类测验)。痴呆鉴别常用量表有 Hachinski 缺血量表评分(HIS)及汉密尔顿焦虑、抑郁量表。

1.记忆障碍

记忆障碍是阿尔茨海默病典型的首发症状,早期以近记忆力减退为主。随病情进展累及远记忆力。情景记忆障碍是筛选早期阿尔茨海默病的敏感指标。

2.其他认知领域功能障碍

其他认知领域功能障碍表现为定向力、判断与思维、计划与组织能力、熟练运用及社交能力下降。

3.失用

失用包括结构性失用(画立方体)、观念-运动性失用(对姿势的模仿)和失认、视觉性失认(对复杂图形的辨认)、自体部位辨认不能(手指失认)。

4.语言障碍

阿尔茨海默病早期即存在不同程度的语言障碍。核心症状是语义记忆包括语义启动障碍、语义记忆的属性概念和语义/词类范畴特异性损害。阿尔茨海默病患者对特定的词类(功能词、内容词、名词、动词等)表现出认知失常,即词类范畴特异性受损。可表现为找词困难、命名障碍和错语等。

5.精神行为异常

阿尔茨海默病病程中常常出现精神行为异常,如幻觉、妄想、焦虑、易激惹及攻击等。疾病早期往往有较严重的抑郁倾向,随后出现人格障碍、幻觉和妄想,虚构不明显。

6.日常生活活动能力受累

阿尔茨海默病患者由于失语、失用、失认、计算不能,通常不能继续原来的工作,不能继续理财。疾病晚期出现锥体系和锥体外系病变,如肌张力增高、运动迟缓及姿势异常。最终患者可呈强直性或屈曲性四肢瘫痪。

(四)脑电图检查

早期 α 节律丧失及电位降低,常见弥散性慢波,且脑电节律减慢的程度与痴呆严重程度相关。

八、诊断标准

(一)美国《精神障碍诊断与统计手册》第 4 版制定的痴呆诊断标准

(1)多个认知领域功能障碍:①记忆障碍,学习新知识或回忆以前学到的知识的能力受损。②以下认知领域至少有 1 项受损,失语、失用、失认、执行功能损害。

(2)认知功能障碍导致社交或职业功能显著损害,或者较原有水平显著减退。

(3)隐匿起病,认知功能障碍逐渐进展。

(4)同时排除意识障碍、神经症、严重失语,以及脑变性疾病(额颞叶痴呆、路易体痴呆及帕金森痴呆等)或全身性疾病所引起的痴呆。

(二)阿尔茨海默病临床常用的诊断标准

阿尔茨海默病临床常用的诊断标准有 DSM-Ⅳ-R、ICD-10 和 1984 年 Mckhann 等制定的美国国立神经病学或语言障碍和卒中-老年性痴呆及相关疾病协会研究用诊断标准(NINCDS-ADRDA),将阿尔茨海默病分为肯定、很可能、可能等不同等级。

1.临床很可能(probable)阿尔茨海默病

(1)痴呆:老年或老年前期起病,主要表现为记忆障碍和一个以上其他认知领域功能障碍(失语、失用和执行功能损害),造成明显的社会或职业功能障碍。认知功能或非认知功能障碍进行性加重。认知功能损害不是发生在谵妄状态,也不是由于其他引起进行性认知功能障碍的神经系统或全身性疾病所致。

(2)支持诊断:单一认知领域功能如言语(失语症)、运动技能(失用症)、知觉(失认症)的进行性损害;日常生活能力损害或精神行为学异常;家族史,尤其是有神经病理学或实验室证据者;非特异性 EEG 改变如慢波活动增多;头颅 CT 示有脑萎缩。

(3)排除性特征:突然起病或卒中后起病。病程早期出现局灶性神经功能缺损体征如偏瘫、感觉缺失、视野缺损、共济失调。起病时或疾病早期出现抽搐发作或步态障碍。

2.临床可能(possible)阿尔茨海默病

临床可能阿尔茨海默病有痴呆症状,但没有发现足以引起痴呆的神经、精神或躯体疾病;在起病或病程中出现变异;继发于足以导致痴呆的躯体或脑部疾病,但这些疾病并不是痴呆的病因;在缺乏可识别病因的情况下出现单一的、进行性加重的认知功能障碍。

3.肯定阿尔茨海默病

符合临床很可能痴呆诊断标准,并且有病理结果支持。

根据临床痴呆评定量表、韦氏成人智力量表(全智商)可把痴呆分为轻度、中度和重度痴呆三级。具体标准有以下几点。

(1)轻度痴呆:虽然患者的工作和社会活动有明显障碍,但仍有保持独立生活能力,并且个人卫生情况良好,判断能力几乎完好无损。全智商 55~70。

(2)中度痴呆:独立生活能力受到影响(独立生活有潜在危险),对社会和社会交往的判断力有损害,不能独立进行室外活动,需要他人的某些扶持。全智商 40~54。

(3)重度痴呆:日常生活严重受影响,随时需要他人照料,即不能维持最低的个人卫生,患者已变得语无伦次或缄默不语,不能做出判断或不能解决问题。全智商 40 以下。

九、鉴别诊断

(一)血管性痴呆

血管性痴呆可突然起病或逐渐发病,病程呈波动性进展或阶梯样恶化。可有多次卒中史,既往有高血压、动脉粥样硬化、糖尿病、心脏疾病、吸烟等血管性危险因素。通常有神经功能缺损症状和体征,影像学上可见多发脑缺血软化灶。每次脑卒中都会加重认知功能障碍。早期记忆功能多正常或仅受轻微影响,但常伴有严重的执行功能障碍,表现为思考、启动、计划和组织功能障碍,抽象思维和情感也受影响;步态异常常见,如步态不稳、拖曳步态或碎步。

(二)Pick 病

与 Pick 病鉴别具有鉴别价值的是临床症状出现的时间顺序。Pick 病早期出现人格改变、言语障碍和精神行为学异常,遗忘出现较晚。影像学上以额颞叶萎缩为特征。约 1/4 的患者脑内存在 Pick 小体。阿尔茨海默病患者早期出现记忆力、定向力、计算力、视空间技能和执行功能障碍。人格与行为早期相对正常。影像学上表现为广泛性皮质萎缩。

(三)路易体痴呆

路易体痴呆主要表现为波动性持续(1~2 天)认知功能障碍、鲜明的视幻觉和帕金森综合征。视空间技能、近事记忆及注意力受损程度较阿尔茨海默病患者严重。以颞叶、海马、扣带回、新皮质、黑质及皮质下区域广泛的路易体为特征性病理改变。病程 3~8 年。一般对镇静剂异常敏感。

(四)增龄性记忆减退

50 岁以上的社区人群约 50％存在记忆障碍。此类老年人可有记忆减退的主诉,主要影响记忆的速度与灵活性,但自知力保存,对过去的知识和经验仍保持良好。很少出现计算、命名、判断、思维、语言与视空间技能障碍,且不影响日常生活活动能力。神经心理学测查证实其记忆力正常,无精神行为学异常。

(五)抑郁性神经症

抑郁性神经症是老年期常见的情感障碍性疾病,鉴别如表 7-5。

表 7-5 真性痴呆与假性痴呆鉴别

鉴别点	假性痴呆	真性痴呆
起病	较快	较缓慢
认知障碍主诉	详细、具体	不明确
痛苦感	强烈	无
近事记忆与远事记忆	丧失同样严重	近事记忆损害比远事记忆损害严重
界限性遗忘	有	无
注意力	保存	受损
典型回答	不知道	近似性错误
对能力的丧失	加以夸张	隐瞒
简单任务	不竭力完成	竭力完成
对认知障碍的补偿	不设法补偿	依靠日记、日历设法补偿
同样困难的任务	完成有明显的障碍	普遍完成差
情感	受累	不稳定,浮浅

（续表）

鉴别点	假性痴呆	真性痴呆
社会技能	丧失较早，且突出	早期常能保存
定向力检查	常答"不知道"	定向障碍不常见
行为与认知障碍严重程度	不相称	相称
认知障碍夜间加重	不常见	常见
睡眠障碍	有	不常有
既往精神疾病史	常有	不常有

抑郁性神经症诊断标准（《中国精神疾病分类方案与诊断标准》，第 2 版，CCMD-Ⅱ-R）有以下几点。

1.症状

心境低落每天出现，晨重夜轻，持续 2 周以上，至少有下述症状中的 4 项。①对日常活动丧失兴趣，无愉快感；精力明显减退，无原因的持续疲乏感。②精神运动性迟滞或激越。伴发精神症状如焦虑、易激惹、淡漠、疑病症、强迫症状或情感解体（有情感却泪流满面地说我对家人无感情）。③自我评价过低、自责、内疚感，可达妄想程度。④思维能力下降、意志行为减退、联想困难。⑤反复想死的念头或自杀行为。⑥失眠、早醒、睡眠过多。⑦食欲缺乏，体重明显减轻或性欲下降。⑧性欲减退。

2.严重程度

社会功能受损；给本人造成痛苦和不良后果。

3.排除标准

不符合脑器质性精神障碍、躯体疾病与精神活性物质和非依赖性物质所致精神障碍；可存在某些分裂性症状，但不符合精神分裂症诊断标准。

（六）轻度认知功能损害（mild cognitive impairment，MCI）

过去多认为 MCI 是介于正常老化与痴呆的一种过渡阶段，目前认为 MCI 是一种独立的疾病，患者可有记忆障碍或其他认知领域损害，但不影响日常生活。

（七）帕金森痴呆疾病

帕金森痴呆疾病早期主要表现为帕金森病典型表现，多巴类药物治疗有效。疾病晚期出现痴呆及精神行为学异常（错觉、幻觉、妄想及抑郁等）。帕金森痴呆属于皮质下痴呆，多属于轻中度痴呆。

（八）正常颅压性脑积水

正常颅压性脑积水常见于中老年患者，隐匿性起病。临床上表现为痴呆、步态不稳及尿失禁三联征。无头痛、呕吐及视盘水肿等症。腰穿脑脊液压力不高。神经影像学检查有脑室扩大的证据。

（九）亚急性海绵状脑病

亚急性海绵状脑病急性或亚急性起病，迅速出现智能损害，伴肌阵挛，脑电图在慢波背景上出现特征性三相波。

十、治疗

由于本病病因未明,至今尚无有效的治疗方法。目前仍以对症治疗为主。

(一)神经递质治疗药物

1.拟胆碱能药物

拟胆碱能药物主要通过抑制 AChE 活性,阻止 ACh 降解,提高胆碱能神经元功能。有 3 种途径加强胆碱能效应:ACh 前体药物、胆碱酯酶抑制剂(acetylcholinesterase inhibitor,AChEI)及胆碱能受体激动剂。

(1)补充 ACh 前体:包括胆碱及卵磷脂。动物实验表明,胆碱和卵磷脂能增加脑内 ACh 生成,但在阿尔茨海默病患者身上未得到证实。

(2)胆碱酯酶抑制剂(AChEI)为最常用和最有效的药物。通过抑制乙酰胆碱酯酶而抑制乙酰胆碱降解,增加突触间隙乙酰胆碱浓度。第一代 AChEI 他克林,由于肝脏毒性和胃肠道反应而导致临床应用受限。第二代 AChEI 有盐酸多奈哌齐、艾斯能、石杉碱甲、毒扁豆碱、加兰他敏、美曲磷脂等,具有选择性好、作用时间长等优点,是目前治疗阿尔茨海默病的首选药物。①盐酸多奈哌齐:商品名为安理申、思博海,是治疗轻中度阿尔茨海默病的首选药物。开始服用剂量为 5 mg/d,睡前服用。如无不良反应,4~6 周后剂量增加到 10 mg/d。不良反应主要与胆碱能作用有关,包括恶心、呕吐、腹泻、肌肉痉挛、胃肠道不适、头晕等,大多在起始剂量时出现,症状较轻,无肝毒性。②重酒石酸卡巴拉丁:商品名为艾斯能(Exelon)。用于治疗轻、中度阿尔茨海默病。选择性抑制皮质和海马 AChE 优势亚型-G1。同时抑制丁酰胆碱酯酶,外周胆碱能不良反应少。开始剂量 1.5 mg,每天 2 次或 3 次服用。如能耐受,2 周后增至 6 mg/d。逐渐加量,最大剂量12 mg/d。不良反应包括恶心、呕吐、消化不良和食欲缺乏等,随着治疗的延续,不良反应的发生率降低。③石杉碱甲:商品名为双益平。这是我国学者从石杉科石杉属植物蛇足石杉(千层塔)提取出来的新生物碱,不良反应小,无肝毒性。适用于良性记忆障碍、阿尔茨海默病和脑器质性疾病引起的记忆障碍。0.2~0.4 mg/d,分 2 次口服。④加兰他敏:由石蒜科植物沃氏雪莲花和水仙属植物中提取的生物碱,用于治疗轻中度阿尔茨海默病。推荐剂量为 15~30 mg/d,1 个疗程为 8~10 周。不良反应有恶心、呕吐及腹泻等。缓慢加大剂量可增强加兰他敏的耐受性。1 个疗程至少 8~10 周。无肝毒性。⑤美曲丰:属于长效 AChEI,不可逆性抑制中枢神经系统乙酰胆碱酯酶。胆碱能不良反应小,主要是胃肠道反应。⑥庚基毒扁豆碱:是毒扁豆碱亲脂性衍生物,属长效 AChEI。毒性仅为毒扁豆碱的 1/50,胆碱能不良反应小。推荐剂量40~60 mg/d。

(3)胆碱能受体(烟碱受体或毒蕈碱受体)激动剂:以往研究过的非选择性胆碱能受体激动剂包括毛果芸香碱及槟榔碱等因缺乏疗效或兴奋外周 M 受体而产生不良反应,现已弃用。选择性作用于 M_1 受体的新药正处于临床试验中。

2.N-甲基-D-天冬氨酸(NMDA)受体阻滞剂

此型代表药物有盐酸美金刚,用于中重度阿尔茨海默病治疗。

(二)以 Aβ 为治疗靶标

未来治疗将以 Aβ 为靶点减少脑内 Aβ 聚集和沉积作为药物干预的目标,包括减少 Aβ 产生、加快清除、阻止其聚集,或对抗 Aβ 的毒性和抑制它所引起的免疫炎症反应与凋亡的方法都成为合理的阿尔茨海默病的治疗策略。

此类药物目前尚处于研究阶段。α 分泌酶激动剂不是首选的分泌酶靶点。APPβ 位点 APP

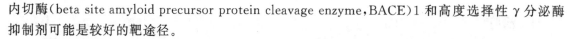

内切酶(beta site amyloid precursor protein cleavage enzyme,BACE)1 和高度选择性 γ 分泌酶抑制剂可能是较好的靶途径。

1.Aβ 免疫治疗

1999 年动物实验发现,Aβ42 主动免疫阿尔茨海默病小鼠模型能清除脑内斑块,并改善认知功能。Aβ 免疫治疗的可能机制:抗体 FC 段受体介导小胶质细胞吞噬 Aβ 斑块、抗体介导的淀粉样蛋白纤维解聚和外周 Aβ 沉积学说。2001 年轻中度阿尔茨海默病患者 Aβ42 主动免疫 Ⅰ 期临床试验显示人体较好的耐受性。Ⅱ 期临床试验结果提示,Aβ42 主动免疫后患者血清和脑脊液中出现抗 Aβ 抗体。Ⅱ A 期临床试验部分受试者出现血-脑屏障损伤及中枢神经系统非细菌性炎症。炎症的出现可能与脑血管淀粉样变有关。为了减少不良反应,可采取其他措施将潜在的危险性降到最低,如降低免疫剂量、诱发较为温和的免疫反应、降低免疫原的可能毒性、表位疫苗诱发特异性体液免疫反应,或是使用特异性被动免疫而不激发细胞免疫反应。通过设计由免疫原诱导的 T 细胞免疫反应,就不会直接对 Aβ 发生反应,因此不可能引起传统的 T 细胞介导的自身免疫反应。这种方法比单纯注射完整的 Aβ 片段会产生更多结构一致的 Aβ 抗体,并增强抗体反应。这一假设已经得到 APP 转基因鼠和其他种的动物实验的证实。将 Aβ 的第16~33 位氨基酸进行部分突变后,也可以提高疫苗的安全性。通过选择性地激活针对 β 淀粉样蛋白的特异性体液免疫反应、改进免疫原等方法,避免免疫过程中所涉及的细胞免疫反应,可能是成功研制阿尔茨海默病疫苗的新方法。另外,人源化 Aβ 抗体的被动免疫治疗可以完全避免针对 Aβ 细胞反应。如有不良反应出现,可以停止给药,治疗药物会迅速从身体内被清除。虽然主动免疫能够改善阿尔茨海默病动物的精神症状,但那毕竟只是仅由淀粉样蛋白沉积引起行为学损伤的模型。Aβ42 免疫不能对神经元纤维缠结有任何影响。神经元纤维缠结与认知功能损伤密切相关。

2.金属螯合剂的治疗

Aβ 积聚在一定程度上依赖于 Cu^{2+}/Zn^{2+} 的参与。活体内螯合这些金属离子可以阻止 Aβ 聚集和沉积。抗菌药物氯碘羟喹具有 Cu^{2+}/Zn^{2+} 螯合剂的功能,治疗 APP 转基因小鼠数月后 Aβ 沉积大大减少。相关药物已进入 Ⅱ 期临床试验。

(三)神经干细胞(nerve stem cell,NSC)移植

神经干细胞移植临床应用最关键的问题是如何在损伤部位定向诱导分化为胆碱能神经元。目前,体内外 NSC 的定向诱导分化尚未得到很好的解决,尚处于试验阶段。

(四)Tau 蛋白与阿尔茨海默病治疗

以 Tau 蛋白为位点的药物研究和开发也成为国内外学者关注的焦点。

(五)非胆碱能药物

长期大剂量吡拉西坦(脑复康)、茴拉西坦或奥拉西坦能促进神经元 ATP 合成,延缓阿尔茨海默病病程进展,改善命名和记忆功能。银杏叶制剂可改善神经元代谢,减缓阿尔茨海默病进展。双氢麦角碱(喜得镇):为 3 种麦角碱双氢衍生物的等量混合物,有较强的 α 受体阻断作用,能改善神经元对葡萄糖的利用。可与多种生物胺受体结合,改善神经递质传递功能。1~2 mg,每天 3 次口服。长期使用非甾体抗炎药能降低阿尔茨海默病的发病风险。选择性 COX-2 抑制剂提倡用于阿尔茨海默病治疗。辅酶 Q 和单胺氧化酶抑制剂司来吉林能减轻神经元细胞膜脂质过氧化导致的线粒体 DNA 损伤。他汀类药物能够降低阿尔茨海默病的危险性。钙通道阻滞剂尼莫地平可通过调节阿尔茨海默病脑内钙稳态失调而改善学习和记忆功能。神经生长因子和脑源性神经营养因子能够改善学习、记忆功能和促进海马突触重建,减慢残存胆碱能神经元变

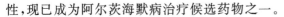

性,现已成为阿尔茨海默病治疗候选药物之一。

(六)精神行为异常的治疗

一般选择安全系数高、不良反应少的新型抗精神病药物,剂量通常为成人的1/4左右。小剂量开始,缓慢加量。常用的抗精神病药物有:奥氮平(5 mg)、维斯通(1 mg)或思瑞康(50~100 mg),每晚一次服用,视病情而增减剂量。阿尔茨海默病患者伴发抑郁时首先应加强心理治疗,必要时可考虑给予小剂量抗抑郁药。

十一、预后

目前的治疗方法都不能有效遏制阿尔茨海默病进展。即使治疗病情仍会逐渐进展,通常病程为4~12年。患者多死于并发症,如肺部感染、压疮和深静脉血栓形成。加强护理对阿尔茨海默病患者的治疗尤为重要。

十二、康复与护理

康复应以护理和心理支持为主。通过行为治疗矫正患者各种不良行为如吸烟、饮酒及高盐高脂饮食等。对可能迷路的患者,衣兜里放置写有姓名、住址、联系电话等内容的卡片,防止走失。对于已经丧失环境适应能力的患者,应在家里护理,督促和训练进餐、穿衣、洗浴及如厕。同时合理地训练患者的记忆、理解、判断、计算和推理能力。必要时建立家庭病房,医务人员定期指导。医护人员和看护人员要与患者保持融洽的关系,给予患者安慰,取得信赖。鼓励患者参加适宜的社交活动,树立生活信心,消除低落心境和孤单感。

(王君波)

第八章

内分泌科疾病

第一节　甲状腺功能亢进症

甲状腺是人体最大的内分泌腺体,其分泌的甲状腺激素(TH)促进机体物质代谢、能量代谢及机体的生长、发育。甲状腺功能亢进症(简称甲亢)是指由于多种因素导致甲状腺功能亢进、TH 分泌过多,造成以神经、循环、消化等系统兴奋性增高和代谢亢进为主要临床表现的疾病总称。

甲状腺功能亢进症以弥漫性毒性甲状腺肿,又称 Graves 病最为常见,大约占所有甲亢患者的 85%。Graves 病女性患者较男性多见,男女之比为 1:4~1:6,多发在 20~40 岁。该病是一种器官特异性自身免疫性疾病,其发病机制尚未完全阐明。一般认为其发病机制是以遗传易感性为背景,在精神创伤、感染等诱发因素的作用下,引起体内免疫系统功能紊乱,产生异质性免疫球蛋白(自身抗体)而致病。

一、临床表现

本症临床表现与患者年龄、病程和 TH 分泌过多的程度有关。Graves 病典型临床表现主要为甲状腺激素分泌过多综合征、甲状腺肿、眼征。老年人和儿童的临床表现常不典型。

(一)甲状腺激素分泌过多综合征

1.高代谢综合征表现

T_3、T_4 分泌过多及交感神经兴奋性增高,能量、糖类、脂肪、蛋白质代谢增加,体重降低,糖耐量异常。

2.心血管系统表现

心动过速、心律失常、第一心音亢进、心脏扩大、收缩期高血压,其中心率静息或睡眠时仍快。

3.神经系统表现

易激动、焦虑烦躁、失眠紧张等,伸舌和双手平举向前时有细震颤,腱反射活跃。

4.消化系统表现

食欲亢进,多食消瘦,大便频繁,肝功能异常。

5.血液和造血系统表现

白细胞总数降低,淋巴细胞比例增高,血小板寿命缩短,偶可引起贫血。

6.肌肉骨骼系统表现

肌肉软弱无力,可有甲亢性肌病。

7.内分泌系统表现

甲状腺激素分泌过多综合征可影响性腺和肾上腺皮质功能,早期甲亢患者促肾上腺皮质激素(ACTH)分泌增加,重症患者肾上腺皮质功能可能相对减退或不全。

8.生殖系统表现

女性患者常有月经稀发、闭经,男性患者常有勃起功能障碍,偶见乳腺发育。

9.皮肤及肢端表现

部分患者有典型小腿胫前对称性黏液性水肿,常与浸润性突眼同时或在之后发生。少数患者存在指端粗厚。

(二)甲状腺肿

主要表现为弥漫性、对称性甲状腺肿大,质软(病史久或食用含碘食物较多者质地可坚韧)、无压痛,吞咽时上下移动,也有甲状腺肿大不对称或肿大不明显者。肿大的甲状腺上、下叶外侧可扪及震颤(腺体上部较明显),可听到连续性或以收缩期为主的吹风样杂音的血管杂音,以上为Graves病的重要诊断特征。

(三)眼征

Graves病患者有 25%～50% 伴有不同程度的眼病,其中突眼为重要而又较特异的体征之一。

(四)特殊临床表现及类型

儿童期甲亢临床表现与成人相似,一般后期均伴有发育障碍。18 周岁前一般采用抗甲状腺药物(ATD)治疗,但治疗效果不如成人。

淡漠型甲亢多见于老人,发病较隐匿;症状不典型,常以某一系统的表现突出;眼病和高代谢综合征表现较少,甲状腺常不肿大,但结节发生率较高;血清 TT_4 测定可在正常范围内;全身症状较重。

妊娠期甲亢主要有妊娠合并甲亢和人绒毛膜促性腺激素(HCG)相关性甲亢 2 种。妊娠合并甲亢者,时有类似甲亢的临床表现,如有体重不随妊娠时间相应增加、四肢近端肌肉消瘦、静息时每分钟心率超过 100 次表现之一者,应疑及甲亢。HCG 相关性甲亢者,可因大量 HCG 刺激 TSH 受体而出现甲亢,甲亢症状轻重不一,血清 FT_3、FT_4 升高,TSH 降低或不可测出,血 HCG 显著升高,属一过性。

亚临床型甲亢血 T_3、T_4 正常,而 TSH 显著降低,低于正常值下限,不伴有或有轻微的甲亢症状。亚临床型甲亢可发生于 Graves 病早期、手术或放射碘治疗后、各种甲状腺炎恢复期的暂时性临床症状,也可持续存在,成为甲亢的一种特殊临床类型,少数可进展为临床型甲亢。

T_3 型甲亢的临床表现与寻常型相同,一般较轻,但血清 TT_3 与 FT_3 均增高,TT_4、FT_4 正常甚至偏低。

二、实验室检查

(一)TSH 测定

TSH 由脑垂体分泌,是调节甲状腺功能的重要激素。甲状腺功能改变时,TSH 的波动较

T_3、T_4 更迅速、显著,是反映下丘脑-垂体-甲状腺轴功能的敏感指标,对亚临床型甲亢和亚临床型甲减的诊断有着重要意义。大部分甲亢患者 TSH 低于正常低值,但垂体性甲亢患者 TSH 不降低或升高。

(二)血清甲状腺激素水平测定

1.血清 TT_4 与 TT_3

TT_4、TT_3 是反映甲状腺功能重要的指标,不同方法及实验室测定结果差异较大。TT_4、TT_3 的增高可提示甲亢,一般两者浓度平行变化,但在甲亢初期与复发早期,TT_3 上升往往很快,约是正常值的 4 倍,TT_4 上升较 TT_3 缓慢,仅为正常值的 2.5 倍,因此 TT_3 适用于轻型甲亢、早期甲亢、亚临床型甲亢及甲亢治疗后复发的诊断,也是诊断 T_3 型甲亢的特异指标。

TT_4、TT_3 可与甲状腺结合球蛋白(TBG)等特异性结合,且结合率高。TBG 水平变化对 TT_4 的影响较 TT_3 更大些。妊娠、雌激素、病毒性肝炎等可使 TBG 升高,TT_4、TT_3 测定结果出现假性增高;雄激素、低蛋白血症(严重肝病、肾病综合征)、糖皮质激素等可使 TBG 下降,测定结果出现假性降低。

2.血清 FT_4 与 FT_3

血清 FT_4、FT_3 不受 TBG 变化的影响,敏感性、特异性均高于 TT_3、TT_4,更能准确地反映甲状腺的功能状态,但是在不存在 TBG 影响因素的情况下,仍推荐测定 TT_3、TT_4,因其指标稳定,可重复性好。

3.血清 rT_3

rT_3 是 T_4 降解的产物,几乎无生理活性。可在一定程度上反映甲状腺的功能,其血浓度的变化与 T_3、T_4 维持一定比例,基本与 T_4 变化一致。Graves 病初期或复发早期可仅有 rT_3 升高。

(三)甲状腺自身抗体测定

1.TRAb(TSH 受体抗体)

TRAb 包括 TSH 受体抗体、甲状腺刺激抗体(TSAb)和甲状腺刺激阻断抗体(TSBAb)三类。TSH 受体抗体阳性提示存在针对 TSH 受体的自身抗体;TSAb 有刺激 TSH 受体、引起甲亢的功能,是 Graves 病的致病性抗体;TSBAb 可引起甲减。TRAb 检测对初发 Graves 病早期诊断、预测 ATD 治疗后甲亢复发、预测胎儿或新生儿甲亢的可能性有一定的意义。测定方法较多,但易出现假阴性和假阳性结果。

2.甲状腺过氧化物酶抗体(TPOAb)和甲状腺球蛋白抗体(TgAb)

这两种抗体水平能提示自身免疫病因。

(四)甲状腺摄[131]I 率

[131]I 摄取率诊断甲亢的符合率可达 90%。摄[131]I 率升高/减低表示甲状腺的摄碘功能亢进/减退,可鉴别甲亢的病因,不能反映病情严重程度与治疗中的病情变化。摄取率降低,提示亚急性甲状腺炎、安静型甲状腺炎、产后甲状腺炎;摄取率升高,提示缺碘性甲状腺肿;若摄取率升高且伴随高峰前移,提示 Graves 病、多结节性甲状腺肿伴甲亢。随着 TH 和 TSH 检测普遍开展及监测敏感度的不断提高,[131]I 摄取率已不作为甲亢诊断的常规指标。孕妇及哺乳期妇女禁止做本测定。

(五)促甲状腺激素释放激素(TRH)兴奋试验

TRH 能促进 TSH 的合成与释放,甲亢患者 T_3、T_4 增高,反馈抑制 TSH 的分泌,因此 TSH 不受 TRH 兴奋。甲亢患者一般 TSH 水平无明显增高;TSH 有升高反应可排除 Graves 病;

TSH 无反应还可见于垂体疾病伴 TSH 分泌不足、甲状腺功能"正常"的 Graves 眼病等。

三、影像学检查

甲状腺超声检查可测定甲状腺的体积,组织的回声,是否存在甲状腺结节,尤其是临床不易触摸到的小结节,并可确定结节的数量、大小和分布,鉴别甲状腺结节的性状。

核素扫描检查时,甲亢患者颈动、静脉可提前到 6～8 秒显像(正常颈静脉12～14 秒显像,颈动脉 8～12 秒显像),甲状腺在 8 秒时显像,其放射性逐渐增加,显著高于颈动、静脉显像。

甲状腺 CT 可清晰地显示甲状腺和甲状腺与周围组织器官的关系,可发现微小病灶,测定甲状腺的体积和密度,了解甲状腺与周围器官的横向关系,有助于结节性甲状腺肿的诊断。眼部 CT 能清楚地显示眼眶内的结构,评估眼外肌受累及眼球后浸润情况,对眼眶的多种疾病的鉴别诊断有较高价值,尤其是眼球突出的病因诊断。

MRI 多用于确定甲状腺以外病变的范围,对确定肿块与其周围血管的关系价值大于 CT 或其他影像学检查。眼部 MRI 较 CT 能更清晰显示眶内多种软组织的结构和病变范围。但体内有金属物且不能取出时禁做 MRI 检查。

四、诊断标准

(一)功能诊断

甲亢病例诊断一般根据病史和临床表现,配合实验室检查来确诊。临床有高代谢及神经、循环、消化等系统兴奋性增高和代谢亢进的病例,尤其是有甲状腺肿大或突眼者应考虑存在本病可能,小儿、老年或伴有其他疾病的轻型甲亢或亚临床型甲亢临床表现不典型,需要辅以相应的实验室检查。

血 FT_3、FT_4(或 TT_3、TT_4)增高、敏感 TSH(sTSH)>0.1 mU/L 者考虑甲亢;仅 FT_3 或 TT_3 增高,FT_4、TT_4 正常者可考虑为 T_3 型甲亢;血 TSH 降低,而 FT_3、FT_4 正常者,符合亚临床型甲亢。必要时可进一步作敏感 TSH(sTSH)/超敏感 TSH(uTSH)测定和/或TRH 兴奋试验。

(二)鉴别诊断

较多亚急性甲状腺炎患者有发热等全身症状,且甲状腺肿大疼痛,伴有甲亢症状,T_3、T_4 升高、TSH 及[131]I 摄取率降低。安静型甲状腺炎患者的甲状腺呈无痛性肿大,病程呈甲亢-甲减-正常过程。在甲亢阶段时 T_3、T_4 升高,[131]I 摄取率降低;甲减阶段 T_3、T_4降低,[131]I 摄取率升高。

兼有桥本甲状腺炎和 Graves 病的患者有典型的甲亢临床表现和实验室检查结果,血清 TgAb 和 TPOAb 高滴度,甲亢症状很少自然缓解。少数患桥本假性甲亢(桥本一过性甲亢)患者由于疾病致滤泡破坏,甲状腺激素漏出引起一过性的甲亢,T_3、T_4 升高,[131]I 摄取率降低,症状常在短期内消失。

甲亢与非甲亢疾病的鉴别,见表 8-1。

表 8-1　甲亢与非甲亢疾病的鉴别

疾病	相同点	不同点
糖尿病	多食易饥,少数甲亢糖耐量减低	无甲状腺肿,甲状腺部位无血管杂音且功能正常
非毒性甲状腺肿	甲状腺肿大,[131]I 摄取率可增高	单纯性甲状腺肿无甲亢症状与体征,[131]I 摄取率高峰不前移,T_3 抑制试验阴性,甲状腺功能正常

（续表）

疾病	相同点	不同点
神经官能症	神经、精神症状相似	神经官能症无高代谢症状群、突眼、甲状腺肿，甲状腺功能正常
围绝经期综合征	情绪不稳定，烦躁失眠、出汗	更年期甲状腺不肿大且功能基本正常
嗜铬细胞瘤	交感神经兴奋症状	无甲状腺肿，甲状腺功能正常，常有高血压

五、治疗原则

目前，治疗甲亢一般采用药物治疗、放射性^{131}I治疗、手术治疗，治疗时应根据患者具体情况和个人意愿等选择治疗方法。一般情况下年龄较小、病情轻、甲状腺轻中度肿大患者多选择药物治疗；而病情较重、病程长、甲状腺中重度肿大患者多采用^{131}I或手术等根治性治疗方法。儿童患者应先考虑用药物治疗，尽可能避免使用^{131}I治疗。

（一）甲亢的一般治疗

舒缓精神，避免情绪波动，适当休息并给予对症、支持治疗，补充足够热量和营养（糖、蛋白质和B族维生素等），忌碘饮食。

（二）甲亢的药物治疗

甲亢治疗药物有抗甲状腺药物、碘及碘化物及β受体阻滞剂。

1.抗甲状腺药物

抗甲状腺药物的临床疗效较肯定，治愈率40%～60%；方便、经济、使用较安全，一般不会导致永久性甲减。但该类药物在临床应用具有局限性，主要是因为治疗用药疗程长1～2年至数年，停药后复发率高，可达50%～60%，少数患者伴发肝损害或粒细胞减少症等。

（1）药物分类：抗甲状腺药物分为硫脲类和咪唑类，前者的代表药物是硫氧嘧啶、丙硫氧嘧啶，后者为甲巯咪唑（他巴唑）、卡比马唑（甲亢平）。

（2）药物疗程：治疗疗程有长程疗法、短程疗法及阻断-替代疗法等。短疗程法的服药时间小于6个月，治愈率40%；长疗程法的服药时间在1.5年以上，治愈率60%。长疗程法分为初治期、减量期、维持期，药物剂量一般根据病情选择。长疗程法因其治疗效果好而常用，治疗一旦开始一般不宜中断，治疗中如出现症状缓解但甲状腺肿或突眼恶化的情况时，抗甲状腺药物应酌情减量并可加用L-甲状腺素钠（L-T_4）25～100 μg/d或甲状腺片20～60 mg/d。

（3）停药指征：长疗程法的停药指征一般为甲亢症状完全缓解；甲状腺肿缩小、血管杂音消失；抗甲状腺药物维持量小；血T_3、T_4、TSH正常；T_3抑制试验及TRH兴奋试验正常；TSAb明显下降或转阴；足疗程。停药时甲状腺明显缩小并且TSAb阴性，停药后复发率低；停药时甲状腺肿大或TSAb阳性，停药后复发率高，此类患者应延长治疗时间。

（4）注意事项：应用抗甲状腺药物应注意其不良反应，需经常检测肝肾功能和血常规。

2.碘及碘化物

一般用于术前准备和甲亢危象。术前准备时先用ATD控制症状，术前2～3周应用大剂量碘，使甲状腺充血减轻，质地变韧，便于手术，减少术中出血。

3.β受体阻滞剂

用于甲亢初治期的辅助治疗，也可用于术前准备或甲状腺危象。改善患者心悸等交感神经兴奋状态，并抑制T_4向T_3的转化。

(三)手术治疗

甲状腺次全切手术主要是用手术方法切除部分甲状腺组织以减少甲状腺激素的产生,达到治疗甲亢的目的。治愈率可达 70%以上,治疗后复发率较药物治疗低,但可引起多种并发症。

手术治疗甲亢的适应证:中、重度甲亢、服药无效、复发或不愿长期服药者;甲状腺巨大,有压迫症状者;胸骨后、结节性甲状腺肿伴甲亢者。禁忌证:较重或发展较快的浸润性突眼者;合并心、肝、肾、肺疾病,不能耐受手术者;妊娠早期(3 个月前)及晚期(6 个月后);轻症可用药物治疗者。

术前用抗甲状腺药物治疗至症状控制,患者甲状腺功能接近正常,心率<80 次/分,T_3、T_4 在正常范围内。为减少术中出血,术前 2 周加服复方碘溶液。若患者对 ATD 有不良反应或不能缓解症状,可尝试普萘洛尔加碘剂的准备方法。

(四)放射性碘治疗

甲状腺有高度摄取和浓集碘的能力,^{131}I 释放出 β 射线可破坏甲状腺滤泡上皮而减少 TH 分泌,还能抑制甲状腺内淋巴细胞的抗体生成,增强了疗效。^{131}I 治疗具有迅速、简便、安全、疗效明显等优点,且疗程短、治愈率高、复发率低。接受^{131}I 治疗时应注意:服^{131}I 治疗前 2～4 周避免应用碘剂及含碘的药物;服^{131}I 前应空腹,服药 2 小时后方可进食;服药后患者应与家人隔离,尤其是与儿童和妊娠妇女,餐具和水杯与家人分开使用;非妊娠期妇女在接受^{131}I 治疗后半年内不宜妊娠;定期复查及随访。

(五)Graves 眼病的治疗

Graves 眼病以男性多见,43%的患者甲亢与 Graves 眼病同时发生,44%甲亢先于 Graves 眼病发生,还有 5%的患者仅有明显突眼而无甲亢症状,称其为甲状腺功能正常的 Graves 眼病。

非浸润性突眼无须特别处理,突眼会随甲状腺功能恢复正常而消失。治疗 Graves 眼病时,对于有临床型甲亢或亚临床型甲亢证据的患者应采取有效的抗甲亢治疗,甲状腺功能恢复正常可使眼睑挛缩、凝视、眶周水肿等症状减轻,可更准确地评价眶内受累程度,选择适当的治疗方案。严重突眼不宜行甲状腺次全切除术,慎用^{131}I 治疗。

1.Graves 眼病的局部治疗

高枕卧位;限制钠盐及使用利尿剂减轻水肿;戴有色眼镜保护眼睛,防止强光及灰尘刺激;睡眠时使用抗生素眼膏;睡眠时可用眼罩或盐水纱布敷眼。

2.Graves 眼病的全身治疗

(1)抗甲状腺药物:主要用于甲亢伴明显突眼者,可稳定甲状腺功能,有利于突眼恢复。在治疗过程中应避免发生甲低及 TSH 升高,必要时可用 L-T_4(100～200 μg/d)或干甲状腺片(60～120 mg/d)与 ATD 联用。

(2)免疫抑制剂及非特异性抗炎药物:泼尼松每次 10～20 mg,每天 3 次,早期疗效较好,症状好转后减量。一般 1 个月后再减至维持量 10～20 mg/d,也可隔天给予最小维持量而逐渐停药。对糖皮质激素不敏感或有禁忌证的 Graves 眼病患者,可考虑试用奥曲肽,据报道该药对于抑制球后组织增生有一定的效果。也可试用免疫抑制剂,但需注意粒细胞减少等不良反应。多数研究证实,糖皮质激素和环孢素 A 合用临床效果优于单独使用糖皮质激素。

(3)球后放疗:一般大剂量皮质激素治疗无效或有禁忌证无法使用时考虑应用。

(4)眼眶减压手术对改善突眼和眼部充血症状效果较好。

(於寅斌)

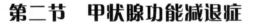

第二节 甲状腺功能减退症

甲状腺功能减退症(简称甲减)是指各种原因引起的甲状腺激素(TH)合成、分泌或生物效应不足所导致的一组疾病。甲减女性较男性多见,男女之比为1∶5～1∶10,且随年龄增加患病率逐渐上升。新生儿甲减发生概率约为1∶4 000,青春期甲减发病率降低,成年后再次上升。甲减病因较复杂,按起病时间可分为呆小病(克汀病)、幼年型甲减、成年型甲减。

一、病因

呆小病甲状腺功能减退始于胎儿或新生儿,病因有两种:地方性呆小病,即因母体缺碘,供应胎儿的碘不足,胎儿 TH 合成不足或甲状腺发育不全而造成神经系统不可逆的损害;散发性呆小病,胎儿甲状腺发育不全或 TH 合成发生障碍。

幼年型甲状腺功能减退起病于青春期发育前儿童,病因与成人患者相同。成年型甲状腺功能减退起病于成年者,主要有甲状腺激素(TH)缺乏、促甲状腺激素(TSH)缺乏及周围组织对 TH 不敏感 3 种类型。

(一)TH 缺乏

原发性 TH 缺乏。

常见于甲状腺破坏,如手术切除、放射性碘或放射线治疗后;抗甲状腺药物(ATD)治疗过量,摄入碘化物过多,使用过氯酸钾、碳酸锂等;其他因素:甲状腺炎、慢性淋巴细胞性甲状腺炎、伴甲状腺肿或结节的甲状腺功能减退、晚期甲状腺癌和转移性肿瘤。

(二)血清 TSH 缺乏

TSH 缺乏分为垂体性和下丘脑性。前者常见于肿瘤、手术、放疗和产后垂体坏死;后者常见于下丘脑肿瘤、肉芽肿、慢性疾病或放疗。

(三)TH 不敏感综合征

TH 受体基因突变、TH 受体减少或受体后缺陷所致,有家族发病倾向。

二、临床表现

TH 减少可引起机体各系统功能代谢减慢,功能降低。甲减的临床表现一般取决于起病年龄和病情的严重程度,重者可引起黏液性水肿,甚至黏液性水肿昏迷。亚临床型甲减无明显甲减症状与体征,但存在发展为临床型甲减的可能性,也可造成动脉粥样硬化和心血管疾病,妊娠期亚临床甲减可能影响后代的神经智力发育。

(一)呆小病

如甲减发生于胎儿和婴幼儿时期,可阻碍大脑和骨骼生长发育,导致智力低下和身材矮小,且多不可逆。呆小病患儿起病越早病情越严重。患儿表现为体格及智力发育缓慢、反应迟钝、颜面苍白、眼距增宽、鼻根宽且扁平、鼻梁下陷、口唇厚、舌大外伸、四肢粗短、出牙换牙延迟、骨龄延迟、行走晚且呈鸭步、心率慢、脐疝多见,性器官发育延迟,成年后矮小。

(二)幼年型甲减

幼年型甲减的临床表现介于成人型与呆小病之间。幼儿发病者与呆小病相似,只是发育迟缓和面容改变不如呆小病显著;较大儿童及青春期发病者,类似成人型甲减,但伴有不同程度的生长阻滞。

(三)成年型甲减

成年型甲减多见于中年女性,男女比例为 1:5~1:10,发病缓慢、隐匿,有时 10 余年才表现出典型症状,主要表现为代谢率减低和交感神经兴奋性下降,及时治疗多可逆。

1.一般表现

出汗减少、怕冷、动作缓慢、精神萎靡、疲乏嗜睡、智力减退、食欲下降、体重增加、大便秘结,有的出现黏液性水肿面容(表情淡漠、水肿、眼睑下垂,鼻、唇增厚,毛发脱落无光泽)。

2.低代谢综合征

疲乏嗜睡、行动迟缓,记忆力减退,怕冷无汗,体温低于正常。

3.皮肤表现

苍白或姜黄色,皮肤粗糙、多鳞屑和角化,指甲生长缓慢、厚脆。

4.神经精神系统表现

记忆力、理解力减退、反应迟钝、嗜睡、精神抑郁、严重者可发展为猜疑性精神分裂症,重者多表现为痴呆、木僵或昏睡、共济失调或眼球震颤。

5.肌肉与关节表现

肌肉软弱乏力、偶见重症肌无力,收缩与松弛均缓慢延迟,肌肉疼痛、僵硬,黏液性水肿患者可伴有关节病变,偶有关节腔积液。

6.心血管系统表现

心动过缓、心音低弱、心脏扩大、常伴有心包积液、血压可升高,久病者易发生动脉粥样硬化及冠心病。

7.消化系统表现

食欲减退、便秘、腹胀,甚至麻痹性肠梗阻或黏液性水肿巨结肠,可有胃酸缺乏、贫血。

8.内分泌系统表现

男性勃起功能障碍,女性月经过多、经期长、不孕、溢乳,肾上腺皮质功能偏低、血和尿皮质醇降低。

9.呼吸系统表现

呼吸浅而弱,对缺氧和高碳酸血症不敏感。

10.黏液性水肿昏迷表现

嗜睡、低体温(<35 ℃)、呼吸减慢、血压下降、心动过缓、四肢肌肉松弛、反射减弱或消失,甚至昏迷、休克。

三、实验室检查

(一)生化检查

1.血红蛋白和红细胞

本病可致轻、中度正常细胞正色素性贫血,小细胞低色素性或大细胞型贫血。

2.血脂

总胆固醇、甘油三酯、低密度脂蛋白胆固醇及载脂蛋白均可升高,但高密度脂蛋白胆固醇的含量无明显改变。

3.血氨基酸

同型半胱氨酸(Hcy)增高。

4.其他

血胡萝卜素升高,尿 17-酮类固醇、17-羟皮质类固醇降低,糖耐量试验呈扁平曲线,胰岛素反应延迟。

(二)心功能检查

心电图示低电压、窦性心动过缓、T 波低平或倒置,偶有 PR 间期延长(AV 传导阻滞)及 QRS 波时限增加,心肌酶谱升高。

(三)影像学检查

成骨中心出现和生长迟缓(骨龄延迟),成骨中心骨化不均匀呈斑点状(多发性骨化灶),骨骺与骨干的愈合延迟。X 线片上心影常为弥漫性双侧增大。甲状腺核素扫描检查可发现和诊断异位甲状腺。

(四)甲状腺激素测定

1.血清总 T_4(TT_4)和血清总 T_3(TT_3)

诊断轻型甲减和亚临床甲减时,TT_4 较 TT_3 敏感,TT_4 降低而 TT_3 正常是早期诊断甲减的指标之一。较重者血 TT_3 和 TT_4 均降低,轻型甲减的 TT_3 不一定下降。TT_4、TT_3 受甲状腺结合球蛋白(TBG)影响,检查结果可出现偏差。

2.血清游离 T_4(FT_4)和游离 T_3(FT_3)

FT_4 和 FT_3 不受 TBG 变化的影响,其敏感性与特异性均高于 TT_4 和 TT_3。甲减患者一般 FT_4 和 FT_3 均下降,轻型甲减、甲减初期以 FT_4 下降为主。

3.血清 TSH 测定

TSH 测定是诊断甲减最主要的指标。甲状腺性甲减,TSH 可升高;垂体性或下丘脑性甲减,常降低,并可伴有其他腺垂体激素分泌低下。当 sTSH(敏感 TSH)≥5.0 mU/L,加测 FT_4、甲状腺球蛋白抗体(TgAb)和甲状腺过氧化物酶抗体(TPOAb),以明确诊断亚临床型甲减或自身免疫性甲状腺病。也可用 TSH 筛查新生儿甲减。

4.TPOAb 和 TgAb 测定

TPOAb 和 TgAb 是确定自身免疫甲状腺炎的主要指标。亚临床型甲减患者存在高滴度的 TgAb 和 TPOAb,进展为临床型甲减的可能性较大。

(五)动态兴奋试验

TRH 兴奋试验:原发性甲减 TSH 基础值升高,TRH 刺激后升高增强;垂体性甲减 TRH 刺激后多无反应;下丘脑性甲减受刺激后 TSH 升高并多呈延迟反应。

四、诊断标准

甲减病例诊断一般根据病史、临床表现和体格检查,再配合实验室检查来确诊。原则是以 TSH 为一线指标,如血 TSH>5.0 mU/L 应考虑可能存在原发性甲减。单次 TSH 测定不能诊断为甲减,必要时可加测 FT_4、FT_3 等,对于处在 TSH 临界值者要注意复查。

（一）甲减诊断思路

甲减临床表现缺乏特异性，轻型甲减易漏诊，如有以下表现之一，可考虑存在甲减的可能：乏力、虚弱、易于疲劳但无法解释；反应迟钝，记忆力明显下降；不明原因的虚浮、体重增加；怕冷；甲状腺肿，无甲亢表现；血脂异常，尤其是总胆固醇、低密度脂蛋白增高；心脏扩大，有心衰样表现但心率不快。血清 TSH 和 FT_4 正常可排除甲减。

（二）呆小病的早期诊断

呆小病的早期诊断极为重要。早日确诊可尽可能避免或减轻永久性智力发育缺陷。婴儿期诊断本病较困难，应仔细观察其面貌、生长、发育、皮肤、饮食、大便、睡眠等各方面情况，必要时做有关实验室检查。应注意呆小病的特殊面容与先天性愚型（伸舌样痴呆称唐氏综合征）鉴别。

（三）特殊类型甲减的诊断

TSH 不敏感综合征的临床表现不均一。对于无临床表现的患者，诊断较困难。TH 不敏感综合征有三种类型，即全身不敏感型、垂体不敏感型及周围不敏感型。

（四）甲减与非甲状腺疾病鉴别

甲减与非甲状腺疾病贫血、慢性肾炎等疾病，在某些病理性体征上的表现相同，若不能掌握其各自的不同，容易误诊。甲减与非甲状腺疾病鉴别见表 8-2。

表 8-2　甲减与非甲状腺疾病的鉴别

非甲状腺疾病	相同点	不同点
贫血	贫血	甲减可引起血清 T_3、T_4↓ 和 TSH↑
慢性肾炎	黏液性水肿，血 T_3、T_4 均减少，尿蛋白可为阳性，血浆胆固醇可增高	甲减者尿液正常、血压不高，肾功能大多正常
肥胖症	水肿，基础代谢率偏低	肥胖症 T_3、T_4、TSH 均正常
特发性水肿	水肿	特发性水肿下丘脑-垂体-甲状腺功能正常

注：TSH 为促甲状腺素。

五、治疗原则

（一）治疗目标

甲减确诊后应及早使用甲状腺制剂替代治疗，一般需终身服药，并根据体征对症治疗。治疗的主要目标是控制疾病，使甲减临床症状和体征消失，将 TSH、TT_4、FT_4 值维持在正常范围内，对于垂体性及下丘脑性甲减，则以把 TT_4、FT_4 值维持在正常范围内作为目标。

（二）替代治疗

替代治疗的药物主要有干甲状腺片、L-甲状腺素钠（L-T_4）、L-三碘甲腺原氨酸（L-T_3）。替代治疗甲状腺激素用量受甲减病情及并发症、患者年龄、性别、生活环境及劳动强度等多种因素的影响，因此替代治疗需个体化调整用药剂量。

甲减药物治疗剂量与患者的病情、年龄、体重、个体差异有关。临床上有时需要更换替代制剂，替代过程中，需重视个体的临床表现，根据患者不同的情况而定，必要时复查血清 TSH、T_4、T_3、血脂等。

（1）呆小病越早治疗疗效越好，并需要终身服用药物替代治疗。

（2）幼年型黏液性水肿的治疗与较大的呆小病患儿相同。

（3）成人型黏液性水肿应用甲状腺激素替代治疗原则强调"治疗要早,正确维持,适量起始,注意调整"等,必须从小剂量开始应用。

（4）黏液性水肿昏迷是一种罕见的重症,可危及生命,多见于老年患者,预后差。$L-T_4$ 作用较慢,需选用作用迅速的 $L-T_3$。

（5）亚临床甲减患者 TSH 水平高于正常,游离 T_3/T_4 正常,无明显甲减症状。若得不到及时的治疗,可转化成典型甲减。血清 TSH 4.5～10 mU/L,可暂不给予 $L-T_4$,每 6～12 个月随访甲状腺功能;血清 TSH＞10 mU/L,可给予 $L-T_4$ 替代治疗。

（6）妊娠期甲状腺激素缺乏,对胎儿的神经、智力发育影响较大,应进行筛查。一般认为妊娠早期 TSH 参考范围应低于非妊娠人群 30%～50%,FT_4 浓度大约为非妊娠期的 1.5 倍。若妊娠期间 TSH 正常,FT_4＜100 nmol/L,则可诊断低 T_4 血症。妊娠前已确诊甲减,应调整 $L-T_4$ 剂量,待血清 TSH 恢复至正常范围再怀孕;妊娠期间发生甲减,应立即使用 $L-T_4$ 治疗。

（7）TSH 不敏感综合征治疗取决于甲减的严重程度。对于临床上无甲减症状,且发育正常,血清 T_3、T_4 正常,仅血清 TSH 增高,这种患者是否需补充 TH 尚无统一意见,有待进一步观察研究。替代治疗一般使用 $L-T_4$ 和干甲状腺片,TSH 不敏感综合征的治疗特别强调早期诊断和早期治疗,并维持终生。

（8）TH 不敏感综合征目前无根治方法。可根据疾病的严重程度和不同类型选择治疗方案,并维持终生。轻型临床上无症状患者可不予治疗。有症状者宜用 $L-T_3$,剂量应个体化,但均为药理剂量。周围型甲减患者有些 $L-T_3$ 剂量使用到 500 $\mu g/d$,才使一些 TH 周围作用的指标恢复正常。全身型甲减者用 $L-T_3$ 治疗后血清 TSH 水平可降低,甲减症状改善。

（刘雪芳）

第三节 甲 状 腺 炎

甲状腺炎是一类累及甲状腺的异质性疾病。由自身免疫、病毒感染、细菌或真菌感染、慢性硬化、放射损伤、肉芽肿、药物、创伤等多种原因所致的甲状腺滤泡结构破坏。其病因不同,组织学特征各异,临床表现及预后差异较大。按发病缓急可分为急性、亚急性和慢性甲状腺炎;按病因可分为感染性、自身免疫性和放射性甲状腺炎;按组织病理学可分为化脓性、肉芽肿性、淋巴细胞性和纤维性甲状腺炎。临床上常见的慢性淋巴细胞性甲状腺炎、产后甲状腺炎、无痛性甲状腺均为自身免疫性甲状腺炎。

一、亚急性甲状腺炎

（一）病因和发病机制

亚急性甲状腺炎又称亚急性肉芽肿性甲状腺炎,多由病毒感染引起,以短暂疼痛的破坏性甲状腺组织损伤伴全身炎症反应为特征。各种抗甲状腺自身抗体在疾病活动期可以出现,可能是继发于甲状腺滤泡破坏后的抗原释放。

(二)临床表现

1.上呼吸道感染

起病前常有上呼吸道感染史,所以常有上呼吸道感染症状,如疲劳、倦怠、咽痛等,体温不同程度升高。

2.甲状腺区特征性疼痛

逐渐或突然发生甲状腺部位的疼痛,常放射至同侧耳部、咽喉、下颌角等处。

3.甲状腺肿大

弥漫性或不对称性肿大,压痛明显,可伴有结节,质地硬,无震颤和杂音。

4.甲状腺功能异常

典型病例分为甲亢期、甲减期、恢复期三期。在甲亢期和甲减期可有甲亢或甲减的临床表现及甲状腺激素水平、TSH 水平的异常。

(三)诊断要点

1.上呼吸道感染

发病前有上呼吸道感染史。

2.局部表现

甲状腺肿大、疼痛和压痛。

3.全身表现

发热、乏力等。

4.试验室检查

血沉快,血 T_3、T_4 升高,TSH 下降,甲状腺摄碘率下降(分离现象)。

(四)治疗原则

(1)治疗目的:缓解疼痛,减轻炎症反应。

(2)非甾体解热镇痛剂用于轻症患者,疗程 2 周,常用药物有吲哚美辛、阿司匹林等。

(3)糖皮质激素对于疼痛剧烈、体温持续显著升高、水杨酸或其他非甾体抗炎药治疗无效者可以应用泼尼松 20～40 mg/d 口服,维持 1～2 周后逐渐减量,总疗程 6～8 周。

(4)伴有甲亢者,不服用抗甲状腺药物,可以给予 β 受体阻滞剂。

(5)甲减明显、持续时间长者,可以应用甲状腺激素替代治疗,但宜短期、小剂量使用;只有永久性甲减需要长期替代治疗。

二、慢性淋巴细胞性甲状腺炎

慢性淋巴细胞性甲状腺炎又称桥本甲状腺炎(HT),是自身免疫性甲状腺炎(AIT)的一个类型。

(一)病因和发病机制

目前,公认的病因是自身免疫,主要是Ⅰ型辅助型 T 细胞免疫功能异常。患者血清中出现 TPOAb、TGAb、甲状腺刺激阻断抗体(TSBAb)。遗传因素和环境因素也参与了 HT 的发病。

(二)临床表现

(1)起病隐匿,进展缓慢,多数患者缺乏临床症状,尤其是在病程早期。

(2)甲状腺弥漫性对称性肿大,少数不对称,质地韧硬。偶有局部疼痛与触痛。少数患者可有突眼。

(3)甲状腺功能可以正常、亢进或减低。HT 与 GD 并存时称为桥本甲状腺毒症。

(4)可以同时伴发其他自身免疫性疾病,如与1型糖尿病、甲状旁腺功能减退症、肾上腺皮质功能减退症同时存在时称为内分泌多腺体自身免疫综合征Ⅱ型。

(三)诊断要点

(1)甲状腺肿大、质地坚韧、伴或不伴结节。

(2)甲状腺自身抗体 TPOAb 和/或 TGAb 长期高滴度阳性。

(3)细针穿刺活检有确诊价值。

(4)伴临床甲减或亚临床甲减支持诊断。

(四)治疗原则

1.随访

既无症状甲状腺功能又正常的 HT 患者主张半年到1年随访1次,主要检查甲状腺功能。

2.病因治疗

目前,无针对病因的治疗方法,提倡低碘饮食。

3.甲减和亚临床甲减的治疗

临床甲减者需要 L-T$_4$ 替代治疗,亚临床甲减者需要评估患者的危险因素再决定是否应用 L-T$_4$。

4.应用β受体阻滞剂

伴甲亢者可以应用β受体阻滞剂。

三、无痛性甲状腺炎

无痛性甲状腺炎又称亚急性淋巴细胞性甲状腺炎、安静性甲状腺炎,是 AIT 的一个类型。

(一)病因和发病机制

本病与自身免疫有关。与 HT 相似,但淋巴细胞浸润较 HT 轻,表现为短暂、可逆的甲状腺滤泡破坏、局灶性淋巴细胞浸润,50%的患者血中存在甲状腺自身抗体。

(二)临床表现

1.甲状腺肿大

弥漫性轻度肿大,质地较硬,无结节,无震颤和杂音,无疼痛和触痛为其特征。

2.甲状腺功能

甲状腺功能变化类似于亚急性甲状腺炎,分为甲状腺毒症期、甲减期和恢复期。半数患者并不经过甲减期。

(三)诊断要点

(1)可以有甲亢的临床表现,也可以无任何症状。

(2)甲状腺毒症阶段甲状腺激素水平升高而摄碘率下降,T$_3$/T$_4$<20 对诊断有帮助,恢复期甲状腺激素水平和摄碘率逐渐恢复。

(3)多数患者甲状腺自身抗体阳性,其中 TPOAb 增高更明显。

(四)治疗原则

1.甲状腺毒症阶段

避免应用抗甲状腺药物,可以应用β受体阻滞剂,一般不主张应用糖皮质激素。

2.甲减期

一般不主张应用甲状腺激素,症状明显、持续时间长者可小剂量应用,如果是永久甲减需要终身替代治疗。

3.定期监测甲状腺功能

本病有复发倾向,甲状腺抗体滴度逐渐升高,有发生甲减的潜在危险,故临床缓解后也需要定期监测甲状腺功能。

(刘雪芳)

第四节　甲状腺结节

甲状腺结节是临床常见疾病。流行病学调查显示,在一般人群中采用触诊的方法,甲状腺结节的检出率为3%~7%,采用高分辨率超声,其检出率可达19%~67%。甲状腺结节在女性和老年人群中多见。虽然甲状腺结节的患病率很高,但仅有约5%的甲状腺结节为恶性,因此甲状腺结节处理的重点在于良恶性的鉴别。

一、病因和分类

多种甲状腺疾病都可以表现为甲状腺结节,包括局灶性甲状腺炎症、甲状腺腺瘤、甲状腺囊肿、结节性甲状腺肿、甲状腺癌、甲状旁腺腺瘤或囊肿、甲状舌管囊肿等。此外,先天性一叶甲状腺发育不良,而另一叶甲状腺增生,以及甲状腺手术后及放射性碘治疗后残留甲状腺组织的增生亦可以表现为甲状腺结节。

二、诊断

甲状腺结节诊断的首要目的是确定结节为良性还是恶性,可以通过询问病史、物理检查、甲状腺细针穿刺细胞学检查及超声、扫描等确定诊断。

(一)病史及体格检查

目前,已知的影响结节良恶性的因素包括年龄、性别、放射线照射史、家族史等。儿童及青少年甲状腺结节中恶性的比率明显高于成人。年龄>60岁者恶性的比率增加,且未分化癌的比例明显增高。成年男性甲状腺结节的患病率较低,但恶性的比例高于女性。与甲状腺癌发生相关的最重要的危险因素为放射线暴露,既往有头颈部放射照射史及核素辐射史者,甲状腺结节和甲状腺癌的发生率明显增高。患者的家族史对甲状腺结节的判定也有一定的帮助,有甲状腺肿家族史和地方性甲状腺肿地区居住史者甲状腺肿的发生率较高。有甲状腺癌家族史及近期出现的甲状腺结节增长较快,或伴有声音嘶哑、吞咽困难和呼吸道梗阻者提示可能为恶性。

大多数甲状腺结节患者没有临床症状,仅表现为无痛性颈部包块,合并甲状腺功能异常时,可出现相应的临床表现,部分患者由于结节侵犯周围组织出现声音嘶哑、压迫感、呼吸/吞咽困难等压迫症状。甲状腺的肿块有时较小,不易触及,容易漏诊。检查时要求患者充分暴露颈部,仔细触诊。正常的甲状腺轮廓视诊不易发现,若看到甲状腺的外形常提示甲状腺肿大。触诊检查时要注意甲状腺的大小、质地、有无肿块及肿块的数目、部位、边界、活动度、肿块有无压痛及颈部有无肿大的淋巴结等,提示恶性病变的体征包括结节较硬,与周围组织粘连固定,局部淋巴结肿大等。

(二)实验室检查

甲状腺结节患者均应行甲状腺功能检测。血清促甲状腺激素(TSH)水平降低提示可能为自主功能性或高功能性甲状腺结节,需行甲状腺核素扫描进一步判断结节是否具有自主摄取功能,功能性或高功能性甲状腺结节中恶性的比例极低。甲状腺自身抗体阳性提示存在桥本甲状腺炎,但不排除同时伴有恶性疾病,因乳头状甲状腺癌和甲状腺淋巴瘤可与桥本甲状腺炎并存。甲状腺球蛋白(Tg)是甲状腺产生的特异性蛋白,由甲状腺滤泡上皮细胞分泌,多种甲状腺疾病可引起血清 Tg 水平升高,包括分化型甲状腺癌、甲状腺肿、甲状腺组织炎症或损伤、甲状腺功能亢进症等,因此血清 Tg 测定对甲状腺结节的良恶性鉴别没有帮助,临床主要用于分化型甲状腺癌手术及清甲治疗后的随访监测。分化型甲状腺癌行甲状腺全切及^{131}I清甲治疗后,体内 Tg 很低或测不到,在随访过程中如果血清 Tg 升高提示肿瘤复发。降钙素由甲状腺滤泡旁细胞(C 细胞)分泌,降钙素升高是甲状腺髓样癌的特异性标志,如疑及甲状腺髓样癌应行血清降钙素测定。

(三)超声检查

高分辨率超声检查是评估甲状腺结节的首选方法,可以探及直径 2 mm 以上的结节,已在甲状腺结节的诊断过程中广泛使用。颈部超声可确定甲状腺结节的大小、数量、位置、囊实性、形状及包膜是否完整、有无钙化、血供及与周围组织的关系等情况,同时可评估颈部有无肿大淋巴结,以及淋巴结的大小、形态和结构特点,是区分甲状腺囊性或实性病变的最好无创方法。此外对甲状腺良恶性病变的鉴别也有一定价值。以下超声征象提示甲状腺癌的可能性大:①实性低回声结节;②结节内血供丰富;③结节形态和边缘不规则,"晕征"缺如;④微小钙化;⑤同时伴有颈部淋巴结超声影像异常,如淋巴结呈圆形、边界不规则、内部回声不均或有钙化、皮髓质分界不清、淋巴门消失等。在随访过程中超声检查还可以较客观地监测甲状腺结节大小的变化。较小而不能触及的结节可在超声引导下进行细针穿刺。甲状腺癌术后患者定期颈部超声检查可以帮助确定有无局部复发。

(四)甲状腺核素显像

适用于评估直径>1 cm 的甲状腺结节,根据对放射性核素的摄取情况,甲状腺结节可以分为"热"结节、"温"结节、"冷"结节。除极少数的滤泡状甲状腺癌外,绝大多数可自主摄取放射性核素的"热"结节均为良性病变。放射性核素的摄取与周围组织相似或略高于周围组织的"温"结节通常也为良性。甲状腺恶性肿瘤通常表现为放射性核素摄取极低的"冷"结节,但冷结节中只有不足 20% 为恶性,80% 以上为良性,如甲状腺囊性病变、局灶性甲状腺炎等都表现为"冷"结节。核素显像在甲状腺结节良恶性鉴别中的作用有限,一般临床考虑甲状腺结节为高功能者首选核素扫描,否则核素扫描不作为甲状腺结节的首选检查。

有些化学物质与癌组织的亲和力较高,经同位素标记后用于亲肿瘤甲状腺显像,如^{99m}锝-甲氧基异丁基异腈(^{99m}Tc-MIBI)、^{201}铊(^{201}Tl)、^{131}铯(^{131}Cs)等。虽然它们与恶性肿瘤的亲和力较高,扫描常呈阳性(即浓聚放射性物质),但并不是特异性的。有些代谢较活跃的组织(如自主功能性甲状腺腺瘤)或富含线粒体的组织(如桥本甲状腺炎的嗜酸性变细胞)也可呈阳性。因此,对这些亲肿瘤现象的结果必须结合其他资料综合分析。

PET/CT 显像是目前较为先进的核医学诊断技术,^{18}F-FDG 是最重要的显像剂。PET 显像能够反映甲状腺结节摄取和代谢葡萄糖的状态,但并非所有的甲状腺恶性结节都在^{18}F-FDG

PET 显像中表现为阳性,某些良性结节也会摄取[18]F-FDG,因此单纯依靠[18]F-FDG PET 显像也不能准确鉴别甲状腺结节的良恶性。

(五)放射学诊断

CT 和 MRI 作为甲状腺结节的诊断手段之一,可以显示结节与周围解剖结构的关系,明确病变的范围及其对邻近器官和组织的侵犯情况,如对气管、食管等有无压迫和破坏,颈部淋巴结有无转移等,但它们在评估甲状腺结节的良恶性方面并不优于超声。CT 和 MRI 对微小病变的显示不及超声,但对胸骨后病变的显示较好。

(六)甲状腺细针抽吸细胞学检查

甲状腺细针抽吸细胞学检查(FNAB)是甲状腺结节诊断过程中的首选检查方法,该方法简便、安全、结果可靠,对甲状腺结节的诊断及治疗有重要价值,被视为术前诊断甲状腺结节的"金标准",通常分为恶性、可疑恶性、不确定性及良性。甲状腺细针穿刺对甲状腺乳头状癌、甲状腺髓样癌和未分化甲状腺癌等具有可靠的诊断价值,由于甲状腺滤泡状癌和滤泡细胞腺瘤的区别为有无包膜和血管浸润,因此细胞学检查一般无法区分甲状腺滤泡状癌和滤泡状腺瘤。

凡直径大于 1 cm 的甲状腺结节,均可考虑 FNAB 检查。直径小于 1 cm 的甲状腺结节,如存在下述情况可考虑超声引导下细针穿刺:①超声提示结节有恶性征象;②伴颈部淋巴结超声影像异常;③童年期有颈部放射线照射史或辐射暴露史;④有甲状腺癌病史或家族史;⑤[18]F-FDG PET 显像阳性。

甲状腺粗针穿刺也可以获得组织标本供常规病理检查所用。如细胞学不能确定诊断且结节较大者可行粗针穿刺病理检查,但不足之处是创伤较大。

(七)分子生物学检测

经 FNAB 仍不能确定良恶性的甲状腺结节,对穿刺标本或外周血进行甲状腺癌的分子标志物检测,如 BRAF 突变、Ras 突变、RET/PTC 重排等,能够提高诊断准确率。BRAF 基因突变和 RET/PTC 重排对甲状腺乳头状癌的诊断具有较好的特异性。RAS 基因突变虽然对甲状腺乳头状癌和甲状腺滤泡状癌并非特异,但其同样具有临床意义。如细胞学检查为"滤泡性病变"同时伴 RAS 突变阳性,提示为滤泡变异型乳头状甲状腺癌或甲状腺腺瘤。RET 基因突变与遗传性甲状腺髓样癌的发生有关。

三、治疗

一般来说,良性甲状腺结节可以通过以下方式处理。

(一)随访观察

多数良性甲状腺结节仅需定期随访,无须特殊治疗,如果无变化可以长期随访观察。少数情况下可选择下述方法治疗。

(二)手术治疗

良性甲状腺结节一般不需手术治疗。手术治疗的适应证:①出现与结节明显相关的局部压迫症状;②合并甲状腺功能亢进,内科治疗无效;③结节位于胸骨后或纵隔内;④结节进行性生长,临床考虑有恶变倾向或合并甲状腺癌高危因素者。因外观或思想顾虑过重影响正常生活而强烈要求手术者,可作为手术的相对适应证。

(三)甲状腺激素抑制治疗

良性病变可直接行甲状腺激素抑制治疗,也可用于随访过程中结节增大者。TSH 抑制治疗的原理是,应用 L-T_4 将血清 TSH 水平抑制到正常低限或低限以下,从而抑制和减弱 TSH 对甲状腺细胞的促生长作用,达到缩小甲状腺结节的目的。在抑制治疗过程中结节增大者停止治疗,直接手术或重新穿刺。抑制治疗 6 个月以上结节无变化者也停止治疗,仅随访观察。长期甲状腺激素抑制治疗可引发心脏不良反应(如心率增快、心房颤动、左心室增大、心肌收缩性增强、舒张功能受损等)和骨密度降低。男性和绝经前女性患者可在治疗起始阶段将 TSH 控制于 <0.1 mU/L,1 年后若结节缩小则甲状腺激素减量使用,将 TSH 控制在正常范围下限。绝经后女性治疗目标为将 TSH 控制于正常范围下限。在治疗前应权衡利弊,不建议常规使用 TSH 抑制疗法治疗良性甲状腺结节,老年、有心脏疾病及骨质疏松者使用甲状腺激素抑制治疗更应慎重。

(四) ^{131}I 治疗

^{131}I 主要用于治疗有自主摄取功能并伴有甲亢的良性甲状腺结节。妊娠期或哺乳期是 ^{131}I 治疗的绝对禁忌证。^{131}I 治疗后 2～3 个月,有自主功能的结节可逐渐缩小,甲状腺体积平均减少 40%;伴有甲亢者在结节缩小的同时,甲亢症状、体征可逐渐改善,甲状腺功能指标可逐渐恢复正常。如 ^{131}I 治疗 4～6 个月后甲亢仍未缓解、结节无缩小,应结合患者的临床表现和相关实验室检查结果,考虑再次给予 ^{131}I 治疗或采取其他治疗方法。^{131}I 治疗后,约 10% 的患者于 5 年内发生甲减,随时间延长甲减发生率逐渐增加。因此,建议治疗后每年至少检测一次甲状腺功能,如监测中发现甲减,要及时给予 L-T_4 替代治疗。

(五)其他治疗

治疗良性甲状腺结节的其他方法还包括超声引导下经皮无水酒精注射、经皮激光消融术等。采用这些方法治疗前,必须先排除恶性结节的可能性。

(刘雪芳)

第五节　慢性肾上腺皮质功能减退症

慢性肾上腺皮质功能减退症分为原发性和继发性。继发性是指下丘脑-垂体病变引起,原发性又称 Addison 病,是指由于双侧肾上腺本身病变引起皮质功能绝大部分破坏而致的一组临床综合征。

一、病因

(一)特发性慢性肾上腺皮质功能减退

特发性慢性肾上腺皮质功能减退是由于自身免疫破坏引起,病理常显示特异性自身免疫性肾上腺炎,约 75% 的患者血中检测出抗肾上腺自身抗体,50% 的患者伴有其他器官的自身免疫性疾病,称为自身免疫性多内分泌综合征,最常见的是 Addison 病、桥本甲状腺炎和糖尿病三者的组合,称为 Schmidt 综合征。

(二)双侧肾上腺结核

双侧肾上腺结核也为本病常见病因,因血行播散所致。肾上腺皮质和髓质均遭到严重侵袭,肾上腺有干酪样坏死和钙化、纤维化等改变。

(三)其他病因

扩散性真菌感染也可以引起肾上腺炎症性破坏;在 HIV 感染者,巨细胞病毒或 HIV 本身引起的肾上腺炎可导致肾上腺功能衰退;肾上腺脊髓神经病,一种 X 连锁隐性遗传病,也是年轻男性肾上腺皮质功能减退的病因;肺、乳腺、小肠癌肾上腺转移、淋巴瘤、白血病浸润、淀粉样变性、双侧肾上腺切除或放射治疗、类固醇激素合成酶抑制药酮康唑和氨鲁米特等均可导致慢性肾上腺皮质功能减退。

二、病理生理与临床表现

主要由于皮质醇及醛固酮缺乏所致,突出的临床表现为显著乏力,特征性色素沉着和直立性低血压。

(一)乏力

乏力见于所有患者,乏力程度与病情严重程度有关,严重者甚至卧床不起,无力翻身。乏力主要是由于皮质醇和醛固酮减少造成蛋白质合成不足,糖代谢紊乱及水、电解质代谢异常引起。

(二)色素沉着

色素沉着见于全身的皮肤黏膜,为棕褐色,有光泽。于暴露部位和易摩擦部位更明显,如面、颈部、手背、掌纹、肘、腕、甲床、足背、瘢痕和束腰带部位;于齿龈、舌下、唇、颊部、阴道和肛周黏膜等处也有色素沉着;在正常情况下有色素沉着的部位如乳晕、腋部、脐部和会阴等色素沉着更加明显;在色素沉着的皮肤常常间有白斑点。色素沉着是垂体 ACTH 及黑素细胞刺激素(MSH)、促脂素(LPH)(三者皆来源于一共同前体 POMC)分泌增多所致。

(三)低血压

由于皮质醇缺乏,对儿茶酚胺升压反应减弱,查体可出现心脏缩小、心音低钝等。

(四)胃肠道症状和消瘦

食欲缺乏、恶心、呕吐、腹胀、腹泻、腹痛、胃酸分泌减少和消化不良。患者均有不同程度的体重减轻,消瘦常见。

(五)低血糖

皮质醇缺乏致糖异生减弱、肝糖原耗损,患者易发生低血糖,尤其在饥饿、创伤和急性感染等情况下更易出现。

(六)其他表现

重者出现不同程度的精神、神经症状,如淡漠、抑制、神志模糊和精神失常等,也伴有男性性功能减退,女性月经失调,腋毛和阴毛脱落。肾上腺皮质低功时常伴有醛固酮缺乏,机体保钠能力降低,引起血容量降低、低钠血症和轻度代谢性酸中毒。由于皮质醇作用使 ADH 释放增多,肾脏对自由水清除减弱,易发生水中毒。

(七)肾上腺皮质危象的病理生理和临床表现

当原有慢性肾上腺皮质功能减退症加重或由于肾上腺皮质破坏(急性出血、坏死和血栓形成、感染严重的应激状态),会导致肾上腺皮质功能急性衰竭。

正常人在应激时肾上腺皮质可以几倍至几十倍地增加糖皮质激素分泌,以提高机体的应激能力。慢性肾上腺皮质功能减退时,其肾上腺皮质激素贮备不足,当遇到感染、过劳、大量出汗、呕吐、腹泻、分娩、手术和创伤等应激情况时,不能过多分泌肾上腺皮质激素,导致病情恶化,发生危象。而肾上腺皮质破坏、出血患者很快出现肾上腺皮质功能衰竭。临床上表现为严重的糖皮

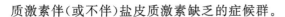

质激素伴(或不伴)盐皮质激素缺乏的症候群。

患者病情危重,出现低血压或休克及高热,体温可达 40 ℃伴脱水表现。同时可伴有精神萎靡,嗜睡甚至昏迷,可有惊厥。恶心、呕吐、腹泻、腹痛、低血糖和低钠血症也经常发生。若不及时抢救,会很快死亡。

三、实验室检查

(1)血生化改变,常有低血钠和高血钾,由于血容量不足常有肾前性氮质血症,可有轻、中度高血钙和空腹低血糖。

(2)血皮质醇水平及 24 小时尿游离皮质醇、17-DH-CS 及 17-KGS 普遍低于正常,且皮质醇昼夜节律消失。轻者由于反馈性 ACTH 增高,上述指标可维持于正常范围内。

(3)血尿醛固酮可以正常或偏低。

(4)ACTH 水平和 ACTH 兴奋试验。原发性肾上腺皮质功能减退者基础 ACTH 明显升高,甚至可达正常人的数十倍,常于 88～440 pmol/L。继发下丘脑或垂体者 ACTH 水平降低。ACTH 兴奋试验:静脉滴注 25 U 的 ACTH,持续 8 小时,检查尿 17-羟 DHCS 和/或皮质醇变化,正常人在刺激后第 1 天较对照增加 1～2 倍,第 2 天增加 1.5～2.5 倍,或由 3～7 mg/g 肌酐增至 12～25 mg/g 肌酐。快速 ACTH 兴奋实验也常用:静脉注射人工合成 ACTH24 肽(1～24 片段),注射前及注射后 30 分钟测血浆皮质醇,或肌内注射,之前及注射后 60 min 测血浆皮质醇,正常人兴奋后血浆皮质醇增加 10～20 μg/dL,而原发性肾上腺皮质功能减退者因肾上腺皮质贮备减少,刺激后血皮质醇上升很少或不上升。继发性肾上腺皮质功能减退者可以上升很少或不上升,病变轻者也可以有正常的反应,这时可以做美替拉酮试验或胰岛素低血糖试验来判断垂体 ACTH 的贮备功能,不正常者常见于轻度和初期的继发性肾上腺皮质低功。应用3～5 天连续 ACTH 刺激试验,也可鉴别原发性与继发性及完全性与部分性肾上腺皮质功能不全,部分性肾上腺皮质低功或 Addison 病前期者基础值可在正常范围,刺激后第 1 天、第 2 天尿 17-DHCS 上升但不及正常,第 3 天反而下降。继发者基础值很低,以后逐渐上升,第 3～5 天甚至可以达到正常反应水平。

四、诊断与鉴别诊断

(1)多数患者就诊时已有典型慢性肾上腺皮质功能低下的临床表现:皮质黏膜色素沉着、乏力、恶心呕吐、消瘦和低血压等,为临床诊断提供了重要线索,此时要依赖实验室检查和影像学检查排除有关鉴别诊断后方可明确诊断。

(2)血尿皮质醇、尿 17-DHCS 及血 ACTH 浓度和 ACTH 兴奋试验为鉴别诊断和病因诊断所必需。肾上腺抗体测定、结核菌素试验及肾上腺和蝶鞍 CT 及 MRI 检查对病因诊断也有重要价值。

五、治疗

(一)疾病教育

疾病教育是必要的,也是治疗成功的关键。主要内容如下。

1.疾病的性质及终身治疗的必要性

其需长期坚持激素生理替代治疗。当在手术前、严重感染及发生并发症等应激情况,应及时将糖皮质激素增量至 3～5 倍，甚至 10 倍以上，学会注射地塞米松或氢化可的松以应付紧急情况。

2.随身携带疾病卡片

标明姓名、地址、亲人姓名、电话和疾病诊断。尽量让周围人知晓自己的病情和注意事项，告之遇病情危急或意识不清立即送往医院，应随身携带强效皮质激素，如地塞米松等。

（二）饮食

膳食中食盐的摄入量应多于正常人，10～15 g/d。当大量出汗、呕吐和腹泻等情况应及时补充盐分。另外保证膳食中有丰富的糖类、蛋白质和维生素。

（三）皮质激素替代治疗

1.糖皮质激素

糖皮质激素是本病的治疗基础。根据身高、体重、性别、年龄和劳动强度等，予以合适的基础量即为生理替代量，并模拟皮质醇的昼夜分泌规律，予以清晨醒后服全日量的 2/3，下午 4：00 服 1/3。应激状态时酌情增至 3～5 倍乃至 10 倍进行应激替代。给药时间以饭后为宜，可避免胃肠刺激。氢化可的松即皮质醇，是最常用替代治疗药物，一般清晨 20 mg，下午 10 mg 为基础量，以后在此剂量上调整。醋酸可的松口服后容易吸收，吸收后经肝脏转化为皮质醇，肝脏功能障碍者不适合应用，基础剂量为早晨 25 mg，下午 12.5 mg。泼尼松和泼尼龙分别为人工合成的皮质醇和皮质素的衍生物，与氢化可的松及氟氢可的松等联合治疗，也可有效控制病情，一般泼尼松与泼尼龙不单独应用治疗 Addison 病，因为它们的保钠作用很弱。常用药物剂量，见表 8-3。

表 8-3　治疗慢性肾上腺皮质功能退减常用药物

种类	药物名称	每片剂量(药效相当,mg)	糖代谢作用	滞纳作用	替代剂量	作用时间及给药次数(次/天)
糖皮质激素	氢化可的松	20	1	1	20～30	短效,2～4
	可的松	25	0.8	0.8	25.0～37.5	短效,2～4
	泼尼松	5	4	0.8	5.0～7.5	中效,2～4
	泼尼龙	5	4	0.8	5.0～7.5	中效,2～4
	甲泼尼龙	4	5	0		中效,2～4
	地塞米松	0.75	25～30	0	0.5～1.0	长效,1～3
盐皮质激素	氟氢可的松	0.05	10	400	0.05～0.15	长效,1
	去氧皮质酮	油剂,25～50 mg	0	30～50	1～2	长效,1/2～1

糖皮质激素药物的主要不良反应之一是引起失眠，所以下午用药时间一般不晚于 17：00。儿童皮质醇用量一般 20 mg/m² 或 ＜5 岁 10～20 mg/d，6～13 岁 20～25 mg/d，≥14 岁 30～40 mg/d。

疗效判断：目前，还缺乏标准实验指标来衡量替代治疗剂量是否得当。血浆皮质醇本身呈脉冲式分泌，易受应激等各种因素影响，加之服药种类、时间及采血情况的不同，其水平测定对判定疗效几乎没有帮助，血 ACTH 除有昼夜节律变化之外，其替代应用的糖皮质激素种类不同时对 ACTH 的抑制时间、程度的不同，故也无法作为疗效判断标准。

目前，判断糖皮质激素替代治疗是否适当，主要是观察患者的病情变化。皮质醇用量不足时，疲乏等临床症状不见好转，皮肤色素沉着不见减轻，可出现直立性低血压、低血钠、高血钾及血浆肾素活性升高等。而皮质醇用量过大时,体重过度增加,引起肥胖等库欣综合征表现,可出现高血压和低血钾等。皮质醇用量适中时,患者自觉虚弱、疲乏、淡漠等症状消失,食欲好转,其他胃肠道反应消失,体重恢复正常,皮肤色素沉着明显减轻。

2.盐皮质激素

若患者在经糖皮质激素替代治疗并且予足够食盐摄入后,仍有头晕、乏力和血压偏低等血容量不足表现的,可予加用盐皮质激素。

氟氢可的松是人工合成制剂,可以肌内注射、皮下埋藏或舌下含化。常每天上午 8∶00,0.05～0.20 mg ,1 次顿服,是替代醛固酮作用的首选制剂。心肾功能不全、高血压、肝硬化患者慎用。

醋酸去氧皮质酮(醋酸 DOCA)油剂,每天 1～2 mg 或隔天 2.5～5.0 mg 肌内注射,适用于不能口服的患者。开始宜小剂量,可根据症状逐渐加量。去氧皮质酮缓释锭剂,每锭 125 mg,埋藏于腹壁皮下,每天可释放约 0.5 mg,潴钠作用可持续 8 个月至 1 年。

中药甘草流浸膏主要成分为甘草次酸,有保钠排钾作用。每天 10～40 mL,稀释后口服,用于无上述药物时。

用药期间应监测血压及电解质。用药剂量适当,则血压遂上升至正常,无直立性低血压,血清钠和钾在正常水平。若盐皮质激素过量,则出现水肿、高血压、低血钾,甚至发生心力衰竭。而用量不足时头晕、疲乏症状无好转,血压偏低,化验血钠偏低而血钾偏高。

3.性激素

以雄激素为主,还具有蛋白质同化作用,可改善倦怠、乏力、食欲缺乏和体重减轻等症状,对孕妇、充血性心力衰竭者慎用。甲睾酮 2.5～5.0 mg/d,分 2～3 次服用,或苯丙酸诺龙 10～25 mg,每周 2～3 次,肌内注射。

上述各激素替代治疗剂量为一般完全性 Addison 病患者的需要量。对于肾上腺全部或大部手术切除者,糖皮质激素的替代剂量可适当大些,但不易过大。60 岁以上老年患者激素替代量应适当减少些。对伴有早期糖尿病、肥胖症和溃疡病的患者,激素量应减少 20％～30％。而在发生急性感染、创伤、手术等应激情况时,激素量需增至 3～5 倍,必要时改用静脉用药。

对部分性 Addison 病患者,一般无应激时,无须补充糖皮质激素和加大食盐摄入量,在发生感冒、腹泻等轻度应激时,应短期加用小剂量皮质激素治疗。

(四)病因治疗

病因是肾上腺结核者应抗结核治疗。活动性结核应在全量(生理需要量)应用糖皮质激素的同时充分系统地抗结核治疗,这样不会造成结核的扩散,也会改善病情。陈旧性结核在应用糖皮质激素替代时有可能引起结核活动,应于初诊后常规用半年的抗结核药物。

若病因是自身免疫性疾病者,应检查是否存在多腺体受累,并酌情给予相应治疗。若合并甲状腺低功,需先给足糖皮质激素后再补充甲状腺素,若合并胰岛素依赖型糖尿病,可予以胰岛素治疗,注意从小剂量开始逐渐加量,以防低血糖发生。

对真菌感染、肿瘤转移等引起的肾上腺功能低下者也应予相应的病因治疗。

(五)特殊情况下 Addison 病治疗

1.外科手术时

应增加皮质激素的用量,以避免发生肾上腺危象,手术后逐渐减至原来的替代治疗剂量。小手术只需在术前肌内注射醋酸可的松 75～100 mg 即可。在全麻下施行大手术,应静脉给予水溶性皮质激素,直至患者苏醒后继续 2 天。应用剂量根据手术大小和时间长短进行调整。一般手术当天麻醉前静脉注射氢化可的松 100 mg,8 小时后再给予同样剂量,手术当天总量需 200～300 mg,次日剂量减半,第 3 天再减半,以后迅速恢复到基础替代剂量。如果手术出现并发症,皮质激素剂量应在并发症控制后减量。重症感染和重症外伤时糖皮质激素用量与大手术相同。

2.妊娠及分娩时

妊娠早孕反应和分娩均处于应激状态,应予加大激素药物剂量。妊娠早期出现妊娠剧吐而不能口服者,应改为肌内注射或静脉滴注。如氢化可的松 50 mg/d,注意维持水、电解质平衡,可适当静脉补充氯化钠和葡萄糖,待妊娠反应过后,恢复原来的替代治疗剂量,自妊娠 3 个月起至分前,对皮质激素的需要量与妊娠前基本相同或略做调整。与外科手术一样,分娩时为较大的应激反应,皮质激素的需要量明显增加。分娩开始时肌内注射氢化可的松 100 mg,分娩过程中每 8 h 肌内注射 1 次,每次 100 mg,分娩时另肌内注射 100 mg。分娩时注意补充血容量,若无并发症,于第 2～3 天减量至分娩日的一半,第 4～5 天再继续减半,直至恢复原来的替代剂量。

3.肾上腺危象时

采用 5 秒治疗方法。5 秒分别指类固醇激素、盐、糖、支持治疗和寻找诱因。

(1)类固醇皮质激素:首选药物为氢化可的松 100 mg 静脉注射,使血皮质醇迅速达到正常人在发生应激时的水平,以后每 6 小时静脉滴注 100 mg,使最初 24 小时总量约 400 mg。一般 12 h 以内可见病情改善。第 2～3 天后总量可减至 300 mg,分次静脉滴注。若病情好转,继续减总量至 200 mg,以后 100 mg。呕吐停止,可进食者改为口服。使用类固醇皮质激素应注意:一是病情严重者,尤其有较重并发症,如败血症等,大剂量皮质醇治疗持续时间应相对长些,直至病情稳定。二是原发性肾上腺皮质功能减退患者,当每天皮质醇口服剂量减至 50～60 mg 时,常需盐皮质激素治疗,应加用氟氢可的松 0.05～0.20 mg/d。三是继发性肾上腺皮质功能减退患者,当皮质醇每天口服剂量减至 50～60 mg 时,不必加服氟氢可的松,若有水钠潴留,可应用泼尼松或地塞米松代替皮质醇。四是在危象危急期不适合应用醋酸可的松肌内注射,因为该药代谢缓慢,需在肝中转化为皮质醇才发挥生物效应,故不易达到有效的血浆浓度,不能有效抑制 ACTH 水平。

(2)补充盐水:危象患者液体损失量可达细胞外液的 20%～40%,故予迅速补充生理盐水,第 1 天、第 2 天一般予 2～3 L,并根据失水、失钠程度、低血压情况结合患者心肺功能因素进行调整。若低血压明显,可酌情给予低分子右旋糖酐注射液 0.5～1.0 L,或输入全血或血浆,也可考虑辅用升压药,如多巴胺、间羟胺等。如有酸中毒时可适当给予碱性药物。随着低血容量及酸中毒的纠正及皮质激素的使用,钾离子排出增加及转入细胞内液增多,危象初期的高血钾逐渐解除,此时应注意防止低血钾的发生。遇此情况可予 1 L 中加入氯化钾 2 g 静脉滴注。

(3)补充葡萄糖:危象患者常伴随着低血糖,故应予静脉滴注 5% 葡萄糖注射液,并持续到患者低血糖纠正、呕吐停止、能进食。对于那些以糖皮质激素缺乏为主,脱水不甚严重者,应增加葡萄糖输液量至1.5～2.5 L,同时补充盐水量适当减少。

(4)消除诱因和支持疗法:发生急性肾上腺危象的最常见诱因是急性感染,感染得不到控制,危象难以消除,故应针对病因选择有效的抗生素,对于存在多脏器功能衰竭也应积极抢救。同时给予全身性的支持疗法,治疗 2 天后仍处于昏迷状态的,可给予下鼻饲,以补充流食和有关药物。

六、预后

早期诊断、合理的替代治疗及疾病教育是预后良好的关键。在 20 世纪 50 年代分离出肾上腺皮质激素之前，本病患者存活时间多在 2 年以下。在有了快速诊断技术和替代治疗以后，自身免疫性 Addison 病患者可获得与正常人一样的寿命，与正常人一样地生活。而其他原因引起的肾上腺皮质功能减退，其预后取决于原发病。结核病引起者只要经过系统的抗结核治疗，预后也良好，极少数患者甚至可停用或应用很少量糖皮质激素。如病因是恶性肿瘤转移或白血病引起，预后不佳。儿童患者若能得到良好的指导，补充合适剂量激素，可以正常生长发育。

（刘雪芳）

第六节　原发性醛固酮增多症

一、概述

原发性醛固酮增多症（简称原醛症）是指肾上腺皮质发生病变（大多为腺瘤，少数为增生）使醛固酮分泌增多，导致水钠潴留，血容量扩张，从而抑制了肾素-血管紧张素系统，以高血压、低血钾、肌无力、夜尿多为主要临床表现的一种综合征。

原醛症的主要病理生理变化为醛固酮分泌增多，肾素活性被抑制，引起高血压、低血钾、肌无力、周期性瘫痪，血钠浓度升高，细胞外液增多，尿钾排出相对地过多，二氧化碳结合力升高，尿 pH 为中性或碱性。原醛症患者之所以醛固酮分泌增多，肾上腺皮质腺瘤是一个主要原因，而且占原醛症病因的大多数，其次是增生，再其次是癌。有学者为 95 例原醛症患者做手术探查，发现 82 例（86%）为腺瘤和 13 例（14%）为双侧肾上腺皮质增生。

二、诊断要点

（一）临床表现

1.高血压

高血压为最早出现的症状，一般不呈恶性演变，但随病情进展血压渐高，大多数在 22.7/13.3 kPa（170/100 mmHg）左右，高时可达 28.0/17.3 kPa（210/130 mmHg）。

2.神经肌肉功能障碍

（1）肌无力及周期性瘫痪较为常见，一般说来，血钾愈低，肌肉受累愈重，常见诱因为劳累，或服用氯噻嗪、呋塞米等促进排钾的利尿剂。麻痹多累及下肢，严重时累及四肢，也可发生呼吸、吞咽困难。麻痹时间短者数小时，长者数天或更久；补钾后麻痹即暂时缓解，但常复发。

（2）肢端麻木、手足抽搐。在低钾严重时，由于神经肌肉应激性降低，手足抽搐可较轻或不出现，而在补钾后，手足抽搐往往明显。

3.肾脏表现

（1）因大量失钾，肾小管上皮细胞空泡变性，浓缩功能减退，伴多尿，尤其夜尿多，继发口渴、多饮。

(2)常易并发尿路感染。

4.心脏表现

(1)心电图呈低血钾图形:R-T 间期延长,T 波增宽、降低或倒置,U 波明显,T、U 波相连或成驼峰状。

(2)心律失常:较常见者为期前收缩或阵发性室上性心动过速,严重时可发生心颤。

(二)实验室检查

1.血、尿生化检查

(1)低血钾:大多数患者血钾低于正常,一般在 2～3 mmol/L,严重者更低。低血钾往往呈持续性,也可为波动性,少数患者血钾正常。

(2)高血钠:血钠一般在正常高限或略高于正常。

(3)碱血症:血 pH 和 CO_2 结合力为正常高限或略高于正常。

(4)尿钾高:在低血钾条件下(低于 3.5 mmol/L),每天尿钾仍在 25 mmol 以上。

(5)尿钠排出量较摄入量为少或接近平衡。

2.尿液检查

(1)尿 pH 为中性或偏碱性。

(2)尿常规检查可有少量蛋白质。

(3)尿比重较为固定而减低,往往在 1.010～1.018,少数患者呈低渗尿。

3.醛固酮测定

(1)尿醛固酮排出量:正常人在普食条件下,均值为 21.4 mmol/24 h,范围 9.4～35.2 nmol/L(放射免疫分析法),本症中高于正常。

(2)血浆醛固酮:正常人在普食条件下(含 Na 160 mmol/d,K 60 mmol/d)平衡 7 天后,上午 8 时卧位血浆醛固酮为(413.3±180.3)pmol/L,患者明显升高。

醛固酮分泌的多少与低血钾程度有关,血钾甚低时,醛固酮增高常不明显,此因低血钾对醛固酮的分泌有抑制作用。另一特征是血浆肾素-血管紧张素活性降低,而且在用利尿剂和直立体位兴奋后也不能显著升高。若为继发性醛固酮增多症,则以肾素-血管紧张素活性高于正常为特征。

4.肾素、血管紧张素Ⅱ测定

患者血肾素、血管紧张素Ⅱ基础值降低,有时在可测范围下。正常参考值前者为(0.55±0.09)pg/(mL·h),后者为(26.0±1.9)pg/mL。经肌内注射呋塞米(0.7 mg/kg 体重)并在取立位 2 h 后,正常人血肾素、血管紧张素Ⅱ较基础值增加数倍,兴奋参考值分别为(3.48±0.52)pg/(mL·h)及(45.0±6.2)pg/mL。原醛症患者兴奋值较基础值只有轻微增加或无反应。醛固酮瘤中肾素、血管紧张素受抑制程度较特发性原醛症更显著。

5.24 小时尿 17-酮类固醇及 17-羟皮质类固醇

一般正常。

6.螺内酯试验

螺内酯可拮抗醛固酮对肾小管的作用,每天 320～400 mg(微粒型),分 3～4 次口服,历时 1～2 周,可使本症患者的电解质紊乱得到纠正,血压往往有不同程度的下降。如低血钾和高血压是由肾脏疾病所引起者,则螺内酯往往不起作用。此试验有助于证实高血压、低血钾是由于醛固酮过多所致,但不能据之鉴别为原发性或继发性。

7.低钠、高钠试验

(1)对疑有肾脏病的患者,可作低钠试验(每天钠摄入限制在 20 mmol),本症患者在数天内尿钠下降到接近摄入量,同时低血钾、高血压减轻,而肾脏患者因不能有效地潴钠,可出现失钠、脱水。低血钾、高血压则不易纠正。

(2)对病情轻、血钾降低不明显的疑似本症患者,可作高钠试验,每天摄入钠 240 mmol/L。如为轻型原发性醛固酮增多症,则低血钾变得更明显。对血钾已明显降低的本症患者,不宜行此试验。

三、诊断标准

(一)临床症状

(1)高血压。

(2)低钾血症。

(3)四肢麻痹、手足抽搐、多饮多尿。

(二)检查所见

(1)血浆肾素活性(PRA)受抑制及下述 A、B 任何一项刺激试验无反应。A:呋塞米 40～60 mg静脉注射,立位 30～120 min。B:减盐食(10 mEq/d)4 天,再保持立位 4 h。

(2)血浆醛固酮浓度(PAC)或尿醛固酮排泄量增多。

(3)尿 17-羟皮质类固醇及 17-酮类固醇排泄量正常。

(4)肾上腺肿瘤定位诊断:①腹膜后充气造影。②肾上腺静脉造影。③肾上腺扫描(^{131}I-胆固醇、CT)。④肾上腺或肾静脉血中醛固酮含量测定。

四、鉴别诊断

对于有高血压、低血钾的患者,除本症外,还要考虑以下一些疾病。

(1)原发性高血压患者因其他原因如服用氯噻嗪、呋塞米或慢性腹泻等而导致低血钾者。

(2)肾缺血而引起的高血压,如急进性原发性高血压、肾动脉狭窄性高血压,患这些疾病的一部分患者可因继发性醛固酮增多而合并低血钾,但患者的血压一般较本症患者更高,进展更快,可伴有明显的视网膜损害。此外,此组高血压患者往往有急进性肾衰竭的临床表现,伴氮质血症、酸中毒等。肾动脉狭窄患者中部分可听到肾区血管杂音,放射性肾图、静脉肾盂造影、分测肾功能显示一侧肾功能减退。这类患者血浆肾素活性高,对鉴别诊断甚重要。

(3)失盐性肾病(失钾性肾病):通常由于慢性肾盂肾炎所致,往往有高血压、低血钾,患者肾功能损害较明显,尿钠排出量较高,常伴有脱水。血钠不高反而偏低,无碱中毒,往往呈酸中毒。低钠试验显示肾不能保留钠。

(4)分泌肾素的肾小球旁细胞的肿瘤(肾素瘤):分泌大量肾素,可引起高血压、低血钾。但患者的年龄较轻,而高血压严重,血浆肾素活性甚高,血管造影可显示肿瘤。

(5)肾上腺其他疾病:皮质醇增多症,尤以腺癌和异位 ACTH 综合征所致者,可伴明显低血钾,临床症群可助鉴别诊断。

(6)先天性 11β-羟类固醇脱氢酶(11β-HSD)缺陷为近年确认的一种新病种。临床表现近似原发性醛固酮增多症,包括严重高血压、明显的低血钾性碱中毒,多见于儿童和青年人。可发生抗维生素 D 的佝偻病,此由于盐皮质激素所致高尿钙。此病用螺内酯治疗有效,用地塞米松治疗也可奏效。发病机制为先天性 11β-羟类固醇脱氢酶缺陷。患者 17-羟及游离皮质醇排量远较正常为低,但血浆皮质醇正常。此外,尿中皮质素(可的松)代谢物/皮质醇(氢可的松)代谢物比值降低。

五、诊断提示

(1)因早期症状常表现为单一血压升高而易误诊,此病所致高血压占所有高血压症的 0.4%～2.0%,多为轻-中度高血压。它可早于低血钾症群 2～4 年出现。做出原发性高血压诊断应慎重,凡是小于 40 岁的高血压患者或用一般降压药物治疗效果不佳,或伴有肌无力时应警惕本病的可能性。应常规检查血钾、24 h 尿钾排泄量、肾上腺 B 超。

(2)低钾所致发作性肌无力、肌麻痹易与周期性瘫痪混淆,对于低血钾者,应仔细寻找低钾原因,在确立周期性瘫痪诊断时应慎重。尤其在补钾过程中出现抗拒现象者应警惕此病。

(3)原醛症的定位诊断 CT 准确性更高;B 超强调采用多个切面探查,CT 扫描时则强调薄层增强扫描(3～5 mm),范围应包括整个肾上腺。

六、治疗

原发性醛固酮增多症的治疗分手术治疗及药物治疗两方面。

(一)手术治疗

如系醛固酮瘤,单侧腺瘤者术后可使 65% 的患者完全治愈,其余患者也可获好转。如系双侧肾上腺皮质增生患者,螺内酯治疗效果不佳,则肾上腺全切除或次全切除也不能使血压下降。临床上诊断为特醛症的,经肾上腺手术后其醛固酮分泌过多可能得到纠正,低肾素活性仍存在,血压可能有所下降,但达不到正常水平。有时高血压仍持续不降。因此不少人主张,这一类型的醛固酮增多症不适合肾上腺外科手术。

(二)药物治疗

对肾上腺皮质增生所致的原醛症,近年来趋向于用药物治疗。

(1)螺内酯可能是治疗醛固酮分泌增多症患者最有效的药,它作为竞争抑制剂,竞争与醛固酮有关的细胞溶质受体,因此,在靶组织上有对抗盐皮质激素的作用。螺内酯也是一种抗雄激素和孕激素的药物,这可以解释它的许多不良反应,性欲减退、乳房痛和男子女性型乳房可发生在 50% 或更多的男性。而月经过多和乳房痛可发生于服药妇女。这样,不良反应将有碍于螺内酯的长期使用,特别是年轻的男女,螺内酯的剂量范围从每天 50 mg 一次到每天 100 mg 两次。

(2)药物如 amiloride(阿米洛利、咪吡嗪)或 triamterene(USP,氨苯蝶啶、三氨蝶呤)也可以对抗醛固酮对肾小管的作用,这些制剂是通过抑制钠的重吸收和钾的排泄,通过对肾小管细胞的直接作用,而不是竞争醛固酮的受体。这可以解释为什么氨苯蝶啶和咪吡嗪比螺内酯的抗高血压作用要小。

(3)钙通道阻滞剂,如 nifedipine(硝基吡啶、硝苯地平)也是醛固酮增多症患者有效的药物,它除了抗高血压作用外,还可减少醛固酮的生成。

(4)氨鲁米特也可抑制醛固酮的合成,治疗原醛症有一定疗效。

（刘雪芳）

第七节　继发性醛固酮增多症

继发性醛固酮增多症（继醛症）是由于肾上腺外的原因引起肾素-血管紧张素系统兴奋，肾素分泌增加，导致醛固酮继发性的分泌增多，并引起相应的临床症状，如高血压、低血钾和水肿等。

一、病因

(一)有效循环血量下降所致肾素活性增多的继醛症
(1)各种失盐性肾病：如多种肾小球肾炎、肾小管性酸中毒等。
(2)肾病综合征。
(3)肾动脉狭窄性高血压和恶性高血压。
(4)肝硬化合并腹水及其他肝脏疾病。
(5)充血性心力衰竭。
(6)特发性水肿。

(二)肾素原发性分泌增多所致继醛症
(1)肾小球旁细胞增生（Bartter 综合征）、Gitelman 综合征。
(2)肾素瘤（球旁细胞瘤）。
(3)血管周围细胞瘤。
(4)肾母细胞瘤。

二、病理生理特点

(一)肾病综合征、失盐性肾脏疾病
由于缺钠和低蛋白血症，有效循环血量减少，球旁细胞压力下降，使肾素-血管紧张素系统激活，导致肾上腺皮质球状带分泌醛固酮增加。

(二)肾动脉狭窄
肾动脉狭窄时，入球小动脉压力下降，刺激球旁细胞分泌肾素。

(三)醛固酮
85%在肝脏代谢分解，当患有肝硬化时，对醛固酮的清除能力下降，血浆醛固酮半衰期延长，有30 min延长至 60～90 min。同时由于腹水的存在，刺激球旁细胞肾素分泌增多，两者均可导致患者醛固酮水平明显增高。

(四)特发性水肿
特发性水肿是由于不明原因的水盐代谢紊乱所致，水肿所产生的有效循环血量下降刺激肾素分泌增多，导致醛固酮水平增高。

(五)心力衰竭
心力衰竭（简称心衰）可以使醛固酮的清除能力下降，且有效循环血量不足，均可兴奋肾素-血管紧张素系统，使醛固酮的分泌增加。

(六)Batter 综合征(BS)

BS 为常染色体显性遗传疾病,是 Batter 于 1969 年首次报道的一组综合征,主要表现为高血浆肾素活性,高血浆醛固酮水平,低血钾,低血压或正常血压,水肿,碱中毒等。病理显示患者的肾小球旁细胞明显增多,主要是肾近曲小管或髓襻升支对氯离子的吸收发生障碍,并伴有镁、钙的吸收障碍,使钠、钾离子重吸收被抑制,引起体液和钾离子丢失,导致肾素分泌增加和继发性醛固酮增多;前列腺素产生过盛;血管壁对血管紧张素Ⅱ反应缺陷;肾源性失钠、失钾;血管活性激素失调。

目前临床上将 BS 分为 3 型。

1.经典型

幼年或儿童期发病,有多尿、烦渴、乏力、遗尿(夜尿增多),有呕吐、脱水,肌无力,肌肉痉挛,手足搐搦,生长发育障碍。不治疗者可出现身材矮小。尿钙正常或增高,肾脏无钙质沉着。

2.新生儿型

多发病于新生儿,也可在出生前被诊断。胎儿羊水过多,胎儿生长受限,大多婴儿为早产。出生后几周可有发热、脱水,严重时可危及生命。部分患儿伴有面部畸形,生长发育障碍,肌无力,癫痫,低血压、多饮、多尿。儿童早期被诊断前通常有严重的电解质紊乱和相应的症状。常因高尿钙,早期即有肾脏钙质沉着。

3.变异型

变异型即 Gitelman 综合征(GS)。发病年龄较晚,多在青春期后或成年起病,症状轻。有肌无力,肌肉麻木,心悸,手足搐搦。生长发育不受影响。部分患者无症状,可有多饮、多尿症状,但不明显。部分患者有软骨钙质沉积,表现为受累关节肿胀疼痛。是 BS 的一个亚型,但目前也有人认为 GS 是一个独立的疾病。

(七)Gitelman 综合征(GS)

1966 年 Gitelman 等报道了 3 例不同于 BS 的生化特点的一种疾病,除了有低血钾性代谢性碱中毒等外,还伴有低血镁、低尿钙、高尿镁。血总钙和游离钙正常。尿钙肌酐比(尿钙/尿肌酐)≤0.12,而 BS 患者尿钙肌酐比大于 0.12。GS 患者 100% 有低血镁,尿镁增多,绝大多数 PGE_2 为正常。

(八)肾素瘤

肿瘤起源于肾小球旁细胞,也称血管周细胞瘤。肿瘤分泌大量肾素,可引起高血压和低血钾。本病的特点:①患者年龄轻,但高血压严重。②有醛固酮增多症的表现,有低血钾。③肾素活性明显增加,尤其是肿瘤一侧肾静脉血中。④血管造影可显示肿瘤。

(九)药源性醛固酮增多症

甘草内含有甘草次酸,具有潴钠排钾作用。服用大量甘草者,可并发高血压,低血钾,血浆肾素低,醛固酮的分泌受抑制。

三、临床表现

继发性醛固酮症由多种疾病引起,各有其本身疾病的临床表现,下述为本症相关的表现。

(一)水肿

原有疾病无水肿,出现继醛症时一般不引起水肿,因为有钠代谢"脱逸"现象。原有疾病有水肿(如肝硬化),发生继醛症可使浮肿和钠潴留加重,因为这些患者钠代谢不出现"脱逸"现象。

(二)高血压

因各种原因引起肾缺血,导致肾素-血管紧张素-醛固酮增加,高血压发生。分泌肾素的肿瘤患者,血压高为主要的临床表现。而肾小球旁细胞增生的患者,血压不高为其特征。其他继醛症患者血压变化不恒定。

(三)低血钾

继醛症的患者往往都有低血钾。

四、实验室检查与特殊检查

(1)血清钾为 1.0～3.0 mmol/L,血浆肾素活性多数明显增高,在 27.4～45.0 ng/(dL·h)〔正常值1.02～1.75 ng/(dL·h)〕;血浆醛固酮明显增高。

(2)24 小时尿醛固酮增高。

(3)肾上腺动脉造影,目的是了解有否肿瘤压迫情况。

(4)B 型超声波探查对肾上腺增生或肿瘤有价值。

(5)肾上腺 CT 扫描,磁共振检查是目前较先进的方法,以了解肿瘤的部位及大小。

(6)肾穿刺,了解细胞形态,能确定诊断。

五、治疗

(一)手术治疗

手术切除肾素分泌瘤后,可使血浆高肾素活性、高醛固酮症、高血压和低血钾性碱中毒所致的临床症状恢复正常。

(二)药物治疗

1.维持电解质的稳定

低钾的患者补充钾盐是简单易行的方法,口服或静脉输注或肛内注入。手足搐搦或肌肉痉挛者可给予补钙、补镁。

2.抗醛固酮药物

螺内酯剂量根据病情调整,一般每天用量 60～200 mg。螺内酯可以拮抗醛固酮作用,在远曲小管和集合管竞争抑制醛固酮受体,增加水和 Na^+、Cl^- 的排泌,从而减少 K^+、H^+ 的排出。

3.血管紧张素转换酶抑制药

ACEI 应用较广,它可有效抑制肾素-血管紧张素-醛固酮系统,阻断 AT I 向 AT II 转化,有效抑制血管收缩,减少醛固酮分泌,帮助预防 K^+ 丢失。同时还可降低蛋白尿,降高血压等作用。

4.非甾体抗炎药

吲哚美辛应用较广,它可抑制 PG 的排泌,并有效抑制 PG 刺激的肾素增高,保持血压对血管紧张素的反应性。另外,还有改善患儿生长发育的作用。GS 患者因 PGE_2 为正常,故吲哚美辛无效。

六、预后

BS 和 GS 两者均不可治愈,多数患者预后较好,可正常生活,但需长期服药。

(刘雪芳)

第八节 皮质醇增多症

皮质醇增多症是由于各种原因使肾上腺皮质分泌过多的糖皮质激素而致的一组临床症候群。由 Harvey Cushing 于 1921 年提出，并以其名字命名。

一、病因和发病机制

(一)ACTH 依赖性

(1)下丘脑、垂体源性库欣综合征又称库欣病，是指由于垂体肿瘤或下丘脑-垂体功能紊乱引起继发双侧肾上腺皮质增生。

(2)异位 ACTH 综合征是由于垂体以外肿瘤分泌大量 ACTH 继发双侧肾上腺皮质增生。

(二)ACTH 非依赖性

肾上腺皮质腺瘤，肾上腺皮质癌，原发性双侧肾上腺小结节性增生，原发性双侧肾上腺大结节性增生。

(三)医源性又称类库欣综合征

(1)长期大量应用外源性糖皮质激素致下丘脑-垂体-肾上腺皮质轴受抑制，分泌功能低下，肾上腺皮质萎缩。

(2)长期饮用含乙醇饮料，引起肝脏损害而减少了对糖皮质激素的灭活，引起类似库欣综合征的临床表现。

二、临床表现

本病起病多缓慢，病程较长，以增生型发展最慢，平均起病 3 年余诊断，腺瘤约 2 年诊断，腺癌发展快，一般于 1 年内诊断。本病可发生于任何年龄，但以青壮年多见，女性多于男性，库欣病男女比例为 1∶3~1∶6，异位 ACTH 综合征则男性多于女性，比例为 3∶1。

(一)向心性肥胖

向心性肥胖是库欣患者的特征性表现，面部、颈部、胸腹部明显，而四肢相对纤细。患者呈满月脸，面部红润多脂，颈背部脂肪堆积似水牛背，腹部丰满如球。患者多为轻、中度肥胖，当病情迁延至晚期常发展至典型体态。在儿童和腺癌患者常为均匀性肥胖。向心性肥胖的发生是由于糖皮质激素的过量分泌引起高胰岛素血症，促进身体敏感组织的脂肪合成过量所致。

(二)高血压和低血钾

出现于 76% 以上的患者，一般为轻、中度，血压于 23/13 kPa 左右，特点是收缩压、舒张压均升高，长期未治疗者可导致心、肾、视网膜的病理改变。这是由于皮质醇有明显的潴钠排钾作用，加之部分患者还伴有弱盐皮质激素分泌增加导致高血容量性高血压、低血钾、高尿钾及轻度碱中毒。

(三)负氮平衡引起的临床表现

皮肤菲薄、细嫩，可见皮下血管；腹部、大腿两侧、臀部等处见宽大紫纹，约发生于 65% 的患者；由于毛细血管脆性增加而出现瘀斑、青肿，紫癜等改变；肌肉萎缩，肌力下降，骨质疏松，以肋骨和脊柱明显,可致病理性骨折、脊柱畸形、身体变矮;易感染,伤口不愈合,儿童患者生长发育迟缓。

(四)糖尿病和糖耐量低减

库欣综合征发生糖代谢异常较普遍,约80％的患者有糖耐量低减,20％发生显性糖尿病。这与过多的糖皮质激素抑制糖酵解、促进肝糖原异生等有关。这种类固醇性糖尿病对胰岛素不敏感,有明显的拮抗作用。去除原发病后糖尿病可恢复。

(五)性腺功能紊乱

过量的皮质醇可抑制下丘脑促性腺激素释放激素分泌,直接影响性腺功能。男性表现为性功能减退、阳痿或少精症;女性表现为月经紊乱、闭经、多毛、面部痤疮,严重者可有男性化表现。

(六)生长发育障碍

儿童生长停滞,青春期延迟。原因是过量皮质醇抑制了生长激素分泌,使生长介素对生长激素的反应下降。

(七)精神心理障碍

轻者失眠、性格改变、情绪失控、抑郁、烦躁,重者出现严重抑郁症、类偏执狂和精神分裂症的表现。

(八)血常规和造血系统表现

10％出现红细胞增多症,而淋巴细胞和嗜酸性粒细胞减少,中性粒细胞和血小板往往增多。

(九)其他

可以出现皮肤色素沉着、乳溢症、高尿钙和肾结石、突眼、眼结合膜水肿等。

三、辅助检查

主要依靠影像学检查。首先应明确肾上腺是否有增生或肿瘤,既往常应用的腹膜后充气造影和静脉肾盂造影只能发现较大肿瘤,现已较少使用,代之以肾上腺CT和超声波检查。薄层CT扫描较敏感,会发现1cm以上肿瘤,放射性核素[131]I-19-碘化胆固醇对肾上腺进行扫描可以区分单侧肾上腺肿瘤或双侧肾上腺增生。对于库欣病,蝶鞍CT或磁共振可使散腺瘤发现率达到60％以上,而蝶鞍平片仅能发现引起蝶鞍扩大的垂体瘤,约占15％。对可能发生肿瘤部位的异位ACTH综合征进行检查,胸部X射线,必要时胸部CT检查是必要的,因为肺部肿瘤占异位ACTH综合征的60％,其他应注意胰腺,肝脏,性腺等部位的肿瘤。另外,做肋骨、椎骨及骨盆的X线平片有助于了解骨质疏松情况,进行视力和视野检查可了解垂体瘤有无压迫视交叉。

四、诊断和鉴别诊断

对库欣综合征的诊断较复杂,一般不是靠单一的临床或实验室线索即可以确立诊断的,往往需要临床表现与体征、实验室检查、功能试验和影像学检查统一起来,有步骤、分阶段进行病因和定位诊断。所有临床资料应围绕2个目的来诊断:①明确是否为库欣综合征。②明确库欣综合征的病因。

(一)诊断依据

(1)临床表现有向心性肥胖,中度高血压,宽大紫纹,皮肤菲薄,多血质等,有些患者表现不典型,仅有一两种临床表现,此时诊断主要依靠实验室和影像学检查。

(2)皮质醇分泌增多,实验室检查。①血皮质醇测定:由于皮质醇呈脉冲式分泌,在基础状态下其昼夜节律变化较大,且易受情绪,穿刺是否顺利等影响,所以单次增高对诊断意义不大。当妊娠、服用雌激素时,血浆类固醇结合蛋白增高会使结合型皮质醇增多,而游离皮质醇不受影响,也应注意。总之,库欣综合征时不但出现皮质醇分泌增多,且失去正常的昼夜节律。正常皮质醇分泌节律如下:午夜 0:00 达低谷,55~138 nmol/L;早 8:00 达高峰,165~441 nmol/L;下午 4:00,55~248 nmol/L。②24 小时尿游离皮质醇测定:约 1% 的皮质醇以游离未代谢的形式从尿中排出,测定 24 小时尿皮质醇弥补了血浆测定不稳的不足,也避免了受类固醇结合蛋白的影响,能较客观地反映皮质醇的分泌量,其临床诊断符合率达 98%。正常成人尿游离皮质醇为 130~304 nmol/24 h,库欣病多在 304 nmol/24 h 以上。③尿 17-羟皮质类固醇测定:是皮质醇的代谢产物,因所采用方法不同,其正常值水平不同,也常应用每克肌酐尿来校正。④小剂量地塞米松抑制试验:是确立库欣综合征较可靠的试验方法。分标准两日法和午夜一次法,标准两日法是每次 0.5 mg,每 6 小时 1 次,连服 8 次。之前 1 天及开始服药后第 2 天分别采血、收集尿液做血浆皮质醇、ACTH 及尿游离皮质醇、尿 17-羟类固醇测定,午夜一次法是于午夜顿服地塞米松1.0 mg 或 1.5 mg,对照服药前后早 8:00 血浆皮质醇。库欣综合征患者血浆皮质醇和尿 17-DHCS 均不受抑制(服药后为服药前的 50% 以上)。

(二)病因诊断

在确诊库欣综合征后,下一步需明确其病因,以便制定合理的治疗方案。常用的方法有以下几种。

1.血 ACTH 测定

原发性肾上腺瘤和腺癌,因其强大的自主分泌,对垂体 ACTH 均呈抑制作用,故此类患者血 ACTH 明显降低;库欣病者 ACTH 可有不同程度的增高;异位 ACTH 综合征者血 ACTH 呈明显升高,异位 ACTH 综合征除在肺部等找到原发瘤外,还有其他临床征象:皮肤色素沉着、无明显的向心性肥胖等。

2.大剂量地塞米松抑制试验

该试验是区分库欣病引起的肾上腺继发增生和原发肾上腺肿瘤的重要方法。抑制方法是给予地塞米松每次 2 mg,每 6 小时 1 次,连续口服 8 次,库欣病第 2 天血、尿游离皮质醇(或17-DHCS)常可被抑制 50% 以上,肾上腺肿瘤患者常抑制<50%,而异位 ACTH 患者往往不被抑制。

3.美替拉酮试验

用于鉴别肾上腺继发增生和原发肿瘤,前者 ACTH 或阿黑皮素原氨基端肽(NPOMC)反应正常或高于正常,后者往往无反应。美替拉酮用量为 750 mg,每 4 h 1 次,连续 6 次。

4.CRH 兴奋试验

对鉴别库欣病与异位 ACTH 综合征较好。据报道 80% 的垂体性库欣者 CRH 兴奋后 ACTH 及皮质醇水平明显增高,而 90.5% 异位 ACTH 综合征患者及所有的肾上腺肿瘤患者对 CRH 刺激无反应。

5.岩下窦静脉采血

取血测 ACTH 或 ACTH 相关肽测定肿瘤附近静脉血中 ACTH 及其相关肽的梯度值,进行异位 ACTH 定位,并鉴别异位 ACTH 综合征与垂体 ACTH 癌。

(三)鉴别诊断

本病除注意与假性库欣状态,如抑郁症、乙醇相关库欣综合征鉴别外,尚需与遗传性全身性皮质激素不敏感综合征、单纯性肥胖、2型糖尿病、神经性厌食及多囊卵巢综合征等相鉴别。

库欣综合征诊断程序,见图8-1。

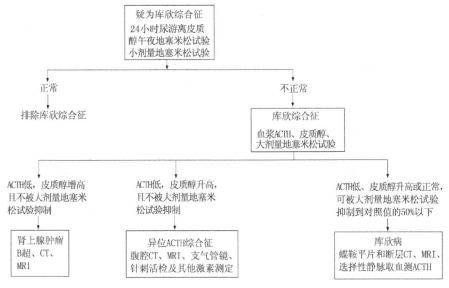

图8-1 库欣综合征诊断流程

五、治疗

(一)库欣病

1.垂体瘤切除

手术治疗垂体瘤有2种手术途径:经典的经额、颞开颅垂体肿瘤切除术和经鼻经蝶窦垂体腺瘤摘除术,前者仅适合于巨大的垂体腺瘤或肿瘤向鞍旁和鞍上生长者,这样手术可在直视下进行,可充分切除肿瘤使视神经交叉充分获得减压。经蝶窦垂体瘤摘除术是1971年Hardy开创,借助于显微镜来实现的,此法较之经额手术具有不经颅腔、手术安全性高、手术损伤小、能完全摘除鞍内的微腺瘤而又保留垂体其他组织的功能的优点,是有条件医院进行垂体性库欣治疗的首选方法。其手术治愈率可达80%以上,术后复发率于10%以下,经验丰富技术纯熟的神经外科医师往往使治愈率大幅度提高,因为不是全部蝶鞍部都在视野中,暴露不好常使腺瘤组织漏切,若术中定位不精确易损伤海绵窦和颈内动脉,其术后并发症按发生率依次为:脑脊液鼻漏、脑膜炎、眼外神经麻痹、暂时性尿崩症、永久性部分尿崩症、鼻出血、良性颅压增高等。其手术病死率低于1%。

有报道,对于临床病因诊断高度疑似垂体性库欣病但CT扫描未发现垂体微腺瘤者,经鼻、经蝶手术探查90%的患者发现微腺瘤。术前测定岩窦下静脉血和周围静脉血ACTH比值,若超过1.6,提示ACTH来自垂体,测定双侧岩窦静脉血之间差别,常帮助判断垂体腺瘤来源于垂体前叶的左侧或右侧,可以指导手术。术中如未能找到微腺瘤,应活检做冰冻和免疫组织化学染色,见有ACTH细胞增生者,有人主张垂体全切术。

若库欣病患者应用经蝶手术失败,需尝试另一种方法治疗:①首先应将临床资料重新评价,能不能不是来源于垂体。如果需要,可再行岩窦静脉血ACTH检测。仍证实增高的ACTH来源于垂体,应考虑再次手术,可以选用全垂体切除术。②其次可以选用药物治疗、垂体放疗及双侧肾上腺切除术。

垂体微腺瘤摘除后,ACTH 的分泌在 4～6 个月得以恢复,在这一时期内需糖皮质激素替代治疗。

2.肾上腺手术

肾上腺切除术是既往治疗库欣病的传统手术方式。早期国外多采用全切术,可以解除库欣综合征的各种临床表现,但术后易发生肾上腺皮质低功,需终身服用糖皮质激素治疗,手术时创伤大,出血多,术后易出现急性肾上腺皮质危象,肾上腺切除术治疗库欣病仅是针对垂体 ACTH 瘤引起的双侧肾上腺增生进行治疗,对原发病因未进行处理,反而使垂体瘤发展更快,15%～20%垂体库欣病患者于术后逐渐发展成 Nelson 综合征,即垂体瘤增大,血 ACTH 水平很高及严重的皮质黏膜色素沉着。

国内对于经蝶手术失败或无手术指征的,多采用次全切除法加垂体放射治疗以期能减少肾上腺皮质低功,但术中肾上腺切除多少较难掌握(一般一侧全切,另一侧切除 90%～95%),故手术后肾上腺皮质低功发生率和库欣病复发也非常多见。近期国内有的医院尝试双侧肾上腺全切术加肾上腺自体移植,甚至带血管肾上腺自体移植术,获得不同程度的治愈和缓解,减少了糖皮质激素的替代剂量。

3.放射治疗

放射治疗是库欣病的一种重要辅助治疗,常应用于那些垂体手术疗效不满意而不愿再手术者或垂体肿瘤合并心肾功能不全、年老体弱等手术禁忌证者。因放射治疗有一定疗效,并发症不多且不出现 Nelson 综合征,对于儿童库欣病是首选方案。儿童垂体放射治疗一般 3 个月左右达满意疗效,其治愈率 80%左右,而在成人为 15%治愈率,另有 25%～30%的患者病情获得改善,不依赖或依赖少量肾上腺酶抑制药。

传统垂体放射治疗有 2 种方法:一种是外照射,采用高能直线加速器或应用^{60}Co大剂量垂体照射,一般认为,总放射剂量 42～45 Gy,每天剂量为 1.8～2.0 Gy(180～200 rad),此法缺点是易出现放射性脑病、脑软化等远期并发症。另一种是内照射,将^{198}Au 或^{90}Y 置入垂体内行内照射,有效率为 65%,一般对垂体功能无不良影响。垂体照射疗法因为照射定位不精确,剂量无法准确控制,容易损伤垂体周围组织,有 3%～5%的患者可出现数月至数年的 GH 和 TSH 不足,治疗疗程较长,往往需数月或更长才能达到疗效。患者在治疗期间或治疗后等待疗效期间,可使用肾上腺酶抑制药来控制皮质醇增多症。

目前,^{60}Co 伽玛刀和 X 线刀作为新兴的立体定向放射技术,为垂体肿瘤的治疗开辟了新途径。这两种方法在放射治疗前均借助高精度的立体定向仪,在 CT 及 MRI 和 DSA 等影像技术参与下,对靶点进行准确的定位,再将^{60}Co作为放射源的 γ 线或直线加速器作为放射源的X 射线整合成狭窄的线束,精确而集中地照射靶点而使肿瘤细胞凝固坏死,达到治疗肿瘤的目的。γ 刀和 X 线刀的应用使照射部位更加精确,局部放射剂量增大,具有快捷、安全的优点。美国Barkley实验室和瑞典 Karolinska 医学院从 20 世纪80 年代开始均应用 γ 刀和 X 线刀治疗垂体肿瘤,他们的大样本资料显示,术后随访1～3 年,76%的患者临床症状好转,无复发及并发症。但也有报道统计这 2 种方法治疗效果并未好于常规放疗。

4.药物治疗

药物治疗作为一种辅助治疗手段,也是库欣病治疗的一个重要方面。主要应用于术前准备或手术、放射方法效果不佳时。有两类药物,一类作用于下丘脑-垂体水平抑制 CRH-ACTH 分泌,另一类是作用于肾上腺皮质,通过对皮质醇合成中某些酶的抑制以减少皮质醇的合成。见表 8-4。

表 8-4　库欣综合征的药物治疗

药物	剂量、用法
抑制 CRH-ACTH 分泌	
赛庚啶	24 mg/d,分次口服 3 个月以上
溴隐亭	10～20 mg/d,顿服
丙戊酸钠	300～600 mg/d
生长抑素	300～1 200 μg/d,皮下注射
抑制皮质激素合成	
氨鲁米特	0.75～1.00 g/d,分次口服
米托坦	6～10 g/d,分次口服
美替拉酮	2～6 g/d,分次口服
酮康唑	0.2～1.0 g/d,从小量开始分次口服

(1)赛庚啶:是 5-羟色胺拮抗剂。Krieger 等报道对库欣综合征有效。一般认为赛庚啶可抑制 CRH 释放,使血浆 ACTH 水平降低,用量每天 24 mg,分 3～4 次口服,疗程 3～6 个月,缓解率可达 60%,但停药后复发。该药主要不良反应为嗜睡和食欲增加,多出现于治疗初几周,长期服用较安全。

(2)溴隐亭:是多巴胺促效药和催乳素抑制药。Lambert 等用溴隐亭治疗 6 例库欣病,发现该药能抑制 ACTH 分泌。有人认为它能抑制垂体中间叶 ACTH 细胞,故对来自垂体中叶的 ACTH 瘤有效,停药后很快复发,用量为 10～20 mg,顿服。

(3)丙戊酸钠:是 γ-氨基丁酸转换酶抑制药。可使血浆 ACTH 和皮质醇水平下降,临床症状得到一定缓解。一般用量 0.3～0.6 g/d,6～8 周为 1 个疗程。

(4)SMS201-995:是生长抑素的长效类似物。有报道能改善某些 ACTH 依赖型皮质醇增多症的临床和生化表现。常用量从 300 μg/d(分 3 次皮下注射)开始,逐渐加大剂量,可用至 1 200 μg/d。

(5)氨鲁米特:是格鲁米特的衍生物,具有弱的催眠作用,曾用于治疗癫痫病。作用机制为阻断胆固醇转变为孕烯酮,使皮质激素的合成受阻,还能抑制 21-羟及 11-羟化。临床上对不能根治的肾上腺癌有一定疗效,用药后皮质醇水平可明显下降,ACTH 明显上升。常用量为 0.75～1.00 g/d,分 3～4 次口服。有的患者用药后出现乏力、厌食、恶心、呕吐等肾上腺皮质低功的表现,此时应减少药物剂量,同时加用小剂量地塞米松。多数患者用该药有效,但停药后复发。不良反应很少,有头痛、头晕、嗜睡、皮疹及食欲减退等。

(6)米托坦:化学名称为邻对二氯苯二氯乙烷(O,P-DDD)是一种肾上腺皮质激素分解药物,可以通过干扰一种或多种酶系,阻止皮质类固醇的合成,还可作用于肾上腺皮质正常或肿瘤细胞,使束状带和网状带退变萎缩,细胞坏死。在垂体放疗期间及放疗后使用起到药物性肾上腺切除作用。一般开始剂量为睡眠时 0.5 g,以后进餐时增加 0.5 g,几天后逐渐增加至 4～6 g/d。一般睡眠时服用总量的一半,其余分次于进餐时服用。在治疗 1 个月后,多数患者 17-DHCS 及 17-KGS 排出量下降。若效果不明显可增至 8～10 g/d,维持 4～6 周,直到临床缓解或达最大耐受量,以后逐渐减量,使效果较好而又无明显不良反应。应用米托坦治疗,尤其与垂体放疗同时应用时可能会发生低皮质醇血症,故治疗开始时即加用地塞米松,开始剂量为 0.5 mg/d,以后逐渐增加,至替代量的 3～7 倍,严密观察有无低皮质醇血症的临床表现,同时检测血浆皮质醇水平,以调整用量和时间。此药治疗时会出现高胆固醇血症,一般停药 1 周后血胆固醇恢复正常。不良反应有食欲缺乏、恶心、呕吐、腹泻、嗜睡、眩晕、肌肉颤动、头痛、无力及皮疹、男性乳房发育、关节疼痛等。本药价格昂贵。

(7)美替拉酮(SU4885 metyrapone):是一种最早的类固醇激素合成抑制药,其作用机制是抑制肾上腺皮质 11β-羟化酶,使 11-脱氧皮质醇转变成皮质醇受阻。由于 11-脱氧皮质醇增加,使尿中 17-DHCS 和 17-KGS 排出增高,故疗效判断应以血皮质醇为指标。常用量为2～6 g/d,分次口服。不良反应为食欲减退、恶心、呕吐、女性多毛及低钾性碱中毒等。本药无国产,价格较贵。

(8)酮康唑:是咪唑衍生物,广泛用于抗真菌治疗。可以抑制碳链酶和 17-羟化酶而使类固醇合成减少。近年来研究发现,在哺乳动物酮康唑能与糖皮质激素受体结合,竞争性抑制糖皮质激素引用。此药还可作用于睾丸,使血浆睾酮水平下降。治疗剂量为 0.2～1.0 g/d,4～6 周可见临床症状好转,生长指标改善。对肾上腺皮质腺瘤、腺癌效果明显而迅速,即使已存在肝、肺等转移,也可以使原发灶和转移灶明显缩小,说明这些肿瘤可能是激素依赖性的,当激素合成减少,则肿瘤难以存活。在异位 ACTH 综合征,即使在高 ACTH 血症情况下,皮质酮合成仍被抑制,适合于 ACTH 综合征的姑息治疗。库欣病治疗时,在皮质醇降低同时 ACTH 浓度也降低,治疗 4～6 周效果明显,无反跳现象。不良反应有严重的肝功损害,严重者发生肝萎缩,可出现厌食、恶心、呕吐、肾上腺皮质功能低下及男性乳房发育等。

(二)肾上腺皮质腺瘤

多为单侧,手术切除效果好,但由于腺瘤患者肿瘤外的同侧肾上腺和对侧肾上腺萎缩,故术后应常规替代治疗 6 个月至 1 年。同时,为尽快促进萎缩的肾上腺皮质功能恢复正常,有人主张肌内注射长效 ACTH,60～80 U/d,2 周后逐渐减员,每隔数天减 10 U。也有人认为补充外源性 ACTH 会使自身 ACTH 分泌功能受到抑制,增加恢复时间。替代时常应用氢化可的松,维持量 25.0～37.5 mg/d。一般术后 1 周就可以减至维持量,但有少数病例已习惯高糖皮质激素状态,减量后常出现严重的不能耐受的肾上腺皮质低功症状,故可考虑延至手术后 1～3 个月减至维持量。以后再随着肾上腺功能逐渐恢复而递减。

(三)肾上腺皮质癌

肾上腺皮质癌无论有无转移,均以手术治疗为主。对于肿瘤局限于肾上腺区域者,行单侧肾上腺根治性切除术,若肿瘤已发生远处转移,也应尽可能广泛地切除原发肿瘤和转移灶,这样可以提高药物治疗的效果。肾上腺癌发展快,淋巴转移早,发现时约 2/3 的患者已有周围组织的浸润,患者术后 5 年存活率仅 25%,即使根治术,5 年存活率仅 50%,预后较差。

药物治疗一般首选米托坦,据报道 75% 的患者内分泌紊乱得到控制,约 30% 患者肿瘤可缩小,有人认为对转移的肾上腺癌术后应用米托坦可以延续或防止肿瘤复发。但目前尚无证据说明米托坦能延长生存时间。其他可以选择的药物有氨鲁米特、美替拉酮、酮康唑等。

目前公认放疗对肾上腺皮质癌无大益处。

(四)异位 ACTH 综合征

手术是首选方案,辅以化疗和放疗。凡体积小、恶性度低的异位分泌 ACTH 肿瘤,手术切除可获痊愈。即使局部有淋巴结转移，将这些淋巴结切除，再加局部放疗，同样可获良好效果。对于肿瘤体积大，和周围脏器粘连紧密的，可行减细胞手术，尽量将肿瘤细胞切除，术后加局部放射治疗，也可使病情暂时缓解，延长寿命。绝大多数患者在就诊时，肿瘤已不可能去除，仅能化疗和/或放疗，这种患者在姑息疗法治疗肿瘤的同时也应应用药物或手术解除高皮质醇血症，避免对患者生命的威胁。

在以下情况选用双侧肾上腺全切或一侧全切另一例大部切除来缓解症状。

(1)异位 ACTH 综合征诊断明确，但未找到原发肿瘤。

(2)异位 ACTH 肿瘤广泛转移，无法切除，而高皮质醇血症症状严重，患者情况尚能接受肾上腺手术。

药物治疗几乎是异位 ACTH 综合征姑息治疗所必须，首选抑制皮质醇合成药物，如酮康唑 1.0 g/d，甚至 1.2 g/d，可以成功治疗小细胞肺癌引起的库欣综合征。氨鲁米特、美替拉酮都可以单独或与其他药物联合应用，几天内就可完全控制皮质醇增多症，米托坦发挥作用慢，需几周才能控制皮质醇分泌，故应用不多。在应用药物同时注意补充替代剂量的肾上腺皮质激素，防止发生急性肾上腺皮质功能低下。

对于那些库欣综合征表现明显，又难以确定原发肿瘤部位的患者，在服用抑制皮质醇合成药物控制症状的同时，也应定期进行 B 超、CT 和 MRI 及 PET 等影像学检查反复查找，若始终未发现肿瘤，考虑行肾上腺切除手术。

(五)库欣综合征围术期治疗

1.术前治疗

库欣综合征患者多因长期高皮质醇血症而导致机体出现了一系列病理性变化，此时若不加纠正和改善即行手术治疗，则危险性极大，术中、术后可能发生严重并发症甚至危及生命。因此，肾上腺手术之前应对糖皮质激素过量对机体的损害进行有目的处理和纠正，使患者手术前调整到最佳状态。

库欣综合征常出现高血压、水钠潴留等病理生理改变，从而加重患者的心脏负担，随着病程进展，心脏损害逐渐加重，而出现心律失常和心力衰竭。在手术治疗前应用适当的降压药物尽量使血压控制在正常或接近正常水平，可应用少量保钾利尿剂以减轻心脏负荷，对症应用抗心律失常药物。

皮质醇增多症患者中，肾上腺皮质腺癌及异位 ACTH 综合征患者常伴有严重低血钾、碱中毒，有的还伴有钙磷代谢异常，应采用静脉补液并每天补充氯化钾 3～6 g，同时纠正低钾血症和碱中毒，必要时须补充一定量的钙、磷制剂。

糖尿病和糖代谢紊乱常需患者合理控制饮食，同时予以口服降糖药物或胰岛素治疗，解除患者的高血糖状态，以减少术后并发症的发生。

对严重负氮平衡，机体抵抗力差，影响组织愈合能力的，可给予丙酸睾酮或苯丙酸诺龙治疗，存在感染的患者应完全得到控制后再手术，对无感染的，也有人主张术前 1～2 天常规给予抗生素防止感染。

库欣综合征临床症状非常严重者，还可应用皮质醇合成抑制药或 ACTH 释放抑制药来减轻临床症状，保证手术顺利进行。具体药物见前述。

由于肾上腺肿瘤时肿瘤长期大量自主性分泌皮质醇，致使垂体 ACTH 分泌处于被抑制状态，同时对侧肾上腺及肿瘤周围正常肾上腺皮质也呈萎缩状态。为防止肿瘤切除术后体内皮质醇骤然不足,应从手术前 1 天开始给予糖皮质激素以备应激。手术前 1 天予以甲泼尼龙或醋酸可的松,于两侧臀部各肌内注射50 mg,手术日晨再肌内注射 50～100 mg 或手术前 6～12 h 开始给氢化可的松静脉滴注。

2.术中治疗

手术时予氢化可的松 200 mg 加入 5％～10％葡萄糖氯化钠注射液 500～1 000 mL 中缓慢静脉滴注,至肿瘤切除后加快滴速;若患者血糖较高,术中应予静脉滴注胰岛素以降血糖,根据监测血糖结果,增加胰岛素用量;术中也应监测酸碱平衡变化,定时检查血气并给予相应处理;在术者触摸肾上腺病变和切除时,应密切注意血压、心率等生命体征变化,若发生血压下降、休克等皮质醇危象表现时应及时给予对症急救治疗,并立即加大氢化可的松用量,术中应及时补充血容量,必要时补充部分胶体溶液,如"代血浆""血浆"等,术中出血较多时应及时输血。

3.术后治疗

术后当天再予氢化可的松 100 mg 静脉滴注;术后第 1 天予以氢化可的松 200 mg 静脉滴注,有休克者常需 300～500 mg,可同时肌内注射醋酸可的松 50 mg 或地塞米松 1.5 mg,6 h 1 次;术后第 2 天、第 3 天予以氢化可的松 100～200 mg/d 静脉滴注,或地塞米松肌内注射每 8 小时1.5 mg,或醋酸可的松 50 mg 每 12 小时 1 次,术后第 4 天、第 5 天氢化可的松 50～100 mg/d静脉滴注,或地塞米松 1.5 mg 每 12 小时肌内注射 1 次,或醋酸可的松 50 mg 每 12 小时肌内注射1次;术后第 6 天、第 7 天糖皮质激素改为口服泼尼龙,每次 5 mg,3 次/天。以后逐渐减至维持量。

(刘雪芳)

第九节　糖　尿　病

一、糖尿病病因及高危人群

(一)糖尿病的病因及发病机制

1.1 型糖尿病(T1DM)

(1)1 型糖尿病是自身免疫病:T1DM 在发病前胰岛素分泌功能虽然维持正常,但已经处于免疫反应活动期,血液循环中会出现一组自身抗体:胰岛细胞自身抗体(ICAs)、胰岛素自身抗体(IAA)、谷氨酸脱羧酶自身抗体(GAD_{65})。T1DM 患者的淋巴细胞上,HLA-Ⅱ类抗原 DR_3、DR_4 频率显著升高。患者经常与其他自身免疫性内分泌疾病如甲状腺功能亢进、桥本甲状腺炎及艾迪生病同时存在。有自身免疫病家族史,如类风湿关节炎、结缔组织病等家族史。50％～60％新诊断的 T1DM 患者外周血细胞中,具有杀伤力的 T 细胞 CD_{88} 数量显著增加。新诊断的 T1DM 接受免疫抑制剂治疗可短期改善病情,降低血糖。

(2)1 型糖尿病的自然病程。

第一阶段:具有糖尿病遗传易感性,临床上无异常征象。

第二阶段:遭受病毒感染等侵袭。

第三阶段:出现自身免疫性损伤,ICA 阳性、IAA 阳性、CAD_{65} 阳性等,此阶段在葡萄糖的刺激下胰岛素的释放正常。

第四阶段：胰岛 β 细胞继续受损，β 细胞数量明显减少，葡萄糖刺激下胰岛素释放减少，葡萄糖耐量试验示糖耐量减低。

第五阶段：胰岛 β 细胞受损大于80％，表现为高血糖及尿糖、尿酮体阳性，由于有少部分 β 细胞存活，血浆中仍可测出 C-肽，如果病变继续发展，β 细胞损失增多，血浆中 C-肽很难测出。

2.2 型糖尿病（T2DM）

2 型糖尿病具有明显的遗传异质性，受到多种环境因素的影响，其发病与胰岛素抵抗及胰岛素分泌相对缺乏有关。

（1）遗传因素：目前认为 2 型糖尿病是一种多基因遗传病。与其相关的基因有胰岛素受体底物-1（IRS-1）基因、解偶联蛋白 2 基因（UCP_2）、胰高血糖素受体基因、$β_3$ 肾上腺素能受体（AR）基因、葡萄糖转运蛋白基因突变、糖原合成酶（GS）基因等。有遗传易感性的个体并不是都会发生糖尿病，环境因素在 2 型糖尿病的发生发展中起着重要作用，这些环境因素包括肥胖、不合理饮食、缺乏体育锻炼、吸烟、年龄、应激等。

（2）肥胖：近年来有一种"节约基因"假说（图 8-2），生活贫困的人群具有一种良好的本能，就是在贫困和强体力劳动的情况下，当营养充足时，体内的营养物以脂肪方式储存而节约下来，以备在饥荒时应用，当这些人进入现代社会，体力活动减少、热量充足或过剩，节约基因便成为肥胖和 2 型糖尿病的易感基因。

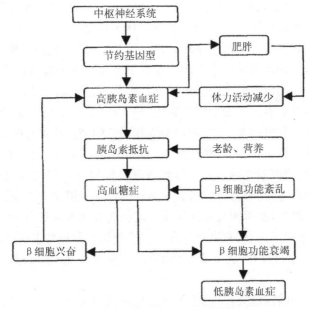

图 8-2 2 型糖尿病的节约基因假说

肥胖者的胰岛素调节外周组织对葡萄糖的利用明显降低，周围组织对葡萄糖的氧化、利用障碍，胰岛素对肝糖生成的抑制作用减低，游离脂肪酸（FFA）升高，高水平 FPA 可刺激胰岛 β 细胞过度分泌胰岛素而造成高胰岛素血症，并损害胰岛 β 细胞功能；FFA 可抑制胰岛 β 细胞对葡萄糖刺激的胰岛素分泌；FFA 升高可使胰岛细胞中脂酰辅酶 A 升高，从而甘油三酯（TG）合成增多；胰岛 β 细胞中脂质的增加可能影响其分泌胰岛素的功能。另外，在人类 $β_3$ 受体（$β_3$AR）活性下降对内脏型肥胖的形成具有重要作用。

肥胖者存在明显的高胰岛素血症,高胰岛素血症降低胰岛素与受体的亲和力,从而造成胰岛素作用受阻,引发胰岛素抵抗,也就需要胰岛 β 细胞分泌更多的胰岛素,又引发高胰岛素血症,形成糖代谢紊乱与 β 细胞功能不足的恶性循环,最终导致 β 细胞功能严重缺陷,引发糖尿病。

(3)不合理饮食:目前认为脂肪摄入过多是 2 型糖尿病的重要环境因素之一。食物中不同类型的脂肪酸对胰岛素抵抗造成不同的影响,饮食中适量减少饱和脂肪酸和脂肪摄入有助于预防糖尿病。

食用水溶性纤维可在小肠表面形成高黏性液体,包被糖类,对肠道的消化酶形成屏障,延缓胃排空,从而延缓糖的吸收;食用水溶性纤维可被肠道菌群水解形成乙酸盐和丙酸盐,这些短链脂肪酸可吸收入门静脉,并在肝脏刺激糖酵解,抑制糖异生,促进骨骼肌葡萄糖转运蛋白(GLUT-4)的表达;此外水溶性纤维还可减少胃肠肽的分泌,胃肠肽可刺激胰岛分泌胰岛素,可见,多纤维饮食可改善胰岛素抵抗、降低血糖。

果糖可加重 2 型糖尿病患者的高胰岛素血症和高甘油三酯血症,食物中锌、铬缺乏也可使糖耐量减低,酗酒者可引发糖尿病。

(4)体力活动不足:运动可改善胰岛素敏感性,葡萄糖清除率增加,而且运动也有利于减轻体重,改善脂质代谢。

(5)胰岛素抵抗:胰岛素抵抗是指胰岛素分泌量在正常水平时,刺激靶细胞摄取和利用葡萄糖的生理效应显著减弱,或者靶细胞摄取和利用葡萄糖的生理效应正常进行,需要超量的胰岛素。

1)胰岛素抵抗的发生机制:胰岛素抵抗的主要原因是胰岛素的受体和受体后缺陷,包括下列方面。①在肥胖的 2 型糖尿病中可发现脂肪细胞上胰岛素受体的数量和亲和力降低,肝细胞和骨骼肌细胞上受体结合胰岛素的能力无明显异常。②β 亚单位酪氨酸激酶的缺陷是 2 型糖尿病受体后缺陷的主要问题。③胰岛素受体基因的外显子突变造成受体结构异常,使胰岛素与受体的结合减少。④GLUT-4 基因突变也是胰岛素抵抗的原因之一,GLUT-4 基因的启动基因区突变可能与 2 型糖尿病的发生有关。⑤游离脂肪酸(FFA)增多:2 型糖尿病患者经常存在 FFA 增多,从而引起胰岛素抵抗,其机制与 FFA 抑制外周葡萄糖的利用和促进糖异生有关。

2)胰岛素抵抗的临床意义:①胰岛素抵抗是一种病理生理状态,贯穿于 2 型糖尿病发病的全过程,由单纯胰岛素抵抗到糖耐量减低(IGT)到糖尿病早期、后期。②研究发现,2 型糖尿病的一级亲属及糖尿病患者都存在胰岛素抵抗,且与血管内皮功能损伤密切相关,而血管内皮功能损伤又是动脉硬化的初始阶段,所以胰岛素抵抗还可以引起心血管疾病,它经常存在于众多心血管代谢疾病,这些疾病常集中于一身,称为胰岛素抵抗综合征。③胰岛素抵抗还见于多种生理状态和疾病,如妊娠、多囊卵巢综合征、胰岛素受体突变、肢端肥大症、皮质醇增多症、某些遗传综合征等。

3)防治胰岛素抵抗的临床意义:防治胰岛素抵抗可预防和治疗 2 型糖尿病;预防、治疗代谢综合征;改善糖、脂代谢;改善胰岛 β 细胞功能;减少心血管并发症的发生率和病死率。

4)肿瘤坏死因子-α(TNF-α)与胰岛素抵抗的关系:TNF-α 是由脂肪细胞产生的一种细胞因子,在胰岛素抵抗中起着重要作用。它可减低培养的脂肪细胞 GLUT-4 mRNA 的表达及 GLUT-4 蛋白含量;抑制脂肪及肌肉组织中胰岛素诱导的葡萄糖摄取。TNF-α 的作用机制为抑制胰岛素受体突变,酪氨酸激酶、胰岛素受体底物-1(IRS-1)及其他细胞内蛋白质的磷酸化,使其活性降低,同时降低 GLUT-4 的表达,抑制糖原合成酶的活性,增加脂肪分解,升高 FFA 浓度,升高血浆纤溶酶原激活物抑制物-1(PAI-1)的浓度。在肥胖、2 型糖尿病患者的脂肪和肌肉组织中 TNF-α 表达量明显增加。

5)抵抗素与胰岛素抵抗的关系:抵抗素是新近发现的由脂肪细胞分泌的一种含有 750 个氨基酸的蛋白质,具有诱发胰岛素抵抗的作用,基因重组的抵抗素能使正常小鼠的糖耐量受损,并降低胰岛素激发的脂肪细胞的糖摄取及胰岛素敏感性。目前认为它是一种潜在的联系肥胖与胰岛素抵抗及糖尿病的激素。

6)胰岛素敏感性的检测方法:①空腹胰岛素,是较好的胰岛素抵抗指数,与正糖钳夹结果有很好的相关性,适用于非糖尿病患者群。②稳态模式评估法的胰岛素抵抗指数(HOMA-IR),HOMA-IR指数=空腹血糖(mmol/L)×空腹胰岛素(mIU/L)/22.5。③空腹胰岛素敏感性指数(IRI):IRI=空腹血糖(mIU/L)×空腹胰岛素(mmol/L)/25。④空腹血糖与胰岛素乘积的倒数(IAI):IAI=1[空腹血糖(mmol/L)×空腹胰岛素(mIU/L)],本方法由我国学者提出。⑤空腹血糖与胰岛素比值(FPI),FPI=空腹血糖(mmol/L)/空腹胰岛素(mIU/L)。⑥高胰岛素-正葡萄糖钳夹技术,是在胰岛素-葡萄糖代谢平衡状态下,精确测定组织对胰岛素敏感性的方法。在指定时间内,使血浆胰岛素水平迅速升高并保持于优势浓度(100 μU/L 左右),在此期间,每 5 分钟测定一次动脉的血浆葡萄糖浓度,根据测定的血糖值调整外源性的葡萄糖输注速度,使血糖水平保持在正常范围(5 mmol/L 左右),一般经过 2 h 达到胰岛素-葡萄糖代谢稳定状态。由于优势浓度的胰岛素可基本抑制肝糖的输出(内源性葡萄糖产量),因此稳定状态下的葡萄糖输注率(M)相等于外周组织的葡萄糖利用率。M 值可作为评价外周组织胰岛素敏感性的指标。本法具有精确、重复性好的特点,缺点是不能知晓肝糖产生的真实情况及葡萄糖在细胞内代谢的机制。⑦扩展葡萄糖钳夹技术,在正葡萄糖钳夹技术的基础上,联合应用放射性同位素追踪技术和间接测热技术,精确测定内源性葡萄糖生成量(肝糖)和机体葡萄糖利用率及细胞内葡萄糖氧化和合成的情况,从而全面了解机体葡萄糖的生成和利用。基本方法为:在钳夹前2~3 h,输注一定量^{3}H 标记的葡萄糖,根据所标记底物的放射性,分别计算出葡萄糖消失率(又称葡萄糖利用率)、肝糖产量(HGP)。应用间接测热法得出葡萄糖氧化率和非氧化率(糖原合成率)。此外,还可得知脂肪和蛋白质氧化利用的情况。该项组合技术是世界上公认的测定胰岛素敏感性的一套较完整技术。此项技术的应用为揭示胰岛素对葡萄糖、脂肪及蛋白质代谢的影响,胰岛素抵抗发生的机制、抵抗发生的部位提供了证据。目前国际上应用的扩展钳夹技术还有很多,但都以正糖钳夹为基础,如正钳夹联合局部插管法、联合局部组织活检等。⑧微小模型和静脉胰岛素耐量试验,基本方法是静脉注射葡萄糖(0.3 g/kg)以刺激内源性胰岛素分泌,在3 h内抽血26~30 次,检测胰岛素和葡萄糖浓度,将测定值输入计算机,应用微小模型进行计算。此法的优点是能同步测定和评估胰岛素敏感性和葡萄糖自身代谢效能,并可知晓 β 细胞分泌功能,应用本法计算出的胰岛素敏感性与正糖钳夹测定的结果有很好的相关性。目前已有简化样本法和改良法。⑨短时胰岛素耐量试验,静脉注射胰岛素(0.1 U/kg),在 15 分钟内抽取血标本测定葡萄糖浓度,根据葡萄糖的下降率计算胰岛素敏感性。此法与正糖钳夹结果有很好的相关性,具有操作简单、耗时少、相对精确的特点。

3.特殊类型糖尿病

特殊类型糖尿病共有 8 类。

(1)胰岛 β 细胞功能缺陷:为单基因缺陷所致胰岛 β 细胞分泌胰岛素不足,目前发现的基因:①*MODY*3基因、*MODY*2 基因和 *MODY*1 基因。②线粒体基因突变:线粒体 DNA 常见为 tR-NALeu(UUR)基因 3243 突变(A→G)。

(2)胰岛素作用的遗传缺陷:此型呈明显的高胰岛素血症,明显的胰岛素抵抗,包括 A 型胰岛素抵抗、脂肪萎缩性糖尿病、矮妖精综合征。

(3)胰岛外分泌疾病:胰腺炎、血色病、外伤或胰腺切除、纤维钙化性胰腺病、肿瘤、囊性纤维化。

(4)内分泌疾病:肢端肥大症、甲状腺功能亢进、库欣综合征、生长抑素瘤、胰高血糖素瘤、醛固酮瘤、嗜铬细胞瘤等。

(5)其他:药物或化学物诱导所致糖尿病,感染所致糖尿病,免疫介导的罕见疾病,伴糖尿病的其他遗传综合征。

(二)糖尿病的高危人群

(1)老龄化:随着年龄增长,体力活动减少,体重增加,胰岛素分泌能力及身体对胰岛素的敏感性下降,使糖尿病特别是 2 型糖尿病的发生机会增多,所以年龄≥45 岁的人群,是糖尿病的高危人群。

(2)肥胖:体重≥标准体重 20%,或体重指数(BMI)≥27 kg/m²。

(3)糖尿病有明显的遗传倾向,家族中有患糖尿病的一级亲属的人群也是糖尿病发病的高危人群。

(4)有妊娠糖尿病史或巨大胎儿分娩史者,妊娠期间可能有未发现的高血糖,血糖经过胎盘达到胎儿,而胎儿的胰岛功能正常,充分利用了这些多余的糖分,形成巨大儿。

(5)原发性高血压患者。

(6)高脂血症:高密度脂蛋白(HDL)≤0.9 mmol/L,甘油三酯≥2.8 mmol/L。

(7)曾经有空腹血糖受损(IFG)或糖耐量减低(IGT)史者。

二、糖尿病诊断

(一)临床表现

(1)代谢紊乱综合征:"三多一少",即多尿、多饮、多食和体重减轻。T1DM 患者大多起病较快,病情较重,症状明显且严重。T2DM 患者多数起病缓慢,病情相对较轻,肥胖患者起病后也会体重减轻。患者可有皮肤瘙痒,尤其外阴瘙痒。高血糖可使眼房水晶体渗透压改变而引起屈光改变致视力模糊。

(2)相当一部分患者并无明显"三多一少"症状,仅因各种并发症或伴发病而就诊,化验后发现高血糖。

(3)反应性低血糖:有的 T2DM 患者进食后胰岛素分泌高峰延迟,餐后3~5 h血浆胰岛素水平不适当地升高,其所引起的反应性低血糖可成为这些患者的首发表现。

(二)实验室检查

部分反映糖代谢的指标见表 8-5。

表 8-5　反映糖代谢水平的有关检查指标的意义

实验室指标	代表血糖水平时间
血糖(空腹、餐后)	瞬间
24 小时尿糖	当天
果糖胺	最近 7~10 天
糖化血红蛋白(HbA1c)	最近 2~3 个月

1.血糖测定

血糖测定是糖尿病的主要诊断依据,也是指导糖尿病治疗及判断疗效的主要指标。最常用的方法是葡萄糖氧化酶法。用血浆、血清测得的血糖比全血高15%。如果作为诊断建议应用血浆或血清葡萄糖,正常值3.9～6.0 mmol/L。

2.尿糖测定

正常人每天尿中排出的葡萄糖不超过100 mg,一般常规的尿糖定性测不出。若每天尿中排出糖超过100 mg,则称为糖尿。但尿糖阴性并不能排除糖尿病的可能。

3.葡萄糖耐量试验

(1)口服葡萄糖耐量试验(OGTT):此方法是检查人体血糖调节功能的一种方法,是诊断糖尿病、糖耐量减低(IU)的最主要方法,应用非常广泛。儿童1～1.5岁2.5 g/kg,1.5～3岁2.0 g/kg,3～12岁1.75 g/kg,最大量不超过75 g。非妊娠成人服75 g葡萄糖。

方法:试验前一夜禁食10 h以上,16 h以下,次日清晨(7～9时)开始,把75 g葡萄糖稀释至25%的浓度,5 min之内饮完,分别在空腹、服糖后30 min、60 min、120 min、180 min采血,测血糖,若患者有低血糖史可延长试验时间,并于第4小时及第5小时测血糖,每次采血后立即留尿查尿糖以排除肾脏因素的影响。正常人服糖后血糖迅速上升,30～60 min内血糖达到最高峰,高峰血糖水平比空腹超过50%,此时肝脏摄取及其他组织利用与吸收进入血液的葡萄糖数量相等。在1.5～2 h血糖下降至正常水平。

口服葡萄糖耐量试验的影响因素。①饮食因素:试验前三天应该摄入足够的糖类,一天大于250 g,否则容易出现糖耐量减低而导致假阳性,特别是老年人。另外,还要注意脂肪摄入的标准化。②体力活动:试验前体力活动过少或过多都会影响糖耐量试验结果。③精神因素及应激:情绪激动及急性应激均可以引起血糖升高,试验前要避免。④生理因素:妊娠、老年都可影响糖耐量试验结果。⑤药物:口服避孕药、烟酸、某些利尿剂、水杨酸类药物可影响糖耐量试验结果,试验前应停药。⑥疾病:一些疾病,如肝脏疾病、心脏疾病、肾脏疾病、胰腺疾病、骨骼肌疾病、某些内分泌疾病、代谢紊乱等均可影响糖耐量试验结果。

(2)静脉葡萄糖耐量试验(IVGTT):由于缺乏肠道的刺激,IVGTT不符合生理条件,所以只用于有胃肠功能紊乱者。具体方法为:按每千克体重0.5 g计算,静脉注射50%葡萄糖溶液,2～3分钟注完,在注射过程中的任何时间为零点,每5分钟取静脉血验血糖1次,共60 min。将葡萄糖值绘在半对数纸上,横坐标为时间,计算某一血糖值下降到其一半的时间作为$t_{1/2}$,再按公式$K=0.69/t_{1/2}\times100$算出K值。正常人$K\geqslant1.2$,糖尿病患者$K<0.9$。IVGTT可了解胰岛素释放第一时相的情况。

4.糖化血红蛋白

糖化血红蛋白($GHbA_1$)是血红蛋白A组分的某些特殊分子部位和葡萄糖经过缓慢而不可逆的非酶促反应结合而形成的,其中以$GHbA_{1c}$最主要,它反映8～12周的血糖的平均水平,可能是造成糖尿病慢性并发症的一个重要致病因素,是糖尿病患者病情监测的重要指标,但不能作为糖尿病的诊断依据。其参考范围为4%～6%。

5.糖化血浆清蛋白

人血浆蛋白与葡萄糖发生非酶催化的糖基化反应而形成果糖胺(FA),可以评价2～3周内的血糖波动情况,其参考值为1.7～2.8 mmol/L。此项化验也不能作为糖尿病的诊断依据。

6.血浆胰岛素和 C-肽测定

β 细胞分泌的胰岛素原可被相应的酶水解生成胰岛素和 C-肽,这两个指标可以作为糖尿病的分型诊断应用,也用于协助诊断胰岛素瘤。目前血浆胰岛素用放射免疫分析法测定,称为免疫反应性胰岛素(IRI),正常参考值为空腹 5～25 mU/L。C-肽作为评价胰岛 β 细胞分泌胰岛素能力的指标比胰岛素更为可信,它不受外源胰岛素的影响,正常人基础血浆 C-肽水平为 400 Pmol/L。周围血 C 肽/胰岛素比例常大于 5。胰岛 β 细胞分泌胰岛素功能受许多因素所刺激,如葡萄糖、氨基酸(亮氨酸、精氨酸)、激素(胰升糖素、生长激素)、药物(磺脲类、α 受体阻滞剂、α 受体激动剂)等,其中以葡萄糖最为重要。正常人口服葡萄糖(或标准馒头餐)后,血浆胰岛素水平在 30～60 分钟上升至高峰,可为基础值的 5～10 倍,3～4 小时恢复到基础水平。C 肽水平则升高 5～6 倍。血浆胰岛素和 C-肽水平测定有助于了解 β 细胞功能(包括储备功能)和指导治疗,但不作为诊断糖尿病的依据。

(三)诊断过程中应注意的问题

糖尿病是以糖代谢紊乱为主要表现的代谢综合征,其病因及发病机制非常复杂,发病后涉及多个脏器的合并症,所以其诊断必须统一、规范,内容项目要齐全,应包含病因诊断、功能诊断、并发症及并发症诊断。首先,要根据诊断标准确定是糖尿病还是 IGT,如果确定糖尿病还应该注意区分糖尿病的类型。其次,要明确有无急、慢性并发症,如果有慢性并发症应该注意分期。最后还应注意是否同时存在合并症,如合并妊娠、Graves 病、肝脏疾病、肾脏疾病等,了解这些情况有助于在治疗过程中采取正确的治疗方案及正确的估计预后。另外,因为糖尿病是一种高遗传性疾病,还应该注意,一定不要忘记询问患者的家族史。体检时注意患者的营养状态、是否肥胖、甲状腺情况等,对已经确诊糖尿病者还应注意进行视网膜、肾脏及周围神经的检查,确定是否存在并发症。

(四)诊断与鉴别诊断

1.糖尿病诊断标准

依据静脉血浆葡萄糖而不是毛细血管血糖测定结果诊断糖尿病。若无特殊提示,本节所提到的血糖均为静脉血浆葡萄糖值。糖代谢状态分类标准和糖尿病诊断标准见表 8-6、8-7。

表 8-6　糖代谢状态分类(世界卫生组织 1999 年)

糖代谢状态	静脉血浆葡萄糖(mmol/L)	
	空腹血糖	糖负荷后 2 h 血糖
正常血糖	<6.1	<7.8
空腹血糖受损	≥6.1,<7.0	<7.8
糖耐量减低	<7.2	≥7.8,<11.1
糖尿病	≥7.0	≥11.1

注:空腹血糖受损和糖耐量减低统称为糖调节受损,也称糖尿病前期;空腹血糖正常参考范围下限通常为 3.9 mmol/L。

表 8-7　糖尿病的诊断标准

诊断标准	静脉血浆葡萄糖或 HbA1c 水平
典型糖尿病症状	
加上随机血糖	≥11.1 mmol/L
或加上空腹血糖	≥7 mmol/L

（续表）

诊断标准	静脉血浆葡萄糖或 HbA1c 水平
或加上 OGTT 2 h 血糖	≥11.1 mmol/L
或加上 HbA1c	≥65%
无糖尿病典型症状者,需改日复查确认	

注:OGTT 为口服葡萄糖耐量试验;HbA1c 为糖化血红蛋白。典型糖尿病症状包括烦渴多饮、多尿、多食、不明原因体重下降;随机血糖指不考虑上次用餐时间,一天中任意时间的血糖,不能用来诊断空腹血糖受损或糖耐量减低;空腹状态指至少 8 小时没有进食热量。

2011 年世界卫生组织(WHO)建议在条件具备的国家和地区采用糖化血红蛋白(HbA1c)诊断糖尿病,诊断切点为 HbA1c≥6.5%。我国从 2010 年开始进行"中国 HbA1c 教育计划",随后国家食品药品监督管理局发布了糖化血红蛋白分析仪的行业标准,国家卫生和计划生育委员会临床检验中心发布了《糖化血红蛋白实验室检测指南》,并实行了国家临床检验中心组织的室间质量评价计划,我国的 HbA1c 检测标准化程度逐步提高。国内一些横断面研究结果显示,在中国成人中 HbA1c 诊断糖尿病的最佳切点为 6.2%～6.5%。为了与 WHO 诊断标准接轨,推荐在采用标准化检测方法且有严格质量控制(美国国家糖化血红蛋白标准化计划、中国糖化血红蛋白一致性研究计划)的医疗机构,可以将 HbA1c≥6.5% 作为糖尿病的补充诊断标准。但是,在以下情况下只能根据静脉血浆葡萄糖水平诊断糖尿病:镰状细胞病、妊娠(中、晚期)、葡萄糖-6-磷酸脱氢酶缺乏症、艾滋病、血液透析、近期失血或输血、促红细胞生成素治疗等。此外,不推荐采用 HbA1c 筛查囊性纤维化相关糖尿病。

空腹血浆葡萄糖、75 g 口服葡萄糖耐量试验(OGTT)后的 2 小时血浆葡萄糖值或 HbA1c 可单独用于流行病学调查或人群筛查。如 OGTT 的目的仅在于明确糖代谢状态时,仅需检测空腹和糖负荷后 2 小时血糖。我国的流行病学资料显示,仅查空腹血糖,糖尿病的漏诊率较高,理想的调查是同时检测空腹血糖、OGTT 后的 2 小时血糖及 HbA1c。OGTT 其他时间点血糖不作为诊断标准。建议血糖水平已达到糖调节受损的人群,应行 OGTT,以提高糖尿病的诊断率。

急性感染、创伤或其他应激情况下可出现暂时性血糖升高,不能以此时的血糖值诊断糖尿病,须在应激消除后复查,再确定糖代谢状态。在上述情况下检测 HbA1c 有助于鉴别应激性高血糖和糖尿病。

2.1 型糖尿病与 2 型糖尿病的鉴别

见表 8-8。

表 8-8　1 型糖尿病与 2 型糖尿病的鉴别

鉴别要点	1 型糖尿病	2 型糖尿病
发病年龄	各年龄均见	10 岁以上多见
季节	秋冬多见	无关
发病	急骤	缓慢
家族遗传	明显	明显
肥胖	少见	多见
酮症酸中毒	多见	少见
胰岛炎	有	无

（续表）

鉴别要点	1 型糖尿病	2 型糖尿病
胰岛 β 细胞	减少	不一定
血胰岛素	明显减少	稍减少、正常或增多
空腹血 C-肽	$<1 \mu g/L$	$>1 \mu g/L$
血胰岛细胞抗体	＋	－
胰岛素	依赖	暂时性
口服降糖药	无效	有效

3.糖尿病的鉴别诊断

（1）其他原因所致的血糖、尿糖改变：急性生理性应激和病理性应激时，由于应激激素如肾上腺素、促肾上腺皮质激素、肾上腺皮质激素和生长激素分泌增加，可使糖耐量减低，出现一过性血糖升高，尿糖阳性，应激过后可恢复正常。

（2）其他糖尿和假性糖尿：进食过量半乳糖、果糖、乳糖，可出现相应的糖尿，肝功能不全时果糖和半乳糖利用障碍，也可出现果糖尿或半乳糖尿，但葡萄糖氧化酶试剂特异性较高，可加以区别。大量维生素 C、水杨酸盐、青霉素、丙磺舒也可引起班氏试剂法的假阳性反应。

（3）药物对糖耐量的影响：噻嗪类利尿药、呋塞米、糖皮质激素、口服避孕药、水杨酸钠、普萘洛尔、三环类抗抑郁药等可抑制胰岛素释放或拮抗胰岛素的作用，引起糖耐量减低，血糖升高，尿糖阳性。另外，降脂药物、乳化脂肪溶液、大量咖啡等也可以引起糖耐量异常。

（4）继发性糖尿病：肢端肥大症（或巨人症）、Cushing 综合征、嗜铬细胞瘤可分别因生长激素、皮质醇、儿茶酚胺分泌过多、拮抗胰岛素而引起继发性糖尿病或糖耐量减低。此外，长期服用大量糖皮质激素可引起类固醇糖尿病。

（5）胰源性糖尿病：胰腺全切除术后、慢性乙醇中毒或胰腺炎等引起的胰腺疾病可伴有糖尿病，临床表现和实验室检查类似 1 型糖尿病，但血中胰高糖素和胰岛素均明显降低，在使用胰岛素或其他口服降糖药物时，由于拮抗胰岛素的胰高糖素也同时缺乏，极易发生低血糖，但不易发生严重的酮症酸中毒。无急性并发症时，患者多有慢性腹泻和营养不良。

三、糖尿病的分型

采用 WHO(1999 年)的糖尿病病因学分型体系，根据病因学证据将糖尿病分为 4 种类型，即 1 型糖尿病(T1DM)、2 型糖尿病(T2DM)、特殊类型糖尿病和妊娠期糖尿病。T1DM 包括免疫介导型和特发性 T1DM。特殊类型糖尿病包括如下几类。

（一）胰岛 β 细胞功能单基因缺陷

葡萄糖激酶(GCK)基因突变[青少年的成人起病型糖尿病(MODY)2]；肝细胞核因子-1α(HNF-1α)基因突变(MODY3)；肝细胞核因子-4α(HNF-4α)基因突变(MODY1)；肝细胞核因子-1β(HNF-1β)基因突变(MODY5)；线粒体 DNA 3243 突变[母系遗传的糖尿病和耳聋(MIDD)]；钾离子通道 KCNJ11 基因突变[永久性新生儿糖尿病(PNDM)]；钾离子通道 KCNJ11 基因突变[发育迟缓癫痫和新生儿糖尿病(DEND)]；染色体 6q24 印迹异常[暂时性新生儿糖尿

病(TNDM)];ATP 结合盒亚家族成员 8(ABCC8)基因突变(MODY12);胰岛素(INS)基因突变(PNDM);WFS1 基因突变(Wolfram 综合征);FOXP3 基因突变(IPEX 综合征);EIF2AK3 基因突变(Wolcott-Rallison 综合征)。

(二)胰岛素作用单基因缺陷

胰岛素受体基因突变(A 型胰岛素抵抗、矮妖精貌综合征、Rabson-Mendenhall 综合征);PPARG 基因突变或 LMNA 基因突变(家族性部分脂肪营养不良);AGPAT2 基因突变或 BSCL2 基因突变(先天性全身脂肪营养不良)。

(三)胰源性糖尿病

纤维钙化性胰腺病、胰腺炎、创伤/胰腺切除术、胰腺肿瘤、囊性纤维化、血色病等。

(四)内分泌疾病

库欣综合征、肢端肥大症、嗜铬细胞瘤、胰高糖素瘤、甲状腺功能亢进症、生长抑素瘤、原发性醛固酮增多症等。

(五)药物或化学品所致糖尿病

糖皮质激素、某些抗肿瘤药、免疫检查点抑制剂、α 干扰素等。

(六)感染

先天性风疹、巨细胞病毒、腺病毒、流行性腮腺炎病毒等。

(七)不常见的免疫介导性糖尿病

僵人综合征、胰岛素自身免疫综合征、胰岛素受体抗体等。

(八)其他与糖尿病相关的遗传综合征

Down 综合征、Friedreich 共济失调、Huntington 舞蹈病、Klinefelter 综合征、Laurence-Moon-Beidel 综合征、强直性肌营养不良、卟啉病、Prader-Willi 综合征、Turner 综合征等。

T1DM、T2DM 和妊娠期糖尿病是临床常见类型。T1DM 病因和发病机制尚未完全明了,其显著的病理学和病理生理学特征是胰岛 β 细胞数量显著减少乃至消失所导致的胰岛素分泌显著下降或缺失。T2DM 的病因和发病机制目前亦不明确,其显著的病理生理学特征为胰岛素调控葡萄糖代谢能力的下降(胰岛素抵抗)伴胰岛 β 细胞功能缺陷所导致的胰岛素分泌减少(相对减少)。特殊类型糖尿病是病因学相对明确的糖尿病。随着对糖尿病发病机制研究的深入,特殊类型糖尿病的种类会逐渐增加。

四、各种类型糖尿病的特点

(一)T1DM 和 T2DM 的主要特点

不能仅依据血糖水平进行糖尿病的分型,即使是被视为 T1DM 典型特征的糖尿病酮症酸中毒在 T2DM 中也会出现。在糖尿病患病初期进行分型有时很困难。如果一时不能确定分型,可先做一个临时性分型,用于指导治疗。然后依据患者对治疗的初始反应以及追踪观察其临床表现再重新评估、分型。目前诊断 T1DM 主要根据患者的临床特征。T1DM 具有以下特点:年龄通常小于 30 岁;"三多一少"症状明显;常以酮症或酮症酸中毒起病;非肥胖体型;空腹或餐后的血清 C 肽浓度明显降低;出现胰岛自身免疫标记物,如谷氨酸脱羧酶抗体(GADA)、胰岛细胞抗体(ICA)、胰岛细胞抗原 2 抗体(IA-2A)、锌转运体 8 抗体(ZnT8A)等。暴发性 1 型糖尿病是急性起病的 T1DM,东亚人多见,主要临床特征包括起病急、高血糖症状出现时间非常短(通常不到 1 周)、诊断时几乎没有 C 肽分泌、诊断时存在酮症酸中毒、大多数胰岛相关自身抗体阴性、血清胰酶水平升高、疾病发作前有流感样症状和胃肠道症状。

在 T1DM 中,有一种缓慢进展的亚型,即成人隐匿性自身免疫性糖尿病(LADA),在病程早期与 T2DM 的临床表现类似,需要依靠 GADA 等胰岛自身抗体的检测或随访才能明确诊断。

(二)胰岛 β 细胞功能遗传性缺陷所致特殊类型糖尿病

(1)线粒体 DNA 突变糖尿病:线粒体基因突变糖尿病是最为多见的单基因突变糖尿病,占中国成人糖尿病的 0.6%。绝大多数线粒体基因突变糖尿病是由线粒体亮氨酸转运 RNA 基因[tRNALeu(UUR)]3243 位的 A→G(A3243G)突变所致。常见的临床表现为母系遗传、糖尿病和耳聋。对具有下列一种尤其是多种情况者应疑及线粒体基因突变糖尿病:①在家系内糖尿病的传递符合母系遗传;②起病早伴病程中胰岛 β 细胞分泌功能明显进行性减退或伴体重指数低且胰岛自身抗体检测阴性的糖尿病患者;③伴神经性耳聋的糖尿病患者;④伴中枢神经系统表现、骨骼肌表现、心肌病、视网膜色素变性、眼外肌麻痹或乳酸性酸中毒的糖尿病患者或家族中有上述表现者。对疑似本症者首先应进行 tRNALeu(UUR)A3243G 突变检测。

(2)MODY:MODY 是一种以常染色体显性遗传方式在家系内传递的早发但临床表现类似 T2DM 的疾病。MODY 是临床诊断。目前通用的 MODY 诊断标准有以下 3 点:①家系内至少 3 代直系亲属均有糖尿病患者,且其传递符合常染色体显性遗传规律;②家系内至少有 1 个糖尿病患者的诊断年龄在 25 岁或以前;③糖尿病确诊后至少在 2 年内不需使用胰岛素控制血糖。目前国际上已发现了 14 种 MODY 类型,中国人常见的 MODY 类型及临床特征见表 8-9。

表 8-9 中国人常见的 MODY 类型及临床特征

MODY 分型	蛋白质(基因)	临床特征
1	肝细胞核因子-4α(HNF4A)	青春期或成年早期进行性胰岛素分泌受损;高出生体重及新生儿暂时性低血糖;对磺脲类药物敏感
2	葡萄糖激酶(GCK)	病情稳定,非进行性空腹血糖升高,通常无需药物治疗;微血管并发症罕见;OGTT 2 h 血糖较空腹血糖轻度升高(<3 mmol/L)
3	肝细胞核因子-1α(HNF1A)	青春期或成年早期进行性胰岛素分泌受损;肾糖阈下降;OGTT 2 小时血糖较空腹血糖显著升高(>5 mmol/L);对磺脲类药物敏感
5	肝细胞核因子-1β(HNF1B)	血糖升高伴肾发育性疾病(肾囊肿);泌尿生殖道畸形;胰腺萎缩;高尿酸血症;痛风
10	胰岛素(INS)	胰岛素分泌缺陷,通常需要胰岛素治疗
13	钾离子通道 Kir6.2(KCNJ11)	胰岛素分泌缺陷,对磺脲类药物敏感

注:MODY 为青少年的成人起病型糖尿病;OGTT 为口服葡萄糖耐量试验。

(三)妊娠期糖尿病

妊娠期糖尿病(GDM)是指妊娠期间发生的糖代谢异常,但血糖未达到显性糖尿病的水平,占妊娠期高血糖的 83.6%。诊断标准为:孕期任何时间行 75 g 口服葡萄糖耐量试验(OGTT),5.1 mmol/L≤空腹血糖<7.0 mmol/L,OGTT 1 h 血糖≥10.0 mmol/L,8.5 mmol/L≤OGTT 2 h 血糖<11.1 mmol/L,任 1 个点血糖达到上述标准即诊断 GDM。由于空腹血糖随孕期进展

逐渐下降,孕早期单纯空腹血糖>5.1 mmol/L不能诊断GDM,需要随访。

五、2型糖尿病综合控制目标和高血糖的治疗路径

(一)2型糖尿病的综合控制目标

2型糖尿病(T2DM)患者常合并代谢综合征的一个或多个组分,如高血压、血脂异常、肥胖等,使T2DM并发症的发生风险、进展速度及危害显著增加。因此,科学、合理的T2DM治疗策略应该是综合性的,包括血糖、血压、血脂和体重的控制(表8-10),并在有适应证时给予抗血小板治疗。血糖、血压、血脂和体重的控制应以改善生活方式为基础,并根据患者的具体情况给予合理的药物治疗。

表 8-10 **中国2型糖尿病的综合控制目标**

测量指标	目标值
毛细血管血糖(mmol/L)	
空腹	4.4~7.0
非空腹	<10.0
糖化血红蛋白(%)	<7.0
血压(mmHg)	<130/80
总胆固醇(mmol/L)	<4.5
高密度脂蛋白胆固醇(mmol/L)	
男性	>1.0
女性	>1.3
甘油三酯(mmol/L)	<1.7
低密度脂蛋白胆固醇(mmol/L)	
未合并动脉粥样硬化性心血管疾病	<2.6
合并动脉粥样硬化性心血管疾病	<1.8
体重指数(kg/m²)	<24.0

注:1 mmHg=0.133 kPa。

血糖的控制在糖尿病代谢管理中具有重要的意义。糖化血红蛋白(HbA1c)是反映血糖控制状况的最主要指标(表8-11)。制订HbA1c控制目标应兼顾大血管、微血管获益与发生不良反应(低血糖、体重增加等)风险之间的平衡。HbA1c水平的降低与糖尿病患者微血管并发症的减少密切相关,HbA1c从10%降至9%对降低并发症发生风险的影响要大于其从7%降至6%(图8-3)。英国前瞻性糖尿病研究(UKPDS)研究结果显示,HbA1c每下降1%可使所有糖尿病相关终点风险和糖尿病相关死亡风险降低21%(P<0.01),心肌梗死风险降低14%(P<0.01),微血管并发症风险降低37%(P<0.01)。UKPDS后续随访研究结果显示,强化降糖组在强化降糖治疗结束后10年其心肌梗死风险仍较常规治疗组降低15%(P=0.01),全因死亡风险降低13%(P=0.007),表明早期良好的血糖控制可带来远期获益。推荐大多数非妊娠成年T2DM患者HbA1c的控制目标为<7%。

表 8-11　糖化血红蛋白与血糖关系对照表

糖化血红蛋白(%)	平均血浆葡萄糖水平	
	mmol/L	mmol/L
6	7.0	126
7	8.6	154
8	10.2	183
9	11.8	212
10	13.4	240
11	14.9	269
12	16.5	298

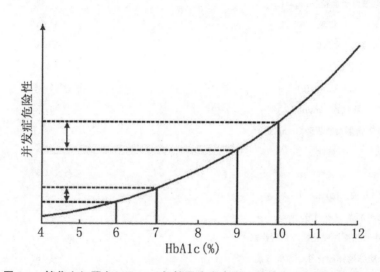

图 8-3　糖化血红蛋白(HbA1c)与糖尿病患者微血管并发症危险性的关系曲线

　　HbA1c 控制目标应遵循个体化原则,即根据患者的年龄、病程、健康状况、药物不良反应风险等因素实施分层管理,并对血糖控制的风险/获益比、成本/效益比等方面进行科学评估,以期达到最合理的平衡。年龄较轻、病程较短、预期寿命较长、无并发症、未合并心血管疾病的 T2DM 患者在无低血糖或其他不良反应的情况下可采取更严格的 HbA1c 控制目标(如<6.5%,甚至尽量接近正常)。年龄较大、病程较长、有严重低血糖史、预期寿命较短、有显著的微血管或大血管并发症或严重合并症的患者可采取相对宽松的 HbA1c 目标(图 8-4)。经单纯生活方式干预或使用不增加低血糖风险的降糖药物治疗后达到 HbA1c≤6.5% 且未出现药物不良反应的非老年患者无需减弱降糖治疗强度。随着病程进展,患者可能会出现各种慢性并发症,预期寿命降低,血糖更难以控制,治疗的风险和负担也会增加。因此,应随患者的病程进展和病情变化情况及时调整 HbA1c 目标,以维持风险与获益的平衡。

　　HbA1c 虽然是反映血糖控制状况的“金标准”,但也存在不足,如不能反映即刻血糖水平,也不能反映血糖的波动情况。自我血糖监测(SMBG)和持续葡萄糖监测(CGM)可以很好地弥补 HbA1c 的上述不足。推荐一般成人 T2DM 患者 SMBG 的空腹血糖控制目标为 4.4～

7.0 mmol/L,非空腹血糖目标为<10.0 mmol/L。空腹血糖和非空腹血糖目标也应个体化,老年患者、低血糖高风险患者、预期寿命较短、有严重并发症或合并症的患者可适当放宽。CGM可提供丰富的血糖信息,据此可计算出葡萄糖目标范围时间(TIR)、葡萄糖高于目标范围时间(TAR)、葡萄糖低于目标范围时间(TBR)及很多反映血糖波动的参数,对优化血糖管理具有重要意义。

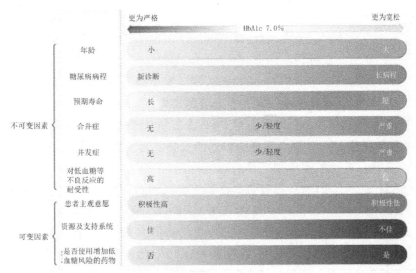

图8-4　成人2型糖尿病患者个体化糖化血红蛋白(HbA1c)控制目标设定的主要影响因素

血压、血脂和体重管理亦应遵循个体化原则,即根据患者的年龄、病程、预期寿命、并发症或合并症严重程度等进行综合考虑。HbA1c未能达标不应视为治疗失败,控制指标的任何改善对患者都可能有益。

(二)2型糖尿病高血糖控制的策略和治疗路径

控制高血糖的策略是综合性的,包括生活方式管理、血糖监测、糖尿病教育和应用降糖药物等措施。医学营养治疗和运动治疗是生活方式管理的核心,是控制高血糖的基础治疗措施,应贯穿于糖尿病管理的始终。二甲双胍是目前最常用的降糖药,具有良好的降糖作用、多种降糖作用之外的潜在益处、优越的费效比、良好的药物可及性、临床用药经验丰富等优点,且不增加低血糖风险。虽然二甲双胍缺乏安慰剂对照的心血管结局试验(CVOT),但许多研究结果显示二甲双胍具有心血管获益,而且目前已发表的显示钠-葡萄糖共转运蛋白2抑制剂(SGLT2i)和胰高糖素样肽-1受体激动剂(GLP-1RA)具有心血管和肾脏获益的CVOT研究都是在二甲双胍作为背景治疗的基础上取得的。因此,推荐生活方式管理和二甲双胍作为T2DM患者高血糖的一线治疗。若无禁忌证,二甲双胍应一直保留在糖尿病的治疗方案中。有二甲双胍禁忌证或不耐受二甲双胍的患者可根据情况选择胰岛素促泌剂、α-糖苷酶抑制剂、噻唑烷二酮类(TZD)、二肽基肽酶Ⅳ抑制剂(DPP-4i)、SGLT2i或GLP-1RA。

T2DM是一种进展性疾病,随着病程的进展,血糖有逐渐升高的趋势,控制高血糖的治疗强度也应随之加强。如单独使用二甲双胍治疗而血糖未达标,则应进行二联治疗。二联治疗的药物可根据患者病情特点选择。如果患者低血糖风险较高或发生低血糖的危害大(如独居老人、驾驶者等)则尽量选择不增加低血糖风险的药物,如α-糖苷酶抑制剂、TZD、DPP-4i、SGLT2i或

GLP-1RA。如患者需要降低体重则选择有体重降低作用的药物,如 SGLT2i 或 GLP-1RA。如患者 HbA1c 距离目标值较大则选择降糖作用较强的药物,如胰岛素促泌剂或胰岛素。部分患者在诊断时 HbA1c 较高,可起始二联治疗。在新诊断 T2DM 患者中进行的维格列汀联合二甲双胍用于 T2DM 早期治疗的有效性(VERIFY)研究结果显示,DPP-4i 与二甲双胍的早期联合治疗相比二甲双胍单药起始的阶梯治疗,血糖控制更持久,并显著降低了治疗失败的风险,提示早期联合治疗的优势。

二联治疗 3 个月不达标的患者,应启动三联治疗,即在二联治疗的基础上加用一种不同机制的降糖药物。如三联治疗血糖仍不达标,则应将治疗方案调整为多次胰岛素治疗(基础胰岛素加餐时胰岛素或每日多次预混胰岛素)。采用多次胰岛素治疗时应停用胰岛素促分泌剂。一些患者在单药或二联治疗时甚至在诊断时即存在显著的高血糖症状乃至酮症,可直接给予短期强化胰岛素治疗,包括基础胰岛素加餐时胰岛素、每日多次预混胰岛素或胰岛素泵治疗。

并发症和合并症是 T2DM 患者选择降糖药的重要依据。基于 GLP-1RA 和 SGLT2i 的 CV-OT 研究证据,推荐合并动脉粥样硬化性心血管疾病(ASCVD)或心血管风险高危的 T2DM 患者,不论其 HbA1c 是否达标,只要没有禁忌证都应在二甲双胍的基础上加用具有 ASCVD 获益证据的 GLP-1RA 或 SGLT2i。合并慢性肾脏病(CKD)或心力衰竭的 T2DM 患者,不论其 HbA1c 是否达标,只要没有禁忌证都应在二甲双胍的基础上加用 SGLT2i。合并 CKD 的 T2DM 患者,如不能使用 SGLT2i,可考虑选用 GLP-1RA。如果患者在联合 GLP-1RA 或 SGLT2i 治疗后 3 个月仍然不能达标,可启动包括胰岛素在内的三联治疗。合并 CKD 的糖尿病患者易出现低血糖,合并 ASCVD 或心力衰竭的患者低血糖危害性大,应加强血糖监测。如有低血糖,应立即处理。

HbA1c 联合 SMBG 和 CGM 是优化血糖管理的基础。如果 HbA1c 已达标,但 SMBG 和 CGM 的结果显示有低血糖或血糖波动很大,亦需调整治疗方案。在调整降糖治疗方案时应加强 SMBG、CGM 及低血糖知识的宣教,尤其是低血糖风险大及低血糖危害大的患者。

六、2 型糖尿病的医学营养治疗

糖尿病医学营养治疗是临床条件下对糖尿病或糖尿病前期患者的营养问题采取特殊干预措施,参与患者的全程管理,包括进行个体化营养评估、营养诊断、制定相应营养干预计划,并在一定时期内实施及监测。通过改变膳食模式与习惯、调整营养素结构、由专科营养(医)师给予个体化营养治疗,可以降低 2 型糖尿病(T2DM)患者的糖化血红蛋白(HbA1c)0.3%～2.0%,并有助于维持理想体重及预防营养不良。近年的研究证实,对肥胖的 T2DM 患者采用强化营养治疗可使部分患者的糖尿病得到缓解。营养治疗已经成为防治糖尿病及其并发症的重要手段。

(一)医学营养治疗的目标

参考国内外卫生行业标准和指南的要求,确定营养治疗的目标如下。

(1)促进并维持健康饮食习惯,强调选择合适的食物,并改善整体健康。

(2)达到并维持合理体重,获得良好的血糖、血压、血脂的控制以及延缓糖尿病并发症的发生。

(3)提供营养均衡的膳食。为满足个人背景、文化等需求,可选择更多类型的营养丰富的食物,并能够进行行为改变。

(二)膳食营养因素

1.能量

(1)糖尿病前期或糖尿病患者应当接受个体化能量平衡计划,目标是既要达到或维持理想体重,又要满足不同情况下营养需求。

(2)对于所有超重或肥胖的糖尿病患者,应调整生活方式,控制总热量摄入,至少减轻体重5%。

(3)建议糖尿病患者能量摄入参考通用系数方法,按照$105\sim126$ kJ($25\sim30$ kcal)·kg^{-1}(标准体重)·d^{-1}计算热量摄入。再根据患者身高、体重、性别、年龄、活动量、应激状况等进行系数调整(表 8-12)。不推荐糖尿病患者长期接受极低热量(<800 kcal/d)的营养治疗。

表 8-12 不同身体活动水平的成人糖尿病患者每日热量供给量[kJ(kcal)/kg 标准体重]

身体活动水平	体重过低	正常体重	超重或肥胖
重(如搬运工)	$188\sim209(45\sim50)$	167(40)	146(35)
中(如电工安装)	167(40)	$125\sim146(30\sim35)$	125(30)
轻(如坐式工作)	146(35)	$104\sim125(25\sim30)$	$84\sim104(20\sim25)$
休息状态(如卧床)	$104\sim125(25\sim30)$	$84\sim104(20\sim25)$	$62\sim84(15\sim20)$

注:标准体重参考世界卫生组织(1999 年)计算方法;男性标准体重=[身高(cm)-100]×0.9(kg);女性标准体重=[身高(cm)-100]×0.9(kg)-2.5(kg);根据我国体重指数的评判标准,≤18.5 kg/m² 为体重过低,18.6~23.9 kg/m² 为正常体重,24.0~27.9 kg/m² 为超重,≥28.0 kg/m² 为肥胖。

2.脂肪

(1)不同类型的脂肪对血糖及心血管疾病的影响有较大差异,故难以精确推荐膳食中脂肪的供能。一般认为,膳食中脂肪提供的热量应占总热量的 20%～30%。如果是优质脂肪(如单不饱和脂肪酸和 n-3 多不饱和脂肪酸组成的脂肪),脂肪供能比可提高到 35%。

(2)应尽量限制饱和脂肪酸、反式脂肪酸的摄入量。单不饱和脂肪酸和 n-3 多不饱和脂肪酸(如鱼油、部分坚果及种子)有助于改善血糖和血脂,可适当增加。

(3)应控制膳食中胆固醇的过多摄入。

3.碳水化合物

(1)社区动脉粥样硬化危险(ARIC)研究结果显示,糖类所提供的热量占总热量的 50%～55%时全因死亡风险最低。考虑到我国糖尿病患者的膳食习惯,建议大多数糖尿病患者膳食中糖类所提供的热量占总热量的 50%～65%。餐后血糖控制不佳的糖尿病患者,可适当降低糖类的供能比。不建议长期采用极低糖类膳食。

(2)在控制糖类总量的同时应选择低血糖生成指数糖类,可适当增加非淀粉类蔬菜、水果、全谷类食物,减少精加工谷类的摄入。全谷类应占总谷类的一半以上。全谷类摄入与全因死亡、冠心病、T2DM 及结直肠癌风险呈负相关。

(3)进餐应定时定量。注射胰岛素的患者应保持糖类摄入量与胰岛素剂量和起效时间相匹配。

(4)增加膳食纤维的摄入量。成人每天膳食纤维摄入量应>14 g/1 000 kcal。膳食纤维摄入量与全因死亡、冠心病、T2DM 及结直肠癌风险呈负相关。

(5)严格控制蔗糖、果糖制品(如玉米糖浆)的摄入。

(6)喜好甜食的糖尿病患者可适当摄入糖醇和非营养性甜味剂。

4.蛋白质

(1)肾功能正常的糖尿病患者,推荐蛋白质的供能比为15%～20%,并保证优质蛋白质占总蛋白质的一半以上。

(2)有显性蛋白尿或肾小球滤过率下降的糖尿病患者蛋白质摄入应控制在每日0.8 g/kg体重。

5.饮酒

(1)不推荐糖尿病患者饮酒。若饮酒应计算酒精中所含的总能量。

(2)女性一天饮酒的酒精量不超过15 g,男性不超过25 g(15 g酒精相当于350 mL啤酒、150 mL葡萄酒或45 mL蒸馏酒)。每周饮酒不超过2次。

(3)应警惕酒精可能诱发的低血糖,尤其是服用磺脲类药物或注射胰岛素及胰岛素类似物的患者应避免空腹饮酒并严格监测血糖。

6.盐

(1)食盐摄入量限制在每天5 g以内,合并高血压的患者可进一步限制摄入量。

(2)同时应限制摄入含盐高的食物,如味精、酱油、盐浸等加工食品、调味酱等。

7.微量营养素

糖尿病患者容易缺乏B族维生素、维生素C、维生素D以及铬、锌、硒、镁、铁、锰等多种微量营养素,可根据营养评估结果适量补充。长期服用二甲双胍者应防止维生素B_{12}缺乏。无微量营养素缺乏的糖尿病患者,无需长期大量补充维生素、微量元素以及植物提取物等制剂,其长期安全性和改善临床结局的作用有待验证。

8.膳食模式

对糖尿病患者来说,并不推荐特定的膳食模式。地中海膳食、素食、低碳水化合物膳食、低脂肪低能量膳食均在短期有助于体重控制,但要求在专业人员的指导下完成,并结合患者的代谢目标和个人喜好(如风俗、文化、宗教、健康理念、经济状况等),同时监测血脂、肾功能以及内脏蛋白质的变化。

(三)营养教育与管理

营养教育与管理有助于改善糖耐量,降低糖尿病前期发展为糖尿病的风险,并有助于减少糖尿病患者慢性并发症的发生。应对糖尿病患者制订营养教育与管理的个体化目标与计划,并与运动、戒烟一起作为糖尿病及其并发症防治的基础。

七、2型糖尿病的运动治疗

运动锻炼在2型糖尿病(T2DM)患者的综合管理中占重要地位。规律运动可增加胰岛素敏感性、改善体成分及生活质量,有助于控制血糖、减少心血管危险因素而且对糖尿病高危人群一级预防效果显著。流行病学研究结果显示,规律运动8周以上可将T2DM患者糖化血红蛋白(HbA1c)降低0.66%;坚持规律运动的糖尿病患者死亡风险显著降低。

T2DM患者运动时应遵循以下原则。

(1)运动治疗宜在相关专业人员指导下进行。运动前进行必要的健康评测和运动能力评估,有助于保证运动治疗的安全性和科学性。

(2)成年 T2DM 患者每周至少 150 分钟(如每周运动 5 天、每次 30 分钟)中等强度(50%～70%最大心率,运动时有点费力,心跳和呼吸加快但不急促)的有氧运动。即使 1 次进行短时的体育运动(如 10 分钟),累计 30 min/d,也是有益的。

(3)中等强度的体育运动包括健步走、太极拳、骑车、乒乓球、羽毛球和高尔夫球等。较高强度的体育运动包括快节奏舞蹈、有氧健身操、游泳、骑车上坡、足球、篮球等。

(4)如无禁忌证,每周最好进行 2～3 次抗阻运动(两次锻炼间隔≥48 小时),锻炼肌肉力量和耐力。锻炼部位应包括上肢、下肢、躯干等主要肌肉群,训练强度宜中等。联合进行抗阻运动和有氧运动可获得更大程度的代谢改善。

(5)运动处方的制定需遵循个体化原则。运动项目要与患者的年龄、病情、喜好及身体承受能力相适应,并定期评估,适时调整运动计划。运动可穿戴设备的使用(如计步器),有助于提升运动依从性。运动前后要加强血糖监测,运动量大或激烈运动时应建议患者临时调整饮食及药物治疗方案,以免发生低血糖。运动中要注意及时补充水分。

(6)养成健康的生活习惯。培养活跃的生活方式,如增加日常身体活动、打破久坐行为、减少静坐时间,将有益的体育运动融入到日常生活中。

(7)严重低血糖、糖尿病酮症酸中毒等急性代谢并发症、合并急性感染、增殖性视网膜病变、严重心脑血管疾病(不稳定性心绞痛、严重心律失常、一过性脑缺血发作)等情况下禁忌运动,病情控制稳定后方可逐步恢复运动。

(8)T2DM 患者只要感觉良好,一般不必因高血糖而推迟运动。如果在进行剧烈的体力活动时血糖>16.7 mmol/L,则应谨慎,确保其补充充足的水分。

八、戒烟

(一)吸烟的危害和戒烟的获益

吸烟有害健康。吸烟不仅是导致癌症、呼吸系统和心脑血管系统疾病的重要危险因素,也与糖尿病及其并发症的发生发展密切相关。在一项中国人群的大样本前瞻性研究中发现,城市中吸烟的男性糖尿病发病风险是不吸烟者的 1.18 倍,且开始吸烟的年龄越小,吸烟的量越大,糖尿病发病风险越高。一项纳入了 6 000 多例糖尿病患者的横断面研究显示,吸烟是糖化血红蛋白(HbA1c)升高的独立危险因素,吸烟数量每增加 20 包/年,HbA1c 升高 0.12%。此外,父母吸烟(被动吸烟)会增加儿童和青少年的肥胖和胰岛素抵抗风险。

吸烟还会增加糖尿病各种并发症的发生风险,尤其是大血管病变。一项纳入 46 个前瞻性研究的 Meta 分析显示,吸烟能使糖尿病患者全因死亡风险增加 48%,冠心病的发病风险增加 54%,脑卒中风险增加 44%,心肌梗死风险增加 52%。吸烟还可损伤肾小球的结构和功能,增加尿蛋白和糖尿病肾病的发生。

近年来,电子烟获得了公众的关注和欢迎,但电子烟可能引起肺损伤、血管内皮功能障碍及氧化应激等。

戒烟能显著降低心血管疾病发生率及全因死亡率。戒烟还能延缓糖尿病肾病的发展。戒烟能使高密度脂蛋白胆固醇水平升高而降低低密度脂蛋白胆固醇,从而有利于预防糖尿病并发症。

尽管有研究显示戒烟在短期内会导致 2 型糖尿病(T2DM)患者体重增加、血糖升高,但这一作用随着时间延长会逐渐减弱,在 3～5 年后基本消失,并不能掩盖戒烟对糖尿病患者的有益影响及长期获益。一项在中国男性 T2DM 患者中的流行病学调查显示,随着吸烟量的增加,空腹血糖和 HbA1c 均呈上升趋势,而在戒烟者中,随着戒烟年限的增加,空腹血糖和 HbA1c 均逐渐下降,戒烟≥10 年可使空腹血糖和 HbA1c 水平分别降低 0.44 mmol/L 和 0.41%。

(二)戒烟的措施及注意事项

糖尿病患者常存在易饥症状,戒烟后尼古丁的食欲抑制作用解除,进食增加,可引起体重增加。戒烟还会改变肠道菌群,亦可导致体重增加。然而,体重增加的不利影响并不能抵消戒烟的有利影响。因此,医师应鼓励患者戒烟,并注重戒烟期间的体重管理。戒烟措施包括行为干预和药物干预。

行为干预包括:①对糖尿病患者进行常规教育,告知患者吸烟的危害、对糖尿病的不利影响、戒烟的益处以及戒烟的措施等。②向患者开放戒烟的短期咨询和戒烟热线。③评估患者吸烟的状态及尼古丁依赖程度,从而制定相应的戒烟目标。④为患者提供心理和行为支持,包括争取其家人及朋友或病友的群体支持,为患者制定个体化饮食及运动治疗方案和戒烟计划,并定期进行随访。⑤对戒烟成功者,进行 6～12 个月的随访(如打电话等形式),有助于防止复吸。

药物干预可以使用尼古丁替代治疗、安非他酮、伐尼克兰等药物帮助患者戒烟,这些药物可以增加戒烟的成功率,可以在戒烟专家指导下使用。此外,这些药物干预可能会延迟戒烟后的体重增加。因此,戒烟者可以首先关注戒烟,然后再关注体重管理。此外,使用二甲双胍、钠-葡萄糖共转运蛋白 2 抑制剂(SGLT2i)、胰高糖素样肽-1 受体激动剂(GLP-1RA)等有助于减轻体重的降糖药物,在治疗糖尿病的同时有助于抑制戒烟后的体重增加。与最低限度的干预或常规护理相比,联合药物和行为干预可将戒烟成功率提高到 70%～100%。

九、高血糖的药物治疗

(一)口服降糖药物

高血糖的药物治疗多基于纠正导致人类血糖升高的两个主要病理生理改变,即胰岛素抵抗和胰岛素分泌受损。根据作用效果的不同,口服降糖药可分为主要以促进胰岛素分泌为主要作用的药物和通过其他机制降低血糖的药物,前者主要包括磺脲类、格列奈类、二肽基肽酶Ⅳ抑制剂(DPP-4i),通过其他机制降低血糖的药物主要包括双胍类、噻唑烷二酮类(TZD)、α-糖苷酶抑制剂和钠-葡萄糖共转运蛋白 2 抑制剂(SGLT2i)。

糖尿病的医学营养治疗和运动治疗是控制 2 型糖尿病(T2DM)高血糖的基本措施。在饮食和运动不能使血糖控制达标时,应及时采用包括口服药治疗在内的药物治疗。T2DM 是一种进展性疾病。在 T2DM 的自然病程中,胰岛 β 细胞功能随着病程的延长而逐渐下降,胰岛素抵抗的程度变化不大。因此,随着 T2DM 病程的进展,对外源性的血糖控制手段的依赖逐渐增大。临床上常需要口服降糖药物及口服药物和注射降糖药[胰岛素、胰高糖素样肽-1(GLP-1)受体激动剂(GLP-1RA)]间的联合治疗。

1.二甲双胍

目前临床上使用的双胍类药物主要是盐酸二甲双胍。双胍类药物的主要药理作用是通过减少肝脏葡萄糖的输出和改善外周胰岛素抵抗而降低血糖。许多国家和国际组织制定的糖尿病诊治指南中均推荐二甲双胍作为 T2DM 患者控制高血糖的一线用药和药物联合中的基本用药。

对临床试验的系统评价结果显示，二甲双胍的降糖疗效（去除安慰剂效应后）为糖化血红蛋白（HbA1c）下降 1.0％～1.5％，并可减轻体重。在我国，T2DM 人群中开展的临床研究显示，二甲双胍的降糖疗效为 HbA1c 下降 0.7％～1.0％。在 500～2 000 mg/d 剂量范围之间，二甲双胍疗效呈现剂量依赖效应。一项在我国未治疗的 T2DM 患者人群中开展的研究显示，二甲双胍缓释片与普通片的疗效和总体胃肠道不良事件发生率相似。在我国 T2DM 患者中开展的临床研究显示，在低剂量二甲双胍治疗的基础上联合 DPP-4i 的疗效与将二甲双胍的剂量继续增加所获得的血糖改善程度和不良事件发生的比例相似。二甲双胍的疗效与体重无关。英国前瞻性糖尿病研究（UKPDS）结果证明，二甲双胍还可减少肥胖 T2DM 患者的心血管事件和死亡风险。在我国伴冠心病的 T2DM 患者中开展的针对二甲双胍与磺脲类药物对再发心血管事件影响的随机对照试验结果显示，二甲双胍的治疗与主要心血管事件的显著下降相关。单独使用二甲双胍不增加低血糖风险，但二甲双胍与胰岛素或胰岛素促泌剂联合使用时可增加发生低血糖的风险。二甲双胍的主要不良反应为胃肠道反应。从小剂量开始并逐渐加量是减少其不良反应的有效方法。在已经耐受低剂量二甲双胍的患者中继续增加二甲双胍的剂量不增加胃肠道不良反应。二甲双胍与乳酸性酸中毒发生风险间的关系尚不确定。双胍类药物禁用于肾功能不全［血肌酐水平男性＞132.6 μmol/L（1.5 mg/dL），女性＞123.8 μmol/L（1.4 mg/dL）或估算的肾小球滤过率（eGFR）＜45 ml·min^{-1}·（1.73 m^2)$^{-1}$］、肝功能不全、严重感染、缺氧或接受大手术的患者。正在服用二甲双胍者，eGFR 为 45～59 ml·min^{-1}·（1.73 m^2)$^{-1}$ 之间时不需停用，可以适当减量继续使用。造影检查如使用碘化对比剂时，应暂时停用二甲双胍，在检查完至少 48 小时且复查肾功能无恶化后可继续用药。长期服用二甲双胍可引起维生素 B$_{12}$ 水平下降。长期使用二甲双胍者可每年测定 1 次血清维生素 B$_{12}$ 水平，如缺乏应适当补充维生素 B$_{12}$。

2.磺脲类药物

磺脲类药物属于胰岛素促泌剂，主要药理作用是通过刺激胰岛 β 细胞分泌胰岛素，增加体内的胰岛素水平而降低血糖。磺脲类药物可使 HbA1c 降低 1.0％～1.5％（去除安慰剂效应后）。前瞻性、随机分组的临床研究结果显示，磺脲类药物的使用与糖尿病微血管病变和大血管病变发生的风险下降相关。一项心血管结局试验（CVOT）显示，格列美脲组与利格列汀组的主要不良心血管事件发生风险差异无统计学意义，但格列美脲组低血糖发生率高于利格列汀组。目前在我国上市的磺脲类药物主要为格列本脲、格列美脲、格列齐特、格列吡嗪和格列喹酮。磺脲类药物如果使用不当可导致低血糖，特别是在老年患者和肝、肾功能不全者；磺脲类药物还可导致体重增加。有肾功能轻度不全的患者如使用磺脲类药物宜选择格列喹酮。

3.格列奈类药物

格列奈类药物为非磺脲类胰岛素促泌剂，我国上市的有瑞格列奈、那格列奈和米格列奈。此类药物主要通过刺激胰岛素的早时相分泌而降低餐后血糖，也有一定的降空腹血糖作用，可使 HbA1c 降低 0.5％～1.5％。此类药物需在餐前即刻服用，可单独使用或与其他降糖药联合应用（磺脲类除外）。在我国新诊断的 T2DM 人群中，瑞格列奈与二甲双胍联合治疗较单用瑞格列奈可更显著地降低 HbA1c，但低血糖的风险显著增加。

格列奈类药物的常见不良反应是低血糖和体重增加，但低血糖的风险和程度较磺脲类药物轻。格列奈类药物可以在肾功能不全的患者中使用。

4.TZD

TZD 主要通过增加靶细胞对胰岛素作用的敏感性而降低血糖。目前在我国上市的 TZD 主要有罗格列酮和吡格列酮及其与二甲双胍的复方制剂。在我国 T2DM 患者中开展的临床研究结果显示,TZD 可使 HbA1c 下降 0.7%~1.0%(去除安慰剂效应后)。卒中后胰岛素抵抗干预研究(IRIS)表明,在有胰岛素抵抗伴动脉粥样硬化性心血管疾病(ASCVD)的糖耐量减低(IGT)患者中,与安慰剂相比,吡格列酮能减少卒中和心肌梗死再发生的风险,同时降低新发糖尿病的风险。

TZD 单独使用时不增加低血糖风险,但与胰岛素或胰岛素促泌剂联合使用时可增加低血糖风险。体重增加和水肿是 TZD 的常见不良反应,这些不良反应在与胰岛素联合使用时表现更加明显。TZD 的使用与骨折和心力衰竭风险增加相关。有心力衰竭[纽约心脏学会(NYHA)心功能分级Ⅱ级以上]、活动性肝病或氨基转移酶升高超过正常上限 2.5 倍、严重骨质疏松和有骨折病史的患者应禁用本类药物。

5.α-糖苷酶抑制剂

α-糖苷酶抑制剂通过抑制碳水化合物在小肠上部的吸收而降低餐后血糖,适用于以碳水化合物为主要食物成分的餐后血糖升高的患者。推荐患者每日 2~3 次,餐前即刻吞服或与第一口食物一起嚼服。国内上市的 α-糖苷酶抑制剂有阿卡波糖、伏格列波糖和米格列醇。在包括中国人在内的 T2DM 人群中开展的临床研究的系统评价结果显示,α-糖苷酶抑制剂可以使 HbA1c 降低 0.50%,并能使体重下降。在中国 T2DM 人群开展的临床研究结果显示,在初诊的糖尿病患者中每天服用 300 mg 阿卡波糖的降糖疗效与每天服用 1 500 mg 二甲双胍的疗效相当;在初诊的糖尿病患者中阿卡波糖的降糖疗效与 DPP-4i(维格列汀)相当;在二甲双胍治疗的基础上阿卡波糖的降糖疗效与 DPP-4i(沙格列汀)相当。

α-糖苷酶抑制剂可与双胍类、磺脲类、TZD 或胰岛素联合使用。在冠心病伴 IGT 的人群中进行的研究显示,阿卡波糖不增加受试者主要复合心血管终点事件风险,但能减少 IGT 向糖尿病转变的风险。

α-糖苷酶抑制剂的常见不良反应为胃肠道反应(如腹胀、排气等)。从小剂量开始,逐渐加量是减少不良反应的有效方法。单独服用本类药物通常不会发生低血糖。用 α-糖苷酶抑制剂的患者如果出现低血糖,治疗时需使用葡萄糖或蜂蜜,而食用蔗糖或淀粉类食物纠正低血糖的效果差。

6.DPP-4i

DPP-4i 通过抑制二肽基肽酶Ⅳ(DPP-4)而减少 GLP-1 在体内的失活,使内源性 GLP-1 水平升高。GLP-1 以葡萄糖浓度依赖的方式增加胰岛素分泌,抑制胰高糖素分泌。目前在国内上市的 DPP-4i 为西格列汀、沙格列汀、维格列汀、利格列汀和阿格列汀。在我国,T2DM 患者中的临床研究结果显示,DPP-4i 的降糖疗效(去除安慰剂效应后)为降低 HbA1c 0.4%~0.9%,其降糖效果与基线 HbA1c 有关,即基线 HbA1c 水平越高,降低血糖和 HbA1c 的绝对幅度越大。多项荟萃分析显示,在不同的治疗方案或不同的人群中,去除安慰剂效应后 5 种 DPP-4i 降低血糖的疗效相似。单独使用 DPP-4i 不增加发生低血糖的风险。DPP-4i 对体重的作用为中性。在二甲双胍单药治疗(二甲双胍剂量≥1 500 mg/d)不达标的 T2DM 患者联合沙格列汀与联合格列美脲相比,两组 HbA1c 降幅和达标率(HbA1c<7%)均无差异,但联合沙格列汀组"安全达标"率(HbA1c<7%、未发生低血糖且体重增加<3%)高于联合格列美脲组(分别为 43.3% 和

31.3%,$P=0.019$),尤其在基线 HbA1c<8%、病程<5 年或基线体重指数(BMI)≥25 kg/m² 的患者差异更明显。在心血管安全性方面,沙格列汀、阿格列汀、西格列汀、利格列汀的 CVOT 研究结果均显示,不增加 T2DM 患者 3P 或 4P 主要心血管不良事件(MACE)风险及死亡风险。沙格列汀在糖尿病患者中的心血管结局评价研究(SAVOR)观察到,在具有心血管疾病高风险的 T2DM 患者中,沙格列汀治疗与因心力衰竭而住院的风险增加相关,但其中国亚组人群数据未观察到心力衰竭住院风险升高。利格列汀心血管安全性和肾脏微血管结局研究(CARMELINA)显示,利格列汀不增加肾脏复合结局(肾性死亡、进展为终末期肾病或持续 eGFR 下降≥40%)的风险。在有肾功能不全的患者中使用西格列汀、沙格列汀、阿格列汀和维格列汀时,应注意按照药物说明书来减少药物剂量。在有肝、肾功能不全的患者中使用利格列汀不需要调整剂量。

7.SGLT2i

SGLT2i 是一类近年受到高度重视的新型口服降糖药物,可抑制肾脏对葡萄糖的重吸收,降低肾糖阈,从而促进尿糖的排出。目前在我国上市的 SGLT2i 有达格列净、恩格列净、卡格列净和艾托格列净。

SGLT2i 单药治疗能降低 HbA1c 0.5%~1.2%,在二甲双胍基础上联合治疗可降低 HbA1c 0.4%~0.8%。SGLT2i 还有一定的减轻体重和降压作用。SGLT2i 可使体重下降 0.6~3.0 kg。SGLT2i 可单用或联合其他降糖药物治疗成人 T2DM,目前在 1 型糖尿病(T1DM)、青少年及儿童中无适应证。SGLT2i 单药治疗不增加低血糖风险,但与胰岛素或胰岛素促泌剂联用时则增加低血糖风险。因此,SGLT2i 与胰岛素或胰岛素促泌剂联用时应下调胰岛素或胰岛素促泌剂的剂量。SGLT2i 在轻、中度肝功能受损(Child-Pugh A、B 级)患者中使用无需调整剂量,在重度肝功能受损(Child-Phgh C 级)患者中不推荐使用。SGLT2i 不用于 eGFR<30 mL/(min·1.73 m²)的患者。

SGLT2i 的常见不良反应为泌尿系统和生殖系统感染及与血容量不足相关的不良反应,罕见不良反应包括糖尿病酮症酸中毒(DKA)。DKA 可发生在血糖轻度升高或正常时,多存在 DKA 诱发因素或属于 DKA 高危人群。如怀疑 DKA,应停止使用 SGLT2i,并对患者进行评估,立即进行治疗。此外,用药过程中还应警惕急性肾损伤。

SGLT2i 在一系列大型心血管结局及肾脏结局的研究中显示了心血管及肾脏获益,包括恩格列净心血管结局研究(EMPA-REG OUTCOME)、卡格列净心血管评估研究(CANVAS)、达格列净对心血管事件的影响(DECLARE-TIMI 58)、评估艾托格列净有效性和安全性心血管结局(VERTISCV)试验、达格列净和心力衰竭不良结局预防(DAPA-HF)研究、卡格列净和糖尿病合并肾病患者肾脏终点的临床评估研究(CRENDENCE)。主要获益包括:①MACE 终点,EMPA-REGOUTCOME 和 CANVAS 研究显示,恩格列净和卡格列净使 MACE(心血管死亡、非致死性心肌梗死、非致死性卒中)风险降低 14%。②心力衰竭住院终点,EMPAvREG OUT-COME、CANVAS、DECLARE-TIMI 58 及 VERTIS CV 研究显示,恩格列净、卡格列净、达格列净和艾托格列净均有效降低 T2DM 患者的心力衰竭住院风险。③肾脏结局终点,CRENDENCE 研究显示,卡格列净降低肾脏主要终点(终末期肾病、血清肌酐倍增、肾脏或心血管死亡)风险达 30%;达格列净和慢性肾脏病不良结局预防(DAPA-CKD)研究显示,达格列净使主要终点(eGFR 下降≥50%、终末期肾病或因肾衰竭死亡)风险降低 39%。

（二）胰岛素

1.概述

胰岛素治疗是控制高血糖的重要手段。T1DM 患者需依赖胰岛素维持生命,也必须使用胰岛素控制高血糖,并降低糖尿病并发症的发生风险。T2DM 虽不需要胰岛素来维持生命,但当口服降糖药效果不佳或存在口服药使用禁忌时,仍需使用胰岛素,以控制高血糖,并减少糖尿病并发症的发生风险。在某些时候,尤其是病程较长时,胰岛素治疗可能是最主要的、甚至是必需的控制血糖措施。

医务人员和患者必须认识到,与口服药相比,胰岛素治疗涉及更多环节,如药物选择、治疗方案、注射装置、注射技术、自我血糖监测(SMBG)、持续葡萄糖监测(CGM)、根据血糖监测结果所采取的行动等。与口服药治疗相比,胰岛素治疗需要医务人员与患者间更多的合作,并且需要患者本人及其照顾者掌握更多的自我管理技能。开始胰岛素治疗后,患者应坚持饮食控制和运动,并鼓励和指导患者进行 SMBG,并掌握根据血糖监测结果来调节胰岛素剂量的技能,以控制高血糖并预防低血糖的发生。开始胰岛素治疗的患者均应接受有针对性的教育以掌握胰岛素治疗相关的自我管理技能,了解低血糖发生的危险因素、症状以及掌握自救措施。

根据来源和化学结构的不同,胰岛素可分为动物胰岛素、人胰岛素和胰岛素类似物。根据作用特点的差异,胰岛素又可分为超短效胰岛素类似物、常规(短效)胰岛素、中效胰岛素、长效胰岛素、长效胰岛素类似物、预混胰岛素、预混胰岛素类似物以及双胰岛素类似物。胰岛素类似物与人胰岛素相比控制血糖的效能相似,但在模拟生理性胰岛素分泌和减少低血糖发生风险方面优于人胰岛素。

德谷胰岛素和甘精胰岛素 U 300(300 U/mL)是两种新的长效胰岛素类似物。德谷胰岛素半衰期为 25 小时,作用时间为 42 h。甘精胰岛素 U 300 半衰期为 19 h,作用时间为 36 h,比甘精胰岛素 U 100(100 U/mL)作用持续更长。BRIGHT 研究显示,甘精胰岛素 U 300 和德谷胰岛素在 HbA1c 降幅和低血糖风险方面是相似的。

2.起始胰岛素治疗的时机

(1)T1DM 患者在起病时就需要胰岛素治疗,且需终身胰岛素替代治疗。

(2)新诊断 T2DM 患者如有明显的高血糖症状、酮症或 DKA,首选胰岛素治疗。待血糖得到良好控制和症状得到显著改善后,再根据病情确定后续的治疗方案。

(3)诊断糖尿病患者分型困难,与 T1DM 难以鉴别时,可首选胰岛素治疗。待血糖得到良好控制、症状得到显著改善、确定分型后再根据分型和具体病情制定后续的治疗方案。

(4)T2DM 患者在生活方式和口服降糖药治疗的基础上,若血糖仍未达到控制目标,即可开始口服降糖药和胰岛素的联合治疗。通常经足量口服降糖药物治疗 3 个月后 HbA1c 仍≥7.0%时,可考虑启动胰岛素治疗。

(5)在糖尿病病程中(包括新诊断的 T2DM),出现无明显诱因的体重显著下降时,应该尽早使用胰岛素治疗。

3.起始胰岛素治疗时胰岛素制剂的选择

根据患者具体情况,可选用基础胰岛素、预混胰岛素或双胰岛素类似物起始胰岛素治疗。

(1)基础胰岛素:基础胰岛素包括中效胰岛素和长效胰岛素类似物。当仅使用基础胰岛素治疗时,保留原有各种口服降糖药物,不必停用胰岛素促泌剂。使用方法:继续口服降糖药治疗,联合中效胰岛素或长效胰岛素类似物睡前注射。起始剂量为 0.1～0.2 U/(kg·d)。HbA1c＞8.0％者,可考虑 0.2～0.3 U/(kg·d)起始;BMI≥25 kg/m² 者在起始基础胰岛素时,可考虑0.3 U/(kg·d)起始。根据患者空腹血糖水平调整胰岛素用量,通常每 3～5 天调整 1 次,根据血糖水平每次调整 1～4 U直至空腹血糖达标。基础胰岛素的最大剂量可为 0.5～0.6 U/(kg·d)。如 3 个月后空腹血糖控制理想但 HbA1c 不达标,或每天基础胰岛素用量已经达到最大剂量血糖仍未达标,应考虑调整胰岛素的治疗方案。

(2)预混胰岛素:①预混胰岛素包括预混人胰岛素和预混胰岛素类似物。根据患者的血糖水平,可选择每日 1～2 次的注射方案。当 HbA1c 比较高时,使用每日 2 次的注射方案。②每日 1 次预混胰岛素:起始的胰岛素剂量一般为 0.2 U/(kg·d),晚餐前注射。根据患者空腹血糖水平调整胰岛素用量,通常每 3～5 天调整 1 次,根据血糖水平每次调整 1～4 U直至空腹血糖达标。③每日 2 次预混胰岛素:起始的胰岛素剂量一般为 0.2～0.4 U/(kg·d),按 1:1 的比例分配到早餐前和晚餐前。根据空腹血糖和晚餐前血糖分别调整晚餐前和早餐前的胰岛素用量,每 3～5 天调整 1 次,根据血糖水平每次调整的剂量为 1～4 U,直到血糖达标。④T1DM 在蜜月期阶段,可短期使用预混胰岛素每日 2～3 次注射。预混胰岛素不宜用于 T1DM 的长期血糖控制。

(3)双胰岛素类似物:目前上市的双胰岛素类似物只有德谷门冬双胰岛素(IDegAsp),该药一般从 0.1～0.2 U/(kg·d)开始,于主餐前注射,根据空腹血糖水平调整剂量直至达标。肥胖或 HbA1c ＞8.0％的患者,可选择更高剂量起始。德谷门冬双胰岛素每天 1 次治疗,剂量达到 0.5 U/(kg·d)或 30～40 U 餐后血糖仍控制不佳,或患者每天有 2 次主餐时,可考虑改为每天注射 2 次。

4.多次皮下注射胰岛素

在胰岛素起始治疗的基础上,经过充分的剂量调整,如患者的血糖水平仍未达标或出现反复的低血糖,需进一步优化治疗方案。可以采用餐时＋基础胰岛素(2～4 次/天)或每日 2～3 次预混胰岛素类似物进行胰岛素强化治疗。使用方法如下。

(1)餐时＋基础胰岛素:根据中餐前、晚餐前和睡前血糖水平分别调整三餐前的胰岛素用量,根据空腹血糖水平调整睡前基础胰岛素用量,每 3～5 天调整 1 次,根据血糖水平每次调整的剂量为 1～4 U,直至血糖达标。开始使用餐时＋基础胰岛素方案时,可在基础胰岛素的基础上采用仅在一餐前(如主餐)加用餐时胰岛素的方案。之后根据血糖的控制情况决定是否在其他餐前加用餐时胰岛素。

(2)每日 2～3 次预混胰岛素(预混人胰岛素每日 2 次,预混胰岛素类似物每日 2～3 次):根据睡前和三餐前血糖水平进行胰岛素剂量调整,每 3～5 天调整 1 次,直到血糖达标。研究显示,在 T2DM 患者采用餐时＋基础胰岛素(4 次/天)或每日 3 次预混胰岛素类似物进行治疗时,两者在 HbA1c 降幅、低血糖发生率、胰岛素总剂量和对体重的影响方面无明显差别。

5.胰岛素泵治疗

胰岛素泵治疗是指持续皮下胰岛素输注(CSII),即采用人工智能控制的胰岛素输入装置,通过持续皮下输注的一种胰岛素给药方式;这种方式可以最大程度地模拟人体生理性胰岛素分泌模式,从而达到更好地控制血糖的目的。

作为一种 CSII 装置,胰岛素泵原则上适用于所有需要应用胰岛素治疗的糖尿病患者,主要包括 T1DM 患者、计划受孕和已孕的糖尿病妇女或需要胰岛素治疗的 GDM 患者、需要胰岛素强化治疗的 T2DM 患者,需要长期胰岛素替代治疗的其他类型糖尿病(如胰腺切除术后等)。

（1）T1DM：对于每日多次皮下注射胰岛素的 T1DM 患者，如血糖控制不佳，可以考虑改用 CSII。在老年 T1DM 患者 CSII 同样具有良好的降糖效果，并能减少低血糖发生。在儿童和青少年 T1DM 患者，CSII 治疗除了在降糖方面具有优势外，尚能改善心理健康和生活质量。

（2）妊娠患者：GDM、糖尿病合并妊娠及糖尿病患者做孕前准备时均可使用 CSII。妊娠期间使用 CSII 治疗可以减少胰岛素用量，使母亲体重增加更少，改善 HbA1c。妊娠期 CSII 治疗对新生儿的影响尚不明确，有研究显示，使用 CSII 治疗新生儿大于胎龄儿比例较高，CSII 还会增加新生儿低血糖的风险。但也有研究显示 CSII 治疗能减少新生儿并发症。

（3）T2DM：在 T2DM 患者中，长期 CSII 治疗主要用于糖尿病病程较长、血糖波动大，虽每日多次胰岛素皮下注射，血糖仍无法得到平稳控制者；黎明现象严重导致血糖总体控制不佳者；频发低血糖，尤其是夜间低血糖、无感知低血糖和严重低血糖者。

（4）T2DM 患者的短期胰岛素强化治疗：对于下列患者，CSII 是短期胰岛素强化治疗最有效的方法之一。包括 HbA1c≥9.0% 或空腹血糖≥11.1 mmol/L，或伴明显高血糖症状的新诊断 T2DM 患者；具有一定病程，已经使用 2 种或 2 种以上口服降糖药联合治疗但血糖仍明显升高（HbA1c≥9.0%），或已起始胰岛素治疗且经过充分的剂量调整血糖仍未达标（HbA1c≥7.0%）者，可实施短期胰岛素强化治疗，而对于新诊断 T2DM 患者，采用短期 CSII 强化治疗，有助于解除患者的高糖毒性，恢复其胰岛功能，达到临床缓解，有学者报道 1 年的临床缓解率约为 50%。

（5）围术期：短期 CSII 可用于围术期患者，围术期糖尿病患者使用 CSII 治疗后，相比使用胰岛素皮下注射者，不仅血糖控制更好，同时能显著降低术后感染率、促进伤口愈合、缩短住院时间。

6.短期胰岛素强化治疗

T1DM 患者一般需要多次皮下注射胰岛素或 CSII，即需要长期的胰岛素强化治疗。对于 HbA1c≥9.0% 或空腹血糖≥11.1 mmol/L 伴明显高血糖症状的新诊断 T2DM 患者，可实施短期胰岛素强化治疗，治疗时间在 2 周至 3 个月为宜，治疗目标为空腹血糖 4.4～7.0 mmol/L，非空腹血糖<10.0 mmol/L，可暂时不以 HbA1c 达标作为治疗目标。短期胰岛素强化治疗方案可以采用多次皮下注射胰岛素、每日 2～3 次预混胰岛素或 CSII。如果采用的是多次皮下注射胰岛素方案，血糖监测方案需每周至少 3 天，每天 3～4 个时间点。根据中餐前、晚餐前和睡前血糖水平分别调整早、中、晚餐前的胰岛素用量，根据空腹血糖水平调整睡前基础胰岛素用量，每 3～5 天调整 1 次，每次调整的胰岛素剂量为 1～4 U，直到血糖达标。如果采用的是每日 2～3 次预混胰岛素，血糖监测方案需每周至少 3 天，每天 3～4 个时间点。根据睡前和餐前血糖水平进行胰岛素剂量调整，每 3～5 天调整 1 次，根据血糖水平每次调整的剂量为 1～4 U，直到血糖达标。如果采用的是 CSII，血糖监测方案需每周至少 3 天，每天 5～7 个时点。根据血糖水平调整剂量直至血糖达标。胰岛素强化治疗时应同时对患者进行医学营养及运动治疗，并加强对糖尿病患者的教育。对于短期胰岛素强化治疗未能诱导缓解的患者，是否继续使用胰岛素治疗或改用其他药物治疗，应由糖尿病专科医师根据患者的具体情况来确定。对治疗达标且临床缓解者，可以考虑定期（如 3 个月）随访监测；当血糖再次升高，即空腹血糖≥7.0 mmol/L 或餐后 2 h 血糖≥10.0 mmol/L 的患者重新起始药物治疗。

（三）胰高糖素样肽-1 受体激动剂

GLP-1RA 通过激活 GLP-1 受体以葡萄糖浓度依赖的方式刺激胰岛素分泌和抑制胰高糖素分泌，同时增加肌肉和脂肪组织葡萄糖摄取，抑制肝脏葡萄糖的生成而发挥降糖作用，并可抑制胃排空,抑制食欲。GLP-1 受体广泛分布于胰岛细胞、胃肠道、肺、脑、肾脏、下丘脑、心血管系统、肝脏、脂肪细胞和骨骼肌等。我国上市的 GLP-1RA 依据药代动力学分为短效的贝那鲁肽、艾塞那肽、利司那肽和长效的利拉鲁肽、艾塞那肽周制剂、度拉糖肽和洛塞那肽。根据其分子结构的特点 GLP-1RA 可分为两类:与人 GLP-1 氨基酸序列同源性较低,基于美洲蜥蜴唾液多肽 Exendin-4 结构合成的如艾塞那肽、利司那肽和洛塞那肽;与人 GLP-1 氨基酸序列同源性较高,基于人 GLP-1 结构,通过少数氨基酸残基替换、加工修饰得到的,如利拉鲁肽、贝那鲁肽、度拉糖肽等(贝那鲁肽为天然人 GLP-1)。GLP-1RA 可有效降低血糖,能部分恢复胰岛 β 细胞功能,降低体重,改善血脂谱及降低血压。GLP-1RA 可单独使用或与其他降糖药物联合使用。包括中国 T2DM 患者的多项临床研究均证实,GLP-1RA 能有效改善空腹及餐后 2 h 血糖,降低 HbA1c,降低体重。口服降糖药二甲双胍和(或)磺脲类治疗失效后,加用 GLP-1RA 可进一步改善血糖。艾塞那肽联合磺脲类和(或)二甲双胍与安慰剂相比可降低 HbA1c 为 0.8%,体重下降 1.1 kg。二甲双胍和(或)磺脲类控制不佳的 T2DM 患者加用利司那肽 20 μg/d,24 周后较安慰剂空腹血糖下降 0.48 mmol/L,餐后 2 h 血糖下降 4.28 mmol/L,HbA1c 降低 0.36%。血糖控制不佳的 T2DM 患者给予度拉糖肽每周 1.5 mg 或每周 0.75 mg 单药治疗 26 周,较格列美脲单药分别多降低 HbA1c 为 0.58% 和 0.32%。在二甲双胍和(或)磺脲类控制不佳的 T2DM 患者中给予度拉糖肽每周 1.5 mg 或每周 0.75 mg 治疗 26 周,HbA1c 分别降低 1.73% 和 1.33%;体重变化分别为 −1.47 kg 和 −0.88 kg。真实世界研究显示,贝那鲁肽治疗 3 个月后较基线体重下降 10.05 kg,空腹血糖下降 3.05 mmol/L,餐后 2 h 血糖下降 5.46 mmol/L,HbA1c 降低 2.87%。二甲双胍联合洛塞那肽每周 100 μg、每周 200 μg 治疗 24 周,分别较安慰剂多降低 HbA1c 达 1.51% 和 1.49%。利拉鲁肽 1.8 mg/d 较西格列汀 100 mg/d 多降低 HbA1c 0.67%,体重多下降 2.09 kg。GLP-1RA 联合胰岛素治疗能减少胰岛素剂量。利拉鲁肽联合胰岛素可使胰岛素剂量减少 66%,体重较基线降低 5.62 kg。包括全球 56 004 例患者的 7 项大型临床研究荟萃分析显示,GLP-1RA 降低 3P-MACE(心血管死亡或非致死性心肌梗死或非致死性卒中复合事件) 12%,降低心血管死亡风险 12%,减少致死性和非致死性卒中 16%,减少致死性或非致死性心肌梗死 9%,降低全因死亡风险 12%,减少因心力衰竭住院 9%,减少肾脏复合终点(新发大量蛋白尿、肾小球滤过率下降 30%、进展至终末期肾病或肾脏疾病导致死亡) 17%,且未观察到严重低血糖、胰腺癌及胰腺炎风险增加。关于利拉鲁肽在糖尿病的效应和作用,心血管结局评估研究(LEADER)结果显示,在伴心血管疾病或心血管疾病风险的 T2DM 患者,利拉鲁肽可以减少 3P-MACE,减少心血管疾病死亡和全因死亡风险。肠促胰岛素周制剂对糖尿病心血管事件的影响研究(REWIDN)结果显示,在伴心血管疾病和高危心血管疾病风险的 T2DM 患者,度拉糖肽可以减少 3P-MACE,减少非致死性卒中风险。因此,GLP-1RA 适合伴 ASCVD 或高危心血管疾病风险的 T2DM 患者,并且低血糖风险较小。GLP-1RA 的主要不良反应为轻~中度的胃肠道反应,包括腹泻、恶心、腹胀、呕吐等。这些不良反应多见于治疗初期,随着使用时间延长,不良反应逐渐减轻。一些在中国尚未上市的 GLP-1RA 也显示了良好的降糖疗效和心血管获益,如司美格鲁肽(Semaglutide)、口服司美格鲁肽、阿比鲁肽(Abiglutide)等。GLP-1RA 与基础胰岛素的复方制剂如甘精胰岛素利司那肽复方制剂(iGlarLixi)、德谷胰岛素利拉鲁肽注射液(IDeg-Lira)在胰岛素使用剂量相同或更低的情况下,降糖效果优于基础胰岛素,并且能减少低血糖风险,避免胰岛素治疗带来的体重增加等不良反应。

十、2型糖尿病患者的体重管理

超重和肥胖是2型糖尿病(T2DM)发病的重要危险因素。T2DM患者常伴有超重和肥胖,肥胖进一步增加T2DM患者的心血管疾病发生风险。体重管理不仅是T2DM治疗的重要环节,还有助于延缓糖尿病前期向T2DM的进展。超重和肥胖的T2DM患者通过合理的体重管理,不仅可以改善血糖控制、减少降糖药物的使用,其中有部分糖尿病患者还可以停用降糖药物,达到糖尿病"缓解"的状态。此外,体重管理对糖尿病患者的代谢相关指标,如血压、血脂等,同样具有改善作用。临床证据显示,体重管理可以明显改善T2DM患者的血糖控制、胰岛素抵抗和β细胞功能。超重和肥胖糖尿病患者的短期减重目标为3~6个月减轻体重的5%~10%,对于已经实现短期目标的患者,应进一步制定长期(如1年)综合减重计划。超重和肥胖成人T2DM患者的体重管理策略包括生活方式干预、使用具有减重作用的降糖药或减肥药、代谢手术等综合手段。

(一)生活方式干预

针对超重和肥胖的T2DM患者,体重减轻3%~5%是体重管理的基本要求,亦可根据患者的具体情况,制定更严格的减重目标(例如减去基础体重的5%、7%、15%等)。可先制定半年体重管理计划,通过个人或小组形式予以干预方案,关注饮食、体育锻炼和行为等方面。通过低热量饮食,保持每周200~300分钟中、高强度的体育锻炼,以达到每天减少500~750 kcal总能量的目标。通过6个月的强化行为生活方式干预达到体重减轻目标的患者,应进一步制定长期(至少1年)的综合减重维持计划,至少每个月由医师或营养师随访1次,持续监测体重,跟踪饮食及运动情况。

(二)药物治疗

超重和肥胖的糖尿病患者选择降糖药物时应当综合考虑药物对体重的影响,并尽量减少增加体重的降糖药物,部分患者可考虑应用减重药物。

1.具有减重作用的降糖药

具有不同程度减重效果的降糖药物包括二甲双胍、α-糖苷酶抑制剂、钠-葡萄糖共转运蛋白-2抑制剂(SGLT2i)、胰高糖素样肽-1受体激动剂(GLP-1RA)。对体重指数(BMI)≥27 kg/m²的T2DM患者,可在生活方式干预的基础上使用GLP-1RA等药物。

2.减重药

美国食品药品监督管理局(FDA)批准了在饮食、运动、行为疗法基础上辅助体重管理的药物。这类药物也可能对T2DM患者的血糖控制有改善作用,并能延迟糖尿病高危人群发展为T2DM。FDA批准的减重药包括芬特明、奥利司他(脂肪酶抑制剂)、氯卡色林(2C型血清素受体激动剂)、芬特明/托吡酯复方片剂、纳曲酮/安非他酮复方制剂、利拉鲁肽3.0 mg(GLP-1RA),适用于BMI≥27 kg/m²且患有一种或多种肥胖相关合并症(如T2DM、高血压和血脂异常)的患者,其中国内仅批准奥利司他用于肥胖的治疗。药物治疗的前3个月,至少每个月应评估1次治疗的有效性与安全性。如果前3个月患者体重减轻<5%,或在任何时候存在安全性或耐受性问题,都应考虑停药,选择其他药物或治疗方法。

(三)其他

手术治疗。

(刘雪芳)

第九章

肾内科疾病

第一节　急性肾小球肾炎

急性肾小球肾炎简称急性肾炎,是一种常见的原发性肾小球疾病。本病大多呈急性起病,临床表现为血尿、蛋白尿、高血压、水肿、少尿及氮质血症。因其表现为一组临床综合征,为此又称为"急性肾炎综合征"。急性肾小球肾炎常见于多种致病微生物感染之后发病,尤其是链球菌感染,但也有部分患者由其他微生物感染所致,如葡萄球菌、肺炎链球菌、伤寒杆菌、梅毒、病毒、原虫及真菌等引起。通常临床所指的急性肾小球肾炎即指链球菌感染后肾小球肾炎,本节也以此为重点阐述。

一、急性肾小球肾炎发病机制和临床表现

(一)发病因素机制

本病发病与抗原抗体介导的免疫损伤密切相关。当机体被链球菌感染后,其菌体内某些有关抗原与相应的特异抗体于循环中形成抗原-抗体复合物,随血流抵达肾脏,沉积于肾小球而致病。但也可能是链球菌抗原中某些带有阳电荷的成分通过与肾小球基底膜(GBM)上带有阴电荷的硫酸类肝素残基作用,先植于 GBM,然后通过原位复合物方式而致病。当补体被激活后,炎症细胞浸润,导致肾小球免疫病理损伤而致疾病。肾小球毛细血管的免疫性炎症使毛细血管腔变窄,甚至闭塞,并损害肾小球滤过膜。可出现血尿、蛋白尿及管型尿等,并使肾小球滤过率下降。因而对水钠各种溶质(包括含氮代谢产物、无机盐)的排泄减少,而发生水钠潴留,继而引起细胞外液容量增加。因此,临床上有水肿、尿少、全身循环充血状态、呼吸困难、肝大、静脉压增高等表现。本病引发的高血压目前认为是由于血容量增加所致,同时,也可能与肾素-血管紧张素-醛固酮系统活力增强有关。

本病急性期表现为弥漫性毛细血管内增生性肾小球肾炎、肾小球增大,并含有细胞成分,内皮细胞肿胀,系膜细胞浸润。电镜下可见上皮下沉淀物呈驼峰状。免疫荧光检查可见弥漫的呈颗粒状的毛细血管襻或系膜区的 IgG、C_3 和备解素的免疫沉着,偶有少量 IgM 和 C_4。

(二)临床表现

急性肾小球肾炎可发生于各年龄组,但以儿童及青少年多见。本证起病较急,病情轻重不一,多数病例患病前有链球菌感染史。感染灶以上呼吸道及皮肤为主,如扁桃体炎、咽炎、气管炎、鼻窦炎等。在上述前驱感染后,有 1~3 周无症状的间歇期。间歇期后,即急性起病,首发症状多为水肿和血尿,是典型性急性肾炎综合征。重症者可发生急性肾衰竭。

1.全身症状

发病时症状轻重不一,患者常有头痛、食欲减退、恶心、呕吐、腰困、疲乏无力,部分患者先驱感染没有控制,可有发热、咽喉疼痛、咳嗽、体温一般在 38 ℃上下,发热以儿童多见。

2.水肿、少尿

水肿、少尿常为本病的首发症状,占患者的 80%~90%,在发生水肿之前,患者都有少尿。轻者仅晨起眼睑水肿,或伴有双下肢轻度可凹性水肿,面色较苍白。重者可延及全身,体重增加。水肿出现的部位主要取决于 2 个因素,即重力作用和局部组织张力。儿童皮肤及皮下组织较紧密,则水肿的凹陷性不十分明显。另外,水肿的程度还与钠盐的食入量有密切关系。钠盐入量多则水肿加重,严重者可有胸腔积液、腹水。

3.血尿

几乎全部患者均有肾小球源性血尿,是本病常见的初起症状。尿是浑浊棕红色、洗肉水样色。一般在数天内消失,也可持续 1~2 周转为镜下血尿。经治疗后一般镜下血尿多在 6 个月内完全消失。也可因劳累、紧张、感染后反复出现镜下血尿,也有持续 1~2 年才完全消失。

4.蛋白尿

多数患者有不同程度的蛋白尿,以清蛋白为主。极少数患者表现为肾病综合征。蛋白尿持续存在提示病情迁延或有转为慢性肾炎的可能。

5.高血压

大部分患者可出现一过性轻、中度高血压。收缩压、舒张压均增高,往往与血尿、水肿同时存在。一般持续 2~3 周,多随水肿消退而降至正常。产生原因主要与水钠潴留、血容量扩张有关。经利尿消肿后血压随之下降,少数患者可出现重度高血压,并可并发高血压脑病、心力衰竭或视网膜病变,出现充血性心力衰竭、肺水肿等。

6.肾功能异常

少数患者可出现少尿(<400 mL/24 h)、肾功能一过性受损,表现为轻度氮质血症。于 2 周后尿量增加,肾功能于利尿后数天内可逐渐恢复,仅有极少数患者可表现为急性肾衰竭。

二、急性肾小球肾炎的诊断与鉴别诊断

(一)诊断

1.前驱感染史

一般起病前有呼吸道或皮肤感染,也可能有其他部位感染。

2.尿常规及沉渣检查

(1)血尿:为急性肾炎重要表现,肉眼血尿或镜下血尿,尿中红细胞多为严重变形红细胞,这是由于红细胞通过病变毛细血管壁和流经肾小管过程中,因渗透压改变而变形。此外,还可见红细胞管型,表示肾小球有出血渗出性炎症,是急性肾炎的重要特点。

(2)管型尿:尿沉渣中常见有肾小管上皮细胞、白细胞,偶有白细胞管型及大量透明和颗粒管型,一般无蜡样管型及宽大管型,如果出现此类管型,提示原肾炎急性加重,或全身系统性疾病,如红斑狼疮或血管炎。

(3)尿蛋白:通常为(＋)～(＋＋),24 h 蛋白总量＜3.0 g,尿蛋白多属非选择性。

(4)尿少与水肿:本病急性发作期 24 h 尿量一般在 1 000 mL 以下,并伴有面部及下肢轻度水肿。

3.血常规检查

白细胞计数可正常或增加,此与原感染性是否仍继续存在有关。急性期血沉常增快,一般在 30～60 mm/h,常见轻度贫血,此与血容量增大、血液稀释有关,于利尿消肿后即可恢复,但也有少数患者有微血管溶血性贫血。

4.肾功能及血生化检查

急性期肾小球滤过率(GFR)呈不同程度下降,但肾血浆流量常可正常。因此滤过分数常下降。与肾小球功能受累相比,肾小管功能相对良好,肾浓缩功能仍多保持正常。临床常见一过性氮质血症,血中尿素氮、肌酐轻度增高,尿钠和尿钙排出减少,不限进水的患者可有轻度稀释性低钠血症。此外,还可出现高血钾和代谢性酸中毒症。

5.有关链球菌感染的细胞学和血清学检查

链球菌感染后,机体对菌体成分及其产物相应的抗体,如抗链球菌溶血素 O 抗体(ASO),其阳性率可达 50％～80％,常借助检测此抗体以证实前期的链球菌感染。通常在链球菌感染后 2～3 周出现,3～5 周滴度达高峰,半年内可恢复正常,75％的患者 1 年内转阴。在判断所测结果时应注意,ASO 滴度升高仅表示近期内曾有链球菌感染,与急性肾炎发病的可能性及病情严重性不直接相关。经有效抗生素治疗者其阳性率降低,皮肤感染灶患者阳性率也低。另外,部分患者起病早期循环免疫复合物及血清冷球蛋白可呈阳性,但应注意病毒所致急性肾炎者可能前驱期短,一般为 3～5 天,以血尿为主要表现,C_3 不降低,ASO 不增高,预后好。

血浆补体测定除个别病例外,肾炎病程早期,血总补体及 C_3 均明显下降,6 周后可恢复正常,此规律性变化为急性肾炎的典型表现。血清补体下降程度与急性肾炎病情轻重无明显相关,但低补体血症持续 8 周以上者,应考虑有其他类型肾炎的可能,如膜增生性肾炎、冷球蛋白血症或狼疮性肾炎等。

6.血浆蛋白和脂质测定

本症患者有少数清蛋白常轻度降低,这是由于水钠潴留的血容量增加和血液稀释造成,并不是由尿蛋白丢失而致,经利尿消肿后可恢复正常。有少数患者伴有 α_2、β 脂蛋白增高。

7.其他检查

如少尿一周以上或进行性尿量减少伴肾功能恶化者、病程超过 2 个月而无好转趋势者、急性肾炎综合征伴肾病综合征者,应考虑进行肾活检以明确诊断,指导治疗。

8.非典型病例的临床诊断

最轻的亚临床病例可全无水肿、高血压和肉眼血尿,仅于链球菌感染后或急性肾炎紧密相接触者,行尿常规检查而发现镜下血尿,甚或尿检也正常,仅血中 C_3 呈典型的规律性改变,即急性期明显降低,而6～8 周恢复正常。此类患者如行肾活检可呈典型的毛细血管内增生及特征性驼峰病变。

(二)鉴别诊断

1.发热性尿蛋白

急性感染发热患者可出现蛋白尿、管型及镜下血尿,极易与不典型或轻度急性肾炎患者相混淆,但前者无潜伏期,无水肿和高血压,热退后尿常规迅速恢复正常。

2.急进性肾炎

起病初与急性肾炎很难鉴别,本病在数天或数周内出现进行性肾功能不全、少尿或无尿,可帮助鉴别,必要时需采用肾穿刺病理检查,如表现为新月体肾炎可资鉴别诊断。

3.慢性肾炎急性发作

大多数慢性肾炎往往起病隐匿,急性发作常继发感染后,前驱期往往较短,1～2 天即出现水肿、少尿、氮质血症等,严重者伴有贫血、高血压,肾功能持续损害常常可伴有夜尿增多,尿比重常低。

4.IgA 肾病

IgA 肾病主要以反复发作性血尿为主要表现,ASO、C_3 往往正常,肾活检可以明确诊断。

5.膜性肾炎

膜性肾炎常以急性肾炎样起病,但常常蛋白尿明显,血清补体持续下降>8 周,本病恢复不及急性肾炎明显,必要时行肾穿活检明确诊断。

6.急性肾盂肾炎或尿路感染

尿常规检查常有白细胞和脓细胞、红细胞,患者并有明显的尿路刺激症状和畏寒发热,补体正常,中段尿培养可确诊。

7.继发性肾炎

继发性肾炎如过敏性紫癜性肾炎、狼疮性肾炎、乙型肝炎病毒相关性肾炎等。本类肾炎原发病症状明显,不难诊断。

8.并发症

(1)循环充血状态:因水钠潴留,血容量扩大,循环负荷过重,乃至表现循环充血性心力衰竭甚至肺水肿,此与病情轻重和治疗情况相关,临床表现为气急,不能平卧,胸闷,咳嗽,肺底湿啰音,肝大压痛,心率快,奔马律等左、右心衰竭症状。其是因为血容量扩大所致,而与真正心肌泵衰竭不同,且强心剂效果不佳,利尿剂的应用常助其缓解。

(2)高血压脑病:是指血压急剧增高时(尤其是舒张压)伴发的中枢神经系统症状而言,一般儿童较成年人多见。一般认为此症是在高血压的基础上,脑部小血管痉挛,导致脑缺氧、脑水肿而致。但也有人认为当血压急剧升高时,脑血管原具备的自动舒缩功能失调或失控,脑血管高度充血脑水肿而致。此外,急性肾炎时,水钠潴留也在发病中起一定作用。此并发症多发生在急性肾炎起病后 1～2 周内。起病较急,临床表现为剧烈头痛,频繁恶心、呕吐,继之视力障碍,眼花,复视,暂时性黑蒙,并有嗜睡或烦躁。如不及时治疗则发生惊厥、昏迷,少数暂时偏瘫失语,严重时发生脑疝。神经系统多无局限性体征,浅反射及腱反射可减弱或消失,眼底检查常见视网膜小动脉痉挛,有时可见视盘水肿,脑脊液清亮,压力和蛋白正常或略高。当高血压伴视力障碍、惊厥、昏迷中的任一项,即可诊断。

(3)急性肾衰竭:急性肾炎患者中,有相当一部分病例有程度不一的氮质血症,但真正进展为急性肾衰竭者仅为极少数。由于防治及时,前两类并发症已大为减少,但合并急性肾衰竭尚无有效防止措施,已成为急性肾炎死亡的主要原因。临床表现为少尿或无尿,血尿素氮、肌酐升高,高血钾,代谢性酸中毒等尿毒症改变。在此情况下应及时行血液透析、肾替代疗法(按急性肾衰竭治疗)。如经治疗少尿或无尿 3～5 天或 1 周者,此后尿量逐渐增加,症状消失,肾功能可逐渐恢复。

(三)诊断标准

(1)起病较急,病情轻重不一,青少年儿童发病多见。

(2)前驱有上呼吸道及皮肤等感染史,多在感染后 1～4 周发病。

(3)多见血尿(肉眼或镜下血尿)、蛋白尿、管型(颗粒管型和细胞管型)。

(4)水肿,轻者晨起双眼睑水肿,重者可有双下肢及全身水肿。

(5)有短暂氮质血症,轻中度高血压,B 超示双肾形态大小正常。

三、急性肾小球肾炎的治疗

本病的治疗以休息及对症治疗为主,纠正水钠潴留,纠正血循环容量负荷重,抗高血压,防治急性期并发症,保护肾功能,如急性肾衰竭可行透析治疗。因本病属自限性疾病,一般不适宜应用糖皮质激素及细胞毒类药物。

(一)一般治疗

急性期应卧床休息 2～3 周,待肉眼血尿消失,水肿消退及血压恢复正常,然后逐渐增加室内活动量,3～6 个月内应避免较重的体力活动。如活动后尿改变加重者应再次卧床休息。急性期低钠饮食,每天摄入食盐 3 g 以下,保证充足热量。肾功能正常者不需限制蛋白质入量,适当补充优质蛋白质,对有氮质血症者,应限制蛋白质入量,以减轻肾脏负担。水肿重尿少者,除限盐外还应限制水的入量。

(二)感染灶的治疗

对有咽部、牙周、鼻窦、气管、皮肤感染灶者应给予青霉素 1～2 周治疗。对青霉素过敏者可用大环内酯类抗生素。对于反复发作的慢性扁桃体炎,病证迁延 2～6 个月以上者,尿中仍有异常且考虑与扁桃体病灶有关时,待病情稳定后(尿蛋白少于＋),尿沉渣计数少于 10 个/HP 者,可考虑做扁桃体切除术,术前术后需用 2～3 周青霉素。

(三)抗凝治疗

根据发病机制,且有肾小球内凝血的主要病理改变,主要为纤维素沉积及血小板聚集,因此,在临床治疗时并用抗凝降纤疗法,有助于肾炎的缓解和恢复,具体方法如下。

1.肝素

按成人每天总量 5 000～10 000 U 加入 5％葡萄糖注射液 250 mL 静脉滴注,每天 1 次,10～14 天为 1 个疗程,间隔 3～5 天,再行下 1 个疗程,共用 2～3 个疗程。

2.丹红注射液

成人用量为 20～40 mL,加入 5％葡萄糖注射液中,用法疗程同肝素,小儿酌减。或选择其他活血化瘀中成药注射剂,如血塞通、舒血通、川芎、丹参注射剂等。

3.尿激酶

成人每天总量 5 000～10 000 U,加入 5％葡萄糖注射液 250 mL 中,用法和疗程如丹红注射液,小儿酌减。注意肝素与尿激酶不要同时应用。

4.双嘧达莫(潘生丁)

成人 50～100 mg,每天 3 次口服,可连服 8～12 周,小儿酌情服用。

(四)利尿消肿

急性肾炎的主要生理病理变化为钠潴留,细胞外液量增加导致临床上水肿、高血压、循环负荷过重及致心肾功能不全等并发症。应用利尿药不仅能达到消肿利尿作用,且有助于防治并发症。

1.轻度水肿

颜面部及双下肢轻度水肿(无胸腔积液、腹水者),常用噻嗪类利尿药。如氢氯噻嗪,成人 25～50 mg,1～2 次/天,口服,此类利尿药作用于远端肾小管。当 GFR 为 25 mL/min 时,常不能产生利尿效果,此时可用襻利尿剂。

2.中度水肿

伴有肾功能损害及少量胸腔积液或腹水者,先用噻嗪类利尿药,氢氯噻嗪 25～50 mg,1～2 次/天。但当 GFR 为 25 mL/min 时,可加用襻利尿剂,如呋塞米(速尿)每次 20～40 mg,1～3 次/天,如口服效差,可肌内注射或静脉给药,30 min 起效,但作用短暂,仅 4～6 小时,可重复应用。此两种药在肾小球滤过功能严重受损,肌酐清除率为 5～10 mL/min 时,仍有利尿作用,应注意大剂量时可致听力及肾脏严重损害。急性肾炎一般不用汞利尿剂、保钾利尿剂及渗透性利尿剂。

3.重度水肿

当每天尿量<400 mL,并有大量胸腔积液、腹水,伴肾功能不全,甚至急性肾衰竭、高血压、心力衰竭并发症时,立即应用大剂量强利尿剂,如呋塞米(速尿)60～120 mg,缓慢静脉推注,但剂量不能>400 mg/d。因剂量过大,并不能增强利尿效果,反而会使不良反应明显增加,导致不可逆性耳聋。应用后如利尿效果仍不理想,则应考虑血液净化学治疗(以下简称化疗)法,如血液透析、腹膜透析等,而不应冒风险应用过大剂量的利尿药。此外,还可应用血管解痉药,如多巴胺以达利尿目的。

注意:其他利尿药不宜应用,如汞利尿药对肾实质有损害;渗透性利尿药如甘露醇可增加血容量,加重心脑血管负荷而发生意外,还有诱发急性肾衰竭的潜在危险;保钾利尿剂可致血钾升高,尿少时不宜使用。对高尿酸血症患者,应慎用利尿药。

(五)降压治疗

血压不超过 18.7/12.0 kPa(140/90 mmHg)者可暂缓治疗,严密观察。若经休息、限水、限盐、利尿治疗后,血压仍高者,应给予降压药,可根据高血压的程度、起病缓急,首选一种品种和小剂量使用。

1.钙通道阻滞剂

如硝苯地平(硝苯吡啶)、尼群地平类。此类药品可通过阻断钙离子进入细胞内而干扰血管平滑肌的兴奋-收缩偶联,降低外阻血管阻力而使血压下降,并能较好地维持心、脑、肾血流量。口服或舌下含服均吸收良好,每次 10 mg,2～3 次/天,用药后 20 分钟血压下降,1～2 h 作用达高峰,持续 4～6 小时。控释片、缓释片按说明服用,与 β 受体阻滞剂合用可提高疗效,并可减轻硝苯地平引起的心率加快。

2.血管紧张素转化酶抑制剂

通过抑制血管紧张素转换酶的活性,而抑制血管紧张素扩张小动脉,适用于肾素-血管紧张素-醛固酮介导的高血压,也可应用于合并心力衰竭的患者,常用药物如卡托普利(巯甲丙脯酸)口服 25 mg,15 min 起效,服用盐酸贝那普利(洛丁新)5～10 mg,每天 1 次服用,对肾素依赖性高血压效果更好。

3.α₁受体阻滞剂

如哌唑嗪,具有血管扩张作用,能减轻心脏前后负荷,宜从小剂量开始逐渐加量,不良反应有直立性低血压、眩晕或乏力等。

4.硝普钠

硝普钠用于严重高血压者,用量为 $1～3\ \mu g/(kg \cdot min)$,速度持续静脉滴注,数秒内即起作用。其常溶于 200～500 mL 的 5% 葡萄糖注射液中静脉滴注,先从小剂量开始,依血压调整滴数。此药物的优点是作用快、疗效高、毒性小,既作用于小动脉阻力血管,又作用于静脉的血容量血管,能降低外周阻力,而不引起静脉回流增加,故尤适应于心力衰竭患者。

(六)严重并发症的治疗

1.急性循环充血性状态和急性充血性心力衰竭的治疗

当急性肾炎出现胸闷、心悸、肺底啰音、心界扩大等症状时,心排血量并不降低,射血指数并不减少,与心力衰竭的病理生理基础不同,而是水钠潴留,血容量增加所致淤血状态。此时首先要绝对卧床休息,严格限制钠、水入量,同时应用强利尿药。硝普钠或酚妥拉明药物多能使症状缓解,发生心力衰竭时,可适当应用地高辛或毒毛花苷 K。危重患者可采用轮流束缚上下肢或静脉放血,每次 150～300 mL,以减轻心脏负荷和肺淤血。当保守治疗无效时,可采用血透脱水治疗。

2.高血压脑病治疗

出现高血压脑病时,应首选硝普钠,剂量为 5 mg 加入 10% 葡萄糖注射液 100 mL 中静脉滴注,4 滴/分开始。用药时应监测血压,每 5～10 min 测血压 1 次。根据血压变化情况调节滴数,最大15 滴/分,为 $1～2\ \mu g/(kg \cdot min)$,每天总剂量<100 $\mu g/kg$。用药后如患者高血压脑病缓解,神志好转,停止抽搐,则应改用其他降压药维持血压。因高血压脑病可致生命危险,故应快速降压,争分夺秒。硝普钠起效快,半衰期短,1～2 分钟可显效,停药1～10 min 作用可消失,无药物依赖性。但应注意硝普钠可产生硫氰酸盐代谢产物,故静脉用药浓度应低,滴速应慢,应用时间要短(<48 h),并应严密监测血压,如降压过度,可使有效循环血容量过低,而致肾血流量降低,灌注不足引起肾功能损害。应用硝普钠抢救急性肾炎高血压危象,疗效可靠、安全,而且不良反应小。

当高血压伴有脑水肿时,宜采用强利尿药及脱水药以降低颅脑压力。降颅压和脱水治疗可应用 20% 甘露醇,每次 5 mL/kg,静脉注射或静脉快速滴注,视病情4～8 h 1 次。呋塞米(速尿)每次 1 mg/kg 静脉滴注,每 6～8 h 1 次。地塞米松 0.3～0.5 mg/kg(或每次 5～10 mg,每 6～8 h 1 次)。如有惊厥应注意对症止痉。持续抽搐者,成人可用地西泮(安定)每次0.3 mg/kg,总量不超过 10～15 mg 静脉给药,并可辅助吸氧等。

3.透析治疗

本病有以下两种情况时可采用透析治疗。

(1)少尿性急性肾衰竭,特别是有高血钾存在时。

(2)严重水钠潴留引起急性左心衰竭者,应及时给予透析治疗,以帮助患者度过急性期。由于本病具有自愈倾向,肾功能多可逐渐恢复,一般不需要长期维持透析。

临床应注意在治疗本病时,不宜应用糖皮质激素、非甾体抗炎药和山莨菪碱类药物治疗。本病大多预后良好,部分病例可在数月内自愈。老年患者有持续性高血压,大量蛋白尿,或肾功能损害者预后较差,肾组织增生病变重,伴有较多新月体形成者预后较差。

(於寅斌)

第二节　慢性肾小球肾炎

慢性肾小球肾炎简称慢性肾炎(CGN),指尿蛋白、血尿、高血压、水肿为基本临床特点的一组肾小球疾病。起病方式各有不同,病理类型及病程不一,临床表现多样化。大部分患者病情隐匿迁延,病变缓慢进展,可有不同程度的肾功能损害,最终将发展为慢性肾衰竭。部分患者病变可呈急性加重和进展。由于本组疾病的病理类型及病期不同,主要临床表现各不相同,疾病表现呈多样化,治疗较困难,预后也相对较差。

一、慢性肾小球肾炎的病因病机和临床表现

(一)病因病机

1.发病原因

慢性肾炎是一组多病因的慢性肾小球病变为主的肾小球疾病,大多数患者的病因不十分明确。但经临床免疫病理和实验室的资料说明,慢性肾炎的发病原因与免疫机制关系密切,与链球菌感染无明确关系,15%~20%是从急性肾小球肾炎转变而来,大部分慢性肾炎患者无急性肾炎病史,可能是由于各种细菌、病毒、原虫、感染等因素通过免疫机制、炎症介质因子及非免疫机制等引起本病,而并非直接的免疫反应病因。感染因素及其后的刺激导致免疫复合物在肾小球内沉积,提示体液免疫反应是慢性肾小球肾炎损伤的主要原因。单核巨噬细胞在诱发疾病中具有重要作用。

2.病理机制

(1)免疫机制的反应:主要发生在肾小球内,有较多的组织损伤介质被激活,有生长因子及补体产生趋化因子,引起白细胞募集。C_{5b-9}对肾小球细胞的攻击,使纤维素沉积,甚至形成新月体。炎症介质的刺激使肾炎进入慢性期,随着许多氧化物及蛋白酶的产生,发生细胞增殖,表型转化,细胞外基质积聚,引起肾小球硬化和永久性肾功能损害。

(2)非免疫机制的参与:主要参与肾小球肾炎的慢性进展,如有效过滤面积减少,残余肾小球滤过率升高,肾缺血,各种因子细胞释放,以及肾小管中蛋白质成分增高造成的毒性作用,均可加重肾小球硬化和慢性肾间质纤维化。

(3)慢性肾炎的病理特点:是由两侧肾脏弥漫性肾小球病变和多种病理类型引起的,因长期的反复发作,呈慢性肾炎过程,肾小球毛细血管逐渐破坏,纤维组织增生,肾小球纤维化,淋巴细胞浸润,玻璃样变,随之可导致肾小管肾间质继发性病变。后期肾皮质变薄,肾脏体积缩小,形成终末期固缩肾。在肾硬化的肾小球间有时可见肥大的肾小球。病理类型可见几种:系膜增生性

肾炎、膜性肾病、系膜毛细血管性肾炎、局灶性节段性肾小球硬化、增生硬化型肾小球肾炎。

（二）临床表现

慢性肾炎可发生于任何年龄和性别，多数起病缓慢隐匿，临床以蛋白尿、血尿、高血压、水肿为基本特征，常有不同程度的肾功能损害。由于各种因素影响，病情时轻时重，反复发作，逐渐地发展为慢性肾衰竭。

发病初、早期，患者可表现乏力、劳倦、腰部隐痛、刺痛，或困重、食欲减退，水肿可有可无，有水肿也不严重，部分患者可无明显的临床症状。尿检验蛋白尿持续存在，通常在非肾病综合征范围，并有不同程度的肾小球源性血尿及管型，多呈镜下血尿，肉眼血尿少见。血压可正常或轻度升高。肾功能正常或轻度损伤，肌酐清除率下降，或轻度氮质血症表现，可持续数年或数十年。肾功能逐渐恶化并出现相应的临床表现，如贫血、血压升高、酸中毒等，最终进展为尿毒症。

有部分慢性肾炎患者，可以高血压为突出或首先发现，特别是舒张压持续性中等以上的程度上升，可有眼底出血、渗血，甚则视盘水肿。如果未有控制使血压持续稳定，肾功能恶化较快。未经治疗，多数患者肾功能呈慢性渐进性损害，预后较差。当患者因感染、过度疲劳、精神压力过大，或使用肾毒性药物等因素，常可使病情呈急性发作或急骤恶化，经及时治疗或驱除病因后病情可有一定程度的缓解，但也可能因此而进入不可逆的肾衰竭。肾功能损害程度和发展快慢主要与病理类型相关，同时也与合理治疗和认真的调护等因素关系密切。

二、慢性肾小球肾炎的分类和辅助检查

（一）分类

慢性肾炎临床表现多样，个体差异较大，中青年发病率高，易误诊。有蛋白尿（一般在 1～3 g/24 h）、血尿、管型尿、水肿及高血压，以及病史 1 年以上者，无论有无肾损害，均应考虑此病。在除外继发性肾小球肾炎及遗传性肾小球肾病后，临床上可诊断为慢性肾炎。根据临床表现分为以下 5 型。

1.普通型

该类型较为常见，病程迁延，病情相对稳定，多表现为轻度至中度水肿，高血压和肾功能损害。尿蛋白定性（＋）～（＋＋＋），镜下呈肾小球源性血尿和管型尿等。病理改变以 IgA 肾病、非 IgA 系膜增生性肾炎即局灶系膜增生性较常见，也可见于局灶性节段性肾小球硬化早期和膜增生性肾炎等。

2.肾病性大量蛋白尿型

除具有普通型的表现外，部分患者可表现肾病性大量蛋白尿，病理分型以微小病变型肾病、膜增生性肾炎、局灶性肾小球硬化等多见。

3.高血压型

除上述表现外，以持续性中度血压增高为主，特别是舒张压持续增高，常伴有眼底视网膜动脉细窄、迂曲和动静脉交叉压迫现象，少数可有絮状物或出血，病理常以局灶节段性肾小球硬化和弥漫性增生为多见，或晚期多有肾小球硬化表现。

4.混合型

临床上既有肾病型表现，同时又有高血压型表现，多伴有不同程度肾功能减退征象，病理改变可为局灶节段性肾小球硬化和晚期弥漫性增生性肾小球肾炎等。

5.急性发作型

在病情相对稳定或持续进展过程中,由于各种微生物感染,过度疲劳或精神打击等因素,经过较短的潜伏期(一般 2~7 天)后,而出现类似急性肾炎的临床表现,经治疗和休息等调治后,可恢复原先水平,或病情恶化逐渐发展至尿毒症,或者是反复发作多次后,肾功能急剧减退而出现尿毒症一系列临床表现。病理改变为弥漫性增生,肾小球硬化基础上出现新月体和/或明显间质性肾炎。

(二)辅助检查

1.尿液检查

尿异常是慢性肾炎的基本特点和标志,蛋白尿是诊断慢性肾炎的主要依据。尿蛋白一般在 1~3 g/24 h,尿沉渣可见颗粒管型和透明管型,多数可有肾小球源性镜下血尿,少数患者可有间发性肉眼血尿。

2.肾功能检查

多数慢性肾炎患者可有不同程度的肾小球滤过率(GFR)下降,早期表现为肌酐清除率下降,其后血肌酐、尿素氮升高,可伴不同程度的肾小管功能减退,如近端肾小管尿浓缩功能减退和/或近端肾小管重吸收功能下降。

3.影像学检查

B超检查早期可显示肾实质回声粗乱,晚期可有肾体积缩小等改变。

4.病理检查

肾活检有助于明确诊断,如无特殊禁忌证和有条件的医院,应强调所有慢性肾炎患者进行肾活检,肾活检有助于与继发性肾小球疾病的鉴别诊断。另外,可以明确肾小球病变的组织学类型和病理损害程度及活动性,从而指导合理的治疗,延缓慢性肾损害的进展。

三、慢性肾小球肾炎的鉴别诊断与诊断标准

(一)鉴别诊断

1.继发性肾小球疾病

如狼疮性肾炎、过敏性紫癜性肾炎、乙型肝炎相关性肾损害,以上可依据相应的系统表现及特异性实验室检查进行鉴别。

2.遗传性肾病

Alport 综合征常起病于青少年儿童,多在 10 岁之前起病,患者有眼(圆锥形或球形晶状体)、耳(神经性耳聋)、肾形态异常,并有阳性家族史(多为性连锁显性遗传、常染色体显性遗传及常染色体隐性遗传)。

3.其他原发性肾小球疾病

(1)隐匿性肾小球肾炎:主要表现为无症状性血尿和/或蛋白尿,无水肿、高血压和肾功能减退。

(2)感染后急性肾炎:有前驱感染,以急性发作起病的慢性肾炎需与此病鉴别,二者的潜伏期不同,血清 C_3 的动态变化有助于鉴别。另外,疾病的转归不同,慢性肾炎无自愈倾向,呈慢性进展,可资鉴别。

4.原发性高血压肾损害

先有较长期的高血压,然后出现肾损害,临床上近端肾小管功能损伤较肾小球功能损伤早,尿改变轻微,仅少量蛋白尿,常有高血压的其他靶器官并发症。

(二)诊断标准

(1)起病缓慢,病情迁延,临床表现可轻可重,或时轻时重,随着病情发展,可有肾功能减退、贫血、电解质紊乱等情况出现。

(2)可有水肿、高血压、蛋白尿、血尿及管型尿等表现中的一种或数种,临床表现多种多样,有时伴有肾病综合征或重度高血压。

(3)病程中可有急性发作,常因呼吸道及其他感染诱发,发作时有时类似急性肾炎的表现,有些病例可自动缓解,有些病例则出现病情加重。

四、慢性肾小球肾炎的治疗

慢性肾小球肾炎早期应该针对病理类型给予治疗,抑制免疫介导炎症,抑制细胞增生,减轻肾脏硬化;并应以防止或延缓肾功能进行性损害及恶化;以改善临床症状及防治并发症为主要目的。强调综合整体调治,可采取下列综合措施。

(一)一般治疗

1.动静结合,以静和休息为主

避免劳累及精神压力过大。因上列因素可加重肾功能负荷,加重高血压、水肿和尿检异常,故动静结合在治疗恢复过程中非常重要。

2.饮食调节

(1)蛋白质的摄入:慢性肾炎患者应根据肾功能减退程度决定蛋白质的入量。轻度肾功能减退者,蛋白食入量应为 0.6 g/(kg·d),以优质蛋白质为主,适当辅以 α-酮酸或必需氨基酸,可适当增加碳水化合物的摄入,以满足机体能量需要,防止负氮平衡。如患者肾功能正常,可适当放宽蛋白入量,一般不易超过1.0 g/(kg·d),以免加重肾小球高滤过等所致的肾小球硬化。慢性肾炎、肾功能损害患者,如长期限制蛋白质入量,势必导致必需氨基酸的缺乏。因此,补充 α-酮酸是必要的。α-酮酸含有多种必需氨基酸,摄入后经过转氨基作用形成相应的氨基酸,可使机体既获取必需氨基酸,减少了不必要的氨基,还提供了一定量的钙。对肾性高磷酸盐血症和继发性甲状旁腺功能亢进起到良好的作用。

(2)盐的摄入:有高血压和水肿的慢性肾炎,盐的摄入一般控制在 3 g/d 以下。

(3)脂肪的摄入:高脂血症是促进肾脏病变加重的独立的危险因素,尤其是慢性肾炎大量蛋白尿的患者脂质代谢紊乱而出现的高脂血症。应限制脂肪摄入,限制含有大量饱和酸和脂肪酸的动物脂肪更为重要。

(二)药物治疗

1.积极控制高血压

高血压是加速肾小球硬化,促进肾功能恶化的重要危险因素,为此积极控制高血压是十分重要的环节。控制高血压可防止肾功能减退,或使已经受损的肾功能有所改善,并可防止心血管的并发症,改善近期预后,具体治疗原则如下。

(1)力争达到目标值,如尿蛋白<1 g/d 的患者,血压控制在 17.3/10.7 kPa(130/80 mmHg)

左右；如尿蛋白≥1.0 g/d的患者，血压应控制在 16.7 kPa/10.0 kPa(125/75 mmHg)以下水平。

（2）降压速度不能过低、过快，应使血压平稳下降。

（3）先以一种药物小剂量开始，必要时联合用药，直至血压控制满意。

（4）优选具有肾保护作用、能减缓肾功能恶化的降压药物。

（5）降压药物的选择：首选血管紧张素转换酶抑制剂（ACEI）、血管紧张素Ⅱ受体阻滞剂（ARB）；其次选择长效钙通道阻滞剂（CCB）、β受体阻滞剂、血管扩张剂、利尿剂等。由于 ACEI 与 ARB 除具有降压作用外，还能减少尿蛋白和延缓肾功能恶化，保护肾的功能效应，应优先选用。

在肾功能不全患者应用 ACEI 或 ARB 时，应注意防止高血钾和血肌酐升高发生。但血肌酐＞264 μmol/L时，务必在严密检测下谨慎应用，尤其注意监测肾功能和血钾。

2.严密控制蛋白尿

蛋白尿是慢性肾损害进程中独立危险因素，是肾功能渐进性恶化不利条件，控制蛋白尿可延缓疾病的进展。尿蛋白导致肾损害的机制有以下几点。

（1）导致肾小管上皮细胞重吸收蛋白过多而致细胞溶酶体破裂，释放溶酶体酶和补体引起组织损伤。

（2）肾小管上皮细胞摄取过多的清蛋白和脂肪酸，导致脂质合成和释放，引起细胞浸润，并释放组织因子造成组织损伤。

（3）肾小管本身产生的 Tamm-Horsfall 蛋白与滤液中蛋白相互作用阻塞肾小管。

（4）尿中补体成分增加，特别是 C_{5b-9} 膜攻击复合物激活近曲小管上皮的补体替代途径。

（5）肾小管蛋白质产氨增多，以及活化的氨基化 C_3 的相应产生。

（6）尿中转铁蛋白释放铁离子，产生游离氢氧根离子损伤肾小管。

以上因素导致肾小管分泌内皮素引起间质缺氧，产生致纤维因子。

控制蛋白尿药物的选择：ACEI 与 ARB 具有降低尿蛋白的作用，这种减少尿蛋白的作用并不依赖其降压的作用。因此，对于非肾病综合征范围内的蛋白尿可使用 ACEI 和/或 ARB 控制蛋白尿治疗。因用这类药物减少蛋白尿与剂量相关，所以其用药剂量，常需要高于降压所需剂量，但应预防低血压的发生。如选用依那普利 20～30 mg/d 和/或氯沙坦 100～150 mg/d，才可发挥较好的降低蛋白尿和肾脏保护作用。

3.糖皮质激素和细胞毒类药物的应用

由于慢性肾炎是因多种因素引起的综合征表现，其病因、病理类型、病情变化和临床表现、肾功能损害程度等差异很大，故是否应用皮质激素、细胞毒类药物，应根据临床表现和病理类型的不同，综合分析，再确立是否应用。

（1）有大量蛋白尿伴或不伴肾功能轻度损害者，可考虑应用糖皮质激素，一般应用泼尼松 1 mg/(kg·d)，治疗过程中严密观察血压和肾功能，一旦有肾功能损害应酌情撤减。

（2）肾功能进行性减退者，不宜继续使用常规的口服糖皮质激素治疗。

（3）根据病理检查结果应用：如果病理检查结果以活动性病变为主，伴有细胞增生、炎症细胞浸润、大量蛋白尿等，则应用激素及细胞毒类积极治疗。如泼尼松 1 mg/(kg·d)，环磷酰胺 2 mg/(kg·d)。若病理检查结果为慢性病变为主（肾小管萎缩、间质纤维化），则不考虑皮质激素等免疫抑制剂治疗。如果病理检查结果表现为活动性病变和慢性病变并存，肾功能已有轻度损害(肌酐<256 μmol/L),伴有大量蛋白尿,这类患者也可考虑皮质激素与细胞毒类药物的治疗(剂量同上),并可加用雷公藤总苷 60 mg/d,分 3 次服用。需密切观察肾功能的变化。

4.抗凝和血小板解聚药物治疗

抗凝药和血小板解聚药有一定的稳定肾功能、减轻肾脏病理损伤、延缓肾病进展的作用。即使无高凝状态和各种病理类型表现者,也可常规较长时间的配合激素及细胞毒类,或单独应用此类药物。常用药物如下。

(1)低分子肝素:该药的抗凝活性在于与抗凝血酶Ⅲ的结合后肝素链上的五聚糖抑制剂凝血酶和凝血因子Ⅹa,结果抗栓效果优于抗凝作用,生物利用度高,出血倾向少,半衰期比普通肝素长 2～4 倍,常用剂量为 5 000 U/d,腹壁皮下注射或静脉滴注,一般 7～10 天为 1 个疗程。根据临床表现和检验凝血系列,无出血倾向者,可连续应用 2～3 个疗程。

(2)双嘧达莫:此为血小板解聚药,用量为 200～300 mg/d,分 3 次口服,每月为 1 个疗程,可连续服用3～6 个月。

(3)阿司匹林:50～150 mg/d,每天 1 次,无出血倾向者可连续服用 6 个月以上。

(4)盐酸噻氯匹定(抵克立得)250～500 mg/d;西洛他唑 50～200 mg/d。

(5)华法林:4～20 mg/d,分 2 次服用,根据凝血酶原时间以 1 mg 为阶梯调整剂量。药物使用期间应定期检验凝血酶原时间(至少 3～4 周 1 次),防止出血,应严密观察。

以上的抗凝、溶栓、解聚血小板、扩张血管的中药和西药制剂,在应用时可选择 1～4 种,应注意有出血倾向者,或有过敏等不良反应者忌用或慎用,并要随时观察凝血酶时间。

5.降脂药物治疗

肾病并发脂质代谢紊乱,可加重肾功能的损害,并引起细胞凋亡,导致组织损伤。因此,当肾病并发脂质异常时,特别是低密度脂蛋白异常,应引起重视进而调节。他汀类药物不仅可以降血脂,更重要的是可以与肾脏纤维化有关分子的活性可逆性抑制系膜细胞、平滑肌细胞和小管上皮细胞对胰岛素样生长因子(PDGF)的增生反应;抑制单核细胞化学趋化蛋白和黏附因子的产生,减轻肾组织的损伤和纤维化。

6.避免加重肾损害的因素

在慢性肾炎的治疗恢复过程中,应积极预防感染、低血容量、腹水、水和电解质及酸碱平衡紊乱。避免过度劳累、妊娠和应用肾毒性药物,解除心理压力,如有血尿酸升高应积极治疗等。

(於寅斌)

第三节　IgA 肾 病

IgA 肾病是一组以系膜区 IgA 沉积为特征的肾小球肾炎,1968 年由法国病理学家 Berger 和 Hinglais 最先报道,目前已成为全球最常见的原发性肾小球疾病。我国最早于 1984 年由北京协和医院与北京医科大学第一医院联合报道了一组 40 例 IgA 肾病。此后,国内各中心对该病的报道日益增多,研究百花齐放。本节将针对 IgA 肾病的一些重要而值得探索的问题加以讨论。

一、IgA 肾病的流行病学特点和发病机制

(一)流行病学特点

1.广泛性与异质性

IgA 肾病为全世界范围内最常见的原发肾小球疾病。各个年龄段都能发病,但高峰在 20～40 岁。北美和西欧的调查显示男女比例为 2∶1,而亚太地区比例为 1∶1。IgA 肾病的发病率存在着明显的地域差异,亚洲地区明显高于其他地区。美国的人口调查显示 IgA 肾病年发病率为 1/100 000,儿童人群年发病率为 0.5/100 000,而这个数字仅为日本的 1/10。中国的一项 13 519 例肾活检资料显示,IgA 肾病在原发肾小球疾病中所占比例高达 45%。此外,在无肾病临床表现的人群中,于肾小球系膜区能发现 IgA 沉积者也占 3%～16%。

以上数据提示了 IgA 肾病的广泛性与异质性特点。首先,IgA 肾病发病的地域性及发病人群的构成存在明显差异。这些差异可能与遗传、环境因素相关,也可能与各地选择肾活检的指征不同有关。日本和新加坡选择尿检异常(如镜下血尿)的患者常规进行肾穿刺病理检查,为此 IgA 肾病发生率即可能偏高;而美国主要选择蛋白尿＞1.0 g/d 的患者进行肾穿刺,则其 IgA 肾病发生率即可能偏低。其次,IgA 肾病的发病存在明显的个体差异性。肾脏病理检查发现系膜区 IgA 沉积却无肾炎表现的个体并不少。同样为系膜区 IgA 沉积,有的患者出现肾炎,有的患者却无症状,原因并不清楚。欲回答这个问题必须对发病机制有更透彻理解,IgA 于肾小球沉积的过程与免疫复合物造成的肾损伤过程可能是分别独立调控的环节,同时,基因多态性的研究或许能解释这些表型差异。最后,不同地域患者、不同个体的临床表现及治疗反应的差异势必会影响治疗决策,为此目前国际上尚无统一的治疗指南。2012 年 KDIGO 发表了《肾小球肾炎临床实践指南》,其中对 IgA 肾病治疗的建议几乎都来自较低级别证据。

2.病程迁延,认识过程曲折

早期观点认为 IgA 肾病是一良性过程疾病,预后良好。随着研究深入及随访期延长,现已明确其中相当一部分患者的病程呈进展性,高达 50% 的患者能在 20～25 年内逐渐进入终末期肾脏病(ESRD),这就提示对 IgA 肾病积极进行治疗、控制疾病进展很重要。

(二)发病机制

1.免疫介导炎症的发病机制

(1)黏膜免疫反应与异常 IgA1 产生:大量研究表明 IgA 肾病的启动与血清中出现过量的异常 IgA1(铰链区 O-糖链末端半乳糖缺失,对肾小球系膜组织有特殊亲和力)密切相关。这些异常 IgA1 在循环中蓄积到一定程度,并沉积于肾小球系膜区,才可能引发 IgA 肾病。目前关于致病性 IgA1 的来源主要有 2 种观点,均与黏膜免疫反应相关。其一,从临床表现来看,肉眼血尿往往发生于黏膜感染(如上呼吸道、胃肠道或泌尿系统感染)之后,提示 IgA1 的发生与黏膜免疫相关,推测肾小球系膜区沉积的 IgA1 可能来源于黏膜免疫系统。其二,IgA 肾病患者过多的 IgA1 可能来源于骨髓免疫活性细胞。Julian 等提出"黏膜-骨髓轴"观点,认为血清异常升高的 IgA 并非由黏膜产生,而是由黏膜内抗原特定的淋巴细胞或抗原递呈细胞进入骨髓腔,诱导骨髓 B 细胞增加 IgG1 分泌所致。所以,血中异常 IgA1 的来源目前尚未明确,有可能来源于免疫系统的某一个部位,也可能是整个免疫系统失调的结果。

以上发病机制的认识开阔了治疗思路,即减少黏膜感染,控制黏膜免疫反应,有可能减少

IgA 肾病的发病及复发。对患有慢性扁桃体炎并反复发作的患者,现在认为择机摘除扁桃体有可能减少黏膜免疫反应,降低血中异常 IgA1 和循环免疫复合物水平,从而减少肉眼血尿发作和尿蛋白。

(2)免疫复合物形成与异常 IgA1 的致病性:异常 IgA1 沉积于肾小球系膜区的具体机制尚未完全清楚,可能通过与系膜细胞抗原(包括种植的外源性抗原)或细胞上受体结合而沉积。大量研究证实免疫复合物中的异常 IgA1 与系膜细胞结合后,即能激活系膜细胞,促其增殖、释放细胞因子和合成系膜基质,诱发肾小球肾炎;而非免疫复合物状态的异常 IgA1 并不能触发上述致肾炎反应。上述含异常 IgA1 的免疫复合物形成过程能被多种因素调控,包括补体成分 C_{3b} 及巨噬细胞和中性粒细胞上的 IgA Fc 受体(CD89)的可溶形式。

以上过程说明系膜区的异常 IgA1 沉积与肾炎发病并无必然相关性,其致肾炎作用在一定程度上取决于免疫复合物形成及其后续效应。此观点可能也解释了为何有人系膜区有 IgA 沉积却无肾炎表现的原因。

(3)受体缺陷与异常 IgA1 清除障碍:现在认为肝脏可能是清除异常 IgA 的主要场所。研究发现,与清除异常 IgA1 免疫复合物相关的受体有肝细胞上的去唾液酸糖蛋白受体(ASGPR)及肝脏 Kupffer 细胞上的 IgA Fc 受体(FcαRI,即 CD89),如果这些受体数量减少或功能异常,就能导致异常 IgA1 免疫复合物清除受阻,这也与 IgA 肾病发病相关。

肝硬化患者能产生一种病理表现与 IgA 肾病十分相似的肾小球疾病,被称为"肝硬化性肾小球疾病",其发病机制之一即可能与异常 IgA1 清除障碍相关。

(4)多种途径级联反应致肾脏损伤:正如前述,含有异常 IgA1 的免疫复合物沉积于系膜,将触发炎症反应致肾脏损害。从系膜细胞活化、增殖,释放前炎症及前纤维化细胞因子,合成及分泌细胞外基质开始,通过多种途径的级联放大反应使肾损害逐渐加重。受累细胞从系膜细胞扩展到足细胞、肾小管上皮细胞、肾间质成纤维细胞等肾脏固有细胞及循环炎症细胞;病变性质从炎症反应逐渐进展成肾小球硬化及肾间质纤维化等不可逆病变,最终患者进入 ESRD。

免疫-炎症损伤的级联反应概念能为治疗理念提出新思路。2013 年 Coppo 等人认为应该对 IgA 肾病早期进行免疫抑制治疗,这可能会改善肾病的长期预后。他们认为 IgAN 治疗存在"遗产效应",若在疾病早期阻断一些免疫发病机制的级联放大反应,即可能留下持久记忆,获得长时期疗效。这一观点大大强调了早期免疫抑制治疗的重要性。

综上所述,随着基础研究的逐步深入,IgA 肾病的发病机制已越来越趋清晰,但是遗憾的是,至今仍无基于 IgA 肾病发病机制的特异性治疗问世,当前治疗多在减轻免疫病理损伤的下游环节,今后应力争改变这一现状。

2.基因相关的遗传发病机制

遗传因素一定程度上影响着 IgA 肾病的发生。在不同的种族群体中,血清糖基化异常的 IgA1 水平显现出不同的遗传特性。约 75% 的 IgA 肾病患者血清异常 IgA1 水平超过正常对照的第 90 百分位,而其一级亲属中也有 30%~40% 的成员血清异常 IgA1 水平升高,不过,这些亲属多数并不发病,提示还有其他决定发病的关键因素存在。

家族性 IgA 肾病的病例支持发病的遗传机制及基因相关性。多数病例来自美国和欧洲的高加索人群,少数来自日本,中国香港也有相关报道。北京大学第一医院曾对 777 例 IgA 肾病患者进行了家族调查,发现 8.7% 的患者具有阳性家族史,其中 1.3% 已肯定为家族性 IgA 肾病,而另外 7.4％为可疑家族性 IgA 肾病,为此有学者认为在中国 IgA 肾病也并不少见。

目前,对于 IgA 肾病发病的遗传因素的研究主要集中于 *HLA* 基因多态性、T 细胞受体基因多态性、肾素-血管紧张素系统基因多态性、细胞因子基因多态性及子宫珠蛋白基因多态性。IgA 肾病可能是个复杂的多基因性疾病,遗传因素在其发生发展中起了多大作用,尚有待进一步的研究。

二、IgA 肾病的临床表现、病理表现和诊断

(一)IgA 肾病的临床表现分类

1.无症状性血尿、伴或不伴轻度蛋白尿

患者表现为无症状性血尿,伴或不伴轻度蛋白尿(少于 1 g/d),肾功能正常。我国一项试验对表现为单纯镜下血尿的 IgA 肾病患者随访 12 年,结果显示 14％的镜下血尿消失,但是约 1/3 的患者出现蛋白尿(超过 1 g/d)或者肾小球滤过率(GFR)下降。这个结果也提示对表现无症状性血尿伴或不伴轻度蛋白尿的 IgA 肾病患者,一定要长期随访,因为其中部分患者随后可能出现病变进展。

2.反复发作肉眼血尿

反复发作肉眼血尿多于上呼吸道感染(细菌性扁桃体炎或病毒性上呼吸道感染)后 3 天内发病,出现全程肉眼血尿,儿童和青少年(80％～90％)较成人(30％～40％)多见,多无伴随症状,少数患者有排尿不适或胁腹痛等表现。一般认为肉眼血尿程度与疾病严重程度无关。患者在肉眼血尿消失后,常遗留下无症状性血尿、伴或不伴轻度蛋白尿。

3.慢性肾炎综合征

慢性肾炎综合征常表现为镜下血尿、不同程度的蛋白尿(常＞1.0 g/d,但少于大量蛋白尿),而且随病情进展常出现高血压、轻度水肿及肾功能损害。这组 IgA 肾病患者的疾病具有慢性进展性质。

4.肾病综合征

表现为肾病综合征的 IgA 肾病患者并不少见。对这类患者首先要做肾组织的电镜检查,看 IgA 肾病是否合并微小病变病,如果是,则疾病治疗及转归均与微小病变病相似。但是,另一部分肾病综合征患者,常伴高血压和/或肾功能减退,肾脏病理常为 Lee 分级 Ⅲ～Ⅴ 级,这类 IgA 肾病治疗较困难,预后较差。

5.急性肾损伤

IgA 肾病在以下几种情况下可以出现急性肾损害(AKI)。

(1)急进性肾炎:临床呈现血尿、蛋白尿、水肿及高血压等表现,肾功能迅速恶化,很快出现少尿或无尿,肾组织病理检查为新月体肾炎。IgA 肾病导致的急进性肾炎还经常伴随肾病综合征。

(2)急性肾小管损害:这往往由肉眼血尿引起,可能与红细胞管型阻塞肾小管及红细胞破裂释放二价铁离子致氧化应激反应损伤肾小管相关。常为一过性轻度 AKI。

(3)恶性高血压:IgA 肾病患者的高血压控制不佳时,较容易转换成恶性高血压,伴随出现 AKI,严重时出现急性肾衰竭(ARF)。

上述各种类型 IgA 肾病患者的血尿,均为变形红细胞血尿或变形红细胞为主的混合型血尿。

(二)IgA 肾病的病理特点、病理分级及对其评价

1.IgA 肾病的病理特点

(1)免疫荧光(或免疫组化)表现:免疫病理检查可发现明显的 IgA 和 C_3 于系膜区或系膜及毛细血管壁沉积,也可合并较弱的 IgG 和/或IgM 沉积,但 C_{1q} 和 C_4 的沉积少见。有时小血管壁可以见到 C_3 颗粒沉积,此多见于合并高血压的患者。

(2)光学显微镜表现:光镜下 IgA 肾病最常见的病理改变是局灶或弥漫性系膜细胞增生及系膜基质增多,因此最常见的病理类型是局灶增生性肾炎及系膜增生性肾炎,有时也能见到新月体肾炎或膜增生性肾炎,可以伴或不伴节段性肾小球硬化。肾小球病变重者常伴肾小管间质病变,包括不同程度的肾间质炎症细胞浸润,肾间质纤维化及肾小管萎缩。IgA 肾病的肾脏小动脉壁常增厚(不伴高血压也增厚)。

(3)电子显微镜表现:电镜下可见不同程度的系膜细胞增生和系膜基质增多,常见大块高密度电子致密物于系膜区或系膜区及内皮下沉积。这些电子致密物的沉积部位与免疫荧光下免疫沉积物的沉积部位一致。肾小球基底膜正常。

所以,对于 IgA 肾病诊断来说,免疫荧光(或免疫组化)表现是特征性表现,不做此检查即无法诊断 IgA 肾病;电镜检查若能在系膜区(或系膜区及内皮下)见到大块高密度电子致密物,对诊断也有提示意义。而光镜检查无特异表现。

2.IgA 肾病的病理分级

(1)Lee 氏和 Hass 氏分级:目前临床常用的 IgA 肾病病理分级为 Lee 氏和 Hass 氏分级。这两个分级系统简便实用,对判断疾病预后具有较好作用。

(2)牛津分型:国际 IgA 肾病组织与肾脏病理学会联合建立的国际协作组织,2009 年提出了一项具有良好重复性和预后预测作用的新型 IgA 肾病病理分型——牛津分型。

牛津分型应用了 4 个能独立影响疾病预后的病理指标,并详细制订了评分标准。这些指标包括系膜细胞增生(评分 M0 及 M1)、节段性硬化或粘连(评分 S0 及 S1)、内皮细胞增生(评分 E0 及 E1)及肾小管萎缩/肾间质纤维化(评分 T0、T1 及 T2)。牛津分型的最终病理报告,除需详细给出上述 4 个指标的评分外,还要用附加报告形式给出肾小球个数及一些其他定量病理指标(如细胞及纤维新月体比例、纤维素样坏死比例、肾小球球性硬化比例等),以更好地了解肾脏急性和慢性病变情况。

牛津分型的制定过程比以往任何分级标准都严谨及科学,而且聚集了国际肾脏病学家及病理学家的共同智慧。但是,牛津分型也存在一定的局限性,例如,新月体病变对肾病预后的影响分析较少,且其研究设计没有考虑到不同地区治疗方案的差异性,亚洲的治疗总体较积极(用激素及免疫抑制剂治疗者较多),因此牛津分型在亚洲的应用尚待进一步验证。

综上可见,病理分级(或分型)的提出需要兼顾指标全面、可重复性好及临床实用(包括操作简便、指导治疗及判断预后效力强)多方面因素,任何病理分级(或分型)的可行性都需要经过大量临床实践予以检验。

(三)诊断方法、诊断标准及鉴别诊断

1.肾活检指征及意义

IgA 肾病是一种依赖于免疫病理学检查才可确诊的肾小球疾病。但是目前国内外进行肾活检的指征差别很大,欧美国家大多主张对持续性蛋白尿＞1.0 g/d的患者进行肾活检,而在日本

对于尿检异常(包括单纯性镜下血尿)的患者均建议常规做肾活检。有学者认为,掌握肾活检指征太紧有可能漏掉一些需要积极治疗的患者,而且目前肾穿刺活检技术十分成熟,安全性高,故肾活检指征不宜掌握过紧。确有这样一部分 IgA 肾病患者,临床表现很轻,尿蛋白 $<1.0\ g/d$,但是病理检查却显示中度以上肾损害(Lee 分级 Ⅲ级以上),通过肾活检及时发现这些患者并给予干预治疗很重要。所以,正确掌握肾活检指征,正确分析和评价肾组织病理检查结果,对指导临床合理治疗具有重要意义。

2.IgA 肾病的诊断标准

IgA 肾病的诊断是一个肾小球疾病的免疫病理诊断。免疫荧光(或免疫组化)检查见 IgA 或 IgA 为主的免疫球蛋白伴补体 C_3 呈颗粒状于肾小球系膜区或系膜及毛细血管壁沉积,并能从临床除外过敏性紫癜肾炎、肝硬化性肾小球疾病、强直性脊柱炎肾损害及银屑病肾损害等继发性 IgA 肾病,诊断即能成立。

3.鉴别诊断

IgA 肾病应注意与以下疾病鉴别。

(1)以血尿为主要表现者:需要与薄基底膜肾小球病及 Alport 综合征等遗传性肾小球疾病鉴别。前者常呈单纯性镜下血尿,肾功能长期保持正常;后者除血尿及蛋白尿外,肾功能常随年龄增长而逐渐减退直至进入 ESRD,而且还常伴眼、耳病变。肾活检病理检查是鉴别的关键,薄基底膜肾小球病及 Alport 综合征均无 IgA 肾病的免疫病理表现,而电镜检查却能见到各自特殊的肾小球基底膜病变。

(2)以肾病综合征为主要表现者:需要与非 IgA 肾病的系膜增生性肾炎鉴别。两者都常见于青少年,肾病综合征表现相似。假若患者血清 IgA 增高和/或血尿显著(包括肉眼血尿),则较支持 IgA 肾病。鉴别的关键是肾活检免疫病理检查,IgA 肾病以 IgA 沉积为主,而非 IgA 肾病常以 IgM 或 IgG 沉积为主,沉积于系膜区或系膜及毛细血管壁。

(3)以急进性肾炎为主要表现者:少数 IgA 肾病患者临床呈现急进性肾炎综合征,病理呈现新月体性肾炎,他们实为 IgA 肾病导致的 Ⅱ 型急进性肾炎。这种急进性肾炎应与抗肾小球基底膜抗体或抗中性粒细胞胞质抗体致成的 Ⅰ 型或 Ⅲ 型急进性肾炎鉴别。血清抗体检验及肾组织免疫病理检查是准确进行鉴别的关键。

三、IgA 肾病的预后评估和治疗选择

(一)疾病活动性及预后的评估指标及其意义

1.疾病预后评价指标

(1)蛋白尿及血压控制:蛋白尿和高血压的控制好坏会影响肾功能的减退速率及肾病预后。Le 等通过多变量分析显示,与肾衰竭关系最密切的因素为时间平均尿蛋白水平及时间平均动脉压水平。计算方法为:求 6 个月内每次随访时的尿蛋白量及血压的算术平均值,再计算整个随访期间所有算术平均值的均值。

(2)肾功能状态:与起病或病程中出现的肾功能异常与不良预后相关,表现为 GFR 下降,血清肌酐水平上升。日本一项针对 2 270 名 IgA 肾病患者 7 年随访的研究发现,起病时血清肌酐水平与达到 ESRD 的比例成正相关。

(3)病理学参数:病理分级的预后评价意义已被许多研究证实。系膜增生、内皮增生、新月体

形成、肾小球硬化、肾小管萎缩及间质纤维化的程度与肾功能下降速率及肾脏存活率密切相关。重度病理分级患者预后不良。

(4)其他因素：肥胖 IgA 肾病患者肾脏预后更差，体重指数(BMI)超过25 kg/m² 的患者，蛋白尿、病理严重度及 ESRD 风险均显著增加。此外，低蛋白血症、高尿酸血症也是肾脏不良结局的独立危险因素。

2.治疗方案选择的依据

只有对疾病病情及预后进行全面评估才可能制定合理治疗方案。应根据患者年龄、临床表现(如尿蛋白、血压、肾功能及其下降速率)及病理分级来综合评估病情，分析各种治疗的可能疗效及不良反应，最后选定治疗方案。而且在治疗过程中还应根据疗效及不良反应来实时对治疗进行调整。

(二)治疗方案选择的共识及争议

1.非免疫抑制治疗

(1)拮抗血管紧张素 II 药物：目前 ACEI 或 ARB 已被用作 IgA 肾病治疗的第一线药物。研究表明，ACEI/ARB 不仅具有降血压作用，而且还有减少蛋白尿及延缓肾损害进展的肾脏保护效应。由于 ACEI/ARB 类药物的肾脏保护效应并不完全依赖于血压降低，因此 ACEI/ARB 类药物也能用于血压正常的 IgA 肾病蛋白尿患者治疗。2012 年 KDIGO 制定的《肾小球肾炎临床实践指南》，推荐对尿蛋白＞1 g/d 的 IgA 肾病患者长期服用 ACEI/ARB 治疗(证据强度 1B)；并建议对尿蛋白 0.5～1.0 g/d 的 IgA 肾病患者也用 ACEI/ARB 治疗(证据强度 2D)。指南还建议，只要患者能耐受，ACEI/ARB 的剂量可逐渐增加，以使尿蛋白降至 1 g/d 以下(证据强度 2C)。

ACEI/ARB 类药物用于肾功能不全患者需慎重，应评估患者的药物耐受性并密切监测药物不良反应。服用 ACEI/ARB 类药物之初，患者血清肌酐可能出现轻度上升(较基线水平上升＜30%)，这是由药物扩张出球小动脉引起。长远来看，出球小动脉扩张使肾小球内高压、高灌注及高滤过降低，对肾脏是起保护效应，因此不应停药。但是，用药后如果出现血清肌酐明显上升(超过了基线水平的 30%～35%)，则必须马上停药。多数情况下，血清肌酐异常升高是由于肾脏有效血容量不足引起，故应及时评估患者血容量状态，寻找肾脏有效血容量不足的原因，加以纠正。除急性肾损害外，高钾血症也是应用 ACEI/ARB 类药物治疗的另一严重不良反应，尤易发生在肾功能不全时，需要高度警惕。

这里还需要强调，根据大量随机对照临床试验的观察结果，近年国内外的高血压治疗指南均不提倡 ACEI 和 ARB 两药联合应用。指南明确指出：在治疗高血压方面两药联用不能肯定增强疗效，却能增加严重不良反应；而在肾脏保护效应上，也无足够证据支持两药联合治疗。2013 年刚发表的西班牙 PRONEDI 试验及美国 VANEPHRON-D 试验均显示，ACEI 和 ARB 联用，与单药治疗相比，在减少 2 型糖尿病肾损害患者的尿蛋白排泄及延缓肾功能损害进展上并无任何优势。而在 VANEPHRON-D 试验中，两药联用组的高钾血症及急性肾损害不良反应却显著增加，以致试验被迫提前终止。

(2)深海鱼油：深海鱼油富含的 n-3(ω-3)多聚不饱和脂肪酸，理论上讲可通过竞争性抑制花生四烯酸，减少前列腺素、血栓素和白三烯的产生，从而减少肾小球和肾间质的炎症反应，发挥肾脏保护作用。几项大型随机对照试验显示，深海鱼油治疗对 IgA 肾病患者具有肾功能保护作用，但是荟萃分析却未获得治疗有益的结论。因此，深海鱼油的肾脏保护效应还需要进一步研究验证。鉴于深海鱼油治疗十分安全，而且对防治心血管疾病肯定有益，所以 2012 年 KDIGO 制定的《肾小球肾炎临床实践指南》建议，给尿蛋白持续＞1 g/d 的 IgA 肾病患者予以深海鱼油治疗(证据强度 2D)。

(3)扁桃体切除：扁桃体是产生异常 IgA1 的主要部位之一。很多 IgA 肾病患者都伴有慢性扁桃体炎，而且扁桃体感染可导致肉眼血尿发作，所以择机进行扁桃体切除就被部分学者推荐作为治疗 IgA 肾病的一个手段，认为可以降低患者血清 IgA 水平和循环免疫复合物水平，使肉眼血尿发作及尿蛋白排泄减少，甚至对肾功能可能具有长期保护作用。

近期日本一项针对肾移植后复发 IgA 肾病患者的小规模研究表明，扁桃体切除术组降低尿蛋白作用显著(从 880 mg/d 降到 280 mg/d)，而未行手术组则无明显变化。日本另外一项针对原发性 IgA 肾病的研究也同样显示，扁桃体切除联合免疫抑制剂治疗，在诱导蛋白尿缓解和/或血尿减轻上效果均较单用免疫抑制治疗优越。不过上面两个研究均为非随机研究，且样本量较小，因此存在一定局限性。有研究认为，扁桃体切除术联合激素和肾素-血管紧张素系统(RAS)阻断治疗，至少对轻中度蛋白尿且肾功能尚佳的 IgA 肾病患者具有肾功能的长远保护效应。

但是，2012 年 KDIGO 制定的《肾小球肾炎临床实践指南》认为，扁桃体切除术常与其他治疗(特别是免疫抑制剂)联合应用，所以疗效中扁桃体切除术的具体作用难以判断，而且也有临床研究并未发现扁桃体切除术对改善 IgA 肾病病情有益。所以，该指南不建议用扁桃体切除术治疗 IgA 肾病(证据强度 2C)，认为还需要更多的随机对照试验进行验证。不过，有学者认为如果扁桃体炎与肉眼血尿发作具有明确关系时，仍可考虑择机进行扁桃体切除。

(4)抗血小板药物：抗血小板药物曾被广泛应用于 IgA 肾病治疗，并有小样本临床试验显示双嘧达莫(潘生丁)治疗 IgA 肾病有益，但是许多抗血小板治疗都联用了激素和免疫抑制治疗，故其确切作用难以判断。2012 年 KDIGO 制定的《肾小球肾炎临床实践指南》不建议使用抗血小板药物治疗 IgA 肾病(证据强度 2C)。

2.免疫抑制治疗

(1)单用糖皮质激素治疗：2012 年 KDIGO 的《肾小球肾炎临床实践指南》建议，IgA 肾病患者用 ACEI/ARB 充分治疗 3～6 个月，尿蛋白仍未降达 1 g/d 以下，而患者肾功能仍相对良好(GFR＞50 mL/min)时，应考虑给予 6 个月的激素治疗(证据强度 2C)。多数随机试验证实，6 个月的激素治疗确能减少尿蛋白排泄及降低肾衰竭风险。

不过，Hogg 等人进行的试验，是采用非足量激素相对长疗程治疗，随访 2 年，未见获益。另一项 Katafuchi 等人开展的低剂量激素治疗，虽然治疗后患者尿蛋白有所减少，但是最终进入 ESRD 的患者比例并无改善。这两项试验结果均提示中小剂量的激素治疗对 IgA 肾病可能无效。Lv 等进行的文献回顾分析也发现，在肾脏保护效应上，相对大剂量短疗程的激素治疗方案比小剂量长疗程治疗方案效果更优。

在以上研究中，激素相关的不良反应较少，即使是采用激素冲击治疗，3 月内使用甲泼尼龙达到 9 g，不良反应报道也较少。但是，既往的骨科文献认为使用甲泼尼龙超过 2 g，无菌性骨坏死发生率就会上升；Lv 等进行的文献复习也认为激素治疗会增加不良反应(如糖尿病或糖耐量异常、高血压、消化道出血、Cushing 样体貌、头痛、体重增加、失眠等)发生，因此仍应注意。

(2)激素联合环磷酰胺或硫唑嘌呤治疗：许多回顾性研究和病例总结(多数来自亚洲)报道，给蛋白尿＞1 g/d 和/或 GFR 下降和/或具有高血压的 IgA 肾病高危患者，采用激素联合环磷酰胺或硫唑嘌呤治疗,病情能明显获益。但是,其中不少研究存在选择病例及观察的偏倚,因此说服力牵强。

近年有几篇联合应用激素及上述免疫抑制剂治疗 IgA 肾病的前瞻随机对照试验结果发表,多数试验都显示此联合治疗有效。两项来自日本同一组人员的研究显示,给肾脏病理改变较重和/或蛋白尿显著而 GFR 正常的 IgA 肾病患儿,进行激素、硫唑嘌呤、抗凝剂及抗血小板制剂的联合治疗,结果均显示此联合治疗能获得较高的蛋白尿缓解率,并且延缓了肾小球硬化进展,因此在改善疾病长期预后上具有优势。2002 年 Ballardie 等人报道的一项小型随机临床试验,用激素联合环磷酰胺续以硫唑嘌呤进行治疗,结果肾脏的 5 年存活率联合治疗组为 72%,而对照组仅为 6%。但是,2010 年 Pozzi 等发表了一项随机对照试验却获得了阴性结果。此试验入组患者为血清肌酐水平低于 176.8 μmol/L(2 mg/dL)、蛋白尿水平高于 1 g/d 的 IgA 肾病病例,分别接受激素或激素联合硫唑嘌呤治疗,经过平均 4.9 年的随访,两组结局无显著性差异。

总的来说,联合治疗组的不良反应较单药治疗组高,包括激素的不良反应及免疫抑制剂的不良反应(骨髓抑制等),而且两者联用时更容易出现严重感染(各种微生物感染,包括卡氏肺孢菌及病毒感染等),这必须高度重视。因此,在治疗 IgA 肾病时,一定要认真评估疗效与风险,权衡利弊后再作出决策。

2012 年 KDIGO 制定的《肾小球肾炎临床实践指南》建议,除非 IgA 肾病为新月体肾炎肾功能迅速减退,否则不应用激素联合环磷酰胺或硫唑嘌呤治疗(证据强度 2D);IgA 肾病患者 GFR <30 mL/(min·1.73 m²)时,若非新月体肾炎肾功能迅速减退,不用免疫抑制剂治疗(证据强度 2C)。多数试验及其他一些临床试验,激素联合环磷酰胺或硫唑嘌呤治疗的对象均非 IgA 肾病新月体肾炎患者,可是治疗结果对改善病情均有效,所以将此激素联合免疫抑制剂治疗仅限于 IgA 肾病新月体肾炎肾功能迅速减退患者,是否有必要很值得研究。

(3)吗替麦考酚酯:分别来自中国、比利时及美国的几项随机对照试验研究了高危 IgA 肾病患者使用吗替麦考酚酯(MMF)治疗的疗效。来自中国的研究指出,在 ACEI 的基础上使用 MMF(2 g/d),有明确降低尿蛋白及稳定肾功能的作用。另外一项中文发表的研究也显示 MMF 治疗能够降低尿蛋白,12 个月内尿蛋白量由 1.0~1.5 g/d 降至 0.50~0.75 g/d,比大剂量口服泼尼松更有益。与此相反,比利时和美国在白种人群中所做的研究(与前述中国研究设计相似)均认为 MMF 治疗对尿蛋白无效。此外,Xu 等进行的荟萃分析也认为,MMF 在降尿蛋白方面并没有显著效益。所以 MMF 治疗 IgA 肾病的疗效目前仍无定论,造成这种结果差异的原因可能与种族、MMF 剂量或者其他尚未认识到的影响因素相关,基于此,2012 年 KDIGO 制定的《肾小球肾炎临床实践指南》并不建议应用 MMF 治疗 IgA 肾病(证据强度 2C)。认为需要进一步研究观察。

值得注意的是,如果将 MMF 用于肾功能不全的 IgA 肾病患者的治疗,必须高度警惕肺孢子虫病等严重感染,以前国内已有使用 MMF 治疗 IgA 肾病导致肺孢子虫病死亡的案例。

(4)雷公藤多苷:雷公藤作为传统中医药曾长期用于治疗自身免疫病,其免疫抑制作用已得到大量临床试验证实。雷公藤多苷是从雷公藤中提取出来的有效成分。Chen 等的荟萃分析认为,应用雷公藤多苷治疗 IgA 肾病,其降低尿蛋白的作用肯定。但是国内多数临床研究的证据级别都较低,因此推广雷公藤多苷的临床应用受到限制。此外,还需注意此药的毒性作用,如性腺抑制(男性不育及女性月经紊乱、闭经等)、骨髓抑制、肝损害及胃肠道反应。

(5)其他药物:环孢素 A 用于 IgA 肾病治疗的相关试验很少,而且它具有较大的肾毒性,有可能加重肾间质纤维化,目前不推荐它在 IgA 肾病治疗中应用。来氟米特能通过抑制酪氨酸激酶和二氢乳清酸脱氢酶而抑制 T 细胞和 B 细胞的活化增殖,发挥免疫抑制作用,临床已用其治疗类风湿关节炎及系统性红斑狼疮。国内也有少数用其治疗 IgA 肾病的报道,但是证据级别均较低,其确切疗效尚待观察。

3.对 IgA 肾病慢性肾功能不全患者进行免疫抑制治疗的争议

几乎所有的随机对照研究均未纳入 GFR$<$30 mL/min 的患者,GFR 在30～50 mL/min 的患者也只有少数入组。对这部分人群来说,免疫抑制治疗是用或者不用,若用应该何时用,如何用,均存在争议。

有观点认为,即使 IgA 肾病已出现慢性肾功能不全,一些依然活跃的免疫或非免疫因素仍可能作为促疾病进展因素发挥不良效应,所以可以应用激素及免疫抑制剂进行干预治疗。一项病例分析报道,对平均 GFR 为 22 mL/min 的 IgA 肾病患者,用大剂量环磷酰胺或激素冲击续以 MMF 治疗,患者仍有获益。另外,Takahito 等的研究显示,给 GFR$<$60 mL/min 的 IgA 肾病患者予以激素治疗,在改善临床指标上较单纯支持治疗效果好,但是对改善肾病长期预后无效。

对于进展性 IgA 肾病患者,如果血清肌酐水平$>$221 μmol/L(2.5 mg/dL)时,至今无足够证据表明免疫抑制治疗仍然有效。有时这种血肌酐阈值被称为"一去不返的拐点",因此选择合适的治疗时机相当关键。但是该拐点的具体范围仍有待进一步研究证实。

综上所述,对于 GFR 在 30～50 mL/min 范围的 IgA 肾病患者,是否仍能用免疫抑制治疗,目前尚无定论;但是对 GFR$<$30 mL/min 的患者,一般认为不宜进行免疫抑制治疗。

(於寅斌)

第十章

风湿免疫科疾病

第一节　类风湿关节炎

类风湿关节炎(rheumatoid arthritis,RA)是一个以累及周围关节为主的系统性自身免疫病。其特征性表现为对称性多关节炎,关节滑膜的慢性炎症可引起关节软骨、软骨下骨及关节周围组织侵蚀破坏,最终导致关节畸形、强直和功能障碍,使患者丧失劳动能力和致残,预期寿命缩短。

一、概述

类风湿关节炎分布于世界各地区、各民族。在世界范围内,类风湿关节炎的患病率为0.3%~1.5%,但是在某些人群中如北美印第安披玛族人可高达5.0%。在我国患病率为0.3%~0.6%,也就是说我国患类风湿关节炎的总人数在300万以上。

类风湿关节炎可以发生在任何年龄,但更多见于30岁以后,女性高发年龄为45~54岁,男性随年龄增加而逐渐增加。女性发病约为男性的3倍。

二、病因病理

(一)病因

类风湿关节炎的病因尚未完全阐明。可能与遗传、感染及内分泌等因素有关。

1.遗传因素

对类风湿关节炎的家族及孪生子共患率的研究发现,本病具有复合遗传病的倾向。单卵双生子共患率为27%,而双卵双生子为13%,这两组数据均高于一般人群的患病率,提示遗传因素与类风湿关节炎发病密切相关。通过分子生物学检测发现,HLA-DRβ₁多个亚型的β链第三高变区氨基酸排列有相同的片段,称之为共同表位,它在类风湿关节炎患者表达频率明显高于正常人群。因此,被认为是类风湿关节炎遗传易感性的基础,且此表位的量又与类风湿关节炎病情严重性呈正相关。对 HLA 以外的基因如 T 细胞受体基因、性别基因、球蛋白基因均可能与类风湿关节炎发病、发展有关,因此认为类风湿关节炎是一个多基因疾病。

2.感染因素

虽然类风湿关节炎的发病和分布不具有传染性疾病的流行病学特征,但一些研究者从关节滑膜、软骨组织中分离到了病原体或其基因,其他研究也证实感染因子如病毒、支原体、细菌都可通过介导自身免疫反应引起携带某种基因的易感个体患病,并影响类风湿关节炎的病情进展;病原体可能改变滑膜细胞或淋巴细胞基因表达而改变其性能;活性 B 细胞使之产生抗体;活化 T 淋巴细胞和巨噬细胞并释放细胞因子;感染因子的某些成分与人体自身抗原通过分子模拟或模糊识别而导致自身免疫反应的发生。

3.内分泌因素

更年期前后的女性类风湿关节炎发病率明显高于同年龄男性及老年女性,75％患者妊娠期间病情缓解,尤其在妊娠最后 3 个月症状改善明显;90％患者往往在分娩后数周或数月后出现血清类风湿因子升高和疾病复发;口服避孕药可缓解病情,这些均说明性激素在类风湿关节炎发病中的作用。

4.其他因素

寒冷、潮湿、疲劳、外伤、吸烟及精神刺激均可能与类风湿关节炎的发生有关。

(二)发病机制

对类风湿关节炎发病机制的研究始终是研究的重点之一,但迄今为止尚缺乏一致的结论。一般认为未知的抗原进入人体后,首先被巨噬细胞等抗原呈递细胞(APC)所吞噬,经消化、浓缩后与其细胞表面的 HLA-DR 分子结合成复合物,若此复合物被 T 细胞受体识别,形成"三分子"复合物,则该 T 淋巴细胞被活化;通过其分泌的各种细胞因子和介质,一方面使关节出现炎症和破坏,另一方面使 B 细胞激活分化为浆细胞,分泌大量免疫球蛋白,包括类风湿因子和其他抗体,与抗原形成免疫复合物,在补体的参与下,促进炎症反应。由此可见,类风湿关节炎是由免疫介导的自身免疫病,但初始抗原尚不明确。

CD4$^+$T 细胞大量浸润类风湿关节炎滑膜组织,其产生的细胞因子也增加,在类风湿关节炎发病中起着重要的作用。在病程中不同的 T 细胞克隆因受到体内外不同抗原的刺激而活化增殖,滑膜的 A 型细胞(巨噬样细胞)也因抗原而活化,它们所产生的细胞因子如 IL-1、TNF-α、IL-6、IL-8 等促使滑膜处于持续炎症状态。特别是 TNF-α 进一步破坏关节软骨和骨质,而 IL-1 则是引起类风湿关节炎全身症状,如发热、乏力,CRP 和血沉升高的主要原因。

另外,从细胞凋亡理论而言,凋亡本身是细胞程序化死亡,是维持机体细胞增生和死亡之间的平衡的生理机制。类风湿关节炎滑膜出现凋亡分子 Fas 与 Fas 配体比例失调,可能抑制滑膜组织细胞的正常凋亡使类风湿关节炎的滑膜炎得以持续。

(三)病理

类风湿关节炎关节的基本病理改变是滑膜炎,表现为滑膜微血管增生,滑膜衬里细胞由 1～2 层增生至 8～10 层,滑膜间质有大量 T 细胞、浆细胞、巨噬细胞及中性粒细胞等炎性细胞浸润。在以上病理基础上,这些细胞及血管侵犯软骨或骨组织,形成侵袭性血管翳/软骨、骨结合区,软骨破坏明显,软骨细胞减少。修复期可形成纤维细胞增生及纤维性血管翳/软骨、骨结合区,而此时软骨破坏不明显。

关节外的基本病理改变为血管炎,主要表现为小动脉的坏死性全层动脉炎,有单核细胞浸润、内膜增殖及血栓形成,还可有小静脉及白细胞破碎性血管炎。血管炎可造成皮肤(如慢性溃疡)、神经(如周围神经炎)及多种内脏损伤(肺、心、肾等)。

类风湿结节的中心是在血管炎基础上发生的纤维素样坏死区,中心外呈多层放射状或栅栏状排列的组织细胞及携带 HLA-DR 抗原的巨噬细胞,最外层为肉芽组织及慢性炎性细胞(主要是淋巴细胞和浆细胞)。

三、临床表现

(一)临床体征

60%～70%类风湿关节炎患者以隐匿型的方式起病,在数周或数月内逐渐出现近端指间关节、掌指关节、腕关节等四肢小关节肿胀、僵硬。8%～15%患者可以在某些外界因素如感染、劳累过度、手术、分娩等刺激下,在几天内发作,呈急性起病方式。发病时常伴有乏力、食欲减退、体重减轻等全身不适,有些患者可伴有低热。除关节表现外,还可见肺、心、神经系统、骨髓等器官受累表现。

1.关节表现

(1)晨僵:是指患者在清晨醒来发现关节部位的发紧和僵硬感,这种感觉在活动后可明显改善。晨僵是许多关节炎的表现之一,但是,在类风湿关节炎最为突出,往往持续时间超过 1 小时以上。一般在慢慢活动关节后,晨僵减轻。

(2)疼痛及压痛:类风湿关节炎的关节疼痛及压痛往往是最早的关节症状,程度因人而异。关节疼痛的最常见部位是近端指间关节、掌指关节、腕关节,但也可累及肘、膝、足等。其特点是持续性、对称性关节疼痛和压痛。

(3)肿胀:患者的关节肿胀主要是由于关节腔积液、滑膜增生及组织水肿而致。可见于任何关节,但以双手近端指间关节、掌指关节及腕关节受累最为常见。

(4)关节畸形:晚期类风湿关节炎患者可出现关节破坏和畸形。由于滑膜、软骨破坏、关节周围支持性肌肉的萎缩及韧带牵拉的综合作用引起关节半脱位或脱位。常见的关节畸形有近端指间关节梭形肿胀;尺侧腕伸肌萎缩,致手腕向桡侧旋转、偏移,手指向尺侧代偿性移位,形成掌指关节尺侧偏移;近端指间关节严重屈曲,远端指间关节过伸呈钮孔花样畸形;近端指间关节过伸,远端指间关节屈曲畸形,形成鹅颈样畸形;掌指关节脱位;肘、膝、踝关节强直畸形等。

2.关节外表现

病情严重或关节症状突出时易见关节外表现。受累的脏器可以是某一器官,也可以同时伴有多个内脏受累,严重程度也不同,故其临床表现不甚一致。

(1)血管炎:血管炎是重症类风湿关节炎的表现之一,患者多伴有淋巴结病变及骨质破坏。组织中有免疫复合物沉积,血清类风湿因子阳性、冷球蛋白阳性及补体水平下降。病理上表现为坏死性小动脉或中动脉病变。如指(趾)坏疽、梗死、皮肤溃疡、紫癜、网状青斑、多发性神经炎、巩膜炎、角膜炎、视网膜血管炎或肝脾肿大。

(2)类风湿结节:5%～15%的类风湿关节炎患者有类风湿结节,大多见于病程的晚期。结节易发生在关节隆突部以及经常受压部位,如肘关节鹰嘴突附近、足跟腱鞘、手掌屈肌腱鞘、膝关节周围等。结节大小 0.2～3 cm,呈圆形或卵圆形,数量不等,触之有坚韧感,按之无压痛。结节还常见于心包、胸膜、心肺实质组织、脑等内脏,若结节影响脏器功能,可能出现受损脏器的症状。一般来说,类风湿结节出现提示类风湿关节炎病情活动,但有时结节也会出现在关节炎好转时,与病情发展和关节表现不一致。

(3)肺部表现：类风湿肺损害可致间质性肺炎、肺间质纤维化、类风湿胸膜炎和类风湿肺尘埃沉着病等。类风湿胸膜炎常见于疾病活动期，一般无自觉症状。广泛的胸膜病变可引起少至中等量胸腔积液，应用糖皮质激素治疗可使疾病好转。并发间质性肺炎时，可反复发作慢性支气管炎，致限制性通气障碍。类风湿肺尘埃沉着病多发生于从事矿工职业的患者。

(4)心脏表现：类风湿关节炎可以出现心包炎，心包积液为渗出性，偶尔可以有心脏压塞。有时类风湿结节出现于心肌、心瓣膜，引致心瓣膜关闭不全。

(5)眼部表现：约30%的类风湿关节炎患者有干燥性角膜炎；累及巩膜时，可引起巩膜外层炎、巩膜炎、巩膜软化或穿孔；眼底血管炎可引起视力障碍或失明。

(6)肾损害：患者可出现膜性及系膜增生性肾小球肾炎、间质性肾炎、局灶性肾小球硬化及淀粉样变性。肾淀粉样变性发生率为5%～15%，表现为持续性蛋白尿，肾组织活检可见淀粉样蛋白沉积及血清中抗淀粉蛋白P抗体阳性。

(7)神经系统损害：类风湿关节炎神经系统损害多由血管炎引起。出现单个或多个肢体局部性感觉缺失、垂腕征、垂足征或腕管综合征。寰枢关节脱位而压迫脊髓时，则出现颈肌无力、进行性步态异常及颈部疼痛。硬脑膜类风湿结节则可引致脑膜刺激征。

(8)淋巴结病：30%的类风湿关节炎患者可有淋巴结肿大，且多伴有病情活动、类风湿因子阳性和血沉增快。淋巴结活检可见生发中心CD8$^+$T细胞浸润。淋巴滤泡散在性均匀增生是类风湿关节炎的特点，并有助于同淋巴瘤的鉴别。

(9)其他：除上述系统表现外，活动期类风湿关节炎还可以出现贫血、体重减轻、肝脾肿大等关节外症状。

(二)实验室检查

1.血清及细胞学检查

(1)自身抗体。①类风湿因子(rheumatoid factor,RF)：是类风湿关节炎血清中针对IgG Fc片段上抗原表位的一类自身抗体，它可分为IgM、IgA、IgG及IgE 4型。类风湿关节炎中IgM型RF阳性率为60%～78%，类风湿因子阳性的患者较多伴有关节外表现，如皮下结节及血管炎等。②其他自身抗体：国内外研究显示抗Sa抗体、抗核周因子抗体(antiperinuclear factor,APF)、抗角蛋白抗体(antikeratin antibody,AKA)及抗环瓜氨酸肽(CCP)抗体等对早期和特异性诊断类风湿关节炎有一定意义。

(2)血常规：类风湿关节炎患者可伴有贫血。以正细胞低色素性贫血较常见，多与病情活动程度有关。患者的外周血白细胞变化不尽一致。病情活动期可有白细胞及嗜酸性粒细胞轻度增加。类风湿关节炎患者的病情活动时可有血小板升高，在病情缓解后降至正常。

(3)补体和免疫复合物：非活动性类风湿关节炎患者的总补体、C_3及C_4水平多正常，甚至略高。但是在关节外表现较多者，可出现总补体、C_3及C_4水平下降。

(4)急性时相反应物：类风湿关节炎活动期可有多种急性时相蛋白升高，包括α_1巨球蛋白、纤维蛋白原、C反应蛋白、淀粉样蛋白A、淀粉样蛋白P及α_2巨球蛋白等。临床上应用较广的是C反应蛋白(CRP)。此外血沉(erythrocyte sedimentation rate,ESR)也是临床最常采用的监测方法。C反应蛋白及血沉均为类风湿关节炎非特异性指标，但可作为类风湿关节炎疾病活动程度和病情缓解的指标。C反应蛋白与病情活动指数、晨僵时间、握力、关节疼痛及肿胀指数、血沉和血红蛋白水平密切相关。病情缓解时 C 反应蛋白下降,反之则上升。C 反应蛋白水平持续不降多预示病变的进展。病情加重则血沉加快,病情缓解时可恢复至正常,但约有 5% 的类风湿关节炎患者在病情活动时血沉并不增快。

2.滑膜液检查

类风湿关节炎患者的滑液一般呈炎性特点,白细胞总数可达 $1.0×10^9/L$,甚至更多,蛋白 $>40\ g/L$,透明质酸酶 $<1\ g/L$,滑液中可测出类风湿因子、抗胶原抗体及免疫复合物。镜下可见巨噬细胞、多形核细胞及其残核(Reiter 细胞)。

(三)影像学检查

1.关节 X 线检查

临床 X 线检查常规首选双手(包括腕)或双手相加双足相进行检查。早期 X 线表现是受累关节周围软组织肿胀,关节间隙变窄,局限性骨质疏松和骨质侵蚀,晚期为关节半脱位、畸形及强直。美国风湿病学会将 X 线表现分为 4 期。

Ⅰ期:正常或关节端骨质疏松。

Ⅱ期:关节端骨质疏松,偶有关节软骨下囊样破坏或骨侵蚀改变。

Ⅲ期:明显的关节软骨下囊性破坏,关节间隙变窄,关节半脱位等畸形。

Ⅳ期:除Ⅱ、Ⅲ期改变外,并有纤维性或骨性强直。

(1)手和腕:几乎全部患者均有双手和腕关节的侵蚀。骨皮质变薄,广泛性骨质疏松,进而出现关节端的边缘性骨质侵袭,常见于第 2、3 掌指关节桡侧和第 3 近端指间关节两侧,手腕关节可以发生特征性关节脱位畸形,手指关节可发生"钮孔花""鹅颈"等畸形。腕关节间隙普遍狭窄,出现腕骨聚拢现象及骨质侵蚀或囊性变,晚期可以产生关节的纤维性或骨性强直。

(2)足:主要累及跖趾关节,趾间关节也可受累及。

(3)肘:表现为对称性关节囊增厚,关节腔积液,关节周围密度增高,有时可在软组织影内发现密度略高的类风湿结节,关节间隙狭窄,特别是在肱桡关节处,可见关节面的囊性变和骨侵蚀。严重者可出现关节脱位和间隙消失。

(4)肩:肩关节间隙狭窄,关节面不规则骨硬化,关节面肱骨头侧以及肩锁关节锁骨端肩峰和喙锁关节的骨质侵蚀。

(5)膝:早期出现关节囊增厚、关节腔积液进而关节间隙狭窄,关节边缘骨侵蚀,晚期可见关节屈曲或内翻畸形。

(6)髋:早期髋关节持重面对称性狭窄,股骨头向内侧移位,股骨头、颈出现骨质侵蚀及囊性变,伴有骨质硬化增生,晚期关节间隙完全消失产生纤维性强直。

(7)脊柱:颈椎受累最为常见,以 C1、C2 最明显,常表现为寰枢椎半脱位和枢椎齿状突骨质侵蚀。

2.CT 和磁共振成像(MRI)

CT 有助于发现早期骨关节侵蚀、股骨头脱位等情况。类风湿关节炎颈椎寰枢椎关节病变受累相对多见,行 CT 检查可以显示如齿状突骨侵蚀、脊柱受压、关节脱位等改变。MRI 对显示关节内透明软骨、肌腱、韧带、滑膜囊肿和脊髓受压有良好的效果。MRI 可很好地分辨关节软骨、滑液和软骨下组织,对早期发现关节破坏很有帮助,已经证明,发病 4 个月内即可通过 MRI 发现关节破坏的迹象。

(四)关节镜及针刺活检

关节镜及针刺活检的应用已越来越广泛。关节镜对关节疾病的诊断及治疗均有价值,针刺活检则是一种操作简单、创伤小的检查方法。

四、诊断标准

2009 年美国风湿病学会(ACR)/联合欧洲抗风湿病联盟(EULAR)/新的类风湿关节炎(RA)分类标准(简称 ACR/EULAR 2010 标准,表 10-1)。

表 10-1　ACR/EULAR 2010 标准

受累关节情况	受累关节数	得分(0~5 分)
中大关节	1	0
	2~10	1
小关节	1~3	2
	4~10	3
至少 1 个为小关节	>10	5
血清学		得分(1~3 分)
类风湿因子(RF)或抗瓜氨酸蛋白抗体(ACCP)抗体均阴性		0
RF 或抗 ACCP 抗体至少 1 项低滴度阳性		2
RF 或抗 ACCP 抗体至少 1 项高滴度(>正常上限 3 倍)阳性		3
滑膜炎持续时间		得分(0~1 分)
<6 周		0
>6 周		1
急性时相反应物		得分(0~1 分)
CRP 或 ESR 均正常		0
CRP 或 ESR 增高		1

新旧诊断标准的主要差别:①新的诊断标准首先以受累关节多寡作为主要指标,关节炎需经超声(US)或磁共振成像(MRI)证实并排除了其他疾病所致为前提;②新增了抗瓜氨酸蛋白抗体(ACCP)检测,并重视其和类风湿因子(RF)在 RA 诊断中的作用;③把急性时相反应物 C 反应蛋白(CRP)和血沉(ESR)增高以及炎症持续 6 周作为参考条件之一;④结构性的破坏不再作为分类标准的一部分,废除了原标准中的晨僵、皮下结节、对称性关节炎和双手 X 线平片改变4 项;⑤新标准可对 1 个以上的关节炎进行早期诊断,因此能及时应用改善病情的抗风湿药物(DMARDs)和生物制剂治疗,可提高疗效并改变 RA 的预后。

五、治疗方法

类风湿关节炎的治疗目的在于减轻关节的炎症反应,抑制病变发展及骨质破坏,尽可能地保护关节和肌肉的功能及达到病情完全缓解。类风湿关节炎的治疗原则包括:①早期治疗,尽早应用缓解病情抗风湿药(DMARDs),包括慢作用抗风湿药(SAARDs)和免疫抑制剂;②联合用药,联合应用 2 种以上 DMARD 可通过抑制免疫或炎症损伤的不同环节产生更好的作用;③个体化方案,应根据患者的病情特点、对药物的作用及不良反应等选择个体化治疗方案;④功能锻炼,在药物治疗的同时,应强调根据的功能活动。

RA 诊疗流程强调 RA 的早期诊断及病情评估,并以此选择治疗方法和策略,包括患者教育、早期给予 DMARDs、正确应用 NSAIDs、小剂量激素及积极应用理疗和体疗方法。在治疗过程中要定期评估病情活动性,根据疗效调整 DMARDs 用法,并强调了 DMARDs 联合治疗的重要性。同时,根据病情可考虑给予生物制剂。对于关节畸形患者给予外科治疗。

(一)一般治疗

一般来说,在关节肿痛明显时应强调休息及关节制动,而在关节肿痛缓解后应注意关节的功能锻炼。此外,理疗、外用药物对缓解关节症状有一定作用。

(二)药物治疗

1.非甾体抗炎药(NSAIDs)

通过抑制前列腺素合成所需要的环氧化酶(COX)而起到消炎止痛的作用,该类药物是治疗类风湿关节炎的常用药物。但只能缓解症状,并不能阻止疾病的进展。在应用非甾体抗炎药的同时,应加用 DMARDs。非甾体抗炎药的品种很多,主要包括以下几种。

(1)布洛芬:有较强的解热镇痛和抗炎作用,胃肠道不良反应较少。治疗剂量为 1.2~2.4 g/d,分次服用。

(2)双氯芬酸:其解热镇痛和抗炎作用强,口服剂量为 75~150 mg/d,分次服用。

(3)萘丁美酮:抗炎作用与抑制前列腺素的合成、白细胞凝聚及钙转运有关。胃肠道不良反应较轻。每天用量 1 000 mg。

(4)美洛昔康:其用法为每天 7.5~22.5 mg,胃肠道不良反应较少。

(5)依托度酸:是另一种选择性 COX-2 抑制剂,胃肠道不良反应较少,每天剂量 200~400 mg,分两次服用。

(6)塞来昔布:为特异性 COX-2 抑制剂,胃肠道不良反应轻,每天剂量 200~400 mg。

此类药物在发挥解热、镇痛、抗炎作用的同时,常削弱对胃肠道黏膜的保护作用,减少了肾内血流,影响了血小板功能,因此常见不良反应有恶心、呕吐、上腹疼痛、胃黏膜糜烂出血、消化性溃疡出血、穿孔、肾功能损害、血小板功能异常、皮疹、氨基转移酶升高、哮喘、头晕、头痛等反应。20 世纪90 年代初发现,COX 存在两种不同的异构体即 COX-1 和 COX-2。COX-1 产生的花生四烯酸代谢产物如生理性前列腺素,参与调节多种生理功能,保护胃黏膜,增加肾血流灌注和血小板聚集。COX-2 则产生于某种应激条件下如在炎症因子的刺激下,产生炎症性前列腺素促进局部炎症反应。因此选择性抑制 COX-2 而不影响 COX-1 的非甾体抗炎药能加强抗炎作用,减少胃肠道等毒副作用,适合于老年患者和以往有消化道溃疡病史的患者服用。

2.慢作用抗风湿药及免疫抑制剂

在过去的 30 年中,与其他任何一种风湿性疾病相比,RA 的治疗发生了重大的改变。大多数 RA 患者在确诊后若得到及早治疗可达到疾病的临床缓解。这主要归功于出现了许多可以联合使用的 DMARDs。患者的治疗目标是达到疾病缓解或处于低疾病活动状态,这一点已达成共识。

RA 达标治疗流程有两条主线分别表示不同的治疗目标:①达到缓解并维持缓解的主要目标;②针对病程较长的 RA 患者而制订的达到并维持低疾病活动性的替代目标。达到并维持这两条治疗目标的措施基本相同。应当适时地对疾病进行包括关节评估在内的疾病活动度评估，并根据评估结果适当调整治疗方案。

这类药物起效时间比较晚，一般需要 3~6 个月。这类药物对疼痛的缓解作用较差，但及早使用能延缓或阻止关节骨的破坏，减少残疾。但是此类药物常有各种不同的毒副作用，应密切观察，定期进行实验室检查。此类药物主要包括以下几种。

(1)甲氨蝶呤(methotrexate，MTX)：可抑制白细胞的趋向性，有直接抗炎作用，是目前治疗类风湿关节炎的首选药物之一，是二氢叶酸还原酶的抑制剂，可引起细胞内叶酸缺乏，使核蛋白合成减少，从而抑制细胞增殖和复制。一般主张小剂量及长疗程。每周 7.5~20.0 mg，一次口服、静脉注射或肌内注射。通常在 4~8 周后起效。不良反应有恶心、口炎、腹泻、脱发、肺炎、肝酶升高、肝及肺纤维化以及血液学异常等。小剂量叶酸或亚叶酸与甲氨蝶呤同时使用可减少甲氨蝶呤的毒副作用而不影响疗效。

(2)柳氮磺吡啶(SSZ)：该药能减轻关节局部炎症和晨僵，可使血沉和 C 反应蛋白下降，并可减缓滑膜的破坏。一般从小剂量开始，逐渐增加至每天 2~3 g。一般用药后 1~2 个月可起效。柳氮磺吡啶的不良反应有恶心、腹泻、皮疹、白细胞减低、肝酶升高等，但一般停药减量后可恢复正常。

(3)来氟米特：为一种新的抗代谢性免疫抑制剂，它可以抑制二氢乳清酸脱氢酶和酪氨酸激酶的活性。来氟米特主要通过抑制嘧啶合成通路，进而干扰 DNA 的合成，使细胞分裂在 G1 期受阻。来氟米特可明显减轻关节肿痛、晨僵及增加握力，且可使血沉及 C 反应蛋白水平下降。其用量 10~20 mg/d。主要不良反应有胃肠道反应、皮疹、乏力以及白细胞减低等。

(4)羟氯喹：其细胞内浓度高，治疗效果好。常用剂量为每天 0.2~4.0 g。可由小剂量开始，1~2 周后增至足量。不良反应有恶心、呕吐、头痛、肌无力、皮疹及白细胞减少，偶有视网膜病变。

(5)金制剂：包括注射和口服两种剂型。注射金制剂最常用的有硫代苹果酸金钠和硫代葡萄糖金，两者的临床效果相近。国内常用的金制剂有金诺芬，商品名为瑞得。服法为 3 mg，每天 2 次，或 6 mg 每天 1 次。病情控制后仍需长期维持治疗。主要不良反应有皮疹和腹泻。个别患者可见白细胞减少和蛋白尿等。使用金制剂治疗 RA 过程烦琐且难以监测其毒性，故目前应用较少。

(6)青霉胺(DP)：可使血浆中巨球蛋白的二硫键断裂而发生解聚，使类风湿因子滴度下降，抑制淋巴细胞的转化，使抗体生成减少，稳定溶酶体酶，并与铜结合而抑制单氨氧化酶的活性。一般每天口服 125~250 mg，然后增加至每天 500~750 mg。用药 4~6 周见效，疗效与金制剂相似。青霉胺的不良反应有恶心、呕吐、口腔溃疡、味觉缺失等。个别患者出现蛋白尿、血尿、白细胞或血小板计数减少等。

(7)环孢素：可抑制 CD4 和 CD8 T 细胞的 IL-2 表达以及 IFN-γ 和 IL-4 的血浆水平。同时还可降低 B 细胞的活性、CD40 信号以及抑制钙依赖性蛋白磷酸化。环孢素可缓解关节肿痛及晨僵，并可降低血沉，C 反应蛋白及类风湿因子滴度，使滑膜破坏减缓。常用剂量为 2.5~5.0 mg/(kg·d)。环孢素可引起胃肠道症状、头痛、感觉异常及肝酶升高等。在少数患者可引起肾毒性，一般在减量后可逐渐恢复。停药的最常见原因是血压或肌酐升高。

(8)硫唑嘌呤(AZA)：硫唑嘌呤是 6-巯基嘌呤的衍生物，在体内干扰嘌呤核苷酸的形成和

DNA 的合成,故硫唑嘌呤具有抗炎效能,减少类风湿因子的生成和改善病情。剂量通常为 50～200 mg/d。虽然 AZA 不是治疗 RA 的首选药物,但当患者为 MTX 禁忌或不耐受 MTX 时,AZA 可以替代 MTX。常见的不良反应有胃肠道不适、骨髓抑制、肌无力、肝毒性和流感样症状。中性粒细胞减少是 AZA 最常见的不良反应,可以通过测定硫代嘌呤甲基转移酶(TMPT)遗传多态性来进行预测。

(9)雷公藤:属双子叶植物,具有消炎解毒,祛风湿功效。对病情轻、中度的患者治疗效果较好。治疗剂量为 30～60 mg/d。主要不良反应有皮疹、口炎、血细胞减低、腹泻等,经减量或对症处理后可消失。雷公藤对男女生殖系统有影响,育龄妇女服药后可出现月经紊乱、闭经;男性患者精子数量减少和活性降低,引起不育,故对未婚男女慎用本药。

3.糖皮质激素

能迅速缓解关节炎的临床症状。长时间使用或用法不当则可能引起明显的不良反应。虽然糖皮质激素起效快,疗效显著,但不良反应也较大。目前糖皮质激素主要与 DMARDs 联合使用作为部分 RA 患者的初始"诱导"治疗,以迅速控制病情,在 DMARDs 起效后逐渐减药。如果长期使用的剂量相当于泼尼松大于 7.5～10.0 mg/d 时,就需要加强 DMARDs 治疗。

4.免疫及生物治疗

包括针对细胞表面分子及细胞因子等的靶位分子免疫治疗,如肿瘤坏死因子抑制剂、IL-1 受体拮抗剂等。此外还有以去除血浆中异常免疫球蛋白及免疫细胞为主要目的的免疫净化治疗,如血浆置换、免疫吸附及去淋巴细胞治疗等。

5.植物药

如帕夫林、正清风痛宁等。可单用或联合其他药物治疗,对缓解关节肿痛和晨僵有较好的作用。

(宋晓燕)

第二节 反应性关节炎

反应性关节炎(reactive arthritis,ReA)是指继发于身体其他部位感染的一种急性非化脓性关节炎。最早认识的一种反应性关节炎表现的是由 A 组溶血性链球菌感染后所致的风湿热。1916 年德国医师 Hans Reiter 描述了一个患者出现了关节炎、尿道炎和结膜炎三联征。1942 年 Bauer 和 Engleman 将此三联征命名为赖特综合征(Reiter's syndrome,RS),该综合征常继发于志贺痢疾杆菌感染后,是一种反应性关节炎。后来相继发现志贺菌、沙门菌、耶尔森菌、弯曲菌、链球菌、衣原体或病毒引起的流行性或散发的腹泻或泌尿生殖系感染均可诱发赖特综合征。目前,赖特综合征正在逐渐被反应性关节炎所替代。

反应性关节炎的报道早期多来自欧洲,我国近年来也不断发现这种病例,不同的病原微生物导致的反应性关节炎各地报道不一,如耶尔森菌诱发的关节炎主要见于斯堪的纳维亚半岛、北欧及加拿大。性获得反应性关节炎几乎见于男性,而肠道来源的反应性关节炎男女受累的机会相同。

中医无反应性关节炎病名,据其临床表现,属中医痹证范畴,在"热痹""肠痹""痢后风"中有描述。《素问·痹论》有"肠痹者,数饮而出不得,中气喘争,时发飧泄"。《类证治裁·痹证》有"诸痹……良由营气先虚,腠理不密,风寒湿乘虚内袭,正气为邪所阻,不能宣行,因而留滞,气血凝涩,久而成痹"的论述,明确提出了外感风寒湿邪是导致痹证发生的重要原因,这与反应性关节炎由感染而引发是相符合的。

一、病因和发病机制

反应性关节炎的发病与感染、遗传标记和免疫失调有关。

(一)感染因素

感染因素是该病的明确病因。引起反应性关节炎的常见病原微生物包括肠道、泌尿生殖道、咽部及呼吸道感染菌群,甚至病毒、衣原体及原虫等。这些微生物大多数为革兰染色阴性,具有黏附黏膜表面侵入宿主细胞的特性。研究发现,许多反应性关节炎患者的滑膜和滑膜白细胞内可检测到沙眼衣原体的 DNA 和 RNA,以及志贺杆菌的抗原成分。而衣原体热休克蛋白(HSP)、耶尔森菌热休克蛋白-60 及其多肽片段均可诱导反应性关节炎患者 T 细胞增殖。这些发现提示,患者外周血中的 T 细胞可能受到上述菌的抗原成分的诱导而导致发病。乙型溶血性链球菌感染是反应性关节炎的另一个常见原因。Kocak 等将乙型溶血性链球菌感染后关节炎或关节痛,但不符合修订的 Jones 风湿热诊断标准者诊断为链球菌感染后反应性关节炎。

(二)遗传因素

患者亲属中骶髂关节炎、强直性脊柱炎和银屑病的患病率均高于普通人群。反应性关节炎的发病与 HLA-B27 有密切的相关性,患者中 HLA-B27 的阳性率在 60%～80%。

HLA-B27 携带者发生反应性关节炎的机会增加 50 倍,临床症状明显重于该基因阴性者,而且容易发展成慢性反应性关节炎。但是,HLA-B27 基因不是反应性关节炎的必要条件,该基因阴性者同样可患反应性关节炎。对 HLA-B27 在反应性关节炎发病中作用的研究发现,该基因阳性患者的中性粒细胞活性增强,并可能因此导致对致病细菌的免疫反应增强。同时,HLA-B27 可延长细胞内病原菌的存活时间,从而增加 T 细胞对该病原菌及其抗原肽的反应性。

肠道及泌尿生殖道感染引起的反应性关节炎多与易感基因 HLA-B27 有关,而链球菌、病毒、螺旋体导致的反应性关节炎一般无 HLA-B27 因素参与。

二、临床表现

反应性关节炎是一种全身性疾病,临床表现轻重不一,关节炎一般发生在呼吸道、泌尿生殖系或肠道感染后 2～4 周,呈急性起病。

(一)一般症状

常见的全身症状有发热,甚至高热、疲乏、大汗、全身不适等。80%以上的患者呈中度至高度发热,每天 1～2 个高峰,多不受退热药物影响。

(二)关节肌肉表现

1.关节炎

全部患者有关节症状,关节炎的典型特征是非对称性的侵犯少数关节的下肢关节炎,以膝、踝和跖趾关节最为多见,肩、肘、腕及手足小关节也可受累。病变关节呈肿胀、发热、剧烈疼痛和

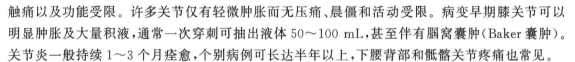

触痛以及功能受限。许多关节仅有轻微肿胀而无压痛、晨僵和活动受限。病变早期膝关节可以明显肿胀及大量积液,通常一次穿刺可抽出液体 50～100 mL,甚至伴有腘窝囊肿(Baker 囊肿)。关节炎一般持续 1～3 个月痊愈,个别病例可长达半年以上,下腰背部和骶髂关节疼痛也常见。

2.肌腱端炎

肌腱端炎是反应性关节炎的常见表现之一。炎症通常发生在肌腱附着于骨的部位而不是滑膜,表现为肌腱在骨骼附着点局部的压痛和疼痛,以跟腱、足底肌腱、骶髂附着点及脊柱旁最易受累。炎症发生在跟腱和足底筋膜附着于跟骨的部位,可引起足后部疼痛肿胀,称为痛性足跟综合征,是本病最常见而突出的表现之一。其他常见的肌腱末端炎症部位还包括坐骨结节、髂骨嵴、胫骨结节和肋骨,因而引起非关节部位的肌肉骨骼疼痛,重症患者可因局部疼痛使活动受限或出现肌肉失用性萎缩。

(三)关节外表现

1.皮肤黏膜

溢脓性皮肤角化病是一种过度角化的皮损,为本病的特征性皮肤表现,主要分布于足底,也可发生在手掌、阴囊或其他部位,主要见于淋球菌感染等性交后反应性关节炎。其他类型的反应性关节炎则很少出现。部分患者可出现结节性红斑。

本病早期可出现一过性浅表口腔溃疡,呈无痛性,分布在硬腭、软腭、牙龈、舌和颊黏膜处,常被忽视。

2.胃肠道病变

胃肠道病变为本病的诱发因素之一,关节炎通常于感染症状出现后 1～3 周内发生。部分病例在出现关节炎时仍有肠道症状。肠镜检查可见肠黏膜充血、糜烂或克罗恩病外观。痢疾后反应性关节炎,其关节炎的严重程度及其病程常和痢疾的轻重及其病程相关。

3.泌尿系统表现

患者可有尿频、尿急、尿痛等泌尿系统感染的症状,且多发生于关节炎之前。男性患者可出现漩涡状龟头炎、膀胱炎及前列腺炎,女性患者可以是不伴尿道炎的无症状性膀胱炎和宫颈炎。

4.眼部损害

眼损害在本病常见,可以是首发症状,表现为结膜炎、虹膜炎和角膜溃疡。结膜炎常发生在疾病早期,在关节炎发作前或同时出现,可见眼部无痛性发红,分泌物增加,单侧或双侧受累,2～7 天消退,出现眼损害者应常规行眼科检查,并予以相应的治疗,以免出现永久性眼损害。

5.心脏及其他

心脏受累见于 10% 的患者,表现为心包摩擦音、传导障碍、心包炎、心肌炎等,脑和外周神经病、继发性淀粉样变、紫癜、血栓性静脉炎、胸膜炎和严重胃肠道出血等并发症亦有报道。

三、实验室检查

实验室检查对于反应性关节炎的诊断并无特异性。临床上常用的检查方法有下列各项。血常规检查可见白细胞、淋巴细胞计数增高或出现贫血以及血小板增多。尿常规检查可见尿中白细胞增高或镜下血尿,但很少出现蛋白尿。

在急性期,几乎所有患者均出现红细胞沉降率和 C 反应蛋白明显增高,一旦病情控制或进入慢性期者,则可降至正常。类风湿因子和抗核抗体多为阴性,而血清免疫球蛋白 IgG、IgA、

IgM、补体 C_3、C_4 及免疫复合物常随着疾病的活动而有波动。关节滑液检查可见滑液培养阴性、黏蛋白阴性、白细胞及淋巴细胞数增高，HLA-B27 阳性者常伴有慢性或复发病程，并易伴发骶髂关节炎、脊柱炎、葡萄膜炎或主动脉炎。

反应性关节炎的影像学表现较为复杂，主要包括软组织肿胀、骨质疏松、关节间隙变窄、骨质侵蚀、囊性变、骨坏死，影像学表现无特异性，其中以软组织肿胀和骨质疏松表现最为常见，其次是软骨和软骨下结构破坏，在肌腱附着点可有骨质增生表现。10％的患者在疾病早期出现骶髂关节炎，常为非对称性，病变主要位于骶髂关节炎的骶骨面，可以有关节间隙狭窄、关节面模糊、骨硬化及骨糜烂。少数病例可发展为强直性脊柱炎。

四、诊断

反应性关节炎的诊断主要依靠病史、临床表现和实验室检查。当患者以急性或亚急性起病，表现为下肢不对称，小关节受累的关节炎，尤其发生在年轻男性，应想到本病的可能性。前驱感染病史很重要，但因许多患者常遗漏前驱感染，故无感染病史提供者也不能排除。在临床上，除关节炎的特点外，需注意患者有无黏膜及皮肤损害、指甲病变、眼炎和内脏受累等。

1999 年 Sieper 和 Braum 发表了第三届国际反应性关节炎专题学术会议提出的反应性关节炎的诊断标准。

（1）非对称性下肢为主的关节炎。

（2）前驱感染的证据。

但是诊断时需要注意以下两点：①除外其他风湿病。②感染证据包括：发病前 4 周内有腹泻或尿道炎史；便培养阳性；晨尿和泌尿生殖道拭子查沙眼衣原体阳性；抗耶尔森和抗志贺菌抗体阳性；抗沙眼衣原体阳性；PCR 检查关节液衣原体 DNA 阳性。

反应性关节炎的诊断不需要 HLA-B27 阳性，或赖特综合征所具有的关节外特征（结膜炎、虹膜炎、皮疹、非感染性尿道炎、心脏及神经系统病变等），或典型的脊柱关节病特征（炎性脊痛、交替性臂痛、肌腱端炎及虹膜炎），但是如果发现这些应做记录。

五、鉴别诊断

反应性关节炎需与急性风湿热、痛风性关节炎和其他类型的脊柱关节炎（银屑病关节炎、强直性脊柱炎、肠病性关节炎）等多种风湿性疾病鉴别。尤其重要的是排除细菌性关节炎。

(一)细菌性关节炎

关节腔本身的细菌感染所致，多为单关节炎，急性发病，常伴高热和乏力等感染中毒症状。关节局部多有较明显的红、肿、热、痛，还可出现身体其他部位感染表现，甚至败血症表现，一般无眼炎、骶髂关节炎和皮肤黏膜损害等。关节滑液为重度炎性改变，白细胞计数常＞50×10^9/L，中性粒细胞比例多在 75％以上。滑液培养可发现致病菌。

(二)风湿热

本病属于广义反应性关节炎的范畴，患者多为医疗条件较差地区的青少年，发病较急，起病前 2～3 周多有链球菌感染史，临床上常有咽痛、发热和四肢大关节为主的游走性关节炎，关节肿痛消退后不遗留骨侵蚀和关节畸形，患者还常同时伴皮肤环形红斑和心脏炎，外周血白细胞增高，抗链球菌溶血素"O"升高至 2～3 倍以上。

(三)痛风性关节炎

痛风性关节炎以单关节炎为常见,多发于中老年男性,最初表现为反复发作的急性关节炎,最常累及足第一跖趾关节和跗骨关节,表现为关节红、肿和剧烈疼痛。平时有血清尿酸水平升高。滑液中看到尿酸盐结晶可确诊。

(四)银屑病关节炎

反应性关节炎主要与银屑病关节炎的非对称性少关节炎型相鉴别。

(五)强直性脊柱炎

在病程的某一阶段甚至可出现类似反应性关节炎的急性非对称性少关节炎,但患者常同时有典型的炎性下腰痛和影像学证实的骶髂关节炎。

(六)肠病性关节炎

本病除可有类似反应性关节炎的急性非对称性少关节炎外,还可伴有明确的肠道症状如反复腹痛、脓血便和里急后重等,纤维结肠镜检查可明确克罗恩病或溃疡性结肠炎的诊断。

(七)结核反应性关节炎

结核反应性关节炎即蓬塞综合征或 Poncet 病,是结核菌在体内引起的变态反应引起的非特异性、非感染性多发性关节炎,临床表现为多发性、游走性关节疼痛,可伴不同程度发热(弛张热、不规则热),亦可有关节活动受限及关节腔积液。关节症状可反复发作,有自愈和再发倾向,但不留任何关节强直和肌肉萎缩,X 线片检查无关节骨质破坏。还常伴结节性红斑、皮下结节、口腔及生殖器黏膜溃疡和眼疱疹性结膜炎等皮肤黏膜表现,易与反应性关节炎相混淆。关节症状的轻重与结核灶的活动与否并非平行,多数患者缺少结核中毒症状,病情变化具有周期性好转与恶化的特点,且与天气变化有明显关系,每遇寒冷或阴雨天加重,故又称结核性风湿症。辅助检查可见红细胞沉降率增快、PPD 阳性及陈旧结核病灶,抗风湿治疗无效而抗结核治疗有效是鉴别要点。

(八)白塞病

该病的关节炎极易被误诊,主要表现为间歇性、不对称性、单关节炎或寡关节炎发作,但常较轻。该病的基本病变为血管炎,全身大小动静脉均可受累,有反复口腔黏膜、生殖器溃疡伴眼炎。有较为特异的皮肤损害,如假性毛囊炎、痤疮、针刺反应和结节红斑等。可有动脉栓塞和静脉血栓形成。

六、治疗

目前尚无特异性或根治性治疗方法。与其他炎性关节病一样,治疗目的在于控制和缓解疼痛,防止关节破坏,保护关节功能。

(一)一般治疗

口腔与生殖器黏膜溃疡多能自发缓解,无须治疗。急性关节炎可卧床休息,避免固定关节夹板以免引起纤维强直和肌肉萎缩。当急性炎症症状缓解后,应尽早开始关节功能锻炼。

(二)非甾体抗炎药(NSAIDs)

本类药物种类繁多,但疗效大致相当。具体选用因人而异,可减轻关节肿胀和疼痛及增加活动范围。是早期或晚期患者症状治疗的首选。

（三）抗生素

其应用仍有争议。对于获得性反应性关节炎，短期使用抗生素（氧氟沙星或大环内酯类抗生素）治疗并发的尿道感染可能减少有反应性关节炎病史患者的关节炎复发风险，但对于已有的关节炎本身是否有益尚缺乏证据，另外也不推荐长期抗生素治疗慢性反应性关节炎。而对于肠道型反应性关节炎，抗生素治疗常常无效，并不推荐于反应性关节炎发生之后使用。

（四）糖皮质激素

不推荐全身应用。关节腔内注射糖皮质激素可暂时缓解关节肿胀。对足底筋膜或跟腱滑囊引起的疼痛和压痛可局部注射糖皮质激素治疗，使踝关节早日活动以免跟腱变短和纤维强直。必须注意避免直接跟腱内注射，以免引起跟腱断裂。

（五）慢作用抗风湿药

当关节症状持续 3 个月以上或存在关节破坏的证据时，可加用慢作用抗风湿药，应用最广泛的是柳氮磺吡啶，对于重症不缓解者可试用甲氨蝶呤或来氟米特等免疫抑制剂。

（六）生物制剂

肿瘤坏死因子（TNF）抑制剂已成功地用于治疗其他类型的血清阴性脊柱关节炎，对反应性关节炎也有显著疗效。

七、预防与调护

（1）由于本病发病前后多有诱因，如感冒、腹泻、淋证等，在治疗过程中，应避风寒、节饮食、慎起居，避免相应诱因。

（2）关节肿胀疼痛发作期间，应卧床休息，避免肿胀关节负重及压迫，肿痛减轻后及时进行功能锻炼，防止关节周围软组织粘连引起关节活动障碍。

八、预后

部分反应性关节炎预后较好，经数月治疗可达临床治愈。但容易复发。反复发作或长期体内感染灶存者，难以治愈。部分反应性关节炎数年后发展为类风湿关节炎或强直性脊柱炎。

（宋晓燕）

第三节　过敏性紫癜

过敏性紫癜（AP）是常见的毛细血管变态反应疾病，主要病理基础为广泛的毛细血管炎，以皮肤紫癜、消化道黏膜出血、关节肿胀疼痛和肾炎等症状为主要临床表现，少数患者还伴有血管神经性水肿。部分患者再次接触变应原可反复发作。肾脏受累的程度及转归是决定预后的重要因素。过敏性紫癜可发生于任何年龄，以儿童及青少年为多见，尤以学龄前及学龄期儿童发病者多，1 岁以内婴儿少见，男性多于女性，为 2∶1～4∶1。

本病四季均可发病，以春秋季发病居多。过敏性紫癜是常见的出血性疾病，近年来，过敏性紫癜的患病率有增高的趋势，可自愈，但可复发，并有约 5％患者死于肾衰竭、中枢神经系统并发

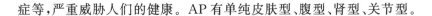

症等,严重威胁人们的健康。AP 有单纯皮肤型、腹型、肾型、关节型。

一、病因

过敏可由于多种因素引起,但对每一具体病例寻找其确切病因往往有一定的难度。

(一)感染

包括细菌、病毒,特别是寄生虫等最为多见。

(二)食物

如鱼、虾、蛋、乳等蛋白质。

(三)药物

抗生素、磺胺类、解热镇痛剂、镇静止惊药等。

(四)其他

花粉、虫咬、预防接种等都有可能是本病的诱发因素。

二、发病机制

过敏性紫癜属于自身免疫性疾病,由于机体对某些过敏物质发生超敏反应而引起毛细血管的通透性和脆性增高,导致皮下组织、黏膜及内脏器官出血及水肿。本病的病变范围相当广泛,可累及皮肤、关节、胃肠道、肾脏、心脏、胸膜、呼吸器官、中枢神经系统、胰腺、睾丸等。本病存在遗传好发倾向,有关遗传学研究提示:携带 HLA-A2、A11、B35 基因及 HLA-A1、B49、B50 基因的缺失可能是过敏性紫癜发病的易感因素。

IgA 尤其是 IgA1 亚类在过敏性紫癜的发病中起着重要作用。近期研究发现,IgA 免疫复合物沉积的因素并非单纯由于其分泌水平增高,很大程度是因 IgA1 的结构存在异常,由于 IgA1 在铰链区终末端缺乏半乳糖残基,致使异常的 IgA1 无法被肝细胞去唾液酸糖蛋白受体清除,导致血清中 IgA1 水平增高并形成 IgA1 免疫复合物沉积于组织、器官的小血管壁,从而通过激活补体和激发炎症细胞活性导致相应组织、器官的炎性损伤。

另外,调节性 T 细胞的减少、IL-1 受体阻滞剂等细胞因子的分泌紊乱均与过敏性紫癜急性期免疫失衡密切相关。

三、免疫学特征

本病的主要病理变化为血管炎,除毛细血管外,也可累及微动脉和微静脉。皮肤病理变化主要为真皮层微血管和毛细血管周围可见中性粒细胞和嗜酸性粒细胞浸润、浆液及红细胞外渗以致间质水肿。肾脏改变多为局灶性肾小球病变。荧光显微镜检查,肾小球毛细血管有膜性和广泛性增殖性改变。本病皮肤及肾脏病理检查均发现有 IgA 免疫复合物的沉积,且血清 IgA 升高。外周血 $CD4^+$ T 细胞、$CD8^+$ T 细胞数量,CD4/CD8 比值在急性期均有降低。

四、临床表现

多数患者在发病前 1～3 周有上呼吸道感染史,发病急骤。以皮肤紫癜为首发症状,也可早期表现为不规则发热、乏力、食欲减退、头痛、腹痛及关节疼痛等非特异性表现。紫癜较轻微或缺如,此时往往早期诊断困难。

(一)皮肤症状

皮疹是本病的主要表现。主要分布在负重部位,多见于下肢远端,踝关节周围密集;其次见于臀部;其他部位如上肢、面部也可出现,躯干部罕见。特征性皮疹为高出皮肤,初为小型荨麻疹或粉红色斑丘疹,压之不褪色,即为紫癜。一般1~2周内消退,不留痕迹。

(二)消化道症状

较为常见,约2/3的患者出现消化道症状。一般出现在皮疹发生1周以内。最常见症状为腹痛,可有压痛,但很少有反跳痛。同时伴有呕吐。约有半数患者大便潜血阳性。如果腹痛在皮肤症状之前出现,易误诊为外科急腹症,甚至误行手术治疗。少数患者可并发肠套叠、肠梗阻、肠穿孔及出血性小肠炎,需外科手术治疗。

(三)肾脏表现

约1/3的患者出现肾脏损害。可为肉眼血尿或显微镜下血尿及蛋白尿,或管型尿。一般于紫癜后2~4周出现,也可出现于皮疹消退后或疾病静止期。病情轻重不等,重症可出现肾衰竭和高血压。

(四)关节症状

大多数患者仅有少数关节疼痛或关节炎。大关节如膝关节、踝关节为最常受累部位,其他关节如腕关节、肘关节及手指也可受累。关节病变常为一过性,多在数天内消失而不留关节畸形。

五、实验室检查

本病无特异性实验室检查。血小板计数正常或升高,这点可以与血小板减少性紫癜相鉴别。出、凝血时间及血块收缩等均正常。部分患者白细胞总数增高达20.0×10^9/L,伴核左移。血沉可增快,C反应蛋白及抗链球菌溶血素可呈阳性。抗核抗体及类风湿因子常阴性。约半数患者在急性期时其血清IgA、IgM升高。肾脏受累时可出现镜下血尿及肉眼血尿。肾组织活检可确定肾炎病变性质,对治疗和预后的判断有指导意义。活检时可见肾小球系膜组织有IgA沉积。系膜上还有备解素、纤维素、补体C_3沉积,这些改变与IgA肾病的改变相似。皮肤活检有助于疑难病例的诊断。

六、诊断和鉴别诊断

(一)诊断标准

(1)可触性紫癜。

(2)发病年龄不足20岁。

(3)急性腹痛。

(4)组织切片显示小静脉和小动脉周围有中性粒细胞浸润。

上述4条标准中,符合2条或以上者即可诊断为过敏性紫癜。

(二)鉴别诊断

1.特发性血小板减少性紫癜

根据皮疹形态、分布及血小板数量一般不难鉴别。过敏性紫癜时常伴有血管神经性水肿,而血小板减少性紫癜时则无。

2.外科急腹症

在皮疹出现以前如出现急性腹痛者,应与急腹症鉴别。过敏性紫癜的腹痛虽较剧烈,但位置不固定,压痛轻,无腹肌紧张和反跳痛,除非出现肠穿孔才有上述情况。出现血便时,需与肠套叠、梅克尔憩室作鉴别。过敏性紫癜以腹痛为早期主要症状大多数为年长儿。因此,对儿童时期出现急性腹痛者应考虑过敏性紫癜的可能,需对皮肤、关节及尿液等做全面检查。

3.细菌感染

如脑膜炎双球菌菌血症、败血症及亚急性细菌性心内膜炎均可出现紫癜样皮疹。这些疾病的紫癜,其中心部位可有坏死。患者一般情况危重,且血培养阳性。

4.其他

肾脏症状突出时,应与链球菌感染后肾小球肾炎、IgA肾病等相鉴别。

七、治疗原则

目前尚无特效疗法。

(一)一般治疗

主要采取支持和对症治疗,急性期卧床休息。如有明显感染,应给予有效抗生素。注意寻找和避免接触变应原。

(二)皮质激素

一般病例无须用皮质激素治疗,因其对皮肤紫癜及肾脏损害者无效,也不影响过敏性紫癜的总病程、复发率、肾脏疾病的预后。本药可缓解症状,对急性期的出血控制有良好的作用。特别适用于一般对症治疗不能控制的消化道症状或关节症状,常用泼尼松每天 1～2 mg/kg 口服,连用 3～4 周。

(三)免疫抑制剂

对肾上腺皮质激素应用 4 周仍有紫癜表现,或有肾脏损害、病情迁延者,可考虑改用免疫抑制剂治疗。常用环磷酰胺,每天 1～2 mg/kg,分 2 次口服。

(四)血小板抑制剂

双嘧达莫对控制皮肤紫癜,特别是预防紫癜性肾炎有显著效果,也可缓解关节肿痛及腹痛。疗程一般1个月左右。

(五)重型病例及腹型过敏性紫癜

除联合应用激素与免疫抑制剂外,还可用 0.5% 普鲁卡因 20～40 mL 加入 5% 葡萄糖注射液 250～500 mL 中静脉滴注,每天 1 次,连用 7 天为 1 个疗程。亦可应用血浆置换,移去血中 IgA 免疫复合物。

八、预后

多数患者预后良好。部分患者可复发,复发间隔时间数周至数月不等。消化道出血重者,如处理恰当,一般可控制。肾脏受损程度是决定预后的关键因素。约有 2% 的患者发生终末期肾炎。大多数有轻度肾脏损害者都能逐渐恢复,而有新月体形成的肾小球肾炎患者,80% 以上于 1 年内发展为终末期肾炎。

(宋晓燕)

第四节　多发性肌炎和皮肌炎

一、概述

多发性肌炎(PM)和皮肌炎(DM)是自身免疫性炎性肌病,临床表现为横纹肌弥漫性非化脓性炎性改变,由于肢带肌、颈肌、咽喉肌、呼吸肌等组织出现免疫性炎症,导致对称性肌无力、肌痛和压痛,最终可导致肌肉萎缩,并可累及多个系统和器官,也可伴发肿瘤。其中伴有特征性皮疹者称皮肌炎。临床上二者常并称。

近年有学者强调提出特发性炎性肌病(IIM)这一概念,包括内容更为广泛,除了多发性肌炎、皮肌炎之外,还包含了儿童皮肌炎、包涵体肌炎、肌炎合并恶性肿瘤、重叠综合征和无肌病性皮肌炎。虽然部分风湿病专业书籍也采用 IIM 作为标题,但在具体讨论内容中仍以多发性肌炎和皮肌炎为主,而且在成人中 PM/DM 占 IIM 发病的 70% 左右,因此我们仍延续传统的标题加以阐述。

流行病学研究中,我国尚缺乏关于该病的确切资料。从国外的流行病学资料中推测,本病应并不少见,国外文献报道的患病率为 2%～10%,其中女性多见,男女患病比例为 1.0∶2.5。本病可发生在任何年龄,发病年龄呈双峰型分布,在儿童 10～14 岁和成人 45～60 岁各出现一个高峰,其中以后者更为多见。欧美的研究显示,有色人种比白种人的发病率更高。

中医学中并无可与多发性肌炎和皮肌炎相对应的病名,根据临床表现,本病属于中医的"肌痹""皮痹""阴阳毒""肉苛"等范围。肌痹为五体痹之一,凡因感受风寒湿热毒邪导致邪侵肌肉、闭阻脉络,或因正虚体弱,气血不足,肌腠失养而出现的一处或多处肌肉疼痛、麻木不仁甚则痿废不利者,均谓之肌痹。

关于肌痹的经典论述源于《素问·痹论》:"以至阴遇此者为肌痹,以秋遇此者为皮痹……肌痹不已,复感于邪,内舍于脾,皮痹不已,复感于邪,内舍于肺。所谓痹者,各以其时,重感于风寒湿之气也。"《素问·逆调论》云:"人之肉苛者,虽近衣絮,尤尚苛也,是谓何疾? 岐伯曰:荣气虚,卫气实也,荣气虚则不仁,卫气虚则不用,荣卫俱虚,则不仁且不用,肉如故也,人身与志不相有,曰死。"肉苛即肌肉麻木不仁,是肌痹的常见表现,也有医家在此基础上提出以"肉苛"为疾病名称。《金匮要略》所描述的阴阳毒也与多发性肌炎/皮肌炎相类似:"阳毒之为病,面赤斑斑如锦纹,咽喉痛,唾脓血,五日可治,七日不可治。阴毒之为病,面目青,身痛如被杖,咽喉痛,五日可治,七日不可治。"《诸病源候论·卷三十一》云"面及身体皮肉变赤,与肉色不同,或如手大,或如钱大,亦不痒痛,谓之赤疵",此描述与疾病发作时出现的皮损非常接近。

二、中医病因、病机

肌痹的发生是由于外因感受六淫邪气,痹阻肌肉腠理,内因正气不足,气血亏虚,不能濡润荣养,最终导致病邪侵袭脉络,肌肉腠理不通不荣,发为肌痹。其主要病因病机如下。

(一)外邪闭阻肌腠

正气不足,卫外不固,六淫之邪侵袭人体,尤其是风寒湿三气杂至,闭阻气血,侵犯肌腠,脉络不通,风盛则善行,湿盛则漫肿,寒盛则痛著,一身肌肤尽痛。血虚生风则可见皮疹。

(二)热毒内侵

病因感受热毒之邪,或外邪从阳化热,或治疗之初误投辛热峻烈之品,导致热邪壅盛于内,更有热盛化毒,热毒相搏,病在气营则身热口渴,热盛动血则皮疹紫癜泛溢肌表,伤阴耗血,肌肤肉腠失于荣养则肢体不仁不用。

(三)脾胃虚弱

脾主肌肉,脾胃为气血生化之源,脾胃虚弱是肌痹发病内在的主要因素。饮食不节,忧思过度,劳倦内伤,导致脾胃虚弱,不能正常化生水谷精微,充养四肢百骸,出现腠理疏松,复感外邪侵袭则发生肌肉疼痛,麻木不仁,脉络闭阻,发为肌痹。病久正虚,脾胃益弱,运化失司,水饮、痰浊、瘀血互结,停于体内,则四肢肿胀无力,甚则肌肉萎缩。脾胃不和,则病及脏腑,诸症蜂起,变症丛生。

总之,肌痹虽病在肌肉腠理,但外引皮肤,内伤脏腑,不可孤立对待,起病多为邪实或虚实夹杂,久病则虚实交错,病情笃杂,邪实与正虚互为因果,互相胶着,后期则营卫气血,脏腑经络均可受病。

三、西医病因、发病机制和病理

本病病因不明,发病可能与病毒感染、免疫异常、遗传及肿瘤等因素相关。

(一)病因

1.遗传因素

该病的发病有明显的种族差异和一定的遗传倾向性。有研究表明,HLA-DR3 在多发性肌炎患者中阳性率较高,而 HLA-DRw52 的出现机会在抗 Jo-1 抗体阳性患者群中也明显增高。

2.感染因素

关于感染因素在疾病发生中的证据主要来自:①不同的肌炎特异性自身抗体导致的不同肌炎发病的季节不同,提示可能与感染有关。②有些患者在感染细小核糖核酸病毒后出现慢性肌炎。③动物模型发现部分病毒可使实验动物产生多发性肌炎。

3.肿瘤相关性

关于本病与肿瘤的相关性报道最早出现于 1916 年,而以后的研究表明二者之间确实存在相关性。具体表现为:①肿瘤在多发性肌炎与皮肌炎患者中的发生率明显高于正常人群,其中以皮肌炎最常见。②伴发肿瘤的类型多种多样,国外研究表明皮肌炎多与卵巢癌、肺癌、胃癌相关,而多发性肌炎中肺癌和膀胱癌较为多见。③肿瘤可与本病同时发生,或先于本病出现,但超过60%的病例是在肌病后一年出现肿瘤,以心肌炎为例,在发病的前后数年,肿瘤的危险性始终存在。④多发性肌炎与皮肌炎并发肿瘤的机制目前并不明确,比较受学者关注的包括交叉免疫反应、基因突变和免疫缺陷等理论假说。也有学者提出副癌综合征假设,认为肿瘤与肌病是同一种病因的不同表现。

(二)发病机制

本病发病机制不明。目前认为本病的发生是在遗传易感的个体中,由感染、环境等因素诱发,经免疫介导而最终导致的以横纹肌为靶组织的多个器官受累的自身免疫病。在发病过程中细胞免疫异常与体液免疫异常均发挥了作用。

1.细胞免疫异常

本病患者肌活检可见组织中存在炎性细胞浸润,且多为淋巴细胞和巨噬细胞;皮肌炎患者皮下血管存在 B 细胞浸润。

2.体液免疫异常

体液免疫异常的证据主要包括患者体内存在一系列自身抗体,其中较多见的是肌炎特异性自身抗体,如抗合成酶抗体;多数患者血清免疫球蛋白异常升高;免疫病理发现在肌内膜和肌束膜可见免疫球蛋白和补体的沉积。

除了上述表现之外,激素和免疫抑制剂对本病有效,也说明了疾病与自身免疫相关。

(三)病理

肌活检显示特征性的炎性浸润,其中多见淋巴细胞、巨噬细胞和浆细胞,炎性浸润多位于肌束膜以及肌间隙小血管周围。组织学检查可发现肌纤维变性、坏死和断裂,部分慢性病变患者可见成纤维细胞增生,间质纤维化,坏死肌细胞被纤维组织和脂肪替代。

皮肌炎患者皮肤病理可见到表皮角化,真皮浅层水肿,真皮血管增生,并伴有炎性细胞浸润;真皮与表皮交界处不连续的免疫球蛋白和补体的沉积。

准确地说,多发性肌炎与皮肌炎的组织学病理改变并不具备特异性诊断意义,但综合分析这些资料则有助于我们做出正确的诊断。

四、临床表现

本病起病隐匿,早期症状不具备特异性,可见全身不适、发热、乏力以及关节肌肉疼痛等一般临床表现,随后可出现肌无力、肌痛以及活动受限,部分患者可出现疾病特征性皮疹。需要指出的是疾病初期许多患者不能准确地描述肌痛与关节痛的区别,很容易被诊断为关节炎而接受治疗。

(一)肌肉病变

肌肉病变是本病重要的临床表现,早期可有肌肉肿胀、压痛,晚期出现肌萎缩。典型改变为进行性加重的肌无力和肌痛。

1.肌无力

肌无力多表现为对称性的上、下肢体近端进行性的肌无力,病变最先累及负重肌群,以肩胛带肌、骨盆带肌和下肢肌群损伤较常见,也可累及颈肌和咽喉肌。典型临床表现为肩臂上举困难,下肢下蹲后无力站起;颈肌病变的患者可出现平卧时头部不能抬离床面,或者不能翻身、正坐;咽喉肌病变者可见发音异常;食管肌受累可见吞咽困难。临床上经常应用肌力分级的方法来评价肌损伤的程度。①肌力分级为 0 级:完全瘫痪。②1 级:肌肉能轻微收缩不能产生动作。③2 级:肢体能做平面移动,但不能抬起。④3 级:肢体能抬离床面(抗地心吸引力)。⑤4 级:能抗阻力。⑥5 级:正常肌力。

2.肌痛

肌痛多与肌无力平行出现,疼痛往往比肌无力更能引起患者的注意,并可能是患者就诊的主要原因。肌痛的性质不一,可为刺痛、灼痛,也可见钝痛、酸痛。肌痛的部位往往也是肌炎发作的部位。

3.肌萎缩

疾病晚期可出现肌萎缩和纤维化。轻度肌萎缩仅表现为肢体略显消瘦以及肌肉变软。部分儿童可出现严重的"肌肉挛缩"。

（二）皮肤病变

在肌肉病变的同时出现特征性的皮肤损害，即可诊断皮肌炎。皮损与肌损害不一定平行出现，皮损程度与肌损害也没有必然的相关性。有的皮肌炎是以皮疹为首发症状的。从组织病理的角度来说，本病的皮肤损害属于"皮肤异色性皮炎"或称为"皮肤异色病"，典型改变有以下几种。

1.向阳性丘疹

表现为眼眶周围的皮肤紫红色水肿带，病变涉及眶周和眼睑。

2.醉酒貌与披肩征

前者指分布于颈前及前胸的"V"字形红色皮疹，部分可延及双上肢近端伸侧面；后者指分布于肩背部的弥漫性红色皮疹，皮损常伴光过敏。受损皮肤表现为毛细血管扩张，后期多伴局部皮肤萎缩以及皮肤色素沉着或缺失。

3.Gottron 征

属于皮肌炎的特征性皮疹。常见于掌指关节、近端指间关节的伸面，表现为毛细血管扩张所致的红紫色斑丘疹，顶面扁平，伴少量皮肤鳞屑，并可伴皮肤萎缩和色素脱失。同样的皮损也出现于肘、膝关节伸面和内踝附近。

4.技工手

常见于抗 Jo-1 抗体阳性患者，典型表现为双手指桡侧面皮肤粗糙，角化过度，严重者皮肤皲裂，因酷似技术工人的手部改变而得名。多数患者经激素治疗后，皮肤粗糙可明显改善或消失，但当病情波动或激素剂量偏小时，"技工手"又会重新出现。

5.其他

除上述皮肤损害之外，还可见到的皮损包括雷诺现象、网状青斑、多形性红斑、皮肤钙化等表现。需要提出的是部分患者肩、肘、髋、膝关节及大腿等部位可出现皮下钙化点或钙化斑块，钙化处表面溃破，钙化物质与正常组织交错并见，并有钙化物质流出，往往不易愈合，少数患者局部形成窦道，并可继发感染。

临床上有少数患者有典型皮疹，但没有明显的肌无力和肌痛，而且肌酶谱始终正常，称为"无肌病的皮肌炎"。

（三）关节病变

患者可以出现关节痛和关节炎，以腕关节、近端指间关节和掌指关节病变多见，偶有关节畸变，多数患者 X 线显示无骨破坏。当关节疼痛与肌痛、肌无力同时存在时，患者一般很难分清，而多会将其描述为一种全身的肌肉关节疼痛、乏力和沉重感，伴有活动受限。

（四）消化道病变

多因咽喉肌和食道上段横纹肌病变所致。患者可出现吞咽困难，食物反流，甚者摄入流质饮食时引起呛咳。下食道括约肌病变可以出现胃酸反流，导致反流性食管炎。胃排空时间延长，肠道蠕动减慢，消化道吞钡造影可见食道梨状窝钡剂潴留。

（五）肺部病变

多发性肌炎和皮肌炎的肺部表现包括肺外因素引起的病变和疾病本身的肺损害。

肺外因素引起的肺病变主要指因呼吸肌无力出现的低通气和呼吸困难，严重者可出现呼吸衰竭,并可能继发肺部感染,体检可见胸廓呼吸动度减低,胸片可能显示肺不张。消化道病变可引起食管反流,导致吸入性肺炎。治疗过程中应用激素及其他免疫抑制剂,引起的细菌、真菌和结核感染也是肺损伤的原因之一。

与肺外因素相比,人们更加关注疾病本身造成的肺部损害,即肺动脉高压与肺间质病变。肺动脉高压的病理基础是肺细小动脉壁增厚和管腔狭窄,一般发生于疾病晚期,并多与肺间质病变相伴出现。肺间质改变包括急进型肺泡炎与慢性进展性肺间质纤维化。急进型肺泡炎临床上以发热、干咳、呼吸困难呈急性进行性加重为主要表现,严重者可导致急性呼吸窘迫综合征,X线检查可见肺部毛玻璃状、颗粒状、结节状及网状阴影。慢性进展性肺间质纤维化一般起病隐匿,缓慢进行性加重,开始可能只是气短、咳嗽等非特异性症状,逐渐才出现活动后加重的呼吸困难,双肺听诊可闻及捻发音或吸气性啰音,X线检查可见蜂窝状或网状阴影。肺功能测定为限制性通气功能障碍及弥散功能障碍。

肺损害在本病发病率约为30%,在抗合成酶抗体综合征(PM/DM伴抗合成酶抗体阳性、合并多关节炎、雷诺现象、技工手、肺间质变)的发病率则更高,是本病预后不良的重要原因之一。

(六)心脏病变

约1/3的患者出现心脏损害,但一般症状比较轻微,常见心律失常或心肌病变,后期可出现充血性心力衰竭,亦可出现心包炎,但致命性的心律失常和心力衰竭并不多见;部分患者可出现少量或中等量心包积液。

(七)肾脏病变

肾脏病变很少见,有轻度局灶性系膜增殖性肾小球肾炎,但多数患者肾功能正常。少数急性起病者,因横纹肌溶解,造成肌红蛋白尿和急性肾衰竭。

(八)儿童多发性肌炎、皮肌炎

儿童多发性肌炎和皮肌炎不是本节讨论的重点,只做简单的介绍。儿童皮肌炎多于多发性肌炎,2~10岁多发,常合并血管炎、异位钙化和脂肪营养不良,其中多发的软组织钙化和广泛发病的坏死性血管炎比较多见。

五、理化检查

(一)血清肌酶

血清肌酶测定是本病最常用也最容易完成的检测方法。绝大多数患者在疾病过程中可出现肌酶活性增高,包括肌酸激酶(CK)、醛缩酶(ALD)、乳酸脱氢酶(LDH)、门冬氨酸氨基转移酶(AST)、碳酸酐酶Ⅲ等。肌酶活性的高低与疾病轻重相关,可作为疾病诊断和疗效判定的依据。上述肌酶以肌酸激酶最敏感,也是判断疾病的主要指标。

1.肌酸激酶(CK)

肌酸激酶(CK)升高常早于临床表现数周,且增高幅度较大,疾病控制后CK也可大幅度下降,一般情况下,肌酸激酶高低与肌损害的程度是平行一致的。但有时候临床表现也可能与CK水平不一致,这主要是由于:①慢性肌炎和广泛肌肉萎缩患者,即使在活动期肌酶的水平也可正常;②老年发病的多发性肌炎和皮肌炎;③存在CK活性循环抑制物;④虽然没有明显的肌损伤,但由于细胞膜的渗漏作用导致CK异常升高。

已知CK有3种同工酶:CK-MM(大部分来自骨骼肌、小部来自心肌);CK-MB(主要来自心肌,极少来自骨骼肌)和 CK-BB(主要来自脑和平滑肌),其中 CK-MM 活性占 CK 总活性的 95%~98%。PM/DM主要以 CK-MM 的改变为主,但受临床条件所限,一般不作为常规检测。

2.碳酸酐酶Ⅲ

碳酸酐酶Ⅲ仅存在于骨骼肌,骨骼肌病变时升高,临床特异性较好,但未作为临床常规检测。

3.醛缩酶(ALD)

醛缩酶(ALD)升高,对于 CK 不升高的患者具有协助诊断意义,但对疾病诊断的特异性和与疾病活动的平行性不如 CK 敏感。

4.门冬氨酸氨基转移酶(AST)、丙氨酸氨基转氨酶(ALT)、乳酸脱氢酶(LDH)

门冬氨酸氨基转移酶(AST)和丙氨酸氨基氨基转移酶(ALT)同时平行升高,或 AST 高于 ALT,在排除肝脏疾病后,提示为骨骼肌损伤。乳酸脱氢酶(LDH)升高,在排除肝脏疾病后,考虑为骨骼肌损伤。

(二)肌红蛋白测定

肌红蛋白仅存在于心肌与骨骼肌,心肌或横纹肌损伤均可引起肌红蛋 A 升高。多数肌炎患者的血清肌红蛋白增高,且与病情呈平行关系,但指标特异性不强。

(三)自身抗体

1.抗核抗体(ANA)

ANA 在本病阳性率为 20%~30%,以斑点型多见,ANA 的出现只提示存在风湿性疾病,但对多发性肌炎和皮肌炎的诊断不具备特异性。

2.抗氨酰 tRNA 合成酶抗体

抗氨酰 tRNA 合成酶抗体是一组与肌炎相关的特异性抗体,包括抗 Jo-1(组氨酰 tRNA 合成酶)抗体、抗 EJ(甘氨酰 tRMA 合成酶)抗体、抗 PL-7(苏氨酰 tRNA 合成酶)抗体、抗 PL-12(丙氨酰 tRNA 合成酶)抗体等。其中抗 Jo-1 抗体检测在临床中广泛应用,是诊断 PM/DM 的标记性抗体,阳性率为 25%,在合并有肺间质病变的患者中可达 60%。对其他抗合成酶抗体的检测目前尚未应用于临床。

抗合成酶抗体综合征指多发性肌炎或皮肌炎伴抗合成酶抗体(多指抗 Jo-1 抗体)阳性、同时合并多关节炎、雷诺现象、技工手、肺间质变的一组临床综合征。

3.抗 SRP 抗体

抗 SRP(信号识别颗粒)抗体为肌炎的特异性抗体,阳性患者中男性多见,且起病急重,肌炎症状明显,药物反应不理想。抗 SRP 抗体对多发性肌炎的特异性较高,但阳性率较低,大约只有 4%。

4.抗 Mi-2 抗体

抗 Mi-2 抗体是皮肌炎的特异性抗体,此类患者皮疹明显,尤其是醉酒貌与披肩征典型;但肺间质变一般不多见;抗体阳性率约为 21%。

5.其他抗体

当肌炎重叠其他结缔组织病时可以出现相应的抗体。如伴发干燥综合征者可出现抗 SSA 抗体及抗 SSB 抗体阳性;伴发系统性硬化症者可出现抗 Scl-70 抗体阳性。

(四)肌电图

肌电图也是本病常用的检测手段之一,90%的患者都可以出现肌电图异常,表现为肌源性损害。典型的肌电图改变为三联表现：即低波幅,短程多项波;插入性激惹增强,表现为正锐波,自发性纤颤波;自发性、杂乱、高频放电。疾病后期可出现神经源性损害,表现为肌源性和神经源性损害的混合相。

(五)肌活检

病理诊断对疾病确诊的意义不言而喻,对于所有疑诊的病例和能够接受的患者应尽可能进行肌活检。肌活检的部位一般取受损肢体,但不应取损伤特别严重的肌肉,多选择三角肌、股四头肌等近端肌肉以及有压痛、中等无力的肌肉送检为好,同时应避免在肌电图插入处取材。

将近 70%的病例可呈现典型肌炎的病理改变,其基本病理改变为炎细胞浸润,肌纤维变性和/或坏死,肌细胞萎缩、再生、纤维化,其中 T 细胞和 B 细胞浸润是本病的特异性改变。由于肌肉病变呈灶性分布,肌活检还可发现肌纤维直径不均匀。

六、诊断与鉴别诊断

(一)诊断

根据肌痛、肌无力、特异性皮损、系统损害以及肌电图和肌活检的资料,典型病例确诊并不困难。目前对于多发性肌炎和皮肌炎的诊断标准较多,但尚缺乏一致公认的标准。Bohari 和 Peter 于 1975 年提出的多发性肌炎和皮肌炎诊断标准是多数临床医师普遍应用的标准,我国制订的诊疗指南中也采用了这一标准,其具体内容如下。

(1)对称性近端肌无力,伴或不伴吞咽困难和呼吸肌无力。

(2)血清肌酶升高,特别是 CK 升高。

(3)肌电图异常。

(4)肌活检异常。

(5)特征性的皮肤损害。

具备上述(1)、(2)、(3)、(4)者可确诊 PM;具备上述(1)～(4)项中的三项可能为 PM,只具备二项为疑诊 PM;具备第(5)条,再加三项或四项可确诊为 DM;第(5)条,加上二项可能为 DM,第(5)条,加上一项为可疑 DM。

(二)鉴别诊断

1.包涵体肌炎

包涵体肌炎是炎性肌病最新分出的亚型,多发生于中老年患者,起病隐匿,进展缓慢,肌无力可累及近端和远端肌肉,病变对称性差,肌酸激酶正常或呈低水平升高,激素及免疫抑制剂疗效不理想。本病的确诊主要依靠病理,可见细胞内出现成行排列的空泡,电镜下可见胞浆内或胞核内管状或线状的集合体,即"包涵体"。

2.恶性肿瘤相关的多发性肌炎和皮肌炎

在此我们只想再次强调多发性肌炎和皮肌炎与恶性肿瘤之间的相关性,因为多发性肌炎与皮肌炎可能与肿瘤同时出现,或先于肿瘤及在肿瘤出现后发生,因此完善肿瘤相关项目的检查,是十分必要的,避免误诊和漏诊。

3.结缔组织病相关的 PM/DM

PM/DM 与另一个或一个以上的弥漫性结缔组织病同时或先后存在,PM/DM 常易与系统性硬化症、系统性红斑狼疮、干燥综合征等疾病重叠。其中肌炎与结缔组织病重叠又称为"肌炎重叠综合征"。

4.风湿性多肌痛

好发于 50 岁以上人群,虽然有肩胛带肌和骨盆带肌的疼痛,但反应横纹肌损伤的血清肌酶均正常,抗体检测阴性,肌电图和肌活检也不支持炎性肌病的改变。

5.纤维肌痛综合征

该病好发于女性,其核心症状是慢性广泛性肌肉疼痛,该病最大的特点就是体检和实验室检查无阳性发现,可确知的体征只是对称分布的压痛点。与 PM/DM 相比,此病往往不存在肌损伤的证据,也缺乏特征性皮损。特别指出的是该病大多数患者存在抑郁或焦虑的症状,经抗抑郁治疗后疗效满意。随生活节奏的增快和生活压力的增大,该病的发生率呈现出上升的趋势。换一个角度思考,该病也可能是心身疾病的特征性的躯体化临床综合征。

6.药物所致的肌病

很多药物在应用过程中都可能出现肌病样的改变。其中糖皮质激素引起的肌病很难诊断。其他如胺碘酮、肼哒嗪、秋水仙碱、环孢素、羟氯喹、磺胺类药以及他汀类和贝特类的降脂药均可能诱导肌病症状,引起肌酶升高。

7.其他

PM/DM 还应与运动神经元病、重症肌无力、感染性肌病、内分泌异常所致肌病、代谢性肌病等加以鉴别。但上述疾病的确诊则需要在专科医师会诊下完成。

七、治疗及预后

(一)一般治疗

急性期建议尽量减少活动量,如有条件者可卧床休息,适当进行肢体被动运动,症状控制后可适当进行肌肉锻炼。治疗过程中由于卧床及应用糖皮质激素及免疫抑制剂应注意避免感染,包括真菌感染和结核感染。早期饮食宜清淡,易消化,并含有足够的蛋白质和维生素。

(二)药物治疗

1.对症治疗

出现发热、关节肌肉疼痛者,可应用非甾体抗炎药(NSAIDs);出现雷诺现象及皮肤温度低者可应用扩张血管药物,如钙通道阻滞剂、活血化瘀的中药制剂等;肺间质变者,应预防感染的发生,如必须应用抗生素治疗,建议根据细菌学的证据选择药物,可应用止咳化痰药如沐舒坦、富露施泡腾片等;呼吸肌和吞咽肌受累的患者,必要时可应用机械通气及营养支持治疗。所有患者在整个疾病过程中,均需关注水、电解质及酸碱平衡问题。

2.糖皮质激素

本病的首选药物,一般多选择泼尼松或甲泼尼松龙。初始剂量为泼尼松 1.5～2 mg/(kg・d),或等剂量的甲泼尼松龙,晨起一次口服;重症者或夜间发热明显的患者可分 2 次口服。大多数患者于治疗后 6～12 周内肌酶下降,肌力逐渐恢复,并接近正常。待临床症状与化验指标下降,则开始撤减激素用量。激素减量过程应缓慢,一般至少需 1 年左右,减至 5～10 mg/d 后继续服药维持 2 年以上。在减量过程中如病情反复,应及早加用免疫抑制剂。对病情发展迅速,皮损严重,肌酶持续升高者,或有呼吸肌及吞咽肌受累表现,出现呼吸、吞咽困难者,可用甲泼尼龙

0.5～1.0 g/d,静脉冲击治疗,连用 3 天,之后改为 60 mg/d 口服,然后再根据症状及肌酶水平逐渐减量。

需要注意的是应用激素治疗过程中应避免常见的不良反应,如低钾、骨质疏松、继发感染(包括真菌感染和结核感染)、消化道溃疡及出血、高凝状态及血栓形成、血糖升高等,针对上述情况,有的可以考虑提前预防用药,有的需密切观察临床表现并定期监测化验指标。

3.免疫抑制剂

激素与免疫抑制剂联合应用可提高疗效、减少激素用量、及时避免不良反应。临床操作中,往往于激素应用后 1～2 周即开始免疫抑制剂的治疗。

(1)甲氨蝶呤(MTX):常用剂量为每周 10～20 mg,口服或加生理盐水 20 mL,静脉缓慢推注,也可以选择肌内注射或静脉滴注,若无不良反应,可根据病情酌情加量,但一般剂量不超过每周 30 mg,待病情稳定后逐渐减量,维持治疗数月至 1 年以上。多数临床医师倾向于 MTX 的使用应超过 1 年,也有医师认为如无明显不良反应,则可长期应用。有报道单用 MTX 治疗超过 5 年的病例,且未发现不良反应。MTX 的不良反应主要有肝酶增高、骨髓抑制、血细胞减少、口腔炎等,可在应用 MTX 的隔天给予叶酸治疗以减轻 MTX 的不良反应。用药期间应定期检查血常规和肝肾功能。MTX 是否引起肺损害,其程度究竟如何,仍需进一步研究。但对于已发生肺间质性改变的患者,不建议应用 MTX。对于肺功能正常的患者,在应用过程中也必须监测肺功能的情况。有文献建议,在应用 MTX 之前进行肝功能和肺功能评估,以区分基础疾病还是药物潜在的毒性反应,值得重视。

(2)硫唑嘌呤(AZA):口服,初始剂量可从 50 mg/d 开始,逐渐增加至 150 mg/d,待病情控制后逐渐减最,维持量为 50 mg/d,一般临床应用则选择 100 mg/d。不良反应主要有骨髓抑制、血细胞减少、肝酶增高等,但程度均较 MTX 为轻。用药开始时需每 1～2 周查血常规一次,如无不良反应,以后每 1～3 月查血常规和肝功能一次。

(3)环磷酰胺(CTX):主要应用于不能耐受 MTX 的患者,如合并肺间质病变者,以及部分 MTX 治疗不满意者。可应用 CTX 50～100 mg/d 口服,或 CTX 400 mg 加生理盐水 100 mL,静脉点滴,每周 1 次。对重症者,可 0.8～1 g 加生理盐水 50 mL,静脉冲击治疗。不良反应主要有骨髓抑制、血细胞减少、出血性膀胱炎、卵巢毒性、诱发恶性肿瘤等。用药期间,需监测血常规,肝功能。

(4)羟氯喹(HCQ):200～400 mg/d,口服。主要应用于皮疹明显的患者,部分对 MTX 不耐受者也可尝试应用。有些患者经过一年或更长时间的 MTX 治疗后症状相对平稳,也可选择该药巩固治疗,而停服 MTX。该药主要的不良反应是导致眼底黄斑变性,这也是医师与患者都关注的问题,因此治疗过程中,建议定期(每月 1 次)复查眼底。

(5)雷公藤多苷:每次 20 mg,每天 3 次。主要不良反应为生殖抑制,并有胃肠道反应,个别患者肝酶升高、血细胞下降,应注意监测血尿常规、肝肾功能。

4.其他

对于合并已经确诊肿瘤的患者,无论 PM/DM 的发生是否与肿瘤相关,均建议先进行抗肿瘤治疗,部分患者在手术切除肿瘤后,肌炎情况也有一定程度的缓解。

(三)预后

经过早期诊断和积极合理的治疗,本病可获得满意的长时间缓解,患者可享有较高的生活质量。多种原因造成的肺损害是疾病恶化或预后不良的主要原因,急性肺泡炎和缓慢进展的肺间质纤维化最终导致的呼吸衰竭是难以控制的情况。因应用激素和免疫抑制剂后出现的反复发作的感染也是疾病恶化的原因之一。有报道认为抗合成酶抗体综合征出现肺间质病变的概率更高,但相对合并肿瘤的概率下降。对于合并恶性肿瘤的肌炎患者,其预后一般取决于恶性肿瘤的预后。

(四)诊疗体会

多发性肌炎和皮肌炎在内科疾病中并不常见,但在风湿性疾病中却不是一个罕见的疾病。传统的内科医师往往用"肌肉疼痛伴无力"描述多发性肌炎的临床特征。实际上典型病例的诊断并不困难,但对于一些似是而非的临床表现要考虑到肌损害的可能性,由于多数患者并不愿意接受肌活检,这就对一些不典型病例的诊断造成了困难,应告知患者肌活检的必要性,使其配合。肌电图检查虽然也有一定的痛苦,但患者多数还可以认同,因此建议进行多部位的肌电图检查,如三角肌、股四头肌是较常检测的部位。对于怀疑存在抗合成酶抗体综合征的患者,在发现雷诺现象的同时即应进行胸 CT 检查,以除外早期肺间质炎症。

临床上有些患者以关节疼痛为主要表现,首先接受免疫抑制剂治疗,当进行相关酶学检测时,往往不易判定酶学异常是肌损害的表现还是药物的肝毒性反应。

治疗上激素仍然是首选药物,应用需遵循"足量、慢减、长期维持"的原则,虽然有文献认为疾病稳定后可以停服激素,但对停药的患者应持慎重态度。免疫抑制剂可选择 MTX、CTX 和 HCQ 治疗,MTX 是否可造成肺损害虽然尚无定论,但在应用过程中也需动态观察。HCQ 一般应用于症状较轻或病情逐渐稳定的病例。疾病后期出现慢性肺间质纤维化和肺动脉高压的患者药物疗效不明显,预后不良,临床上以对症治疗为主,应用激素的基础上加用改善循环、止咳化痰药可以缓解症状。

少数患者在疾病过程中出现皮下软组织钙化及皮肤溃破,局部可见钙化的组织,破溃处愈合比较困难,也有全身多部位反复出现皮肤破损,患者多会出现严重的低蛋白血症和继发感染而导致病情恶化。

(宋晓燕)

第五节　川　崎　病

川崎病(KD)又称皮肤黏膜淋巴结综合征(MCLS),是较常见的急性热性出疹性病,以全身性血管炎为主要病理改变,冠状动脉病变是最严重的危及生命的并发症,本病病因至今不明。

1967 年日本川崎富作首先报道了在 1961—1967 年日本患此病的 50 例小儿,他最初认为这是一种良性病,命名为婴儿皮肤黏膜淋巴结综合征。然而至 1970 年年末,在日本有 10 例 2 岁以下的川崎病患儿,却在病情改善后死亡,因此考虑本病是否良性有待研究。1976 年 Melish 在夏威夷又报道 4 例与川崎富作提出的诊断标准相似的患儿。该病一般为自限性,死亡大多由于冠状动脉及心肌受累所致。在发达国家川崎病已取代了风湿热而成为引起小儿后天性心脏病最常见的原因。川崎病在亚洲最多,日本大约已有 140 000 例。我国 11 所医院的资料显示川崎病约为风湿病的 2 倍,显然已成为我国小儿后天性心脏病的主要病因之一,本病与成年人的冠心病、心肌梗死的发生也有一定关系,故已引起临床高度关注。

一、流行病学

川崎病在世界各地,如瑞典、荷兰、美国、加拿大、英国、韩国、希腊、澳大利亚、新加坡等都有发病,可见于各个民族,但以亚裔最多,比如川崎病在美国 5 岁以下平均发病数非亚裔约 10/10 万人,在日本则为 95/10 万人。有时呈地方性流行。虽然从 20 天的新生儿到年长儿及成人均可患病,但多见于年幼儿童,80% 在 4 岁以下,男女之比为 1.3∶1～1.5∶1。

日本发病高峰年龄为 6～11 个月,不足 3 个月者少见。日本自 1970 年以来每 2 年做 1 次川崎病的全国性调查,自 1987 年以来大约每年有 5500 例,1982 年及 1986 年,日本有两次大规模的流行,诊断的病例分别为 15 000 及 12 000。在非流行年发病常在冬季、早春,并无明显的季节性,流行时波浪式的传播很像麻疹、流行性感冒。

美国流行情形与上述相似,但高峰年龄较长,为 18～24 个月。美国于 1978 年在夏威夷,1979—1980 年在罗切斯特、纽约、麻省中东部,1983 年在马里兰,1984—1985 年美国 10 个地区都有过川崎病暴发。在美国川崎病患者常见于中等或上层经济地位的家庭中。

我国自 1978 年以来京、沪、杭、蓉、台湾等地报道少数病例,1989 年有 220 例综合报告,1983—1986 年全国主要儿童医院及医学院附属医院信访住院 965 例,1987—1991 年第二次调查住院病例增至 1969 例,并有每年增加之趋势,我国川崎病 4 岁以内占 78.1%,男∶女为 1.6∶1。

二、病因

川崎病的病因不明,可能与微生物、非感染因素、遗传、环境污染、化学物品、药物及宠物等多种因素有关。

鉴于该病为急性自限性疾病,有时呈季节性发病,区域内流行;幼儿易患川崎病,罕见于年长儿及成年人,很小的婴儿也少患此病,可能因幼儿对某种病原免疫力低,年长儿及成年人已获得自然免疫力,而很小的婴儿由母体获得被动免疫抗体之故。以上现象提示本病与感染或有关系。然而川崎病很少发生在同一个学校、日托班或家族中,似乎不像人与人之间传播。总之,至今尚未能明确何种感染因子,以何种传播方式引起川崎病。有报道川崎病周围血中活化的 T 细胞、B 细胞、单核-巨噬细胞增多:血清中 TNF-α、IL-6、可溶性 IL-2 受体,γ-干扰素及 IL-1 水平增高。这些表现符合超抗原所致疾病的特点。研究发现,与正常对照相比,急性期川崎病患者带有 TCRBV2$^+$ 的 T 细胞选择性扩增,带有 TCRBV8$^+$ 的 T 细胞轻度增多,恢复期两者的比例转为正常。这种选择性的扩增 TCRBV2$^+$ T 细胞与葡萄球菌毒素休克综合征患者的 T 细胞变化相似,两者的临床表现也有相似之处。但其他研究者不能证实 T 细胞库有确定的异常。近期对急性期死亡的 1 例川崎病患者的血管壁渗出物及心肌研究发现,血管壁内有 T 辅助细胞、单核细胞与吞噬细胞。另有 15 例的血管壁内有很多产生 IgA 的细胞,故认为病原体由呼吸道或消化道进入体内并引发免疫反应,可能与本病发病有关。日本人及日裔美国人川崎病发病率较高,这提示遗传因素可能起一定作用。有研究报道 HLAⅡ类抗原如 HLA-DR 抗原的表达与川崎病的发生有关,但也有研究认为川崎病无明显的遗传相关性。某些非感染因素如去污剂、汞和螨也可能与本病有关。

三、病理

川崎病的主要病理改变为全身性血管炎,尤其是冠状动脉病变,包括冠状动脉瘤。急性期可有中等动脉(如冠状动脉、肾叶间动脉等)的血管炎。血管炎以急性炎症为特征,可持续 7 周左右,不一定伴有纤维素样坏死。血管炎的病程可分为 4 期:第一期为起病最初 2 周内,微血管(小动脉、毛细血管、小静脉)、动脉及静脉有血管周围炎,继而累及大中等动脉的内膜、外膜和血管周围,呈现水肿,白细胞与淋巴细胞浸润。第二期大约在病后第 2 周开始,约持续 2 周,它以微血管的炎症减轻为特征。在中等动脉尤其是冠状动脉发生动脉瘤和狭窄。有水肿,单核细胞浸润,毛细血管增多,肉芽肿形成。第三期为起病后第4~7周,微血管的炎症与中等动脉内肉芽肿形成都进一步减轻。7~8周后就进入第四期,在这一期中等动脉瘢痕形成、内膜增厚,有动脉瘤和狭窄。心脏和髂动脉等大中动脉的血管炎更为常见,有时在其他动脉,如肠系膜及肾动脉可见动脉瘤。血管炎也可见于心脏、皮肤、肾脏和舌部的动静脉。心肌炎、心内膜炎、胆管炎、胰腺炎、涎腺炎、脑膜炎和淋巴腺炎也可见到。

四、临床表现

(一)主要临床表现

川崎病是一个急性发热性疾病,临床上可分为急性期、亚急性期和恢复期,常为自限性。①急性发热期:常持续 1~2 周,其特点为发热,结膜感染,口腔黏膜红斑,手足红肿,发疹,颈淋巴结肿大,无菌性脑膜炎,腹泻,肝功异常。此期可有心肌炎心包积液、冠状动脉炎。②亚急性期:发热起始 1~2 周后,皮疹及淋巴结肿渐消退,可有烦躁不安、厌食或黏膜感染。本期的特征为脱皮、血小板增多。冠状动脉瘤破裂猝死常在此期发生。③恢复期:在起病后的 6~8 周,所有临床症状消失,直至血沉恢复正常。

川崎病以突然发热起病,有时有感冒样前驱症状,有时无任何前驱症状。通常为弛张热或稽留热,可高达 39 ℃以上。若不治疗常可持续 1~2 周,甚至 3~4 周,若用阿司匹林及静脉丙种球蛋白治疗,1~2 天常可退热。应用抗生素对发热无明显影响。一般在发热后 2~4 天内出现双侧结膜,特别是球结膜充血,一般无渗出。裂隙灯检查可发现有葡萄膜炎。轻者可持续 1~2 周,经过治疗大部分 1 周内很快消退。口腔黏膜及唇的改变出现在病后 2~5 天。表现为唇干、唇红、唇裂,有的有出血和结痂。口腔和咽部黏膜弥散性变红,但没有水疱、溃疡和假膜形成。可有草莓舌。口腔黏膜病变约在 2 周内消退,但唇红常持续数周。在其他主要症状出现的同时,手掌和足底变红肿胀,婴儿及儿童常因手足部疼痛而拒绝抓物或不愿称体重。热退后该症状亦随之消退。起病后 10~15 天,可见指、趾甲周围脱皮,有时可延伸至腕部。起病1个月后可见指、趾甲上有横沟(Beau线)。皮肤红斑多见于躯干和四肢近端,也可以是全身性的,常在发热 1~5 天内出现,热退后消退。红斑可呈麻疹样、荨麻疹样、猩红热样或多形性红斑样,没有丘疹或水疱。肢体的伸侧偶然可见小脓疱,在用尿布和会上厕所的患儿中腹股沟的红斑与脱皮都比较常见。这种红斑与脱皮比甲周脱皮出现的早。颈淋巴结肿大见于 50%~75%的患者,常在发病前 1 天或与发病同时出现。淋巴结质硬,直径常超过 1.5 cm,疼痛明显,但无波动亦无化脓,对抗生素治疗无反应。

(二)心血管系统的表现

心脏受累为本病的主要特点。在急性期80％以上患者有心肌炎症状。心肌炎可在第1周出现,表现为心脏杂音、奔马律、心音遥远,心电图检查显示 P-R 延长,ST-T 改变,R 波电压低,胸 X 线片显示心脏增大,可能由心肌炎和/或心包炎所致。急性期末心肌心包炎可引起心包渗出,心包渗液一般较少,可自行消散,很少引起心脏压塞。在急性期由于心肌病变可出现充血性心力衰竭,在亚急性期心力衰竭多由心肌缺血和心肌梗死所致。心瓣膜炎少见,受累瓣膜主要是二尖瓣。20％～25％未经治疗的患者可出现冠状动脉异常病变,发热伊始用二维超声诊断即可测得冠状动脉弥漫性扩张,患病第1周末可测得冠状动脉瘤形成,后者通常在3～4周时达高峰。动脉瘤内径小于 5 mm 被称为小动脉瘤,内径为 5～8 mm 者被称为中动脉瘤,大于 8 mm 者被称为大动脉瘤。急性期动脉炎缓解后一般动脉壁无慢性炎症。小动脉瘤可能消退,大中动脉瘤可持续不变甚至发生狭窄,致心肌缺血。在儿童心肌梗死比成人多见,可发生于睡眠或休息时,主要症状有休克、呕吐、不安,年长儿常有腹痛、胸痛。川崎病的心肌梗死有典型的心电图改变与心肌酶谱异常。发生冠心病的预测因素有以下几点,应引起临床医师注意:1岁以下,男性,发热超过16天,热退48小时后又复发热,有一度房室传导阻滞,心律失常,心脏大,血小板低,血细胞比容及血浆清蛋白偏低等。

川崎病血管炎也可累及冠状动脉以外的中等动脉,未经治疗的病例中约2％可能发生全身性血管炎,较常受累的动脉有肾、卵巢、附睾、肠系膜、胰腺、髂部、肝、脾及腋动脉。这些病例一般都有冠状动脉瘤。

(三)其他临床表现

急性期胃肠并发症包括腹痛、呕吐和腹泻、胆囊水肿、轻度黄疸。有时可有麻痹性肠梗阻和轻度氨基转移酶增加。

在急性期婴儿常有比其他热性病更为突出的烦躁不安,约1/4有无菌性脑膜炎,脑脊液白细胞每毫升25～100个,以淋巴细胞为主,糖正常,蛋白稍高。此外尚有耳鼓膜充血、眼色素膜炎。在亚急性期虽然发热、皮疹、淋巴结病已消退,但结膜充血、烦躁不安和厌食仍持续存在。神经并发症有面神经轻瘫、癫痫发作、共济失调、偏瘫等。

关节炎和关节痛约占1/3,急性期多为小关节受累,负重的大关节受累多在病后第2～3周。一般持续2周,也可长达3个月。早发的关节炎滑膜液中的白细胞以中性粒细胞为主,晚发者滑膜液中白细胞较少。其他肌肉骨骼系统表现尚有骶髂关节炎、肌炎和无菌性股骨头坏死。

泌尿系统异常有尿道炎伴无菌性脓尿、阴茎异常搏起、睾丸-附睾炎、膀胱炎、前列腺炎、急性肾衰竭、间质性肾炎和肾病综合征。肺炎的临床症状多不明显,但 X 线检查可见肺炎改变。

(四)少见的临床表现

末梢坏疽是少见又严重的并发症。由于末梢缺血所致,多在川崎病起病之初发生,多见于7个月以内年幼的非亚裔患儿,常伴巨型冠状动脉瘤或有末梢动脉瘤(特别是腋动脉),虽然可用水杨酸类、静脉输入丙种球蛋白、前列腺素 E 或交感神经阻滞药及溶栓抗凝治疗,仍有相当一部分病例需截指(趾),甚或截肢。

五、实验室及辅助检查

由于川崎病的病因不明,尚缺乏特异的检查方法。现将可供诊断参考的检查项目分述如下:

典型病例急性期白细胞增高,核左移,偶有白细胞减少;可见轻度正细胞贫血,如发热期延长及发展为冠心病者贫血较重;起病 1 周内一般血小板正常,第 2～3 周时血小板增高,可超过 1 000/L,严重的冠心病和心肌梗死也可有血小板减少。C 反应蛋白增高,血沉增快可持续 4～6 周。病初有 2/3 可出现间歇性无菌性脓尿。抗核抗体及类风湿因子皆为阴性。急性期约一半患者有心电图异常,表现为 P-R 间期延长,左心室肥厚,异常 Q 波,室性心律失常,非特异性 ST-T 改变。二维超声可用来检查心室和瓣膜的功能,冠状动脉血管情况以及是否有心包积液。

六、诊断

川崎病的诊断标准:①发热至少 5 天(如有其他典型症状出现,有经验的医师也可在发热 5 天前诊断),抗生素治疗无效。②符合以下临床标准 5 项中之 4 项:双侧结膜充血,但不伴有渗出;口腔黏膜改变如红斑、干燥、唇裂、咽部充血、草莓舌;手与足的改变:急性期红肿,亚急性期指甲周围脱皮;主要在躯干出现的皮疹、丘疹、多形性红斑、猩红热样疹;颈淋巴结肿大,单个结节直径常大于 1.5 cm。③不能以其他疾病过程来解释。如果患者原因不明的发热 5 天以上,且满足 5 条临床标准中的 4 条,则可诊为川崎病。若患者有超声波或动脉造影证实的冠状动脉血管异常,并有发热,满足临床标准 5 条中的 3 条也可诊为川崎病。

七、鉴别诊断

常需与川崎病鉴别的疾病有以下几种。

(一)麻疹

一般在发热第 4 天发疹,常始于面部耳后,可有融合。出疹同时发热、卡他症状及咳嗽加重,皮疹消退后留有浅褐色色素沉着,口腔黏膜有 Koplik 斑。川崎病之皮疹在躯干四肢为著,典型者会阴皮疹明显,疹退无色素沉着,两病皆可有手足肿,白细胞、血沉在川崎病时增高,麻疹无并发症时白细胞低。

(二)中毒性休克综合征

本病伴有低血压。而川崎病引起心源性休克血压降低是罕见的。某些感染,如葡萄球菌感染伴有中毒性休克时血清肌酐磷酸激酶升高,而川崎病则无。

(三)猩红热

本病有发热、皮疹,为 A 族链球菌感染,咽喉炎很重,对青霉素敏感,用药后 24～48 小时常可见体温下降,而川崎病用抗生素无效。

(四)婴儿型结节性动脉炎

与川崎病有诸多相似之处,但川崎病病程短,预后相对较好,有手足受累,两病相互关系待研究。

八、治疗

(一)急性期与亚急性期的治疗

川崎病尚无特效疗法,主要为对症治疗。阿司匹林和大剂量丙种球蛋白静脉注射在起病 7～10 天内尽早开始治疗可获得较为满意的疗效。

阿司匹林的主要作用是抑制环氧化酶,使前列腺素生成受抑制,阻断血小板产生血栓素 A_2,

防止血小板聚集,血栓形成,有抗炎及抗凝作用。阿司匹林在急性期总量 $80\sim100$ mg/(kg·d) [日本的用量较少,为 $30\sim50$ mg/(kg·d)],分为每 6 h 1 次口服。病后第 14 天左右,热退可减量至 $3\sim5$ mg/(kg·d),每天 1 次口服。川崎病急性期,阿司匹林的吸收减少,清除增高,故一般无须测定血药浓度。阿司匹林能使发热及其他症状缓解。其不良反应有氨基转移酶升高,胃炎,暂时失声,罕见的瑞氏(Reye)综合征。低清蛋白血症时上述不良反应更易出现。

1984 年 Furusho 等首先报道静脉注射免疫球蛋白可减低冠状动脉瘤的发生。美国国立卫生研究院做了 7 个中心系列研究,肯定了静脉注射免疫球蛋白的疗效。提出川崎病病初的 10 天内应一次性予静脉注射丙种球蛋白 2 g/kg,在 $10\sim12$ h 内静脉滴注,并合用阿司匹林 $80\sim100$ mg/(kg·d)。阿司匹林用法如上述。该疗法与单用阿司匹林相比,缩短了发热病程,急性期反应物迅速恢复正常。疾病确诊较晚而仍有发热,有炎症进展表现或者已有冠状动脉扩张都是应用静脉注射免疫球蛋白的适应证。约 10% 的患者用静脉注射免疫球蛋白后 48 小时可仍有发热,鉴于发热时期长是严重冠状血管病的高危因素,故有主张可重复静脉用丙种球蛋白(IVIG)。对第二次用静脉注射免疫球蛋白后仍有发热的少数患者,个别报道可用激素冲击治疗,然而日本早有激素可使川崎病之冠状血管病加重的报道。以往用丙种球蛋白 400 mg/(kg·d)在 $2\sim4$ h 内静脉滴注,共用 4 天,近年来认为丙种球蛋白 2 g/kg,在 $10\sim12$ 小时内静脉滴注,仅用 1 次,疗效优于前者。静脉注射丙种球蛋白治疗的机制为阻断免疫反应之血管损伤,提供了特异抗体和抗毒素。静脉注射丙种球蛋白可使急性期的血管炎的威胁减轻,也有一定远期效果。可改善心肌功能,改善川崎病可能并发的高脂血症。1984 年以前 20% 的川崎病患儿预期会发生冠状动脉瘤,2% 死于此病。静脉注射丙种球蛋白可使冠状动脉病变由 $20\%\sim25\%$ 减少到 $2\%\sim4\%$。静脉注射免疫球蛋白的价格昂贵,但不良反应一般较轻微,偶有发热、头疼与皮疹,也有报道发生无菌性脑膜炎、溶血及 DIC,可能因为免疫球蛋白内有抗体存在。

在未用静脉注射丙种球蛋白的时代曾用血浆置换治疗,该治疗不会使病情加重,但技术复杂,对严重的且其他药物治疗无效的病例可考虑作为抢救治疗的一种方法。

近年还有报道用己酮可可碱与皮质激素作为川崎病的辅助治疗或抢救治疗,但临床疗效有待于进一步研究。

有报道 TNF-α 阻滞药在本病的治疗中有效,但仍须随机对照临床试验进一步验证。

(二)急性期以后的治疗

如果病程达到 $6\sim8$ 周时,血沉与心电图均正常且无并发症者,可停阿司匹林。有冠状动脉扩张和动脉瘤形成应继续用阿司匹林,或加双嘧达莫 1 mg/(kg·d)。有小的和中等大小的冠状动脉瘤需长期用阿司匹林,直至冠状动脉病变消退。一般不用限制活动,但不要做比赛等剧烈活动。若是未经免疫过的川崎病患儿长期用阿司匹林又接触水痘应及时停用阿司匹林。IVIg 后 $6\sim11$ 个月应避免用胃肠道外的活病毒疫苗(麻疹、风疹、腮腺炎、水痘疫苗),因为特异的病毒抗体可以干扰疫苗的免疫反应。对血栓高危患者可将阿司匹林暂时改为其他抗血小板药如双嘧达莫 $2\sim6$ mg/(kg·d),分 3 次服。对大的冠状动脉瘤可酌情用诸如华法林等抗凝剂。如有冠状动脉阻塞应做血管造影等,必要时做旁路移植手术。在日本有报道 168 例川崎病用动脉移植片或静脉移植片做了旁路移植手术,85 个月后开放率分别为 77% 及 46%。已有少数川崎病患者做过心脏移植。

九、预后

由于及时诊断,合理治疗,川崎病预后良好,即使有冠状动脉受累,经随诊治疗,大部分病情经过良好。日本 20 世纪 70 年代报道川崎病死亡率为 1%～2%。此后由于治疗得当死亡率已降至 0.08%。各国各地对川崎病死亡率的报道不完全一致,如奥克兰为 6%、瑞典为 2%、不列颠群岛为 3.7%。突然死亡往往发生于临床症状改善后起病第 3～4 周内,也有报道为 2～12 周。死亡主要是冠状动脉瘤部位的冠状血管栓塞,引起大面积心肌梗死所致。在一组随诊 10～21 年的病例中,1.9% 有冠状动脉瘤致狭窄,有 1.2% 的患者需要做冠状动脉旁路移植手术。由于川崎病后遗症致缺血性冠心病的青年人病例也有报道。由于自认识本病至今仅有十余年,故川崎病急性期血脂异常是否长期持续存在尚不完全清楚,儿童期患川崎病是否增加成年人动脉硬化的危险也有待研究。因此即使无冠状动脉受累,对川崎病也应定期随访,建议一般在病后1～2年内,每 3～6 个月复查 1 次,2 年后每年复查 1 次。

(宋晓燕)

第十一章

血液科疾病

第一节　急性白血病

急性白血病(AL)是一组起源于造血干细胞的恶性克隆性疾病。不成熟的造血细胞大量增殖并蓄积于骨髓和外周血,导致正常造血受抑,同时可浸润肝、脾、淋巴结等组织器官,临床表现为一系列浸润征象。病情发展迅速,如不及时治疗,通常数月内死亡。

一、分类

AL 分为急性髓系白血病(AML)和急性淋巴细胞白血病(ALL)两大类。

(一)AL 法美英(FAB)分型

1.AML 的 FAB 分型

M_0(急性髓系白血病微分化型,minimally differentiated AML):骨髓原始细胞>30%,无嗜天青颗粒及 Auer 小体,核仁明显,髓过氧化物酶(MPO)及苏丹黑 B 阳性细胞<3%;电镜下MPO 阳性;CD_{33} 或 CD_{13} 等髓系标志可呈阳性,淋巴系抗原常为阴性,血小板抗原阴性。

M_1(急性粒细胞白血病未分化型,AML without maturation):原粒细胞(Ⅰ型+Ⅱ型,原粒细胞质中无颗粒为Ⅰ型,出现少数颗粒为Ⅱ型)占骨髓非红系有核细胞(NEC,指不包括浆细胞、淋巴细胞、组织嗜碱性细胞、巨噬细胞及所有红系有核细胞的骨髓有核细胞计数)的 90% 以上,其中至少 3% 以上的细胞为 MPO 阳性。

M_2(急性粒细胞白血病部分分化型,AML with maturation):原粒细胞占骨髓 NEC 的30%~89%,其他粒细胞>10%,单核细胞<20%。

我国将 M_2 又分为 M_{2a} 和 M_{2b},后者由我国学者提出,特点为骨髓中原始及早幼粒细胞增多,但以异常的中性中幼粒细胞为主,有明显的核浆发育不平衡,核仁常见,此类细胞>30%。

M_3(急性早幼粒细胞白血病,acute promyelocytic leukemia,APL):骨髓中以颗粒增多的早幼粒细胞为主,此类细胞在 NEC 中>30%。

M_4(急性粒-单核细胞白血病,acute myelomonocytic leukemia,AMML):骨髓中原始细胞占NEC 的 30% 以上,各阶段粒细胞占 30%~80%,各阶段单核细胞>20%。

M_4Eo(AML with eosinophilia):除上述 M_4 型的特点外,嗜酸性粒细胞在 NEC 中>5%。

M_5(急性单核细胞白血病,acute monocytic leukemia,AMoL):骨髓 NEC 中原单核、幼单核及单核细胞≥80%。原单核细胞≥80%为 M_{5a},<80%为 M_{5b}。

M_6(红白血病,erythroleukemia,EL):骨髓中幼红细胞≥50%,NEC 中原始细胞(Ⅰ型＋Ⅱ型)≥30%。

M_7(急性巨核细胞白血病,acute megakaryoblastic leukemia,AMeL):骨髓中原始巨核细胞≥30%。血小板抗原阳性,血小板过氧化物酶阳性。

2.ALL 的 FAB 分型

L_1:原幼淋巴细胞以小细胞(直径≤12 μm)为主,细胞质少,核型规则,核仁小而不清楚。

L_2:原幼淋巴细胞以大细胞(直径>12 μm)为主,细胞质较多,核型不规则,常见凹陷或折叠,核仁明显。

L_3:原幼淋巴细胞以大细胞为主,大小一致,胞浆多,内有明显空泡,细胞质嗜碱性,染色深,核型规则,核仁清楚。

(二)AL 世界卫生组织(WHO)分型

WHO 分型是基于 FAB 分型,结合形态学(morphology)、免疫学(immunology)、细胞遗传学(cytogenetics)和分子生物学(molecular biology)制订而成的,即所谓的 MICM 分型,其更能适合现代 AL 治疗策略的制定。

1.AML 的 WHO 分型(2008 年)

(1)伴重现性遗传学异常的 AML:①AML 伴 t(8;21)(q22;q22);RUNX1-RUNX1T1;②AML伴 inv(16)(p13.1q22)或 t(16;16)(p13.1;q22);CBFβ-MYH11;③APL 伴 t(15;17)(q22;q12);PML-RARα;④AML 伴 t(9;11)(p22;q23);MLL-MLLT3;⑤AML 伴 t(6;9)(p23;q34);DEK-NUP214;⑥AML 伴 inv(3)(q21q26.2)或 t(3;3)(q21;q26.2);RPN1-EVI1;⑦AML(原始巨核细胞性)伴 t(1;22)(p13;q13);RBM15-MKL1;⑧AML 伴 NPM1 突变(暂命名);⑨AML伴 CEBPA 突变(暂命名)。

(2)AML 伴骨髓增生异常相关改变。

(3)治疗相关的 AML。

(4)非特殊类型 AML(AML,NOS):①AML 微分化型;②AML 未分化型;③AML 部分分化型;④急性粒单核细胞白血病;⑤急性单核细胞白血病;⑥急性红白血病;⑦急性巨核细胞白血病;⑧急性嗜碱性粒细胞白血病;⑨急性全髓增生伴骨髓纤维化。

(5)髓系肉瘤。

(6)Down 综合征相关的髓系增殖:①短暂性异常骨髓增殖(TAM);②Down 综合征相关的髓系白血病。

(7)母细胞性浆细胞样树突细胞肿瘤。

2.ALL 的 WHO 分型(2008 年)

(1)前体 B 细胞 ALL(B-ALL):①非特殊类型的 B-ALL(B-ALL,NOS);②伴重现性遗传学异常的B-ALL:B-ALL 伴 t(9;22)(q34;q11),BCR/ABL;B-ALL 伴 t(v;11q23),MLL 重排;B-ALL伴 t(12;21)(p13;q22),TEL-AML1(ETV6-RUNX1);B-ALL 伴超二倍体;B-ALL 伴亚二倍体;B-ALL 伴 t(5;14)(q31;q32),IL3-IGH;B-ALL 伴 t(1;19)(q23;p13),E2A-PBX1

（TCF3-PBX1）。

（2）前体 T 细胞 ALL（T-ALL）。

（3）Burkitt 型白血病。

二、临床表现

起病急缓不一。临床表现主要与正常造血受抑和白血病细胞浸润有关,多无特异性。

（一）正常骨髓造血功能受抑表现

白血病细胞大量增殖后,抑制了骨髓中正常白细胞（WBC）、血小板（PLT）和红细胞的生成,从而引起相关表现。

1.发热

半数患者以发热为早期表现,主要与粒细胞缺乏所致的感染或白血病本身发热有关,但后种情况多≤38.5 ℃。热度从低热至高热不等,热型不定。常见感染部位有上呼吸道、肺部、口腔、肛周及全身（败血症）等。因正常 WBC 减少,局部炎症症状可以不典型。最常见的致病菌为革兰阴性杆菌,其次为革兰阳性球菌。因伴有免疫功能缺陷,还可能出现病毒、真菌及卡氏肺孢子菌感染等。

2.出血

40％患者以出血为早期表现,主要与 PLT 减少和凝血功能异常有关。表现为皮肤瘀点瘀斑、鼻出血、牙龈出血、月经过多等。颅内出血可出现头痛、呕吐、双侧瞳孔不对称,甚至昏迷、死亡。约 62％的 AL 患者死于出血,其中 87％为颅内出血。弥散性血管内凝血（DIC）常见于APL,表现为全身广泛性出血;ALL 少见。

3.贫血

半数患者就诊时已有重度贫血,尤其是继发于骨髓增生异常综合征（MDS）者。多呈正常细胞性贫血,进行性加重。表现为面色苍白、虚弱、头昏甚至呼吸困难等。年老体弱患者可诱发心血管症状。

（二）白血病细胞增殖浸润表现

1.淋巴结和肝大、脾大

淋巴结肿大多见于 ALL。以颈、腋下和腹股沟等处多见,一般无触痛和粘连,质地中等。可有轻至中度肝大、脾大,除非是继发于骨髓增殖性肿瘤（如慢性髓性白血病,CML）,否则巨脾罕见。

2.骨骼和关节

常有胸骨下端的局部压痛,提示骨髓腔内白血病细胞过度增殖,具有一定特异性。白血病细胞浸润至骨膜、骨和关节会造成骨骼和关节疼痛,儿童多见。骨髓坏死时可引起骨骼剧痛。

3.粒细胞肉瘤

2％～14％的 AML 患者出现粒细胞肉瘤,又称绿色瘤,因原始细胞聚集于某一部位,富含的MPO 使切面呈绿色而得名。常累及骨膜,尤其是眼眶部,引起眼球突出、复视或失明。

4.口腔和皮肤

牙龈浸润时会出现牙龈增生和肿胀;皮肤浸润时呈蓝灰色斑丘疹或皮肤粒细胞肉瘤,局部皮肤隆起变硬,多见于 M_4 和 M_5。部分患者具有 Sweet 综合征表现:发热、肢端皮肤红色斑丘疹或结节,皮肤组织病理检查见皮层大量成熟中性粒细胞浸润。

5.中枢神经系统白血病(central nervous system leukemia,CNSL)

多见于儿童、高白血病细胞、ALL 和 M_5 患者,常发生在缓解期,少数以 CNSL 为首发表现。临床无症状或出现头痛、恶心、呕吐、颈项强直、抽搐及昏迷等。脊髓浸润可发生截瘫,神经根浸润可产生各种麻痹症状。由于化疗药物难以透过血脑屏障,隐藏于 CNS 的白血病细胞不能有效杀灭,从而导致髓外复发。

6.胸腺

约 10% 的 ALL 患者有前纵隔(胸腺)肿块,多见于 T-ALL。巨大的前纵隔肿块压迫大血管和气管,还会引起上腔静脉压迫综合征或上纵隔综合征,出现咳嗽、呼吸困难、发绀、颜面水肿、颅内压增高等表现。

7.睾丸

常为单侧、无痛性肿大,多见于 ALL 化疗缓解后的男性幼儿或青年,是除 CNSL 外又一重要的髓外复发的部位。

8.其他

胸膜、肺、心、消化道、泌尿系统等均可受累,可无临床表现。儿童患者的扁桃体、阑尾或肠系膜淋巴结被浸润时,常误诊为外科疾病。

三、实验室检查

(一)血常规

大部分患者 WBC 数增高。$10 \times 10^9/L$ 以上者称为白细胞增多性白血病;$100 \times 10^9/L$ 以上者称高白细胞性白血病。也有不少患者 WBC 计数正常或减少,低者可低于 $1.0 \times 10^9/L$,称为白细胞不增多性白血病。血片分类检查常见原始和(或)幼稚细胞,但白细胞不增多性病例可能阙如。伴有不同程度的贫血,少数病例血片上红细胞大小不等,可找到幼红细胞。约 50% 的患者 PLT $< 60 \times 10^9/L$。

(二)骨髓细胞学检查

骨髓细胞形态学检查是诊断 AL 的基础。骨髓增生多明显活跃或极度活跃,约 10% 的 AML 增生低下,称为低增生性 AL。原始细胞占全部骨髓有核细胞≥30%(FAB 分型标准)或≥20%(WHO 分型标准)。多数病例骨髓细胞学检查中白血病性的原幼细胞显著增多,而较成熟的中间阶段细胞阙如,并残留少量成熟粒细胞,形成"裂孔"现象。正常的巨核细胞和幼红细胞减少。Auer 小体常见于急性髓系白血病,有时可见于 AML M_4 和 M_5 白血病细胞,但不见于 ALL。

(三)细胞化学

将细胞学和化学相结合,在结构完整的白血病细胞中原位显示其化学成分和分布状况,为鉴别各类 AL 提供重要依据。常见反应见表 11-1。

表 11-1　常见 AL 类型鉴别

鉴别要点	急淋白血病	急粒白血病	急性单核细胞白血病
过氧化物酶(POX)	(一)	分化差的原始细胞(一)~(+)	
	分化好的原始细胞(+)~(+++)	(一)~(+)	

(续表)

鉴别要点	急淋白血病	急粒白血病	急性单核细胞白血病
糖原反应(PAS)	(+)成块或颗粒状	弥漫性淡红色(-)(+)	弥漫性淡红色或细颗粒状(-)/(+)
非特异性酯酶(NSE)	(-)	NaF抑制不敏感(-)～(+)	能被NaF抑制(+)
碱性磷酸酶(AKP/NAP)	增加	减少或(-)	正常或增加

(四)免疫学

根据白血病细胞表达的系列相关抗原确定其来源,如淋巴系 T/B、粒-单系、红系、巨核系,后三者统称为髓系。白血病免疫分型欧洲组(EGIL)提出了免疫学积分系统,将 AL 分为四型:①急性未分化型白血病(AUL),髓系和 T 或 B 系抗原积分均≤2。②急性混合细胞白血病或急性双表型(白血病细胞同时表达髓系和淋巴系抗原)或双克隆(两群来源于各自干细胞的白血病细胞分别表达髓系和淋巴系抗原)或双系列(除白血病细胞来自同一干细胞外余同双克隆型)白血病,髓系和 B 或 T 淋巴系积分均>2。③伴有髓系抗原表达的 ALL(My+ALL),T 或 B 淋巴系积分>2 同时髓系抗原表达,但积分≤2,和伴有淋巴系抗原表达的 AML(Ly+AML);髓系积分>2 同时淋巴系抗原表达,但积分≤2。④单表型 AML,表达淋巴系(T 或 B)者髓系积分为 0,表达髓系者淋巴系积分为 0。

特定的免疫表型与细胞形态、染色体改变存在一定的相关性:如高表达 CD_34 和 CD117 的白血病细胞往往分化较差;伴 t(8;21)的 AML 常伴有 B 细胞表面标志 CD19 和 CD79a;M3 细胞 CD_{13} 和 CD_{33} 强阳性,而 HLA-DR 表达缺失。

(五)细胞遗传学和分子生物学

半数以上 AL 患者存在染色体核型异常。AML 最常见的染色体改变为 t(15;17)、t(8;21)、inv(16)、+8、+21 等;而成人 ALL 中最常见的是 Ph 染色体。许多染色体异常伴有特定基因的改变。例如,M3t(15;17)(q22;q21)系 15 号染色体上的 PML(早幼粒白血病基因)与 17 号染色体上 RARα(维 A 酸受体基因)形成 PML/RARα 融合基因。此外,某些 AL 还存在 N-RAS 癌基因点突变、活化,抑癌基因 P53、Rb 失活等。

(六)血液生化改变

血清乳酸脱氢酶可增高,AML 中 M_4 和 M_5 多见,但增高程度不如 ALL。血和尿中尿酸浓度增高,尤其是化疗期间。M_5 和 M_4 血清和尿溶菌酶活性增高,而 ALL 常降低。如发生 DIC 或纤溶亢进,则相应的凝血检测异常。合并 CNSL 时,脑脊液压力增高,WBC 增多($>0.01×10^9$/L),蛋白质增多(>450 mg/L),而糖定量减少,涂片中可找到白血病细胞。脑脊液清浊度随所含的细胞数而异。

四、诊断和鉴别诊断

(一)诊断

根据临床表现、血常规和骨髓细胞学检查特点诊断 AL 一般不难。但应尽可能完善初诊患者的 MICM 检查,综合判断患者预后并制定相应的治疗方案。

(二)鉴别诊断

1.类白血病反应

类白血病反应表现为外周血 WBC 增多,涂片可见中、晚幼粒细胞;骨髓粒系左移,有时原始细胞会增多。但类白血病有原发病,血液学异常指标随原发病的好转而恢复;NAP 活力显著增高;无 Auer 小体。

2.MDS

MDS 的 RAEB 型外周血和骨髓中均可出现原始和(或)幼稚细胞,但常伴有病态造血,骨髓中原始细胞<20%,易与 AL 鉴别。

3.再生障碍性贫血(AA)及特发性血小板减少性紫癜(ITP)

主要与 WBC 不增多性白血病相区别。根据 AL 的临床浸润征象和骨髓检查不难鉴别。

4.传染性单核细胞增多症(infectious monocytosis,IM)

临床表现类似,如发热、淋巴结和肝大、脾大等。外周血出现大量异形淋巴细胞,但形态不同于原始细胞;血清中嗜异性抗体效价逐步上升;可检测出 EB 病毒标志物;病程短,为自限性疾病。

五、治疗

AL 确诊后根据 MICM 结果进行预后分层,结合患者基础状况、自身意愿和经济能力等,制定个体化治疗方案并及早治疗。治疗期间,建议留置深静脉导管。适合造血干细胞移植(HSCT)的患者尽早行 HLA 配型。

(一)抗白血病治疗

1.治疗策略

诱导缓解治疗:抗白血病治疗的第一阶段,主要是联合化疗使患者迅速获得完全缓解(complete remission,CR)。CR 定义为白血病的症状和体征消失,外周血中性粒细胞绝对值$\geq 1.5 \times 10^9$/L,PLT$\geq 100 \times 10^9$/L,白细胞分类中无白血病细胞;骨髓原粒细胞(原单＋幼单核细胞或原淋＋幼淋巴细胞)$\leq 5\%$,M_3 则要求原粒＋早幼粒细胞$\leq 5\%$且无 Auer 小体,红细胞及巨核细胞系正常,无髓外白血病。理想的 CR 状态,白血病免疫学、细胞遗传学和分子生物学异常均应消失。

缓解后治疗:争取患者的长期无病生存(DFS)和痊愈。初治时体内白血病细胞数量$10^{10} \sim 10^{12}$,诱导缓解达 CR 时,体内仍残留白血病细胞,称为微小残留病(minimal residual disease,MRD),数量为$10^8 \sim 10^9$,所以必须进行 CR 后治疗,以防复发。包括巩固强化治疗和维持治疗。

2.AML 的治疗

诱导缓解(除 M_3):最常用的是阿糖胞苷(Ara-C)联合蒽环/蒽醌类药物组成的"3＋7"方案:蒽环/蒽醌类药物,静脉注射,第 1~3 天;联合 Ara-C 100~200 mg/($m^2 \cdot d$),静脉滴注,第 1~7 天。蒽环/蒽醌类药物主要有柔红霉素(DNR)、米托蒽醌(MIT)和去甲氧柔红霉素(IDA),其中 DNR 最为常用。提高蒽环/蒽醌类药物剂量或采用高剂量 Ara-C(HD Ara-C)不能提高 CR 率,但对延长缓解期有利。国内采用生物酯碱-高三尖杉酯碱(HHT)联合 Ara-C 诱导治疗 AML,CR 率为60%~65%(表 11-2)。

表 11-2　急性白血病常用联合化疗方案

方案	药物	剂量和用法
DA	柔红霉素	45 mg/(m² · d),静脉注射,第 1～3 天
	阿糖胞苷	Ara-C 100～200 mg/(m² · d),静脉滴注,第 1～7 天
MA	米托蒽醌	8～12 mg/(m² · d),静脉注射,第 1～3 天
	阿糖胞苷	Ara-C 100～200 mg/(m² · d),静脉滴注,第 1～7 天
IA	去甲氧柔红霉素	12 mg/(m² · d),静脉注射,第 1～3 天
	阿糖胞苷	Ara-C 100～200 mg/(m² · d),静脉滴注,第 1～7 天
HA	高三尖杉酯碱	3～4 mg/(m² · d),静脉滴注,第 5～7 天
	阿糖胞苷	Ara-C 100～200 mg/(m² · d),静脉滴注,第 1～7 天
VP	长春新碱	2 mg,每周静脉注射 1 次
	泼尼松	1 mg/(kg · d),分次口服,连用 2～3 周
DVLP	柔红霉素	30 mg/(m² · d),静脉滴注,每 2 周第 1～3 天,共 4 周
	长春新碱	2 mg,每周第 1 天静脉注射,共 4 周
	左旋天冬酰胺酶	10 000 U/d,静脉滴注,第 19 天开始,连用 10 天
	泼尼松	1 mg/(kg · d),分次口服,连用 4 周
Hyper-CVAD		
A 方案	环磷酰胺	300 mg/(m² · 12 小时),静脉注射 3 小时,第 1～3 天
	长春新碱	2 mg/d,静脉注射,第 4 天、11 天
	阿霉素	50 mg/(m² · d),静脉注射,第 4 天
	地塞米松	40 mg,口服或静脉滴注,第 1～4 天、第 11～14 天
B 方案	甲氨蝶呤	1 g/m²,静脉滴注,第 1 天
	阿糖胞苷	3 g/m²,每 12 小时 1 次,共 4 次,第 2～3 天

诱导化疗后早期(＋7 天)复查骨髓细胞学检查,根据残留白血病水平和骨髓增生程度及时调整治疗强度,有利于提高诱导缓解率。

1 个疗程获 CR 者 DFS 高,而 2 个疗程诱导才达 CR 者 5 年 DFS 仅 10％。2 个标准疗程仍未 CR 者,提示患者存在原发耐药,需更换方案,是进行异基因 HSCT 的适应证。

M_3 诱导缓解治疗:全反式维 A 酸(ATRA)25～45 mg/(m² · d)口服直至缓解。治疗机制与 ATRA 诱导带有 PML-RARα 融合基因的早幼粒白血病细胞分化成熟有关。ATRA 联合化疗可提高 CR 率、降低维 A 酸综合征(retinoic acid syndrome,RAS)的发生率和病死率。RAS 多见于 M_3 单用 ATRA 诱导过程中,发生率 3％～30％,可能与细胞因子大量释放和黏附分子表达增加有关。临床表现为发热、体重增加、肌肉骨骼疼痛、呼吸窘迫、肺间质浸润、胸腔积液、心包积液、水肿、低血压、急性肾衰竭等。初诊时 WBC 较高或治疗后迅速上升者易发生 RAS。治疗包括暂停 ATRA、吸氧、利尿、高剂量地塞米松(10 mg,静脉注射,每天 2 次)和化疗等。M_3 合并出血者可输注新鲜冰冻血浆和血小板。国内 ATRA＋砷剂±化疗也可作为 M_3 一线诱导治疗。

缓解后治疗:①初诊时白血病细胞高,伴髓外病变,M_4/M_5,存在 t(8;21)或 inv(16)、CD_7^+ 和 CD_{56}^+,或有颅内出血者,应在 CR 后做脑脊液检查并鞘内预防性用药。②AML 比 ALL 的治疗时段明显缩短。但 M3 用 ATRA 获得 CR 后，仍需化疗、ATRA 以及砷剂等药物交替维持治疗 2～3 年。AML CR 后可采用 HD Ara-C 方案（2～3 g/m²，每 12 小时 1 次，静脉滴注 3 小时）巩固强化，连用 6～8 个剂量，单用或与安吖啶、MIT、DNR、IDA 等联用。伴有累及 CBF 融合基因的 AML 适用 HD Ara-C 巩固强化至少 3～4 个疗程，长期维持治疗已无必要。

建议：①高危组首选异体 HSCT；②低危组首选 HD AraC 为主的联合化疗；③中危组，HSCT 和化疗均可采用。自体 HSCT（auto-HSCT）适用于部分中低危组患者。

通过多色流式细胞术、定量 PCR 等技术监测患者体内 MRD 水平是预警白血病复发的重要方法。巩固治疗后 MRD 持续高水平或先降后升，往往提示复发高风险。

复发、难治性 AML 的治疗：约 20％患者标准方案不能获得 CR1，同时很多患者 2 年内会复发，此类患者仍缺乏有效的治疗方式。异基因 HSCT（allo-HSCT）是唯一可能获得长期缓解的治疗措施，移植前通过挽救方案获得缓解有利于提高移植疗效。具体方案选择：①HD Ara-C 联合化疗：年龄 55 岁以下、身体状况及支持条件较好者，可选用。②新型药物联合化疗：新型烷化剂-cloretazine、核苷酸类似物-氯法拉滨、髓系单克隆抗体以及靶向药物如 FLT-3 抑制剂等。③年龄偏大或继发性 AML 可采用预激方案化疗（如粒细胞集落刺激因子 G-CSF＋阿克拉霉素＋Ara-C）。M₃ 复发者用砷剂治疗仍有效。allo-HSCT 后复发患者可尝试供体淋巴细胞输注（DLI）、二次移植等。

3.ALL 的治疗

诱导缓解：长春新碱（VCR）和泼尼松（P）组成的 VP 方案，仍是 ALL 诱导缓解的基本方案，能使 50％成人 ALL 获得 CR，但易复发，CR 期 3～8 个月。DVLP 方案现为 ALL 诱导的推荐标准方案［DNR＋VCR＋左旋门冬酰胺酶（L-ASP）＋P］，CR 率为 75％～92％。DVLP 加用环磷酰胺（CTX）或 Ara-C，可提高 T-ALL 的 CR 率和 DFS。CTX 会致出血性膀胱炎，临床上常用美司钠预防。hyper-CVAD 作为 ALL 的诱导治疗，CR 率也可达 90％。高剂量甲氨蝶呤（HD-MTX）＋高剂量 CHOP（COPADM 方案）治疗成熟 B-ALL，CR 率为 70％～80％，DFS 为 50％。对于很高危的 Ph＋ALL 患者，诱导化疗期间联合伊马替尼，不仅提高 CR 率，还可减少继发耐药的发生。青少年和年轻成人 ALL 按照儿童治疗方案，酌情增加化疗药物的剂量会疗效更好。

缓解后治疗：缓解后的巩固强化和维持治疗十分必要。高危或很高危组 ALL 应首选 allo-HSCT。如未行 allo-HSCT，ALL 总疗程一般需 3 年。为克服耐药并在脑脊液中达到治疗药物浓度，HD AraC（1～3 g/m²）和 HD MTX（2～3 g/m²）已广为应用。HD MTX 可致严重的黏膜炎，故治疗的同时需加用亚叶酸钙解救。巯嘌呤（6-MP）和 MTX 联用是普遍采用的有效维持方案。30％～40％的成人 ALL 可生存 5 年以上。

CNSL 的防治：ALL 患者 CNSL 较常见，是最常见的髓外白血病。CNSL 防治措施有头颅放疗、鞘内注射化疗药物和高剂量全身化疗。预防一般采用后两种，通常在 ALL 缓解后开始鞘内注射 MTX。对未曾接受过照射的 CNSL 采用 HD Ara-C（或 HD MTX）化疗联合 CNS 照射（12～18 Gy），至少半数病例有效；或者可联合鞘内注射地塞米松、MTX 和/或 Ara-C。不过先前有照射史的 CNSL，鞘内给药的有效率仅 30％。

睾丸白血病治疗：药物疗效不佳，必须进行放射治疗，即使仅有单侧睾丸肿大也要进行双侧照射和全身化疗。

HSCT：auto-HSCT 复发率较高，对总体生存（OS）的影响并不优于高剂量巩固化疗，现正在被替代中。allo-HSCT 是目前唯一可能治愈 ALL 的手段，40％～65％患者长期存活。主要适应证:①复发难治性 ALL。②第二次缓解期(CR2)ALL:CR1 持续时间<30 个月或者 CR1 期 MRD 持续高水平。③CR1期高危或很高危 ALL:指伴有染色体畸变如 t(9;22)、t(4;11)、+8;初诊时 WBC>$30×10^9$/L 的前 B-ALL 和>$100×10^9$/L 的 T-ALL;达 CR 时间>4~6 周;诱导化疗 6 周后 MRD>10^{-2}且在巩固维持期持续存在或不断增高者。

ALL 复发治疗:骨髓复发最常见,髓外复发多见于 CNS 和睾丸。单纯髓外复发者多能同时检出骨髓 MRD,随之出现血液学复发;因此髓外局部治疗的同时,需进行全身化疗。ALL 一旦复发,不管采用何种化疗方案,CR2 期通常都较短暂(中位时间 2~3 个月),长期生存率<5%,应尽早考虑 allo-HSCT 或二次移植。

4.老年 AL 的治疗

60 岁以上的 AL 患者中,由 MDS 转化而来、继发于某些理化因素、耐药、重要器官功能不全、不良核型者多见,疗效近 30 年来未能取得明显进步,治疗更应强调个体化。多数患者化疗需减量用药,有条件的单位应鼓励患者加入临床研究。有 HLA 相合的同胞供体者可行降低强度预处理 HSCT(RIC-HSCT)。

(二)一般治疗

1.紧急处理高白细胞血症

循环血液中 WBC 数>$200×10^9$/L 时,患者可产生白细胞淤滞症,表现为呼吸困难、低氧血症、言语不清、颅内出血、阴茎异常勃起等,病理学显示白血病血栓梗死与出血并存。当血 WBC>$100×10^9$/L 时可使用血细胞分离机(APL 除外),快速清除过高的 WBC,同时给以化疗药物及水化碱化处理,预防高尿酸血症、酸中毒、电解质紊乱、凝血异常等并发症,减少肿瘤溶解综合征的发生风险。化疗药物可选用所谓化疗前短期预处理方案:AML 用羟基脲 1.5~2.5 g/6 h(总量 6~10 g/d),约 36 h;ALL 用地塞米松 10 mg/m²,静脉注射,联合或不联合其他化疗药物(如 CTX)。

2.防治感染

AL 患者常伴有粒细胞减少,特别是在化、放疗后,可持续相当长时间,同时化疗常致黏膜损伤,故患者宜住消毒隔离病房或层流病房,所有医护人员和探访者在接触患者之前应洗手、消毒。G-CSF 或粒-单核系集落刺激因子(GM-CSF)可缩短粒细胞缺乏期,适用于 ALL;对于老年、强化疗或伴感染的 AML 也可使用。如有发热,应积极寻找感染源并迅速经验性抗生素治疗,待病原学结果出来后调整抗感染药物。

3.成分输血

严重贫血可吸氧、输浓缩红细胞,维持 Hb 含量>80 g/L;但白细胞淤滞时不宜马上输注,以免增加血黏度。PLT 过低会引起出血,需输注单采血小板,维持 PLT 数≥$10×10^9$/L;合并发热和感染者可适当放宽输注指征。为预防输血反应及输血后移植物抗宿主病(GVHD)的发生,建议成分血经白细胞过滤并经辐照(约 25 Gy)处理灭活淋巴细胞后再输注。

4.代谢并发症

白血病细胞负荷较高者,尤其是在化疗期间,容易产生高尿酸血症、高磷血症和低钙血症等代谢紊乱,严重者会合并高钾血症和急性肾功能损害。因此临床上应充分水化(补液量>3 L/d,每小时尿量>150 mL/m²)、碱化尿液,同时予别嘌醇(每次 100 mg,每天 3 次)降低尿酸。无尿和少尿患者按急性肾衰竭处理。

(戴 芬)

第二节 缺铁性贫血

缺铁性贫血是指由于体内储存铁消耗殆尽、不能满足正常红细胞生成的需要而发生的贫血。在红细胞的产生受到限制之前,体内的铁储存已耗尽,此时称为缺铁。缺铁性贫血的特点是骨髓及其他组织中缺乏可染铁,血清铁蛋白及转铁蛋白饱和度均降低,呈现小细胞低色素性贫血。

一、流行病学

缺铁性贫血在生育年龄的妇女和婴幼儿中发病较多。据 WHO 1985 年报告,全球约 30% 的人患有贫血,其中至少半数(即 5 亿～6 亿)为缺铁性贫血。在大多数发展中国家里约有 2/3 的儿童和育龄妇女缺铁,其中 1/3 为缺铁性贫血。在发达国家也有 20% 的育龄妇女及 40% 左右的妊娠妇女患缺铁性贫血。北京协和医院于 1986－1990 年对河北、陕西、广东三省 1 851 名 7 岁以下儿童的调查发现缺铁及缺铁性贫血的发生率分别为 49.0% 和 15.3%。

二、铁的代谢

铁是人体必需的微量元素,存在于所有细胞内。在体内除主要参与血红蛋白的合成与氧的输送外,还参加体内的一些生物化学过程,包括线粒体的电子传递、儿茶酚胺代谢及 DNA 的合成。此外,约半数参加三羧酸循环的酶和辅酶均含有铁或需铁的存在。如铁缺乏,将会影响细胞及组织的氧化还原功能,造成人体多方面的功能紊乱。

(一)铁的分布

正常人体内铁的总量为 3～5 g(男性约为 50 mg/kg,女性约为 40 mg/kg)。其中近 2/3 为血红蛋白铁,与肌红蛋白、各种酶和辅酶因子中含的铁和血浆中运输的铁均是执行生理功能的铁。

1.血红蛋白铁

血红蛋白的功能是将氧从肺运送到体内各组织中及将各组织中的二氧化碳运送到肺。血红蛋白铁约占体内全部铁的 67.0%。铁在血红蛋白中的重量约占 0.34%,每 2 mL 血约含 1 mg 铁。

2.肌红蛋白铁

肌红蛋白铁约占全部铁的 4%。肌红蛋白的结构类似血红蛋白,见于所有的骨骼肌和心肌。肌红蛋白作为氧的储存所,保护肌细胞免受缺氧的损伤。

3.转运铁

转运中的铁是全身量最少(总量为 4 mg)然而也是最活跃的部分。转铁蛋白(Tf)24 小时内至少转运 8～10 次。转铁蛋白是由肝细胞及单核-巨噬细胞合成的 β_1 球蛋白,相对分子质量约为 (75 000～80 000)X10,其 678 个氨基酸序列已被阐明,基因位于 3 号染色体上。每个转铁蛋白可结合 2 个铁原子(Fe^{3+})。正常情况下,仅 1/3 转铁蛋白的铁结合点被占据。血浆中所有转铁蛋白结合点构成血浆总铁结合力(TIBC)。转铁蛋白的功能是将铁输送到全身各组织,将暂不用的铁送到储存铁处。

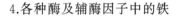

4.各种酶及辅酶因子中的铁

包括细胞色素 C、细胞色素 C 氧化酶、过氧化氢酶、过氧化物酶、色氨酸吡咯酶、脂氧化酶等血红素蛋白类以及铁黄素蛋白类，包括细胞色素 C 还原酶、NADH 脱氢酶、黄嘌呤氧化酶、琥珀酸脱氢酶和酰基辅酶 A 脱氢酶等。这部分铁虽然含量仅 6~8 mg，但对每一个细胞的代谢至关重要。这些酶的功能大多是可逆的转运或接受电子，是维持生命所需的重要物质。

5.易变池铁

易变池铁指铁离开血浆进入组织或细胞间，短暂结合于细胞膜或细胞间蛋白的铁容量。正常人易变池中铁的含量为 80~90 mg，占全部铁的 2.2%。

6.储存铁

包括铁蛋白和含铁血黄素。其功能是储存体内多余的铁，当身体需要时，仍可动用为功能铁。

铁蛋白为水溶性的氢氧化铁磷酸化合物与去铁蛋白结合而成，呈球形结构共 6 条通道使铁原子能出入，其内部可容纳 2 000 个铁原子。当铁最大饱和时其重量约为 800 000。去铁蛋白单体分重(H)型(分子量为 21 000)和轻(L)型(相对分子质量为 19 000)两种，混合组成去铁蛋白壳。H 型单体的去铁蛋白摄取铁较 L 型为快，但保留较少。血浆中、心脏及胎盘的去铁蛋白是以 H 型为主。L 型单体的去铁蛋白则相反，摄取铁较慢而保留较久，在肝及脾内的去铁蛋白主要是由 L 型单体组成。目前，人类铁蛋白的 H 型单体和 L 型单体的氨基酸序列均已被确定，其染色体位置分别在 11 号染色体及 19 号染色体上。铁蛋白的基因 DNA 位置也已阐明。

含铁血黄素是变性式聚合的铁蛋白，在显微镜下呈金黄色折光的颗粒或团块状，也可用瑞氏或普鲁氏蓝染色。含铁血黄素难溶于水，主要存在于单核-巨噬细胞中，其含铁量占其重量的 25%~30%，如果含铁血黄素大量堆积于体内其他的组织内，会损伤各系统组织的功能。

(二)铁的吸收

正常情况下，人体铁主要来源于食物。多数食物中都含有铁，以海带、木耳、香菇、肝、肉类、血制品及豆类中较丰富。成年人每天应从食物中摄取 1~2 mg 铁(食物铁的含量应为 10~20 mg)。铁的吸收部位主要在十二指肠和空肠上段的黏膜。当缺铁时，空肠远端也可以吸收。

铁经肠黏膜上皮的吸收是主动的细胞内运转。但当口服大量铁剂时，铁也可被动地弥散进入肠黏膜，故在误服大量铁剂时，肠道对铁的吸收会失去控制而发生急性铁中毒。极少量的肌红蛋白或血红蛋白铁可被直接吸收。大部分的血红蛋白须先经血红素加氧酶分解成铁及四吡咯后才被吸收。非血红素铁以二价的铁离子(Fe^{2+})形式或与铁螯合物结合(防止铁变成不易溶解的沉淀)而被吸收。这种与铁螯合物结合的铁在进入碱性环境中会重新解离出来而被吸收。

目前，对铁在肠道黏膜如何被吸收还不是十分清楚。一般认为食物进入肠道后，肠道黏膜细胞内的转铁蛋白分泌至肠腔内先与食物中的铁结合后，再与肠黏膜微绒毛上的转铁蛋白受体结合而进入肠黏膜细胞。在黏膜细胞内，Fe^{2+} 被铜蓝蛋白及其他亚铁氧化酶氧化为 Fe^{3+} 后，与细胞内的转铁蛋白结合，越过肠黏膜细胞细胞膜进入毛细血管网，剩余部分铁与细胞内的去铁铁蛋白结合形成铁蛋白，存留于细胞中。3~5 天后随肠黏膜细胞的更新脱落而排出体外。最近的研究认为，铁的吸收可能通过 DMT1(十二指肠金属转移蛋白，或 DCT1，十二指肠阳离子转移蛋白，负责将铁及其他重金属从肠腔转移到肠黏膜细胞内)及 HFE(位于十二指肠隐窝细胞膜上的转铁蛋白，与转铁蛋白受体结合存在，负责将铁从肠黏膜细胞转移到血浆)。

(三)铁的运转

进入血浆中的铁,与转铁蛋白结合后被带到骨髓及其他组织中去。血浆转铁蛋白是由肝细胞合成的 β_1 球蛋白,在血浆中的半衰期为 $8.0\sim10.4$ 天。血中浓度为 $2.5\ g/L$。转铁蛋白在氨基酸及碳酸盐的协同作用下,当 $pH>7$ 时才能与铁结合。每个转铁蛋白有两个结合铁的位点,可结合1个或2个铁离子(Fe^{3+})。带高铁的转铁蛋白在幼红细胞表面与转铁蛋白受体结合,通过胞饮作用进入细胞内。在 pH 条件改变成酸性($pH=5$)时,再度还原成 Fe^{2+},与转铁蛋白分离。Fe^{2+} 在线粒体上与原卟啉、珠蛋白合成血红蛋白,多余的铁以铁蛋白形式存于细胞内,可用亚铁氰化钾染成蓝色,这类幼红细胞称为铁粒幼细胞。与铁分离后的转铁蛋白及转铁蛋白受体接着被排出细胞外。转铁蛋白回到血浆后可再度行使转运铁的功能。转铁蛋白携带的是单铁或双铁,钙离子、细胞的磷酸化、细胞膜的胆固醇含量均可影响转铁蛋白与转铁蛋白受体的结合。

转铁蛋白受体(TfR)是一种细胞膜受体,在调节细胞铁的摄取中发挥着关键的作用,目前已可以用酶联法检测,是了解骨髓红系细胞增生的重要指标。正常人 80% 以上的 TfR 存于骨髓红系细胞上,红系各阶段细胞所表达的 TfR 数各不相同。原红细胞上可有 $800\ 000$ 个 TfR,到网织红细胞逐渐减少到每个细胞上只有 $100\ 000$ 个,成熟红细胞上则无 TfR。TfR 是由二硫键联结的双链跨膜糖蛋白,相对分子质量约为 $18\ 000$。其基因位于第 3 号染色体的长臂。TfR 与转铁蛋白的亲和力与转铁蛋白所结合的铁原子数量和 pH 有关。当 pH 为 7.0 时,转铁蛋白结合两个铁原子时,TfR 对转铁蛋白的亲和力最大。

(四)铁的储存

铁以铁蛋白和含铁血黄素的形式储存在骨髓、肝和脾的单核巨噬细胞中。在铁代谢平衡的情况下,每天进入和离开储存池的铁量很少。铁蛋白的铁(Fe^{3+})当机体需要时,先还原成 Fe^{2+},与络合剂结合后,从铁蛋白中释放出来。当体内铁负荷过多时,则以含铁血黄素的形式存在。含铁血黄素内的铁是以缓慢而不规则的方式重新返回细胞内铁代谢循环。

巨噬细胞有两型:一是肺泡型,它吞噬红细胞后即改变其中铁的储存形式,但不能把铁返回血液循环。这些铁永久储存或从肠道排出;另一种是网状内皮细胞型,多存在于肝、脾等器官中,这类吞噬细胞在吞噬红细胞后,红细胞中的铁很快又进入血浆中。

(五)铁的排泄

铁每天主要随胃肠道上皮细胞、胆汁等排出,泌尿生殖道及皮肤、汗液、脱落细胞也可丢失极少量的铁,总量约为 $1\ mg$。生育年龄妇女每天排出的铁为 $1.5\sim2.0\ mg$。当体内铁负荷过多时,每天可排出 $4\ mg$ 的铁。而在缺铁时,铁的排泄可减少 50%。

三、病因

人体内的铁是呈封闭式循环的。正常情况下,铁的吸收和排泄保持着动态的平衡,人体一般不会缺铁,只在需要增加、铁的摄入不足及慢性失血等情况下造成长期铁的负平衡才致缺铁。造成缺铁的病因可分为铁摄入减少和丢失过多两大类。

(一)铁摄入不足

成年男人及绝经后妇女每天铁的需要量约为 $1\ mg$,生育年龄的妇女($2\sim3\ mg$)及生长发育的青少年($1.5\sim2.0\ mg$)铁的需要增多。如膳食中铁含量丰富而体内储存铁量充足,一般极少会发生缺铁。铁摄入不足最常见的原因是食物中铁的含量不足、偏食或吸收不良。食物中的血红素铁容易被吸收,且不受食物组成及胃酸的影响。非血红素铁则需要先变成 Fe^{2+} 才能被吸收。

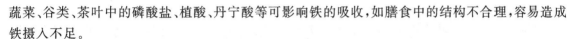

蔬菜、谷类、茶叶中的磷酸盐、植酸、丹宁酸等可影响铁的吸收,如膳食中的结构不合理,容易造成铁摄入不足。

造成铁摄入不足的其他原因是药物或胃肠疾病影响了铁的吸收,某些金属如镓、镁的摄入,制酸剂中的碳酸钙和硫酸镁,溃疡病时服用的 H_2 受体抑制剂等,均可抑制铁的吸收。萎缩性胃炎、胃及十二指肠手术后胃酸减少影响铁的吸收等,均是造成铁摄入不足的原因。

(二)铁丢失过多

正常人每天从胃肠道、泌尿道及皮肤上皮细胞中丢失的铁约为 1 mg。妇女在月经期、分娩和哺乳时有较多的铁丢失。临床上铁丢失过多在男性常是由于胃肠道出血,而女性则常是由于月经过多。

胃肠道出血常见原因是膈疝、食管静脉曲张、胃炎(药物及毒素引起)、溃疡病、溃疡性结肠炎、痔、动静脉畸形、息肉、憩室炎、肿瘤及钩虫感染。酗酒、服用阿司匹林及类固醇和非类固醇消炎药者,以及少见的血管性紫癜、遗传性毛细血管扩张症、维生素 C 缺乏病(坏血病)等,也常会有胃肠道的小量慢性失血。

其他系统的出血,见于泌尿系统肿瘤、子宫肌瘤、反复发作的阵发性睡眠性血红蛋白尿症和咯血、止血凝血障碍性疾病或服用抗凝剂等。

此外,妊娠期平均失血 1 300 mL(约 680 mg 铁)需每天补铁 2.5 mg。在妊娠的后 6 个月,每天需要补铁 3～7 mg。哺乳期铁的需要量增加 0.5～1.0 mg/d。如补充不足均会导致铁的负平衡。如多次妊娠则铁的需要量更要增加。

献血员每次献血 400 mL 约相当于丢失铁 200 mg。约 8% 的男性献血员及 23% 女性献血员的血清铁蛋白降低。如在短期内多次献血,情况会加重。

四、发病机制

铁是人体必需的微量元素,存在于所有生存的细胞内。铁除参与血红蛋白合成外,还参加体内的一些生物化学过程,如缺乏,将影响细胞的氧化还原功能,造成多方面的功能紊乱。

含铁酶的活性下降,影响细胞线粒体的氧化酵解循环。使更新代谢快的上皮细胞角化变性,消化系统黏膜萎缩,胃酸分泌减少。缺铁时,骨骼肌中的 2,3-磷酸甘油脱氢酶减少,易引起运动后乳酸堆积增多,使肌肉功能及体力下降。含铁的单胺氧化酶对一些神经传导剂(如多巴胺、去甲肾上腺素及 5-羟色胺等)的合成、分解起着重要的作用。缺铁时,单胺氧化酶的活性降低,可使神经的发育及智力受到影响。缺铁时过氧化氢酶和谷胱甘肽过氧化物酶活性降低,易致细胞膜氧化损伤,红细胞的变形性差,寿命缩短。此外,缺铁时血小板的黏附功能降低,抗凝血酶Ⅲ和纤维蛋白裂解物增加,严重时可影响止血功能。

发育中的红细胞需要铁、原卟啉和珠蛋白以合成血红蛋白。血红蛋白合成不足造成低色素性贫血。

五、临床表现

缺铁性贫血的临床表现是由贫血、缺铁的特殊表现及造成缺铁的基础疾病所组成。

(一)贫血症状

贫血的发生是隐伏的。症状进展缓慢,轻症患者常能很好地适应,并能继续从事工作。贫血的常见症状是头晕、头痛、乏力、易倦、心悸、活动后气短、眼花、耳鸣等。

(二)非贫血症状

缺铁的非贫血症状表现:儿童生长发育迟缓或行为异常,表现为烦躁、易怒、上课注意力不集中及学习成绩下降。异食癖是缺铁的特殊表现,也可能是缺铁的原因,其发生的机制不清楚。患者常控制不住地仅进食一种"食物",如冰块、黏土、淀粉等。铁剂治疗后可消失。

(三)缺铁的特殊表现

缺铁的特殊表现有口角炎、舌乳突萎缩、舌炎,严重缺铁者可有匙状指甲(反甲),食欲缺乏、恶心及便秘。欧洲的患者常有吞咽困难、口角炎和舌异常,称为 Plummer-Vinson 或 Paterson-Kelly 综合征,这种综合征可能与环境及基因有关。吞咽困难是由于在下咽部和食管交界处有黏膜网形成,偶可围绕管腔形成袖口样的结构,束缚着食管的开口。常需要手术破除这些黏膜网或扩张狭窄,单靠铁剂的补充无济于事。

(四)体征

体征除皮肤黏膜苍白、毛发干枯、口唇角化、指甲扁平、失光泽、易碎裂外,约 18% 的患者有反甲,约 10% 的缺铁性贫血患者脾脏轻度肿大,其原因不清楚,患者脾内未发现特殊的病理改变,在缺铁纠正后可消失。少数严重贫血患者可见视网膜出血及渗出。

六、实验室检查

(一)血常规

呈现典型的小细胞低色素性贫血(MCV<80 fl、MCH<27 pg、MCHC<30%)。红细胞指数改变的程度与贫血的时间和程度相关。红细胞宽度分布(RDW)在缺铁性贫血的诊断中意义很难定,正常为 13.4%±1.2%,缺铁性贫血为 16.3%(或>14.5%),特殊性仅为 50%~70%。血片中可见红细胞染色浅淡,中心淡染区扩大,大小不一。网织红细胞大多正常或轻度增多。白细胞计数正常或轻度减少,分类正常。血小板计数在有出血者常偏高,在婴儿及儿童中多偏低。

(二)骨髓细胞学检查

骨髓检查不一定需要,除非是需要与其他疾病的贫血相鉴别时。骨髓涂片表现增生活跃,幼红细胞明显增生。早幼红及中幼红细胞比例增高,染色质颗粒致密,胞质少,血红蛋白形成差。粒系和巨核细胞系正常。铁粒幼细胞极少或消失。细胞外铁阙如。

(三)生化检查

1.血清铁测定

血清铁降低[<8.95 $\mu mol/L$(50 $\mu g/dL$)],总铁结合力增高[>64.44 $\mu mol/L$(360 $\mu g/dL$)],故转铁蛋白饱和度降低。由于血清铁的测定波动大,影响因素较多,在判断结果时,应结合临床考虑。在妇女月经前2~3天,妊娠的后 3 个月,血清铁和总铁结合力均会降低,但不一定表示缺铁。

2.血清铁蛋白测定

血清铁蛋白低于 14 $\mu g/L$。但在伴有炎症、肿瘤及感染时可以增高,应结合临床或骨髓铁染色加以判断。缺铁性贫血患者骨髓红系细胞内及细胞外铁染色均减少或阙如。

3.红细胞游离原卟啉(FEP)测定

FEP 增高表示血红素合成有障碍,用它反映缺铁的存在,是较为敏感的方法。但在非缺铁的情况如铅中毒及铁粒幼细胞贫血时,FEP 也会增高。应结合临床及其他生化检查考虑。

4.红细胞铁蛋白测定

用放射免疫法或酶联免疫法可以测定红细胞碱性铁蛋白,反映体内铁储存的状况,如

<6.5 μg/红细胞,表示铁缺乏。此结果与血清铁蛋白相平行,受炎症、肿瘤及肝病的影响较小是其优点。但操作较复杂,尚不能作为常规使用。

(四)其他检查

为明确贫血的病因或原发病,尚需进行:多次大便潜血、尿常规检查,必要时还应进一步做肝肾功能检查,胃肠 X 线检查、胃镜检查及相应的生化、免疫学检查等。

七、诊断及鉴别诊断

(一)诊断

仔细询问及分析病史,加上体格检查可以得到诊断缺铁性贫血的线索,确定诊断还须有实验室证实。临床上将缺铁及缺铁性贫血分为缺铁、缺铁性红细胞生成及缺铁性贫血 3 个阶段。其诊断标准分别如下。

1.缺铁或称潜在缺铁

此时仅有体内储存铁的消耗。符合下列(1)再加上(2)或(3)中任何一条即可诊断。

(1)有明确的缺铁病因和临床表现。

(2)血清铁蛋白<14 μg/L。

(3)骨髓铁染色显示铁粒幼细胞<15%,细胞外铁阙如。

2.缺铁性红细胞生成

指红细胞摄入铁较正常时为少,但细胞内血红蛋白的减少尚不明显。符合缺铁的诊断标准,同时有以下任何一条者即可诊断。

(1)转铁蛋白饱和度<15%。

(2)红细胞游离原卟啉>0.9 μmol/L 或>4.5 μg/g Hb。

3.缺铁性贫血

红细胞内血红蛋白减少明显,呈现小细胞低色素性贫血。诊断依据包括以下几点。

(1)符合缺铁及缺铁性红细胞生成的诊断。

(2)小细胞低色素性贫血。

(3)铁剂治疗有效。

(二)鉴别诊断

主要与其他小细胞低色素性贫血相鉴别。

1.珠蛋白生成障碍性贫血(海洋性贫血)

常有家族史,血片中可见多数靶形红细胞,血红蛋白电泳中可见胎儿血红蛋白(HbF)或血红蛋白 A_2(HbA$_2$)增加。患者的血清铁及转铁蛋白饱和度、骨髓可染铁均增多。

2.慢性病性贫血

血清铁虽然降低,但总铁结合力不会增加或有降低,故转铁蛋白饱和度正常或稍增加。血清铁蛋白常有增高。骨髓中铁粒幼细胞数量减少,巨噬细胞内铁粒及含铁血黄素颗粒明显增多。转铁蛋白受体(TfB)正常或减少(缺铁性贫血时是增多的)。

3.铁粒幼细胞性贫血

临床上不多见。好发于老年人。主要是由于铁利用障碍。常为小细胞正色素性贫血。血清铁增高而总铁结合力正常,故转铁蛋白饱和度增高。骨髓中铁颗粒及铁粒幼细胞明显增多,可见到多数环状铁粒幼细胞。血清铁蛋白的水平也增高。

八、治疗

(一)病因治疗

应尽可能地去除导致缺铁的病因。单纯的铁剂补充只能使血常规恢复。如对原发病忽视,贫血不能得到彻底的治疗。

(二)补充铁剂

铁剂的补充治疗以口服为宜,每天元素铁 150～200 mg 即可。常用的是亚铁制剂(琥珀酸亚铁或富马酸亚铁)。于进餐时或餐后服用,以减少药物对胃肠道的刺激。铁剂忌与茶同服,否则易与茶叶中的鞣酸结合成不溶解的沉淀,不易被吸收。钙盐及镁盐也可抑制铁的吸收,应避免同时服用。

患者服铁剂后,自觉症状可以很快地恢复。网织红细胞一般于服后 3～4 天上升,7 天左右达高峰。血红蛋白于 2 周后明显上升,1～2 月达正常水平。在血红蛋白恢复正常后,铁剂治疗仍需继续服用,待血清铁蛋白恢复到 50 μg/L 再停药。如果无法用血清铁蛋白监测,则应在血红蛋白恢复正常后,继续服用铁剂 3 个月,以补充体内应有的储存铁量。

如果患者对口服铁剂不能耐受,不能吸收或失血速度快须及时补充者,可改用胃肠外给药。常用的是右旋醣酐铁或山梨醇铁肌内注射。治疗总剂量的计算方法是:所需补充铁 mg 数 =(150－患者 Hbg/L)×3.4(按每 1 000 Hb 中含铁 3.4 g)×体重(kg)×0.065(正常人每 kg 体重的血量约为 65 mL)×1.5(包括补充储存铁)。上述公式可简化为所需补充铁的 mg=(150－患者 Hbg/L)×体重(kg)×0.33。首次给注射量应为 50 mg,如无不良反应,第 2 次可增加到 100 mg,以后每周注射 2～3 次,直到总剂量用完。有 5％～13％的患者于注射铁剂后可发生局部肌肉疼痛、淋巴结炎、头痛、头晕、发热、荨麻疹及关节痛等,多为轻度及暂时的。偶尔(约 2.6％)可出现变应性休克,会有生命危险,故给药时应有急救的设备(肾上腺素、氧气及复苏设备等)。

如果治疗一个月后血红蛋白上升不满意,应该检查原因。治疗失败的原因常为:①诊断错误:贫血不是由缺铁所致。②合并慢性疾病(如感染、炎症、肿瘤或尿毒症等)干扰了铁剂的治疗。③造成缺铁的病因未消除,铁剂的治疗未能补偿丢失的铁量。④同时合并有叶酸或维生素 B_{12} 缺乏,影响血红蛋白的恢复。⑤铁剂治疗中的不恰当(包括每天剂量不足,疗程不够,未注意食物或其他药物对铁吸收的影响等)。

(熊　婷)

第三节　巨幼细胞贫血

巨幼细胞贫血(megaloblastic anemia,简称巨幼贫)是由于细胞 DNA 合成障碍引起的骨髓和外周血细胞异常的贫血。其特征为细胞核发育障碍,细胞分裂减慢,与胞质发育不同步,即细胞的生长和分裂不平衡。受累细胞可波及红细胞、粒细胞及巨核细胞,使细胞体积变大,细胞形态和功能不正常,细胞未发育到成熟就可以在骨髓内破坏,导致无效生成,神经系统的细胞和髓质也因发生改变而产生神经系统症状。这些变化是由于维生素 B_{12} 和/或叶酸 1 种或 2 种缺乏引致 DNA 异常合成的直接结果,也可发生于接受各种抗肿瘤药物者。

一、发病情况

在我国,巨幼细胞贫血以叶酸缺乏为主,在山西、陕西、河南及山东等北方地区较为多见,维生素 B_{12} 缺乏者较少见,以营养不良为主要原因,对造血系统影响明显,同时累及消化、神经、循环、免疫和内分泌系统。恶性贫血在我国罕见。在过去,恶性贫血主要发生在北欧老年人群,现在发现恶性贫血可以发生在 20 多岁的年轻人,也可发生于黑人和西班牙人。在美国约有 1% 的人口患恶性贫血,70 岁以上的美国人约有 10% 有维生素 B_{12} 缺乏。

二、叶酸和维生素 B_{12} 代谢

(一)叶酸代谢

叶酸又称喋酰谷氨酸,是由喋啶、对氨基苯甲酸和谷氨酸组成的一种水溶性 B 族维生素。其性质不稳定,易被光和热分解,叶酸结合的谷氨酸越多越不容易溶解。正常人每天需要叶酸 200 μg(孕妇和哺乳者为 300~400 μg)。体内叶酸总量为 5~20 mg,可供人体 4 个月应用,如补充不足易导致缺乏。叶酸广泛存在于植物制品中,绿叶蔬菜中含量丰富,可达 1 mg/100 g 干重。水果中的柠檬、香蕉和瓜类、动物内脏、香菇均大量存在叶酸,过度烹煮常使其破坏。

由于人体不能合成叶酸,必须依靠食物中供给,某些肠道细菌也能产生叶酸,但量很少。天然食物中的叶酸以多谷氨酸(含 3 个以上谷氨酸)形式存在,由于溶解度低必须在小肠内被 γ-谷氨酰胺羧基肽酶分解为单谷氨酸盐后,才能在空肠近端被吸收。多数叶酸是以单谷氨酸形式的 5-甲基四氢叶酸(5-MTHF)存在于血浆中,并与清蛋白松散地结合。叶酸在肠道吸收迅速,容易与细胞上的叶酸受体结合。5-MTHF 在细胞内由甲硫氨酸合成酶催化生成四氢叶酸(THF),再转变成多谷氨酸盐形式储存于肝细胞,参加体内各种生化反应。

叶酸的吸收、转运和储存与叶酸结合蛋白(FBP)有关。FBP 可分为可溶性叶酸结合蛋白(sFBP)和膜叶酸结合蛋白(mFBP)两种类型。sFBP 存在于血清、乳汁、脑脊液、尿液和唾液中。sFBP 的功能有:①转运叶酸至靶细胞;②储存叶酸;③与叶酸的清除有关。人乳中的 sFBP 还有防止还原叶酸氧化和促进叶酸吸收的作用。mFBP 又分为与叶酸有高度亲和力的叶酸受体(FR)和与还原叶酸有高度亲和力的还原叶酸载体(RFC)。RFC 仅在肿瘤细胞、白血病细胞和胎盘细胞中见到,与叶酸的亲和力较小,与 5-MTHF 及甲氨喋呤(MTX)有较高亲和力。目前对叶酸结合蛋白的基因组成及其调控机制尚不清楚。叶酸通过一碳基团的转运参与体内氨基酸、嘧啶和嘌呤的代谢,并发挥辅酶的作用。一碳基团包括甲酰基($-CHO$)、甲基($-CH_3$)、羟甲基($-CH_2OH$)、亚甲基($-CH-$)、次甲基($-CH=$)和亚胺甲基($-CHNH$)等。在叶酸参与的各种生化反应中,以胸腺核苷合成和组氨酸分解为主。

1.胸腺核苷合成

脱氧尿苷酸(dUMP)需在叶酸(N^5,N^{10}-亚甲 THF)的参与下提供 1 个亚甲基和 2 个氢原子,才能转变为脱氧胸腺核苷(dTMP)。如果叶酸缺乏,使胸腺核苷合成受阻,DNA 的合成会受到影响,导致细胞巨幼样改变。

2.组氨酸分解

组氨酸转变成谷氨酸的反应中需要 THF 参加,叶酸缺乏导致亚胺甲基谷氨酸(FIGLU)增多,尿中排泄量增多,临床上常用组氨酸负荷实验作为叶酸缺乏的诊断。

叶酸及其代谢产物主要由肾排泄,排除量与口服剂量的多少有关。大部分叶酸约 3 分钟内可从血浆中被清除。当每天口服量小于 0.2 mg 时,尿中几乎不排泄。每天小于 1 mg 时,排泄量约为 6%,以还原型叶酸(N^{10}-甲酰 THF 及 MTHF)排出。每天口服 15 mg 以上,大部分叶酸以原形随尿排出。胆汁、粪便有少量叶酸排出,胆汁中的叶酸大部分由空肠再吸收。

(二)维生素 B_{12} 的代谢

维生素 B_{12} 又名钴胺(cobalamin,Cbl),由卟啉环、钴原子和一个核苷酸组成,为一种水溶性 B 族维生素。治疗性的维生素 B_{12} 为氰钴胺和羟钴胺,作为辅酶参与人体内各种的生化反应的为腺苷钴胺及甲基钴胺。钴胺仅由某些微生物合成,如丙酸菌、灰色链霉菌和金霉菌等,人体内储存钴胺有 4~5 mg,可供 3~5 年用。人体可以从肝、肾、肉类、蛋类、牛奶以及海洋生物中获得丰富的钴胺,一般情况下维生素 B_{12} 常不会缺乏,除非长期素食者。成人每天的需要量为 2~5 μg,在生长发育期、高代谢状态和妊娠时钴胺的需要量增加。婴儿时期每天需要量为 1~2 μg。食物中的维生素 B_{12} 在胃内通过盐酸和胃蛋白酶作用分离出来后,先与胃内来自唾液的 R-蛋白在 pH 呈酸性环境时结合,进入到十二指肠后,在胰蛋白酶的参与下与胃壁分泌的内因子(IF)结合成维生素 B_{12}-IF 复合体。此种复合体对肠道消化酶有抵抗作用,不易被肠道细菌利用,也不被寄生虫所摄取。pH 为 5.0 时在钙离子、镁离子的参与下该复合体在回肠末端与肠黏膜绒毛上的特殊受体相结合,然后经胞饮作用使维生素 B_{12} 进入肠上皮细胞。在线粒体和细胞器内与转钴蛋白 II(TC II)结合,进入门静脉,TC II 在组织中,其中一半储存于肝细胞内。血液中存有 3 种钴胺结合蛋白:转钴蛋白 I(TC I)、转钴蛋白 II(TC II)和转钴蛋白 III(TC III)。TC I 来源于中性粒细胞,属于 α_1 球蛋白,在血浆中含量约为 60 μg/L,循环中的维生素 B_{12} 约 70% 与 TC I 结合,因而 TC I 可能是维生素 B_{12} 的储存蛋白。TC II 来源于巨噬细胞,是最主要的转钴蛋白,属 β 球蛋白,电泳位于 α_2 与 β 球蛋白之间。TC II 血浆中含量少,仅 20 μg/L,它能很快清除钴胺并将之运至全身各个细胞。在回肠末端,TC II-钴胺结合体通过胞饮作用被细胞摄取,然后大部分 TC II 被降解,钴胺转变成甲基钴胺、腺苷钴胺的形式留在细胞内。TC III 属于 β_2 球蛋白,也来源于粒细胞,可能是 TC I 的异构体,其作用机制不明。

影响维生素 B_{12} 吸收的因素有以下几点。

1.胃酸及胃蛋白酶的影响

食物中的维生素 B_{12} 需要在胃酸及胃蛋白酶的作用下释放并吸收,若其分泌减少,即会影响维生素 B_{12} 的吸收。

2.IF 影响

IF 由胃底黏膜壁细胞分泌,属于一种耐碱不耐热的糖蛋白,IF 与维生素 B_{12} 结合后不易被蛋白酶水解。当胃酸和胃蛋白酶分泌减少而 IF 尚可足够与重吸收胆汁中的维生素 B_{12} 结合时,体内仍可有少量维生素 B_{12} 被吸收。在全胃切除患者或恶性贫血患者中 IF 完全缺乏时,这类患者胆汁中的维生素 B_{12} 不能吸收,则对维生素 B_{12} 的吸收影响较大。

3.IF 抗体

两种 IF 抗体分别为:①阻断抗体(I 型抗体),阻断 IF 与维生素 B_{12} 的结合,影响维生素 B_{12} 的吸收;②结合抗体(II 型抗体),能与 IF-维生素 B_{12} 复合体结合,影响维生素 B_{12} 在回肠末端的吸收。某些免疫性疾病因同时存在 IF 抗体,使维生素 B_{12} 吸收受影响,如甲状腺功能减退症、萎缩性胃炎、糖尿病等。

4.维生素 B_{12} 的肠肝循环

每天有 $5\sim10~\mu g$ 的钴胺随胆汁排入肠腔,这些胆汁中的维生素 B_{12} 有 90％ 可被重新再吸收。正常人每天仅需从食物中吸收 $0.5\sim1~\mu g$ 的维生素 B_{12},即可维持体内维生素 B_{12} 的平衡。因而,严格食素者可能需在 $10\sim15$ 年后才能发生维生素 B_{12} 缺乏。

5.胰蛋白酶的影响

缺乏胰腺外分泌中的胰蛋白酶,可影响 R-蛋白钴胺复合物的降解,从而影响维生素 B_{12} 的吸收。

维生素 B_{12} 每天从尿中排出 $0\sim0.25~\mu g$。肌内注射的剂量与尿中排出的量成正比。在唾液、泪液及乳汁中排出少量,胆汁中的维生素 B_{12} 排入肠腔后 90％ 被再吸收。

三、病因

(一)叶酸缺乏的病因

1.摄入不足、吸收障碍

由于人体内的叶酸储存量仅为 4 个月,如食物中缺少新鲜蔬菜、过度烹煮或腌制食品均可使叶酸丢失。乙醇可干扰叶酸的吸收,酗酒者叶酸缺乏发生的速度可能增快。各类空肠病变,如炎症、肿瘤、小肠短路形成或切除术后、热带性口炎性腹泻均可导致吸收障碍使叶酸缺乏。

2.需要量增加

孕妇、生长发育期的青少年、白血病、肿瘤、甲状腺功能亢进、反复溶血及血液透析等患者补充不足可发生叶酸缺乏。

3.叶酸利用障碍

叶酸拮抗物如甲氨蝶呤、氨苯蝶啶、乙胺嘧啶以及乙醇抑制二氢叶酸还原酶作用,影响四氢叶酸的合成和利用。

(二)维生素 B_{12} 缺乏的病因

1.摄入减少

体内维生素储存丰富,少有发生维生素 B_{12} 缺乏。食素者发生维生素 B_{12} 缺乏需 $10\sim15$ 年。由于老年人和胃切除的患者胃酸和胃蛋白酶减少,不易将食物中与蛋白质结合的维生素 B_{12} 释放,可发生维生素 B_{12} 缺乏。

2.吸收障碍

(1)IF 缺乏:主要见于萎缩性胃炎、全胃切除术后和恶性贫血患者。由于 IF 缺乏,使食物中的维生素 B_{12} 和胆汁中的维生素 B_{12} 均不能形成 IF-B_{12} 复合物,使维生素 B_{12} 的肠肝循环中断致重吸收障碍,仅需3~5年即出现维生素缺乏。IF 抗体的存在,可使患者发生特发性的胃黏膜萎缩,导致恶性贫血发生。

(2)不易吸收:由于胃酸缺乏,且胃蛋白酶分泌减少时(胃大部切除时、70 岁以上老年人),维生素 B_{12} 难以从与食物蛋白结合状态释放出来。

(3)肠道疾病:回肠是维生素 B_{12} 吸收部位,其病变包括回肠切除、节段性回肠炎、口炎性腹泻、乳糜性腹泻、淋巴瘤和系统性硬皮症等。切除回肠末端 $60\sim100~cm$ 后将严重影响维生素 B_{12} 的吸收。

(4)药物性因素:新霉素、二甲双胍、苯乙双胍、氨基水杨酸、秋水仙碱等药物可致维生素 B_{12} 吸收不良。羟基脲、阿糖胞苷、硫唑嘌呤、甲氨蝶呤等药物可影响核苷酸或 DNA 的合成致巨幼细胞贫血。

3.严重胰蛋白酶缺乏

由于胰蛋白酶分泌不足,使空肠内维生素 B_{12}-R 蛋白复合体不能降解,维生素 B_{12} 释放受影响,不能与 IF 结合。

4.利用障碍

接触麻醉药氧化亚氮(N_2O)可抑制甲硫氨酸合成酶(甲基转移酶)的作用,形成维生素 B_{12} 缺乏状态,导致急性巨幼细胞贫血。

5.细菌和寄生虫感染

小肠内异常高浓度的细菌和寄生虫、小肠手术后的盲端伴细菌生长可以大量摄取维生素 B_{12},感染鱼绦虫也可与人竞争维生素 B_{12} 等,导致维生素 B_{12} 的缺乏。

6.先天性转钴蛋白 Ⅱ(TCⅡ)缺乏

影响维生素 B_{12} 的血浆转运和细胞内的转变与利用。

7.破坏增多

大剂量的维生素 C 具有抗氧化物的作用,可破坏维生素 B_{12}。

巨幼细胞贫血的病因分类见表 11-3。

表 11-3　巨幼细胞贫血的病因分类

病因	疾病
维生素 B_{12} 缺乏	
摄入不足	素食者
吸收不良	内因子(IF)产量不足:如恶性贫血,胃切除,先天性 IF 缺乏或功能异常(罕见)末端回肠病;热带性脂痢,非热带性脂痢,局限性回肠炎,小肠切除,肿瘤和肉芽肿病,选择性钴胺素吸收不良(Imersland 综合征),对钴胺素竞争;鱼绦虫细菌,盲祥综合征
药物	对氨基水杨酸,新霉素,秋水仙碱
其他	转钴胺素 Ⅱ 缺乏(罕见)
叶酸缺乏	
摄入不足	食物不平衡(乙醇中毒、青少年、婴幼儿)
需要量增加	妊娠,婴儿,肿瘤,造血增加(慢性溶贫),慢性剥脱性皮肤病,血液透析
吸收不良	热带性脂痢,非热带性脂痢,药物性(苯妥英钠、巴比妥类、乙醇)
代谢紊乱	甲氨蝶呤,乙胺嘧啶,氨苯蝶呤,乙醇,二氢叶酸还原酶抑制剂,二氢叶酸还原酶(罕见)
其他病因	
损害 DNA 代谢的药物	嘌呤拮抗剂(6-硫基嘌呤、硫唑嘌呤等),嘧啶拮抗剂(5-氟尿嘧啶、阿糖胞苷等)
其他	丙卡巴肼,羟基脲,无环鸟苷(阿昔洛韦)
代谢性病(罕见)	遗传性乳清酸尿症,其他病因未明的巨幼贫,难治性巨幼贫,红血病,先天性造血不良性贫血

四、发病机制

叶酸和维生素 B_{12} 都是 DNA 合成过程中的重要辅酶,如果缺乏会导致 DNA 合成障碍。在脱氧尿嘧啶核苷(dUMP)转变成脱氧胸腺嘧啶核苷(dTMP)时,需要亚甲基四氢叶酸提供 1 个亚甲基和 2 个氢原子。如果叶酸缺乏,会影响上述反应的进行,影响 DNA 的合成。

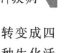

　　维生素 B$_{12}$ 在使高半胱氨酸转变成甲硫氨酸的过程中,促使甲基四氢叶酸去甲基,转变成四氢叶酸和亚甲基四氢叶酸,并促使四氢叶酸进入细胞内。四氢叶酸是叶酸参与体内各种生化活动的主要形式,亚甲基四氢叶酸是 DNA 合成过程中的重要辅酶。因而,凡是维生素 B$_{12}$ 缺乏可直接影响叶酸进入细胞内和各种生化反应。

　　维生素 B$_{12}$ 的第二个作用是腺苷钴胺能使甲基丙二酰辅酶 A 转变成琥珀酰辅酶 A。当维生素 B$_{12}$ 缺乏时,大量的甲基丙二酰辅酶 A 堆积,影响神经鞘的形成,导致神经系统的症状出现。

　　因此,当叶酸和维生素 B$_{12}$ 缺乏时,细胞核的 DNA 合成速度减慢,胞质内的 RNA 仍继续成熟,RNA 与 DNA 的比例失调,造成细胞质发育不平衡,细胞体积大而发育较幼稚。同时,叶酸和维生素 B$_{12}$ 的缺乏,也可导致粒细胞和血小板减少,与骨髓内粒细胞及巨核系也有类似的 DNA 合成障碍和成熟障碍有关,表现无效生成。叶酸和维生素 B$_{12}$ 缺乏对非造血组织细胞的合成是会受到影响,尤其对更新较快的各种上皮细胞影响明显,如胃肠黏膜、口腔和阴道黏膜细胞,临床上会出现症状。

五、临床表现

(一)贫血

　　起病大多缓慢,特别是维生素 B$_{12}$ 缺乏者。由于叶酸在体内的储存量少,贫血发生较快。当有胃肠道疾病者、孕妇、某些接触氧化亚氮者、ICU 室患者、长期胃肠道外营养者和血液透析的患者,也会急性发作。临床表现为中度至重度贫血。除一般慢性贫血的症状外,可有乏力、头晕、活动后气短、心悸,部分患者伴有轻度黄疸。同时有白细胞计数和血小板计数减少,偶有感染和出血倾向。

(二)胃肠道反应

　　表现为反复发作的舌炎,舌面光滑,舌质红,舌乳头萎缩呈表面光滑(牛肉样舌),味觉消失。伴食欲缺失、腹胀、腹泻和便秘等。

(三)神经系统

　　维生素 B$_{12}$ 缺乏者神经系统症状明显,特别是恶性贫血的患者。有时神经系统症状早于贫血之前出现,主要是由于周围神经和脊髓后束、侧束受损。表现为手足对称性麻木、深感觉障碍、共济失调、部分腱反射消失、锥体束征阳性和下肢步态不稳与行走困难。小儿及老人常表现脑神经受损的精神异常、抑郁、嗜睡或精神错乱。甚至人格变态、精神失常以及企图自杀。

　　巨幼细胞贫血患者以上 3 种症状可同时出现,也可单独发生,同时存在时其症状严重程度也可不一致。

六、临床类型

(一)营养性巨幼细胞贫血

　　其大多数原因是膳食质量不佳,缺乏新鲜绿色蔬菜或肉、蛋类食物,也可由于膳食烹煮时间过长,叶酸遭到破坏;或需要量增加,如常年素食者、哺乳等。

(二)非热带性口炎性腹泻或特发性脂肪下痢

　　该病见于温带地区,特点为谷胶所致小肠黏膜的微绒毛萎缩,上皮细胞由柱状变成扁状,黏膜层有淋巴细胞浸润。谷胶是麦类中的一种高相对分子质量的蛋白质。其谷胶代谢产物可能引起小肠上皮的免疫性损伤,近端小肠损伤较严重,可能与遗传有关。患者表现有严重吸收不良、脂肪泻、腹胀、腹痛、恶心、呕吐、食欲缺失和舌炎,可伴胰腺功能减退,并导致脂肪、蛋白质、碳水化合物、维生素以及矿物质等多种营养物质的吸收障碍。

(三)热带性口炎性腹泻(热带营养性巨幼细胞贫血)

本病病因不清,见于东南亚、印度、中美洲以及中东等热带地区的居民和旅游者,可能与感染有关。血清叶酸和红细胞叶酸水平降低。给予叶酸、维生素 B_{12} 加广谱抗生素治疗能使症状缓解,纠正贫血,疗程应持续 2 年。

(四)恶性贫血

因胃黏膜萎缩或胃液中缺乏 IF,因而不能吸收维生素 B_{12} 导致巨幼细胞贫血。国外多见,国内罕见。多数人的血清、胃液和唾液中可查出抗自己胃壁细胞的抗体,血清中还可检出 2 种(阻断和结合)特异性抗 IF 抗体,目前认为恶性贫血是一种自身免疫性疾病。其发病可能与遗传和自身免疫因素之间复杂的相互作用有关。

(五)先天缺陷性巨幼细胞贫血

(1)选择性维生素 B_{12} 吸收不良:一种少见的遗传性疾病,由于回肠黏膜上皮细胞有选择性维生素 B_{12} 吸收不良,表现为苍白、乏力、生长发育迟缓,可伴持续性蛋白尿。多见于婴幼儿,也有在 10 岁以上发病者。血清维生素 B_{12} 浓度低,Schilling 试验示尿排出维生素 B_{12} 很低,胃酸分泌正常,胃及小肠黏膜组织学未发现改变。注射维生素 B_{12} 能纠正贫血,但蛋白尿存在。

(2)先天性内因子缺乏:为常染色体隐性遗传,壁细胞不能产生具有正常功能的内因子,所以维生素 B_{12} 不能吸收。本病多于出生 6 个月至 2 年时发病,少数在 10 余岁才发病。患者胃酸分泌正常,胃黏膜组织学完好。异常的 Schilling 试验可经口服内因子纠正,注射维生素 B_{12} 为有效治疗。

(六)遗传性乳清酸尿症

该病是一种少见的常染色体隐性遗传性嘧啶代谢异常的疾病。除有巨幼细胞贫血,尚有精神发育迟缓,因免疫缺陷而易感染。大多数患者缺乏乳清苷酸脱羧酶,尿中有大量乳清酸排出。血清叶酸和维生素 B_{12} 的浓度并不低,用叶酸和维生素 B_{12} 治疗无效,口服尿苷治疗有效。

(七)钴胺素传导蛋白Ⅱ(TCⅡ)缺乏

此系常染色体隐性遗传性疾病,常于婴儿期发病,也有晚发者。TCⅡ为输送维生素 B_{12} 到组织的转钴胺蛋白,TCⅡ缺乏的婴儿组织中维生素 B_{12} 缺乏,但血清维生素 B_{12} 浓度正常(TCⅠ和TCⅢ存在)。患者全血细胞减少、口腔溃疡、呕吐、腹泻,血清维生素 B_{12} 及叶酸浓度正常。骨髓呈巨幼变。应用大剂量维生素 B_{12} 有效,每星期给维生素 B_{12} 1 000 μg。

(八)药物性巨幼细胞贫血

某些抗肿瘤药及抗病毒药可干扰核苷酸的生物合成与转变,或影响二氢叶酸还原酶的作用,使二氢叶酸还原为四氢叶酸的过程受抑,影响 DNA 的合成。这些药物有甲氨蝶呤、羟基脲、阿糖胞苷、硫鸟嘌呤、阿昔洛韦、苯妥英钠和乙胺嘧啶等。

七、实验室检查

(一)血常规

属大细胞性贫血,MCV>100 fl。可呈全血细胞计数减少,血片中红细胞大小不等,以大卵圆形红细胞为主。中性粒细胞分叶过度,可伴 6 叶或更多的分叶。网织红细胞计数正常或轻度增多。

(二)骨髓细胞学检查

骨髓增生活跃,红系为明显。各系均可见"巨幼变",细胞体积增大,核发育明显落后于胞质(幼核老浆特点)。巨核细胞减少,也可见体积增大与分叶过度。骨髓铁染色增多。

(三)生化检查

1.血清胆红素

可稍增高。

2.血清叶酸和维生素 B_{12} 水平测定

两者均可用放射免疫法,分别低于 6.81 nmol/L(3 ng/mL)及低于 74 pmol/L(100 ng/mL)。单纯的叶酸测定或维生素 B_{12} 测定不能作为叶酸或维生素 B_{12} 缺乏的诊断依据。

3.红细胞叶酸水平测定

红细胞叶酸不受短期内叶酸摄入的影响,能较为准确地反映体内叶酸储备量,其水平低于 227 nmol/L(100 ng/mL)时表示叶酸缺乏。

4.血清铁及转铁蛋白饱和度

正常或高于正常。

5.血清高半胱氨酸和甲基丙二酸水平测定

用以鉴别和诊断叶酸和维生素 B_{12} 缺乏。血清半胱氨酸正常值为 $5\sim16$ $\mu mol/L$,叶酸缺乏或维生素 B_{12} 缺乏时均增高,可达 $50\sim70$ $\mu mol/L$。血清甲基丙二酸正常值为 $70\sim270$ nmol/L,仅见于维生素 B_{12} 缺乏时,其水平可增高至 3 500 nmol/L。

6.维生素 B_{12} 吸收试验

用于诊断维生素 B_{12} 缺乏的病因。恶性贫血 IF 抗体阳性时,也应做维生素 B_{12} 吸收试验。方法:肌内注射维生素 B_{12} 1 000 μg,同时或 1 小时后口服 0.5 μCi [57]Co 标志的维生素 B_{12}。收集24 小时尿液,测定尿中[57]Co维生素 B_{12} 的含量。正常人大于 8%,巨幼细胞贫血患者及维生素 B_{12} 吸收不良者小于 7%,恶性贫血患者小于 5%。在 5 天后重复此试验,同时口服 IF 60 mg,尿中[57]Co维生素 B_{12} 的排出量恢复正常,为 IF 缺乏导致的维生素 B_{12} 缺乏,否则是其他原因所致。在给患者服用抗生素 $7\sim10$ 天后该试验得以纠正,是由于肠道细菌过量繁殖,引起维生素 B_{12} 吸收障碍导致其缺乏。该试验受尿量影响,应于试验前测定肾功能并准确收集 24 小时尿液。

八、诊断与鉴别诊断

根据病史及临床表现,血常规呈大细胞性贫血(MCV>100 fl),中性粒细胞分叶过度(5 叶者占 5%以上或有 6 叶以上者)应考虑有巨幼细胞贫血可能,骨髓细胞出现典型的巨幼型改变就可肯定诊断。

为进一步确定是叶酸缺乏还是维生素 B_{12} 缺乏,应做下列检查。

(一)血清及红细胞叶酸水平测定

血清叶酸水平<6.81 nmol/L、红细胞叶酸水平<227 nmol/L,应考虑叶酸缺乏。

(二)血清维生素 B_{12} 水平测定

如血清维生素 B_{12} 水平<74 pmol/L、红细胞叶酸水平<227 nmol/L,提示维生素 B_{12} 缺乏。

(三)血清甲基丙二酸水平测定

正常值为 $70\sim270~\mu mol/L$，在维生素 B_{12} 缺乏时增高。

(四)试验性治疗

如无条件做上述各项试验，可给患者试用口服叶酸或肌内注射维生素 B_{12} 共 10 天。如果是叶酸或维生素 B_{12} 缺乏，用药后患者的临床症状、血常规和骨髓细胞学检查会有改善。叶酸(或维生素 B_{12})只对叶酸(或维生素 B_{12})缺乏有效，可用这种方法进行两者之间的鉴别(表 11-4)。

表 11-4　叶酸和维生素 B₁₂缺乏的鉴别

病史体征	叶酸缺乏	维生素 B_{12} 缺乏
缺乏原因	摄入不足，需要量增加补充不足	胃肠道疾病，内因子抗体
神经系统症状及体征	少见，多为末梢神经炎	多见，为脊髓后束与侧束联合病变
血清叶酸	↓	正常或↑
血清维生素 B_{12}	正常	↓
红细胞叶酸	↓	↓
血清甲基丙二酸	无	↑
维生素 B_{12} 吸收试验	正常	↓

注：↑表示增高，↓表示减低。

九、治疗

(一)一般治疗

(1)治疗基础疾病，去除病因。

(2)加强营养知识教育，纠正偏食及不良的烹饪习惯。

(二)药物补充

(1)补充叶酸：口服叶酸 5～10 mg，每天 3 次。对胃肠道不能吸收的患者可肌内注射四氢叶酸钙5～10 mg，每天 1 次，直至血红蛋白恢复正常。通常不需要维持治疗。

(2)维生素 B_{12} 缺乏：肌内注射维生素 B_{12} 100 μg，每天 1 次(或 200 μg，隔天 1 次)，直至血红蛋白恢复正常。恶性贫血或胃全部切除者需终生采用维持治疗，每月 1 次，注射 100 μg。

维生素 B_{12} 缺乏伴有神经症状者对治疗的反应不一，有时需大剂量(每周 1 次性给予 500～1 000 μg)，长时间(半年以上)的治疗。对于单纯维生素 B_{12} 缺乏的患者，不宜仅用叶酸治疗，否则会加重维生素 B_{12} 的缺乏，尤其要特别警惕单用叶酸使神经系统症状的发生和加重。

严重的巨幼细胞贫血患者补充治疗以后，由于贫血恢复的过程中，大量血钾向新生的细胞内转移，会突然出现低血钾。对老年人和有心血管疾病、食欲差的患者应注意补充钾盐。

(3)一般患者在进行适当的治疗后可很快产生反应，临床症状迅速改善，神经系统症状恢复较慢或不恢复。网织红细胞一般于治疗后 5 天升高，血细胞比容和血红蛋白渐增高，可在1～2 个月内恢复正常。粒细胞和血小板计数及其他实验室检查异常一般在 7～10 天内恢复正常。

(熊　婷)

第四节 自身免疫性溶血性贫血

自身免疫性溶血性贫血（AIHA）是一组 B 细胞功能异常亢进、产生抗自身红细胞抗体，引起红细胞破坏增加而引起的一种获得性溶血性贫血。在体内红细胞的寿命缩短、存在红细胞自身免疫的证据，患者骨髓造血活跃为自身免疫性溶血性贫血的特征。

根据原发病或并发症的有无，本病分为原发性 AIHA、继发性 AIHA；根据血清学特点，本病可分为自身免疫性溶血性贫血，又可分为温抗体型自身免疫性溶血性贫血、冷抗体型自身免疫性溶血性贫血；同种异体（同族）免疫性溶血性贫血，又可分为溶血性输血反应、新生儿溶血病。

一、温抗体型自身免疫性溶血性贫血

温抗体型自身免疫性溶血性贫血是获得性溶血性贫血中最多见者。如果不指明何种抗体引起的 AIHA，即指温反应自身抗体型。抗体作用于红细胞的最适温度为 37 ℃，主要是 IgG，少数是非凝集素性的 IgM，IgA 罕见，均为不完全抗体。AIHA 的人群发病率约为 1/80 000。原发性以女性占优势，继发性者在 45 岁后发病逐渐增多，而特发性类型各年龄组均可发病。

(一)病因与发病机制

原发性占 45%～51%。继发性见于（按发病率的高低，依次排列）：①淋巴网状细胞系统的恶性肿瘤，如慢性淋巴细胞白血病、淋巴瘤。②感染，如支原体性肺炎、传染性单核细胞增多症。③胶原-血管疾病，如系统性红斑狼疮等。④肠胃道疾病，如肝硬化、溃疡性结肠炎。⑤其他恶性肿瘤、甲状腺瘤（良性囊肿或肿瘤）。⑥药物，如甲基多巴等。

温抗体 AIHA 的红细胞表面吸附不完全抗体 IgG 和 C 3b 在单核-吞噬细胞系统破坏。巨噬细胞 C 3b 受体与附着有关，而摄入则依赖于 IgG-Fc 受体。两种受体有相互协同作用。所以 IgG＋C 3b 型 AIHA 溶血最重。单独结合 C 3b 的红细胞可以在肝内被阻留破坏，一般溶血较轻。巨噬细胞也有 IgA 受体而无 IgM 受体，所以 IgA 引起溶血的机制与 IgG 类同，而 IgM 不能被巨噬细胞吞噬，仅有 IgM 所致 C 3b，对红细胞起破坏作用。

自身抗体引起红细胞破坏的机制，主要与红细胞的碎裂与吞噬作用有关。IgG 抗体被覆红细胞转变成变形能力差的异形红细胞，此种红细胞在流经脾窦时，与脾窦窦壁及脾索内的网状-巨噬细胞结合并阻留。红细胞表面的抗体分子数越多，脾窦内阻留的红细胞数也就相应增多，红细胞寿命缩短。如果红细胞表面的 IgG 抗体分子浓度很高，则肝巨噬细胞以及骨髓和淋巴结中的巨噬细胞对此类异常细胞也有阻留作用。以上红细胞的破坏过程无须补体也可完成。补体可提高巨噬细胞与抗体被覆红细胞之间的结合力。

(二)临床表现

(1)以女性较多见，各年龄均可发病，但发病高峰在 60～70 岁，青少年期贫血更为严重。

(2)临床表现也轻重不一。

(3)多数起病急，进展快 常见症状有发冷、发热、软弱、乏力、全身酸痛、头晕、苍白和尿色加深等。较少见的症状有咽喉痛、昏厥、充血性心力衰竭。

(4)急性发作与缓解交替。

(5)感染、外伤、手术、妊娠和精神创伤等应激状态时,可诱使溶血再发。

(6)半数病例可有脾大,1/3出现肝大。

(三)实验室检查

1.血常规

贫血程度不一,属正常细胞正色素型;网织红细胞明显增加,近年发现,本病网织红细胞数降低者并不罕见,且此种病例病死率较高;血涂片内可见多染性、球形和破碎红细胞增多,急性溶血发作期,球形细胞增多。白细胞计数高低不一,血小板计数多数正常,也可伴有血小板计数减低者(Evans综合征)。

2.骨髓细胞学检查

幼红细胞明显增生,再障危象时增生低下。偶可见类巨幼细胞变,可能与红系细胞增生过度引起的相对性叶酸缺乏有关。涂片内易检出噬血细胞。

3.抗人球蛋白试验(Coombs试验)

直接Coombs试验是检测吸附在红细胞表面的IgG温反应型抗体,90%以上病例呈阳性。直接Coombs试验的强度与溶血的严重程度无关,有时本试验虽呈弱阳性,可发生严重溶血;反之,本试验呈强阳性,而无明显溶血表现。间接Coombs试验是检测患者血清中有无游离的IgG温反应型自身抗体。AIHA患者可以阳性,也可以阴性。这主要决定于自身抗体的总量及其与红细胞的亲和力。

直接Coombs试验呈假阴性的情况:①当每个红细胞表面带有500个以上的抗体分子时,用一般的抗人球蛋白试剂即能引起红细胞的凝集,若小于500,则为假阴性;②红细胞未经过充分洗涤,使悬液内混有血清残存的非温抗体类球蛋白,中和了抗人球蛋白;③某些温抗体与红细胞亲和力低,脱落入血浆内。

直接Coombs试验呈假阳性的情况:①正常人因感染史红细胞被C3致敏;②某些疾病使体内C3水平提高;③红细胞C3受体结合循环免疫复合物;④某些抗生素使红细胞非特异性地吸附血浆球蛋白。

4.免疫学检查

免疫球蛋白可增多,抗核抗体可阳性,免疫复合物可增高,C3可降低。

5.尿胆原和尿含铁血黄素

尿胆原和尿含铁血黄素检验阳性。

6.红细胞渗透脆性

红细胞渗透脆性显示正常或升高。

(四)诊断与鉴别诊断

1.诊断依据

(1)有血管外溶血的证据。

(2)Coombs试验阳性。

(3)有其他溶血性疾病的证据。

(4)肾上腺皮质激素类免疫抑制剂治疗有效。

(1)+(2):可确诊为温抗体型AIHA;(1)+(4)和否定结果的(2)+(3):可确诊为Coombs试验阴性的温抗体型AIHA。

当温抗体型AIHA被确诊后,需查找继发因素,特别是淋巴细胞系统疾病、单核-巨噬细胞

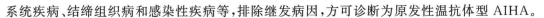

系统疾病、结缔组织病和感染性疾病等,排除继发病因,方可诊断为原发性温抗体型 AIHA。

2.鉴别诊断

(1)阵发性睡眠性血红蛋白尿:通过酸溶血试验和/或糖水试验,结合临床特征,易与温抗体型 AIHA 相鉴别。

(2)血栓性血小板减少性紫癜:Coombs 试验阴性,血涂片除有周缘不规则的小球形细胞外,尚有大量裂殖细胞存在,据此即可与温抗体型 AIHA 鉴别。

(3)遗传性球形细胞增多症:血片内球形细胞显著增多,红细胞滚动试验阳性,加之红细胞渗透脆性增强,Coombs 试验阴性,对皮质激素的治疗无反应,有助于两者的鉴别。

(4)冷凝集素病:根据临床表现和冷凝集素是否阳性,即可将温抗体型 AIHA 和冷凝集素病相鉴别。

(五)治疗

(1)若为继发,积极治疗原发病,去除诱因如感染,停用与溶血有关药物。

(2)肾上腺皮质激素:作为本病的首选治疗。制剂的类型对疗效无明显影响。增大剂量疗效并不佳。

临床可试用下列方案:成人给予泼尼松 $1\sim1.5$ mg/(kg·d),分次口服。多数患者一周内可见反应,之后血红蛋白每周增加 $20\sim30$ g/L;当血红蛋白达 100 g/L 以上时,开始减药,$4\sim6$ 周内减至初用量的一半,以后逐渐减至最小安全用量,维持 $3\sim4$ 个月至最后停药。如出现复发,则需恢复至原先最后一次的有效剂量,直至再获得疗效。如果用药 3 周无效,就应改用其他疗法。$20\%\sim30\%$ 的患者可脱离肾上腺皮质激素获完全缓解;$40\%\sim50\%$ 的患者需服用小剂量泼尼松(每天 $5\sim20$ mg),$15\%\sim20\%$ 的患者需服用大剂量泼尼松,$15\%\sim20\%$ 的患者无效,应改用其他疗法。

治疗机制:皮质激素能干扰抗原-抗体间的免疫反应,某些患者在用药 $24\sim48$ 小时即出现疗效,提示药物能影响与溶血有关的效应系统。另外,皮质激素能抑制网状巨噬细胞系统对 IgG 或 IgG-补体被覆红细胞的肝内清除作用。

在使用皮质激素时,需注意仅有 Coombs 试验阳性,而无临床症状与明显溶血证据者,不宜给予皮质激素,但应密切观察与随访;治疗后症状缓解,但 Coombs 试验仍可能呈阳性反应。另外需给予不良反应的防治。

(3)脾切除:适应于对内科充分治疗 $3\sim6$ 个月无效者、有应用肾上腺皮质激素禁忌证、脾溶血指数较高者可切脾治疗。约半数原发性 AIHA 患者可取得暂时缓解,少数疗效迅速。但某些患者溶血于短期内再发。抗体为 IgG 或 IgA 者切脾效果好,IgM 者效果差,需要切脾但有手术禁忌者,可行脾放射治疗。

(4)免疫抑制剂:约 10% 的温抗体型 AIHA 患者对皮质激素和脾切除均无效,可考虑试用免疫抑制剂。较常用的药物有硫唑嘌呤、环磷酰胺和环孢素等。$50\%\sim60\%$ 的顽固性病例可取得一定效果。硫唑嘌呤的剂量为每天 $2.0\sim2.5$ mg/kg,起效慢,一般用药 10 天后才显效。环磷酰胺为 $1.5\sim2.0$ mg/kg。环孢素为一种新型免疫抑制剂,每天口服 $4\sim6$ mg/kg,对部分难治性病例有一定疗效。

(5)输血:①仅适用于溶血危象及重度贫血有心肺功能代偿不全者;②应设法给予患者主要血型和 Rh 型最为匹配的供体细胞;③通常以输注浓缩的压积 RBC 为宜,量不宜过多,速度应慢;④一旦发现溶血加剧,应立即停止。这时,输入的红细胞往往比自身红细胞破坏更迅速。

(6)其他:大剂量丙种球蛋白 0.4 g/(kg·d),连用 5 天,有短期疗效,但部分患者疗效不能持久;达那唑 400～600 mg/d,分次服用,达那唑具有一定的免疫调节作用,且能使红细胞膜稳定。用于 AIHA 巩固维持治疗,效果较好;血浆置换采用血细胞分离机将患者富含 IgG 抗体的血浆清除。每周置换血浆200～300 mL。可使抗 IgG 和抗 C_3 抗体滴度下降 50%以上。

二、冷凝集素综合征

冷凝集素综合征(CAS)也称冷溶血综合征,是以自身反应性红细胞凝集素的存在,在低于正常体温下活性明显增强,导致溶血性贫血和/或微循环梗死为特征的一组疾病。一旦温度上升,此结合抗体迅即从 RBC 表面脱离。临床有特发性和继发性之分。在感染和另一些疾病的病程中,患者可出现高效价的冷凝集素,若受冷,即可发生不同程度的溶血性贫血和血管梗死现象,这就是冷凝集素病。多数特发性和继发于淋巴-网状细胞系统恶性肿瘤的患者均呈慢性经过;反之,继发于病毒感染的患者往往呈急性经过,且常有自限倾向。冷凝集素主要为IgM,偶为 IgG。

(一)病因与发病机制

CAS 多数为原发性,可继发于淋巴组织的恶性肿瘤、支原体肺炎、传染性单核细胞增多症或流行性感冒等病毒感染。

CAS 溶血主要由 IgM 激活补体引起。在红细胞膜上,补体介导的免疫性溶血常通过传统途径而激活。首先由抗体的 Fc 段 CH2 区域与 C 1q 的结合开始,通过一系列的激活和裂解使 C 5b 与 C 6～9 结合成复合体,淹没在红细胞双层脂膜中,复合体对红细胞膜的损伤作用,表现为离子渗漏,特别是钾离子丧失而钠离子进入细胞,红细胞肿胀破裂以致溶血(血管内溶血)。37 ℃血循环后,IgM 抗体即自红细胞表面脱落,只剩 C 3b 仍吸附在红细胞表面,使细胞膜表面堆积了大量 C 3b。而肝与脾的巨噬细胞上带有 C 3b 膜受体,能与之结合,进而 C 3b 被覆红细胞被吞噬(血管外溶血)。

(二)临床表现

1.慢性原发性 CAS 主要发生在中老年人

病毒感染继发的 CAS 多发于青少年;继发于肿瘤性疾病的 CAS 年龄分布与肿瘤相同。

2.雷诺现象

主要因为在低温下冷凝集素凝集红细胞导致血液高黏滞,出现四肢末端及耳郭、鼻尖、手指等暴露部位发绀、花纹样改变,甚至坏死。

3.多呈慢性溶血过程

常见贫血、黄疸,可有轻度肝脾大;急性型还可出现发热、寒战、血红蛋白尿、急性肾衰竭。

4.原发病的表现

传染性单核细胞增多症时的咽喉痛、发热、淋巴结肿大和脾大;恶性淋巴瘤时的淋巴结肿大、发热和脾大,在感染性疾病时的 CAS 通常为一过性;反之,由淋巴增殖性疾病引起的 CAS 可经原发病治疗而获改善。

(三)实验室检查

1.血常规示轻至中度贫血

网织红细胞轻度增加。偶见单核细胞伴有红细胞吞噬现象。取血沉棕黄层置室温下孵育后,此种吞噬现象就更为明显。室温下红细胞常呈自身凝集现象。复温至 37 ℃后,凝块迅即消失,有助于本病的诊断。

2.冷凝集素试验阳性

4 ℃效价升高至 1∶1 000 甚至 1∶16 000,在 30 ℃时在清蛋白或生理盐水中,凝集效价仍很高者应有诊断意义。操作时应将血液采入事先预热的注射器内,随后于 37 ℃恒温下凝固,分离出血清。经此处理后就可防止室温下红细胞吸附抗体,从而避免了血清中抗体的丧失和冷凝集素效价的人为降低。如果在 30 ℃下进行采血,即可引起红细胞凝集,但不溶血。在补体存在的情况下复温时,凝集即消除,但红细胞不可逆地被覆以 C 3b,这时,抗 C3 抗人球蛋白试验即呈阳性反应。

(四)诊断

(1)有充分的临床和实验室证据表明患者受冷后发生血管内溶血。

(2)冷凝集素试验阳性,效价较高。

(3)Coombs 试验可呈阳性反应,呈 C3 型。

诊断 CAS 之后若找到明确的继发病因,应诊断继发性 CAS;排除继发性,可诊断为原发性。

(五)鉴别诊断

1.温抗体型 AIHA 和阵发性寒冷性血红蛋白尿

根据临床表现和冷凝集素试验即可与温抗体型 AIHA 和阵发性寒冷性血红蛋白尿相鉴别。

2.雷诺(Raynaud)现象

其他原因的雷诺(Raynaud)现象发绀的发生与寒冷无关,且冷凝集试验阴性可供鉴别。

(六)治疗

1.注意保暖

避免暴露在寒冷环境中,即使中度溶血患者,保温也都有一定疗效。

2.输血

贫血重者可考虑输血,必须输注在不同温度,包括 4 ℃下经过严格的交叉配洗涤红细胞;并预热至37 ℃后输注,并注意给患者保暖,否则输注本身可导致严重的红细胞凝集与溶血;输注部位应选大静脉且滴速要慢。

3.肾上腺皮质激素

对多数病例无效。但冷凝集素效价较低的患者,可能具有一定的疗效。以泼尼松为常用,用法见温抗体型自身免疫性溶血性贫血。

4.细胞毒药物

苯丁酸氮芥 2～4 mg/d,疗程以不短于 3 个月为佳。治疗本身具有一定危险性,故仅能在顽固性病例中试用。CTX 250 mg/d,泼尼松 100 mg/d,分别连用 4 天,2～3 周后重复一次;或静脉用 CTX 1 g,甲泼尼龙 500 mg,2～3 周重复 1 次。

5.血浆置换

由于 IgM 主要分布于血浆内,故急性重症病例可试用,可达到降低抗体效价的目的。

(七)预后

继发于感染的急性型患者,病程自限。而特发性及其他原因的继发性病例常终生反复发作,经久不愈,预后不良。往往死于感染和血栓栓塞性并发症。本病的死亡率为 36%～54%。

三、药源性免疫性溶血性贫血

药源性免疫性溶血性贫血(drug-related immune hemolytic anemia,DIHA)是指某些药物通

过免疫机制对红细胞产生免疫性损伤。药物引起的溶血性贫血较少见,但急性溶血病情较重,常有生命危险。

(一)发病机制

按照免疫原理可以分为半抗原型、免疫复合物型、自身抗体型、非免疫型蛋白吸附型。

1.半抗原型

(1)机制:药物作为半抗原与红细胞膜及血清内蛋白质形成全抗原,所产生的抗体与吸附在红细胞上的药物发生反应,进而损伤破坏有药物结合的红细胞,而对正常红细胞无作用。

(2)代表药物是青霉素,此外尚有头孢菌素类、四环素、甲苯磺丁脲、非那西汀和磺胺类药物等。

(3)一般均在超大剂量(1 200 万~1 500 万 U/d)或肾功能较差时发生,通常于用药后 7~10 天内发作。

(4)过去都有服药史,也可能在长期用药过程中发生。

(5)可在发生溶血前有药物变态反应,如皮疹及发热等。

(6)溶血通常呈亚急性、轻度,主要是血管外溶血,停药几天或几周后即缓解。

(7)血常规除红细胞、血红蛋白减少外,少数有球形细胞或嗜酸细胞增多。

(8)血清学检查示抗人球蛋白直接、间接试验均呈阳性,通常为 IgG 型。

2.免疫复合物型

免疫复合物型又称福阿亭型。

(1)机制:药物首次与机体接触时与血清蛋白结合形成抗原。刺激机体产生抗体,当重复应用该药后,导致药物-抗体(免疫)复合物吸附在红细胞膜上并激活补体,破坏红细胞。

(2)主要有奎尼丁、非那西汀、异烟肼、利福平、奎宁、对氨基水杨酸、柳氮磺吡啶及胰岛素等。

(3)产生血管内溶血。

(4)急性发作,伴有寒战、高热、呕吐及腰痛,部分患者可发生急性肾衰竭、休克及弥散性血管内凝血。

(5)必须有既往用药史。

(6)血常规示贫血严重,可见较多球形细胞,白细胞计数和血小板计数可正常或增多。

(7)血管内溶血的实验发现,如高胆红素血症、血清游离血红蛋白增高、结合珠蛋白下降等。

(8)血清学检查示直接抗人球蛋白实验 C3 阳性,但抗体阴性。若加入药物或服药后患者血清,抗体也可阳性。血清抗体与药物一起可使体外酶处理正常红细胞发生溶血。抗体为 IgM、IgG 型。常需结合补体。

3.自身抗体型

(1)机制:可能是药物改变了红细胞膜 Rh 抗原的蛋白,形成能与 Rh 蛋白起交叉反应的抗体。血清中抗体可与自身红细胞相互作用,但与药物存在与否无关。

(2)代表药物是甲基多巴,此外尚有左旋多巴、甲芬那酸、普鲁卡因胺、氯丙嗪等。

(3)产生血管外溶血。

(4)贫血多为轻至中度,贫血程度与服用剂量无关。经甲基多巴治疗后,发生无症状的Coombs 试验阳性者高达 15%,停止用药后 Coombs 试验转为阴性需半年至 1 年。但是甲基多巴服用后发生溶血性贫血仅有 1%。

(5)直接 Coombs 试验显示 IgG 阳性,C3 很罕见。

4.非免疫型蛋白吸附型

非免疫型蛋白吸附型也称头孢菌素型。

(1)机制:头孢菌素与红细胞膜牢固结合,膜的抗原决定簇发生变异,引起血浆蛋白包括免疫球蛋白、补体、清蛋白、纤维蛋白原等在红细胞膜上非特异性吸附,但尚无溶血病例的报告。

(2)约有小于5%接受头孢菌素的患者呈现抗人球蛋白直接试验阳性。

(3)常在用药后1~2天发生。

(二)诊断

(1)出现自身免疫性溶血性贫血者均应仔细询问病史。

(2)有肯定服药史者。

(3)停药后溶血迅速消失。

(4)实验室检查可肯定溶血性质及与药物间的关系。

(三)治疗

(1)立即停用一切可疑药物:特别是严重溶血者。但不少药物可使Coombs试验阳性而无溶血,可不必停药观察。

(2)监测血细胞比容、网织红细胞和Coombs试验效价。

(3)青霉素引起的轻度贫血,一般无须使用肾上腺皮质激素。大剂量青霉素引起Coombs试验阳性而无溶血者,如必须使用青霉素,可适当减量并加用其他抗生素联合治疗。

(4)自身抗体型者Coombs试验阳性,而无溶血者可不停药。若出现溶血性贫血,且持续时间几周或甚至几个月以上,应停药同时应用肾上腺皮质激素对加速病情恢复可能有效。

(5)积极处理肾衰竭或DIC等并发症:贫血严重危及生命时,应输红细胞,但需严密执行血型鉴定、交叉配血及输血后的监测。

四、新生儿溶血病

尽管胎盘作为屏障可阻止胎血进入母体血循环,但仍可发生少量的渗透(经胎盘失血)。一旦胎儿红细胞抗原与母亲不合,使母亲产生相应的血型抗体。经胎盘输入胎儿体内,作用于胎儿红细胞,就可能产生新生儿溶血病。

人类红细胞血型系统有26个,其中以ABO和Rh血型不合引起的溶血最常见。ABO血型不合引起的溶血较Rh血型不合溶血为多,但溶血的程度却以Rh血型不合溶血为重。

(一)Rh血型不合溶血病

Rh血型抗原来源于第1对染色体上3对紧密连锁的等位基因,共有6个抗原,即C、c、D、d、E、e。其中D抗原最早被发现且抗原性最强,故凡具有D抗原时,称为Rh阳性。

1.病因与发病机制

Rh血型不合溶血病主要见于胎儿Rh阳性和母亲Rh阴性时,但母亲为Rh阳性时也可发生,如母亲为ee,cc,而胎儿为E或C时,母亲可产生抗E或抗C抗体。

Rh血型不合时,通过继发的免疫反应产生抗Rh抗体,母亲首次产生的抗Rh抗体含量低,存在时间短,不能通过胎盘,并不构成对胎儿的威胁。只有当再次怀孕,可很快发生次发免疫产生抗Rh抗体,通过胎盘导致胎儿红细胞破坏而溶血。

Rh溶血病发生在第一胎一般只见于孕母以前曾接受过血型不合的输血或孕母的母亲Rh阳性,即所谓"外祖母学说"。

2.临床表现

(1)黄疸:Rh 溶血病的黄疸出现早,程度较重。新生儿在出生第一天出现黄疸,必须考虑有新生儿溶血病的可能。

(2)免疫性溶血:贫血的程度取决于溶血过程与骨髓生成红细胞平衡的结果。出生时,多数新生儿血红蛋白正常或仅有轻度贫血,肝脾可轻度肿大;重度贫血时可发生充血性心力衰竭、水肿、腹水和胸腔积液,构成胎儿水肿综合征。大多数在生后数小时死亡,重者在宫内死亡。

(3)脑病(核黄疸):由非结合胆红素对中枢神经系统毒性所引起的脑病。由高胆红素血症发展为胆红素脑病可分为 4 期:①先兆期;②痉挛期;③恢复期;④后遗症期。常在出生后 2~5 天出现。

(4)其他:少数病例可发生出血,与血小板减少性紫癜和 DIC 的发生有关。重症患儿可发生血糖减低。

3.实验室检查

(1)外周血:可见嗜多色性、红细胞大小不等以及有核红细胞。

(2)骨髓:红细胞系统过度增生。

(3)免疫学检查:新生儿 Rh 阳性和母亲 Rh 阴性并直接 Coombs 试验阳性即可确诊。

(4)血清胆红素检查:密切监视血清胆红素含量的变化。直接胆红素＞4 mg/dL 应警惕光疗后有发生青酮症的可能。

4.治疗

(1)换血治疗:①目前以 O 型 Rh 红细胞和新鲜血浆或新鲜冷冻血浆换血渐多;②所有血制品必须与患儿红细胞及母亲血浆做交叉配型;③换血量约为被换血婴儿血量的 2 倍,约 160 mL/kg;④可出现"反跃"现象,主要因为血管外胆红素池与血管内平衡的结果;⑤可给予清蛋白,剂量为 1 g/kg;⑥胎儿水肿综合征时不需要做全量换血,应小量输注浓缩红细胞。不必应用清蛋白。

(2)光疗:以 450 nm 的蓝光吸收最好,可使胆红素Ⅸ在 5 和 15 碳桥处产生异构化,形成 4 种特异的光异构体。这些异构体属水溶性,可经胆汁使血清胆红素浓度减低。

光疗指征:①总胆红素在 204~255 μmol/L 以上者;②生后 36 小时内出现黄疸并进展较快者;③如胎儿产前已经为 Rh 溶血病,出生后一旦出现黄疸即应开始治疗;④换血前应争取光疗,换血后应继续进行,以减少换血后胆红素回升。

(3)静脉注射免疫球蛋白(IVIG):有人认为 IVIG 可通过抑制溶血减少换血的需要,多次 IVIG 对阻断溶血更为有效。

(二)新生儿 ABO 溶血病

(1)溶血程度轻。

(2)引起红细胞破坏的抗体是 IgG。

(3)ABO 溶血最多见于母亲为 O 型,患儿为 A 型或 B 型。

(4)治疗方法与 Rh 溶血病基本相同。

(熊　婷)

第五节 弥散性血管内凝血

弥散性血管内凝血(disseminated intravascular coagulation,DIC)是以血管内凝血活化和微血管系统纤维蛋白沉积为特征的一种获得性综合征,导致器官缺血和梗死。在急性 DIC 中,弥散分布的血栓消耗凝血因子和血小板,引起出血倾向,病死率极高。患有败血症、癌症或产科意外的低血压患者若同时存在出血和血栓,应怀疑发生 DIC,需经血涂片和凝血试验检查确诊。近年来,DIC 的发病机制与诊治观念均有重大更新,本文综述如下。

一、DIC 常见病因

急性 DIC 可发生于内毒素血症、广泛性组织创伤以及妊娠合并先兆子痫、胎盘早剥或羊水栓塞的患者,也可见于各种原因导致的低血压或休克患者,如复杂手术、大面积卒中或心脏病发作过程中均可发生急性 DIC。

慢性 DIC 与恶性肿瘤、主动脉瘤和巨大血管瘤相关,也见于死胎滞留患者。恶性肿瘤患者主要危险因素是高年、男性、晚期癌症和肿瘤坏死。多数患者患有肺、乳腺、前列腺或结、直肠等部位的腺瘤。合并 DIC 的癌症患者较不合并 DIC 者生存率减低。

二、DIC 病理生理改变

近年来随着研究的深入,对 DIC 的发病机制有了更为准确的理解。现在认为导致 DIC 的始动因素是组织因子(TF)过度表达。败血症患者单核细胞和巨噬细胞表面可见 TF 大量表达,过度表达的 TF 最终导致 DIC 发生。此外,在 DIC 患者中由活化单核细胞合成的促炎细胞因子(如白介素 IL-1 和肿瘤坏死因子 TNF-α)浓度增高,可使血管内皮细胞表达 TF 而介导凝血。严重组织创伤,尤其是颅脑损伤后,TF 释放于血液循环。输血反应或恶性疟疾发作导致的血管内溶血也可引起 TF 释放。胎盘早剥患者子宫内压增高可促使富含 TF 的蜕膜碎片进入母体血液循环。羊水栓塞时,含 TF 的羊水和组织也可进入母体循环。

广泛暴露于 TF 的结果使凝血系统极度活化并产生大量凝血酶,凝血酶过量生成是 DIC 发展的关键环节。凝血酶促使血小板活化聚集,堵塞微血管,致血小板减少。过量的凝血酶还可结合于抗凝血酶和凝血酶调节蛋白,导致抗凝血酶和凝血酶调节蛋白迅速消耗,抗凝活性下降。凝血酶与凝血酶调节蛋白结合后还可活化蛋白 C,造成蛋白 C 耗竭,有利于微血管血栓形成。

此外,凝血系统一旦被激活,炎症和凝血通路就会相互作用,并进一步放大彼此的反应。凝血酶能够与细胞表面的蛋白酶活化受体相互作用,进一步活化细胞并扩大炎症反应;而作为急性炎症反应的一部分,C4B 结合蛋白血浆浓度增高,能结合更多的血浆游离蛋白 S,使蛋白 S 不能作为蛋白 C 的辅助因子,从而导致蛋白 C 抗凝活性降低。炎症反应还可使纤溶酶原激活剂抑制物-1(PAI-1)升高,PAI-1 与组织型纤溶酶原激活剂(tPA)比例失调,从而抑制了纤溶活性。

在这种条件下纤维蛋白形成而纤溶活性下降致其清除受损,导致中、小血管内血栓形成。当红细胞通过部分堵塞的血管以及伴随 DIC 出现的巨噬细胞活化,导致红细胞破碎和微血管病性溶血性贫血。

三、DIC 诊断

急性 DIC 时,血小板、凝血因子(尤其是 FV 和 FⅧ)及纤维蛋白原被迅速消耗,并产生纤维蛋白降解产物(FDPs),如 X 碎片和 E 碎片。它们结合于纤维蛋白,增强 tPA 活性,使血凝块快速溶解。血小板和凝血因子的消耗加之纤溶活性增强,引起胃肠道、泌尿生殖道、静脉穿刺部位等持续出血。因微血管或大血管内血栓形成,也可出现器官缺血的征象。

在慢性 DIC 中,某些凝血因子产生增加的速度超过其消耗的速度,致纤维蛋白原和 FⅧ等浓度不降反而增高,但血小板水平持续减低。纤维蛋白原和 FⅧ水平增高而凝血因子抑制物及纤溶系统组成成分(纤溶酶原和 tPA)消耗,使体内凝血与抗凝血系统的平衡向有利于血栓形成的方向偏移。

目前尚无单一指标可确诊 DIC。任何患有败血症、休克、广泛性组织损伤或产科意外的患者若出现出血征象,应考虑并发急性 DIC,应进行血小板计数、APTT、PT、纤维蛋白原和 FDPs 等检测。基于以上检测指标,国际血栓与止血学会 DIC 分会为显性 DIC 制定了一个评分系统,并为慢性 DIC 制定了一个包括检测抗凝血酶、蛋白 C 以及凝血活化分子标志物的评分系统。对于识别早期非显性 DIC,不仅要注意那些异常结果,更要注意那些异常结果的变化趋势。

四、DIC 治疗

DIC 临床表现复杂而多变,应根据 DIC 的性质、患者的年龄、引起 DIC 的原因、出血或血栓的部位及严重度、血流动力学以及其他临床参数对 DIC 患者进行个体化治疗。DIC 的治疗最主要的是消除引起 DIC 的基础疾病。

(一)急性 DIC

原发病的治疗是一项根本措施,同时应加强支持治疗。如应用抗生素控制感染,给予休克患者扩充血容量治疗,低氧血症时给予供氧;产科意外患者清除子宫内容物。另外要控制异常的止、凝血状态。急性 DIC 患者常因低纤维蛋白原血症而出现严重出血,给予纤维蛋白原输注以提高纤维蛋白原水平。严重血小板减少以及 FDPs 增高导致的血小板功能异常可引起持续出血,输注血小板可提高血小板计数,有利于控制出血。血小板输注也可提供 FV,FV 存在于血小板颗粒中。目前还没有临床或实验室的资料显示血小板和血浆等的替代治疗。

因 DIC 源于凝血系统活化,DIC 时应用抗凝剂是否有益一直是热点问题。最初应用肝素治疗急性 DIC 证实是有害的,它可使出血加重、死亡率增加。然而近来有实验表明,肝素至少可部分抑制败血症或其他原因 DIC 的凝血系统活化,但对有出血倾向的患者应用肝素治疗的安全性仍存有争议。另有报道指出,肝素虽然可以抑制凝血酶的过度生成,但目前尚无临床对照试验显示它对 DIC 患者的临床转归有益。

一项对伴有多器官功能障碍的败血症患者进行的大规模临床试验证实,应用重组人活化蛋白 C(raPC)24 μg/(kg·h)共 96 h,可将死亡率由 30.8% 降至 24.7%($P=0.005$)。严重出血仅由 2.0% 轻微增加至 3.5%($P=0.06$)。另有报道指出,活化蛋白 C 兼有抗凝和抗炎作用,故对败血症引起的 DIC 效果较好。

一项对败血症合并 DIC 患者应用抗凝血酶浓缩制剂治疗的研究显示,死亡率由 47% 降至 32%。出血率未见报道。

(二)慢性 DIC

慢性 DIC 的治疗首先也在于控制原发病,如对死胎滞留的患者进行宫腔清理。但慢性 DIC 最常见原因是癌症,并且许多肿瘤对治疗反应差。肝素可用来控制 DIC 的某些表现,如移行性血栓性静脉炎、静脉血栓栓塞和肺纤维蛋白沉积。以往普通肝素的用法是 500 U/h 持续静脉输注或每 8 h 10 000 U 皮下注射。最近证实,皮下应用低分子量肝素(LMWH)是安全有效的。用药剂量需根据临床反应以及纤维蛋白原和血小板计数的实验室检测结果进行相应调整。

综上所述,DIC 的研究进展主要有以下几点:在发病机制方面强调绝大多数 DIC 的发生是通过组织因子途径实现的,组织因子是启动凝血的主要因素;在诊断上,DIC 专业委员会一致主张 DIC 的诊断应当以血小板及基本凝血指标检查为主,进行量化计分;治疗 DIC 的关键是特异有效地治疗引起 DIC 的基础疾病,控制凝血活化,急性 DIC 时输注血小板、纤维蛋白原等替代治疗是必要的;因无临床对照研究证明肝素对急性 DIC 的确切疗效,故对于急性 DIC 目前不主张应用肝素治疗,或者仅在败血症等引起的 DIC 中试用低分子量肝素。应当强调的是,DIC 的发病机制错综复杂,应根据具体情况,采取综合措施,才有可能达到较满意的效果,提高 DIC 的存活率。

(熊　婷)

第六节　淋　巴　瘤

淋巴瘤起源于淋巴结和淋巴组织,其发生大多与免疫应答过程中淋巴细胞增殖分化产生的某种免疫细胞恶变有关,是免疫系统的恶性肿瘤。按组织病理学改变,淋巴瘤可分为非霍奇金淋巴瘤(NHL)和霍奇金淋巴瘤(HL)两类。

一、病因和发病机制

病毒感染(如 EB 病毒等)、宿主的免疫功能、幽门螺杆菌抗原的存在可能与淋巴瘤的发病有关。

二、临床表现

无痛性进行性的淋巴结肿大或局部肿块是淋巴瘤共同的临床表现。

(一)HL

HL 多见于青年,儿童少见。首发症状常是无痛性颈部或锁骨上淋巴结进行性肿大(占60%～80%),其次为腋下淋巴结肿大。5%～16% 的 HL 患者发生带状疱疹。饮酒后引起的淋巴结疼痛是 HL 所特有,但并非每一个 HL 患者都是如此。发热、盗汗、瘙痒及消瘦等全身症状较多见。30%～40% 的 HL 患者以原因不明的持续发热为起病症状。周期性发热约见于 1/6 的患者。皮肤瘙痒是 HL 较特异的表现,可为 HL 的唯一全身症状。

(二)NHL

NHL 具有以下特点:①全身性。可发生在身体的任何部位,其中淋巴结、扁桃体、脾及骨髓是最易受到累及的部位。②多样性。组织器官不同,受压迫或浸润的范围和程度不同,引起的症状也不同。③随着年龄增长而发病者增多,男性多于女性;除惰性淋巴瘤外,一般发展迅速。④NHL对各器官的压迫和浸润较 HL 多见,常以高热或各器官、系统症状为主要临床表现。

三、辅助检查

(一)血常规

HL 常有轻或中度贫血,部分患者嗜酸性粒细胞增多;NHL 白细胞数多正常,伴有淋巴细胞绝对或相对增多。

(二)骨髓细胞学检查

骨髓涂片找到 Reed-Sternberg 细胞(R-S 细胞)是 HL 骨髓浸润的依据。一部分 NHL 患者的骨髓涂片中可找到淋巴瘤细胞。

(三)影像学检查

浅表淋巴结 B 超、胸(腹)部 CT 等有助于确定病变的部位及其范围。目前 PET/CT 是评价淋巴瘤疗效的重要手段。

(四)化验检查

疾病活动期有血沉增快、血清乳酸脱氢酶升高提示预后不良。骨骼受累血清碱性磷酸酶活力增强或血钙增加。B 细胞 NHL 可并发溶血性贫血。

(五)病理学检查

淋巴结活检是淋巴瘤确诊和分型主要依据。

四、治疗要点

治疗原则是以化疗为主,化疗与放疗相结合,联合应用相关生物制剂的综合治疗。

(一)霍奇金淋巴瘤

1.化学治疗

ABVD 为 HL 的首选方案见表 11-5。

表 11-5 霍奇金淋巴瘤的主要化疗方案

方案	药物	备注
MOPP	氮芥、长春新碱、丙卡巴肼、泼尼松	如氮芥改为环磷酰胺静脉注射,即为 COPP 方案
ABVD	阿霉素、博来霉素、长春新碱、达卡巴嗪	4 种药均在第 1 及第 15 天静脉注射 1 次,疗程间休息 2 周

2.放射治疗

扩大照射范围,除被累及的淋巴结及肿瘤组织外,还包括附近可能侵及的淋巴结,如病变在膈以上采用"斗篷式";如病变在膈以下采用倒"Y"字式。

(二)非霍奇金淋巴瘤

1.以化疗为主的化、放疗相结合的综合治疗

(1)惰性淋巴瘤:联合化疗可用 COP 或 CHOP 方案(表 11-6)。

表 11-6 非霍奇金淋巴瘤的常用联合化疗方案

方案	药物
COP	环磷酰胺、长春新碱、泼尼松
CHOP	环磷酰胺、阿霉素、长春新碱、泼尼松
R-CHOP	利妥昔单抗、环磷酰胺、阿霉素、长春新碱、泼尼松
EPOCH	依托泊苷、阿霉素、长春新碱、泼尼松、环磷酰胺
ESHAP(复发淋巴瘤)	依托泊苷、甲泼尼松、顺铂、阿糖胞苷

(2)侵袭性淋巴瘤:侵袭性 NHL 的标准治疗方案是 CHOP 方案,化疗不应少于 6 个疗程。RCHOP 方案是弥漫性大 B 细胞淋巴瘤(DLBCL)治疗的经典方案。

难治性复发者的解救方案:可选择 ICE(异环磷酰胺、卡铂、依托泊苷)、DHAP(地塞米松、卡铂、高剂量阿糖胞苷)、MINE(异环磷酰胺、米托蒽醌、依托泊苷)等方案进行解救治疗。

2.生物治疗

(1)单克隆抗体:凡细胞免疫表型为 CD 20$^+$ 的 B 细胞淋巴瘤患者,主要是 NHL 患者,均可用 CD20 单抗(利妥昔单抗)治疗。

(2)干扰素:是一种能抑制多种血液肿瘤增生的生物制剂。

(3)抗幽门螺杆菌治疗:胃黏膜相关淋巴样增生淋巴瘤可用其治疗。

3.骨髓移植

对 55 岁以下患者,能耐受大剂量化疗的中高危患者,可考虑进行自体造血干细胞移植。部分复发或骨髓侵犯的年轻患者还可考虑异基因造血干细胞移植。

4.手术治疗

合并脾功能亢进,有切脾指征者可以切脾,以提高血常规,为以后化疗创造有利条件。

五、健康指导

向患者及家属讲解疾病的相关知识,宣传近年来由于治疗方法的改进,淋巴瘤缓解率已大幅提高,不少患者已完全治愈,应坚持定期巩固强化治疗,若发现身体不适,如疲乏无力、发热、盗汗、皮肤瘙痒、咳嗽、消瘦等,或发现肿块,应及早就医。嘱患者缓解期或全部疗程结束后应保证充足睡眠,适当锻炼,食谱多样化,加强营养,避免进食油腻、生冷和容易产气的食物。注意个人卫生,皮肤瘙痒者避免搔抓,沐浴时避免水温过高,宜选用温和的沐浴液。

(戴 芬)

第七节 多发性骨髓瘤

多发性骨髓瘤是恶性浆细胞病中最常见的一种类型。骨髓中有大量的异常浆细胞(或称骨髓瘤细胞)克隆性增殖,引起广泛溶骨性骨骼破坏、骨质疏松,血清中出现单克隆免疫球蛋白(M

蛋白),正常的多克隆免疫球蛋白合成受抑制,尿中出现本-周蛋白,从而引起不同程度的肾损害、贫血、免疫功能异常。发病年龄大多在 50～60 岁,男女之比为 3∶2。根据血清 M 成分的特点可分为 IgG 型、IgA 型、IgD 型、IgM 型、IgE 型、轻链型、非分泌型以及双克隆或多克隆免疫球蛋白型,其中 IgG 型最常见。

一、病因和发病机制

可能与病毒感染、电离辐射、接触工业或农业毒物,慢性抗原刺激及遗传因素有关。

二、临床表现

(一)骨骼损害
骨痛为常见症状,以腰骶部最多见,有自发性骨折的可能。

(二)感染
细菌和病毒感染。

(三)贫血
部分患者以贫血为首发症状。

(四)高钙血症
呕吐、乏力、意识模糊、多尿或便秘等。

(五)肾功能损害
蛋白尿、管型尿和急、慢性肾衰竭。

(六)高黏滞综合征
头晕、眼花、耳鸣、手指麻木、冠状动脉供血不足、慢性心力衰竭、意识障碍甚至昏迷。

(七)出血倾向
鼻出血、牙龈出血和皮肤紫癜多见。

(八)淀粉样变性和雷诺现象
常见舌、腮腺肿大、心脏扩大、腹泻便秘、皮肤苔藓样变、外周神经病变以及肝肾功能损害等。如 M 蛋白为冷球蛋白,出现雷诺现象。

(九)髓外浸润
器官肿大、神经损害、髓外骨髓瘤、浆细胞白血病。

三、辅助检查

(一)血常规
正常细胞性贫血,晚期可见大量骨髓瘤细胞。

(二)骨髓细胞学检查
浆细胞异常增生,并伴有质的改变。

(三)血液生化检查
1.单株免疫球蛋白血症的检查

蛋白电泳出现 M 蛋白;免疫电泳发现重链;血清免疫球蛋白定量测定发现 M 蛋白增多,正常免疫球蛋白减少。

2.血钙、磷测定

高钙血症;晚期肾功能减退,血磷也升高。

3.血清 β_2 微球蛋白和血清白蛋白测定

血清 β_2 微球蛋白和血清白蛋白测定可评估肿瘤负荷及预后。

4.C 反应蛋白和血清乳酸脱氢酶测定

C 反应蛋白和血清乳酸脱氢酶测定反应疾病的严重程度。

5.尿和肾功能监测

90％患者有蛋白尿,血清尿素氮和肌酐可升高,约半数患者尿中出现本-周蛋白。

(四)影像学检查

X 线、CT、MRI 检查等。

四、治疗要点

治疗原则是无症状或无进展的患者可以观察,每 3 个月复查 1 次。有症状的患者应积极化疗及造血干细胞移植。

(一)化学治疗

常用化疗方案见表 11-7。来那度胺是一种有效的沙利度胺类似物,与地塞米松联合用于治疗复发或难治性多发性骨髓瘤。

表 11-7　骨髓瘤常用联合治疗方案

方案	药物
MPT	美法仑、泼尼松、沙利度胺
VAD	长春新碱、阿霉素、地塞米松
PAD	硼替佐米、阿霉素、地塞米松
VADT	长春新碱、阿霉素、地塞米松、沙利度胺
DT	地塞米松、沙利度胺
DTPAEC	地塞米松、沙利度胺、顺铂、阿霉素、环磷酰胺、依托泊苷

(二)骨病的治疗

二磷酸盐有抑制破骨细胞的作用。

(三)高钙血症

水化、利尿;使用双膦酸盐;糖皮质激素和/或降钙素。

(四)贫血

贫血可考虑使用促红细胞生成素治疗。

(五)肾功能不全

水化、利尿;有肾衰竭者,应积极透析;慎用非甾体抗炎药;避免使用静脉造影剂。

(六)高黏滞血症

血浆置换可作为症状性高黏血症患者的辅助治疗。

(七)感染

若出现症状应用抗生素治疗。

(八)干细胞移植

自体干细胞移植可提高缓解率,清髓性异基因干细胞移植可在年轻患者中进行,常用于难治性、复发患者。

五、健康指导

向患者及家属讲解疾病的相关知识。注意卧床休息,睡硬板床,适度运动,劳逸结合,避免剧烈活动。遵医嘱用药,定期复查与巩固治疗。若活动后出现剧烈疼痛,可能发生病理性骨折,应立即就医。注意预防感染,出现发热应及时就诊。

（戴 芬）

第十二章

肿瘤科疾病

第一节 食 管 癌

　　我国是食管癌的高发国家,又是食管癌病死率最高的国家。1949 年以后,进行了肿瘤流行病学调查,基本查清了全国食管癌的发病、死亡情况及地区分布,并对食管癌高发区进行了多学科的综合考察和研究。1970 年以后已建立了 6 个现场防治点,开展了食管癌的病因流行病学研究和防治工作,尤其是对食管癌的癌前期疾病进行中西医结合治疗,对降低发病率起了有益的作用。

　　我国食管外科自吴英恺于 1940 年首例食管癌采用胸内食管胃吻合术切除成功以来已有50 多年历史,至今我国食管癌手术切除率已达 80％～95％,手术病死率仅为 2％～3％,术后5 年生存率为25％～30％。在食管癌的高发区,由于早期病例增加,5 年生存率已达 44％,Ⅰ期食管癌的生存率高达 90％以上。

　　近年来,对食管癌的分段有了新的认识,多数胸外科医师对气管分叉丛下食管癌采用左侧开胸进行肿瘤切除,气管分叉以上以右侧开胸切除率较高,食管胃吻合口应在颈部进行。吻合技术的先进、吻合器的应用已使吻合口瘘的发生率有明显降低。

　　高能射线的应用、食管癌定位技术和照射技术的改进及放射敏化剂的研究和应用,使食管癌的放疗效果有所提高。术前放射治疗的随机分组前瞻性研究肯定了术前放疗的意义,并在许多医院推广。

　　但食管癌的疗效仍不够理想,提高疗效的关键在于早期发现、早期诊断和早期治疗。相信食管癌的流行病学、病因学研究将为食管癌的防治带来进展,对食管癌的综合治疗将进一步提高其远期疗效。

一、病因学

(一)烟和酒

　　长期吸烟和饮酒与食管癌的发病有关。有人研究,大量饮酒者比基本不饮酒者发病率要增加 50 余倍,吸烟量多者比基本不吸烟者高 7 倍;酗酒、嗜烟者的发病率是既不饮酒又不吸烟者的

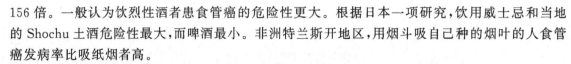

156 倍。一般认为饮烈性酒者患食管癌的危险性更大。根据日本一项研究,饮用威士忌和当地的 Shochu 土酒危险性最大,而啤酒最小。非洲特兰斯开地区,用烟斗吸自己种的烟叶的人食管癌发病率比吸纸烟者高。

(二)食管的局部损伤

长期喜进烫的饮食也可能是致癌的因素之一。如新加坡华裔居民中讲福建方言的人群有喝烫饮料的习惯,其食管癌发病率比无此习惯的讲广东方言人群高得多。哈萨克族人爱嚼刺激性很强含有烟叶的"那司",可能和食管癌高发有一定关系。在日本,喜吃烫粥烫茶的人群发病率亦较高。

各种原因引起的经久不愈的食管炎,可能是食管癌的前期病变,尤其伴有间变细胞形成者癌变危险性更大。有学者报道,食管炎和食管癌关系十分密切,食管炎往往比食管癌早发 10 年左右。食管炎也好发于中胸段食管,在尸检中食管炎往往和癌同时存在。

(三)亚硝胺

亚硝胺类化合物是一种很强的致癌物。中国科学院肿瘤研究所在人体内、外环境的亚硝胺致癌作用研究中发现,食管癌高发区林县居民食用的酸菜中和居民的胃液、尿液中,除有二甲基亚硝胺(NDMA)、二乙基亚硝胺(NDEA)外,还存在能诱发动物食管癌的甲基苄基亚硝胺(NMBZA)、亚硝基吡咯烷(NPYR)、亚硝基胍啶(NPIP)等,并证明食用的酸菜量与食管癌发病率成正比。最近报道用 NMBZA 诱导入胎儿食管癌获得成功,为亚硝胺病因提供了证据。汕头大学医学院报告,广东南澳县的生活用水、鱼露、虾酱、咸菜、萝卜干中,亚硝酸盐、硝酸盐、二级胺含量明显升高,这些居民常食用的副食品在腌制过程中常有真菌污染,真菌能促使亚硝酸盐和食物中二级胺含量增加。

(四)霉菌作用

河南医科大学从林县的粮食和食品中分离出互隔交链孢霉 261 株,它能使大肠埃希菌产生多种致突变性代谢产物,其产生的毒素能致染色体畸变,主要作用于细胞的 S 和 G_2 期。湖北钟祥市的河南移民中食管癌病死率为本地居民的 5 倍,移民主食中真菌污染的检出率明显高于本地居民,移民食用的酸菜中以黄曲霉毒素检出率最高。用黄曲霉毒素、交链孢属和镰刀菌等喂养 Wistar 大鼠,能使大鼠食管乳头状瘤变和癌变已得到实验证实。

(五)营养和微量元素

综观世界食管癌高发区,一般都在土地贫瘠、营养较差的贫困地区,膳食中缺乏维生素、蛋白质及必需脂肪酸。这些成分的缺乏,可以使食管黏膜增生、间变,进一步可引起癌变。有些地区如新疆哈萨克族,以肉食为主,很少吃新鲜蔬菜,米面粮食吃得很少,营养供给极不平衡,维生素明显缺乏,尤其是维生素 C 及维生素 B_2 缺乏。瑞典在食管癌高发区粮食中补充了维生素 B_2 后,明显降低了发病率。微量元素铁、钼、锌等的缺少也和食管癌发生有关。钼的缺少可使土壤中硝酸盐增多。调查发现河南林县水土中缺少钼,可能和食管癌的高发有关。文献报道,高发区人群中血清钼、发钼、尿钼及食管癌组织中的钼都低于正常水平。钼的抑癌作用已被美国等地学者们所证实。

(六)遗传因素

人群的易感性与遗传和环境条件有关。食管癌具有比较显著的家族聚集现象,高发地区连续 3 代或 3 代以上出现食管癌患者的家族屡见不鲜。如伊朗北部高发区某一村庄中有 12 个家庭共 63 人,其中患食管癌者 14 人,而 13 人是一对夫妻的后裔。由高发区移居低发区的移民,即

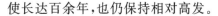

使长达百余年,也仍保持相对高发。

(七)其他因素

进食过快、进食粗硬食物可能引起食管黏膜损伤,反复损伤可以造成黏膜增生间变,最后导致癌变。某些食管先天性疾病,如食管憩室、裂孔疝,或经常接触石棉、铅、硅等可能和食管癌的发病有一定联系。癌症经放射治疗数年后,在放射范围内又可诱发另一癌症的报道也不罕见。

二、诊断

(一)临床表现

1.早期症状

在食管癌的始发期和发展早期,局部病灶处于相对早期阶段,出现症状可能是由于局部病灶刺激食管引起食管蠕动异常或痉挛,或因局部炎症、肿瘤浸润、食管黏膜糜烂、表浅溃疡所致。发生的症状一般比较轻微而且时间较为短暂,其间歇时间长短不一,常反复出现,时轻时重,间歇期间可无症状,可持续1~2年甚至更长时间。主要症状为胸骨后不适、烧灼感或疼痛,食物通过时局部有异物感或摩擦感,有时吞咽食物在某一部位有停滞或轻度梗阻感。下段食管癌还可引起剑突下或上腹不适、呃逆、嗳气。上述症状均非特异性,也可发生在食管炎症和其他食管疾病时,唯食管癌的症状常与吞咽食物有关,进食时症状加重,而食管炎患者在吞咽食物时这些症状反而减轻或消失。

2.中晚期症状

(1)吞咽困难:是食管癌的典型症状。由于食管壁具有良好的弹性及扩张能力,一般出现明显吞咽困难时,肿瘤常已侵犯食管周径2/3以上,此时常已伴有食管周围组织的浸润和淋巴结转移。吞咽困难在开始时常是间歇性的,可以由于食物堵塞或局部炎症水肿而加重,也可以因肿瘤坏死脱落或炎症的水肿消退而减轻。但随着病情的发展,总的趋向是进行性加重且呈持续性,其发展一般比较迅速,多数患者如不治疗可在梗阻症状出现后1年内死亡。吞咽困难的程度与病理类型有关,缩窄型和髓质型病例较为严重,其他类型较轻。也有约10%的患者就诊时并无明显吞咽困难。吞咽困难的严重程度与肿瘤大小、手术切除率和生存率等并无一定的关系。

(2)梗阻:严重者常伴有反流,持续吐黏液,这是食管癌的浸润和炎症反射性地引起食管腺和唾液腺分泌增加所致。黏液积存于食管内可以反流,引起呛咳甚至吸入性肺炎。

(3)疼痛:胸骨后或背部肩胛间区持续性钝痛常提示食管癌已有外浸,引起食管周围炎、纵隔炎,但也可以是肿瘤引起食管深层溃疡所致。下胸段或贲门部肿瘤引起的疼痛可以发生在上腹部。疼痛严重不能入睡或伴有发热者,不但手术切除的可能性较小,而且应注意肿瘤穿孔的可能。

(4)出血:食管癌患者有时也会因呕血或黑便而来院诊治。肿瘤可浸润大血管特别是胸主动脉而造成致死性出血。对于有穿透性溃疡的病例特别是CT检查显示肿瘤侵犯胸主动脉者,应注意出血的可能。

(5)声音嘶哑:常是肿瘤直接侵犯或转移淋巴结压迫喉返神经所引起,但有时也可以是吸入性炎症引起的喉炎所致,间接喉镜有助于鉴别。

(6)体重减轻和厌食:因梗阻进食减少,营养情况日趋低下,消瘦、脱水常相继出现,但患者一般仍有食欲。患者在短期内体重明显减轻或出现厌食症状常提示肿瘤有广泛转移。

3.终末期症状和并发症

(1)恶病质、脱水、衰竭:系食管阻塞致滴水难入和全身消耗所致,常同时伴有水、电解质紊乱。

(2)肿瘤浸润:穿透食管侵犯纵隔、气管、支气管、肺门、心包、大血管等,引起纵隔炎、脓肿、肺炎、肺脓肿、气管食管瘘、致死性大出血等。

(3)全身广泛转移引起的相应症状,如黄疸、腹水,气管压迫致呼吸困难、声带麻痹、昏迷等。

(二)病理

1.早期食管癌的大体病理分型

近20多年来对早期食管癌的研究,尤其是对早期食管癌切除标本的形态学研究,可将早期食管癌分成4个类型。

(1)隐伏型:在新鲜标本上,病变略显粗糙,色泽变深,无隆起和凹陷。标本固定后,病灶变得不明显,镜下为原位癌,是食管癌最早期阶段。

(2)糜烂型:病变黏膜轻度糜烂或略凹陷,边缘不规则呈地图样,与正常组织分界清楚,糜烂区内呈颗粒状,偶见残余正常黏膜小区。在外科切除的早期食管癌中较为常见。

(3)斑块型:病变黏膜局限性隆起呈灰白色斑块状,边界清楚,斑块最大直径<2 cm。切面质地致密,厚度在3 mm以上,少数斑块表面可见有轻度糜烂,食管黏膜纵行皱襞中断。病理为早期浸润癌,肿瘤侵及黏膜肌层或黏膜下层。

(4)乳头型或隆起型:肿瘤呈外生结节状隆起,乳头状或息肉状突入管腔,基底有一窄蒂或宽蒂,肿瘤直径1～3 cm,与周围正常黏膜分界清楚,表面有糜烂并有炎性渗出,切面灰白色均质状。这一类型在早期食管癌中较少见。

有学者对林县人民医院手术切除的100例早期食管癌标本做大体病理分型研究,早期食管癌除上述4个类型外,可增加2个亚型:①表浅糜烂型,为糜烂型的一个亚型,特点是糜烂面积小而表浅,一般不超过2.5 cm,病变边缘无下陷,周围正常黏膜无隆起,表浅糜烂常多点出现,一个病灶内可见几个小片状糜烂近于融合,病理为原位癌或原位癌伴浸润或黏膜内癌。②表浅隆起型,是从斑块型中分出的一个亚型,特点是病变黏膜轻微增厚或表浅隆起,病变范围较大,周界模糊,隆起的黏膜粗糙,皱襞紊乱、增粗,表面似卵石样或伴小片浅表糜烂。病理为原位癌,少数为微小浸润癌。

2.中晚期食管癌的大体病理分型

(1)髓质型:肿瘤多累及食管周径的大部或全部,大约有一半病例超过5 cm。肿瘤累及的食管段明显增厚,向管腔及肌层深部浸润。肿瘤表面常有深浅不一的溃疡,瘤体切面灰白色,均匀致密。

(2)蕈伞型:肿瘤呈蘑菇状或卵圆形突入食管腔内,隆起或外翻,表面有浅溃疡。切面可见肿瘤已浸润食管壁深层。

(3)溃疡型:癌组织已浸润食管深肌层,有深溃疡形成。溃疡边缘稍有隆起,溃疡基部甚至穿透食管壁引起穿孔,溃疡表面有炎性渗出。

(4)缩窄型:病变浸润食管全周,呈环形狭窄或梗阻,肿瘤大小一般不超过5 cm。缩窄上段食管明显扩张。肿瘤切面结构致密,富于增生结缔组织。癌组织多浸润食管肌层,有时穿透食管全层。

(5)腔内型:肿瘤呈圆形或卵圆形向腔内突出,常有较宽的基底与食管壁相连,肿瘤表面有糜烂或不规则小溃疡。腔内型食管癌的切除率较高,但远期疗效并不佳。

3.分期

1987年,国际抗癌联盟(UICC)对食管癌的TNM分期进行了修订。首先对食管的分段进行了修改。以往食管的分段为颈段食管从食管入口(下咽部)到胸骨切迹,上胸段从胸骨切迹到主动脉弓上缘(T_6下缘),中胸段从主动脉弓上缘到肺下静脉下缘(T_8下缘),下胸段从肺下静脉下缘到贲门入口(包括膈下、腹段食管)。这一分段方法的缺点是X线片上不能辨认肺下静脉,主动脉弓随年龄老化屈曲延长而上移,使胸段食管分割不均等。新的分段方法是颈段食管分段如旧,上胸段食管以气管分叉为下缘标志,即从胸骨切迹至气管分叉为上胸段,气管分叉以下至贲门入口再一分为二,分成中胸段和下胸段。如此分段分割均等,易于在X线片上确定标志点。临床上,上胸段食管手术以经右胸为好,而中、下段食管癌大多可经左胸手术,因此更有实际意义。

UICC制定的TNM国际食管癌分期如下。

(1)原发肿瘤(T)分期。

T_X:原发肿瘤不能评估。

T_0:原发肿瘤大小、部位不详。

T_{is}:原位癌。

T_1:肿瘤浸润食管黏膜层或黏膜下层。

T_2:肿瘤浸润食管肌层。

T_3:肿瘤浸润食管外膜。

T_4:肿瘤侵犯食管邻近结构(器官)。

(2)区域淋巴结(N)分期。

N_X:区域淋巴结不能评估。

N_0:区域淋巴结无转移。

N_1:区域淋巴结有转移。

区域淋巴结的分布因肿瘤位于不同食管分段而异,对颈段食管癌,锁骨上淋巴结为区域淋巴结;对中、下胸段食管癌,锁骨上淋巴结为远隔淋巴结,如有肿瘤转移为远处淋巴结转移。同样对下胸段食管癌,贲门旁、胃左动脉旁淋巴结转移为区域淋巴结转移;对颈段食管癌,腹腔淋巴结均为远处转移。

(3)远处转移(M)分期。

M_X:远处转移情况不详。

M_0:无远处转移。

M_1:有远处转移。

(4)TNM分期。

0期:$T_{Is}N_0M_0$。

Ⅰ期:$T_1N_0M_0$。

Ⅱa期:$T_2N_0M_0$;$T_3N_0M_0$。

Ⅱb期:$T_1N_1M_0$;$T_2N_1M_0$。

Ⅲ期:$T_3N_1M_0$;T_4,任何N,M_0。

Ⅳ期:任何T,任何N,M_1。

(三)实验室及其他检查

1.食管功能的检查

食管功能检查分为食管运动功能检查和胃食管反流情况的测定两大类。此类检查在国外已开展30多年,近年来国内亦相继开展,简单介绍如下。

(1)食管运动功能试验:①食管压力测定,本法适用于疑有食管运动失常的患者,即患者有吞咽困难或疼痛症状而X线钡餐检查未见器质性病变者,如贲门失弛症、食管痉挛和硬皮病等,还可对抗反流手术的效果作出评价或作为食管裂孔疝的辅助诊断。食管测压器可用腔内微型压力传感器或用连于体外传感器的腔内灌注导管系统。测定时像放置鼻胃管那样将测压器先置于胃内,确定胃的压力曲线后,将导管往回撤,分别测定贲门部(高压带)、食管体部、食管上括约肌和咽部等处的压力曲线,分析这些压力曲线的改变即可了解食管压力的变化,对食管运动功能异常做出诊断。②酸清除试验,用于测定食管体部排除酸的蠕动效率,方法是测试者吞服一定浓度酸15 mL后,正常情况下经10~12次吞咽动作后即能将酸全部排入胃内,需要更多的吞咽动作才能排除或根本没有将酸排除,则视为食管的蠕动无效,也就是说食管运动存在障碍。

(2)胃食管反流测定:胃食管反流的原因很多,如贲门的机械性缺陷、食管体部的推进动作不良、胃无张力、幽门功能失常、胃排空延滞等及食管癌手术后。胃内容物(特别是胃酸)反流食管使食管黏膜长期与胃内容物接触,引起食管黏膜损伤,患者常有胃灼热、反呕、胸骨后疼痛等症状。下列试验有助于胃食管反流的测定。①食管的酸灌注试验:测试者取坐位,以每分钟6 mL的速度交替将生理盐水和0.1 mol/L盐酸灌入食管中段,以测定食管对酸的敏感性。灌酸时患者出现胃灼热、胸痛、咳嗽、反呕等症状,而灌生理盐水后症状消失为试验阳性。灌酸30 mL不发生症状为试验阴性。②24小时食管pH监测:将pH电极留置于下段食管高压带上方,连续监测pH 24小时,以观察受试者日常情况下的反流情况。当pH降至4以下算是一次反流,pH升至7以上为碱性反流。记录患者在各种不同体位、进食时的情况,就能对患者有无反流、反流的频度和食管清除反流物的时间做出诊断。③食管下括约肌测压试验:食管下括约肌在消化道生理活动中起着保证食物单方向输送的作用,即抗胃食管反流作用。食管下括约肌的功能如何,不仅取决于它在静止时的基础压力,也取决于胸、腹压力的影响及它对诸如胃扩张、吞咽、体位改变等不同生理因素的反应。另一决定食管下括约肌功能的因素是它在腹内的长度。可由鼻孔插入有换能器的导管至该部位进行测定。

2.X线钡餐检查

该法是诊断食管及贲门部肿瘤的重要手段之一,由于其检查方法简便,患者痛苦小,不但可用于大规模普查和食管癌的临床诊断,而且可追踪观察早期食管癌的发展演变过程,为研究早期食管癌提供可靠资料。食管钡餐检查时应注意观察食管的蠕动状况、管壁的舒张度、食管黏膜改变、食管充盈缺损及梗阻程度。食管蠕动停顿或逆蠕动,食管壁局部僵硬不能充分扩张,食管黏膜紊乱、中断和破坏,食管管腔狭窄、不规则充盈缺损、溃疡或瘘管形成及食管轴向异常均为食管癌重要的X线征象。早期食管癌和食管管腔明显梗阻狭窄者,低张双重造影检查优于常规钡餐造影。X线检查结合细胞学和食管内镜检查,可以提高食管癌诊断的准确性。

(1)早期食管癌X线改变:可分为扁平型、隆起型和凹陷型。①扁平型:肿瘤扁平无蒂,沿食管壁浸润,食管壁局限性僵硬,食管黏膜呈小颗粒状改变或紊乱的网状结构。②隆起型:肿瘤向食管腔内生长隆起,表现为斑块状或乳头状隆起,中央可有溃疡形成。③凹陷型:肿瘤区有糜烂、溃疡发生,呈现凹陷改变。侧位为锯齿状不规则状,正位为不规则的钡池,内有颗粒状结节,呈地

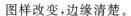

图样改变,边缘清楚。

(2)中晚期食管癌的 X 线表现:①髓质型,在食管片上显示为不规则的充盈缺损,上下缘与食管正常边界呈斜坡状,管腔狭窄。病变部位黏膜破坏,常见大小不等龛影。②蕈伞型,在食管片上显示明显充盈缺损,其上下缘呈弧形,边缘锐利,与正常食管分界清楚。病变部位黏膜纹中断,钡剂通过有部分梗阻现象。③溃疡型,在食管片上显示较大龛影,在切线位上见龛影深入食管壁内甚至突出于管腔轮廓之外。如溃疡边缘隆起,可见"半月征"。钡剂通过时梗阻不明显。④缩窄型,食管病变较短,常在 3 cm 以下,边缘较光滑,局部黏膜纹消失。钡剂通过时梗阻较严重,病变上端食管明显扩张,呈现环型或漏斗状狭窄。⑤腔内型,病变部位食管管腔增宽,常呈梭形扩张,内有不规则或息肉样充盈缺损,病变上下界边缘较清楚锐利,有时可见清晰的弧形边缘,钡剂通过尚可。中晚期食管癌分型以髓质型最为常见,蕈伞型次之,其余各型较少见。

3.食管癌 CT 检查

CT 扫描可以清晰显示食管与邻近纵隔器官的关系。正常食管与邻近器官分界清楚,食管壁厚度不超过 5 mm,如食管壁厚度增加,与周围器官分界模糊,则表示有食管病变存在。CT 扫描可以充分显示食管癌病灶大小、肿瘤外侵范围及程度,明显优于其他诊断方法。CT 扫描还可帮助外科医师决定手术方式,指导放疗医师确定放射治疗靶区,设计满意的放射治疗计划。1981 年,Moss 提出食管癌的 CT 分期:Ⅰ期肿瘤局限于食管腔内,食管壁厚度≤5 mm;Ⅱ期肿瘤伴食管壁厚度>5 mm;Ⅲ期食管壁增厚同时肿瘤向邻近器官扩展,如气管、支气管、主动脉或心房;Ⅳ期为任何一期伴有远处转移者。CT 扫描时,重点应观察食管壁厚度、肿瘤外侵的程度、范围及淋巴结有无转移。外侵在 CT 扫描上表现为食管与邻近器官间的脂肪层消失,器官间分界不清。颈胸段食管癌 CT 扫描显示肿块向前挤压气管,形成气管压迹。轻者可见气管后壁隆起,突向气管腔内;重者肿瘤可将气管推向一侧,气管受压变形,血管移位。中胸段食管癌 CT 扫描显示食管壁增厚,软组织向前侵犯,使食管与主动脉弓下、气管隆嵴下的脂肪间隙变窄甚至消失,其分界不清。尤其是在气管分叉水平,肿瘤组织的外侵挤压,造成气管成角改变,有时可见气管向前移位,重者可见气管壁受压而变弯形。肿瘤向右侵犯,CT 扫描显示食管壁增厚,奇静脉窝变浅甚至消失。向左后侵犯,CT 扫描显示食管与降主动脉间的界线模糊不清。下胸段食管癌由于肿瘤的外侵扩展,CT 扫描显示左心房后壁出现明显压迹。CT 扫描不能诊断正常大小转移淋巴结,难以诊断食管周围转移淋巴结,一方面是 CT 扫描难以区别原发灶浸润和淋巴结转移,另一方面是良性的炎症改变也可引起淋巴结肿大,特别是当肿瘤坏死时,易引起淋巴结炎症反应,因此 CT 扫描对食管癌淋巴结转移的诊断价值很有限。一般认为淋巴结直径<1.0 cm 为正常大小,1.0~1.5 cm 为可疑淋巴结,淋巴结直径>1.5 cm 即为不正常。

CT 扫描诊断食管癌的依据是食管壁的厚度、肿瘤外侵的范围及程度,但食管黏膜不能在 CT 扫描中显示,因此 CT 扫描难以发现早期食管癌。将 CT 与 X 线检查相结合,有助于食管癌的诊断和分期水平的提高。

4.食管脱落细胞学检查

食管脱落细胞学检查方法简便,操作方便、安全,患者痛苦小,其准确率在 90% 以上,为食管癌大规模普查的重要方法。食管脱落细胞学检查结合 X 线钡餐检查可作为食管癌的诊断依据,使大多数患者免受食管镜检查痛苦。但食管狭窄有梗阻时,脱落细胞采集器不能通过,应行食管镜检查。

食管脱落细胞学检查方法简便、安全,大多数患者均能耐受,但对食管癌有出血及出血倾向者,或伴有食管静脉曲张者应禁忌做食管拉网细胞学检查;对食管癌X线片上见食管有深溃疡或合并高血压、心脏病及晚期妊娠者,应慎行食管拉网脱落细胞检查;对全身状况差,过于衰弱的患者应先改善患者一般状况后再做细胞学检查;合并上呼吸道及上消化道急性炎症者,应先控制感染再行细胞学检查。

5.食管镜检查

近年来,纤维食管镜被广泛应用于食管癌的诊断。纤维食管镜镜身柔软,可随意弯曲,光源在体外,插入比较容易,患者痛苦少。食管镜检查时可以在直视下观察肿瘤患者大小、形态和部位,为临床医师提供治疗的依据,同时也可在病变部位做活检或镜刷检查。食管镜检查与脱落细胞学检查相结合,是食管癌理想的诊断方法。

(1)适应证:①患者有症状,X线钡餐检查阳性,而细胞学诊断阴性时,应先重复做细胞学检查,如仍为阴性者应该做食管镜检查及活检以明确诊断,如X线钡餐检查见食管明显狭窄病例,预计脱落细胞学检查有困难者,应首先考虑食管镜检查;②患者有症状,细胞学诊断阳性,而X线钡餐检查阴性或X线片上仅见食管有可疑病变者,需做食管镜检查明确食管病变部位及范围;③患者有症状,细胞学诊断阳性,X线钡餐检查怀疑食管有双段病变时,为了帮助临床医师决定治疗方案的选择,需通过食管镜检查明确食管病变部位及范围;④食管癌普查中,细胞学检查阳性,而患者没有自觉症状,X线钡餐检查阴性,为了慎重起见,必须做食管镜检查,以便最后确诊。

(2)禁忌证:①严重心肺疾病、明显胸主动脉瘤、高血压未恢复正常、脑出血及无法耐受食管镜检查者;②巨大食管憩室,明显食管静脉曲张或高位食管病变伴高度脊柱弯曲畸形者;③口腔、咽喉、食管及呼吸道急性炎症者;④有严重出血倾向或严重贫血者。

(3)食管镜下表现:①病变处黏膜充血肿胀,微隆起,略高于正常黏膜,颜色较正常黏膜为深,与正常黏膜界线不清楚,镜管触及易出血,管壁舒张度良好;②病变处黏膜糜烂,颜色较正常黏膜为深,失去正常黏膜光泽,有散在小溃疡,表面附有黄白色或灰白色坏死组织,镜管触及易出血,管壁舒张度良好;③病变处黏膜有类似白斑样改变,微隆起,白斑周围黏膜颜色较深,黏膜中断,食管壁较硬,触及不易出血。进展期食管癌病灶直径一般在3 cm以上,在食管镜下可分为肿块型、溃疡型、肿块浸润型、溃疡浸润型及四周狭窄型等5种类型。

三、治疗

(一)放疗

1.适应证

局部区域性食管癌,一般情况较好,无出血和穿孔倾向。

2.禁忌证

恶病质、食管穿孔、食管活动性出血或短期内曾有食管大出血者,同时合并有无法控制的严重内科疾病。

3.放疗前的注意事项

放疗前应注意控制局部炎症,纠正患者营养状况,治疗重要内科疾病。放疗中应保持患者的营养供给,防止食物梗阻,进食后应多喝水,防止食物在病灶处潴留,导致或加重局部炎症,影响放疗的敏感性。

4.照射范围和靶区的确定

(1)常规模拟定位:有条件者应在定位前用治疗计划系统(TPS)优化,根据肿瘤实际侵犯范围设定照射野的角度和大小。胸段食管癌一般情况下多采用一前二后野的三野照射技术。根据CT和食管X线片所见肿瘤具体情况,前野宽7～8 cm,二后斜野宽6～7 cm,病灶上下端各放3～4 cm。缩野时野的宽度不变,上下界缩短到病灶上下各放2 cm。如果肿瘤较大,也可以考虑先前后对穿照射,缩野时改为右前左后照射。颈段食管癌一般仅仅设2个正负60°角的前野,每个野需采用30°角的楔形滤片。

(2)三维适形放疗(3D-CRT):参照诊断CT和食管X线片,在定位CT上勾画肿瘤靶区(GTV)及危及器官(OAR),包括脊髓、两侧肺和心脏。GTV勾画的标准为食管壁厚度大于0.5 cm,临床靶区(CTV)为GTV前后左右均匀外扩0.5 cm,上下外端外扩2.0 cm。PTV为CTV前后左右均匀外扩0.5 cm,上下外扩1.0 cm,纵隔转移淋巴结的CTV为其GTV均匀外扩0.5 cm,PTV为其CTV均匀外扩0.5 cm。正常组织的限制剂量:肺(两肺为一个器官)V_{20}<30％、Dmean<20 Gy;脊髓最大剂量<45 Gy;心脏平均剂量1/3<65 Gy,2/3<45 Gy,3/3<30 Gy。(注:V_{30}为受到20 Gy或20 Gy以上剂量照射的肺体积占双肺总体积的百分比。Dmean为双肺的平均照射剂量)。

5.剂量和剂量分割

(1)单纯常规分割放疗:为每天照射1次,每次1.8～2.0 Gy,每周照射5～6次,总剂量(60～70 Gy)/(6～8周)。

(2)后程加速超分割放疗:先大野常规分割放疗,每次1.8 Gy,1次/天,23次总剂量41.4 Gy;随后缩野照射,每次1.5 Gy,2次/天,间隔时间为6小时或6小时以上,总剂量18次27 Gy。肿瘤的总剂量为44天41次68.4 Gy。

(3)同期放化疗时的放疗:放疗为每次1.8 Gy,1次/天,38天28次总剂量50.4 Gy(在放疗的第1天开始进行同期化疗),此剂量在欧美和西方国家多用。

6.非手术治疗的疗效

局部区域性食管癌行单纯的常规分割放疗的5年总生存率为10％左右,5年局控率为20％左右。后程加速超分割放疗的总生存率为24％～34％,局控率为55％左右。同期放化疗的生存率为25％～27％,局控率为55％左右。当然,放疗或以放疗为主的综合治疗的生存率高低也与患者的早晚期有密切关系。早期患者的5年生存率可达到80％以上。

(二)化疗

化疗主要用于姑息治疗,或作为以手术和/或放疗为主的综合治疗的一种辅助方法。近来的研究表明,放疗同期联合化疗能显著提高放疗的疗效,而且随着新的药物(或新的联合方案)的发现,化疗在食管癌治疗中的地位越来越重要。

1.适应证及禁忌证

(1)适应证:对于早期患者,同手术或放疗联合应用;对于晚期患者,用于姑息治疗(最好同其他方法联合应用);对小细胞癌,应同手术或放疗联合应用。

(2)禁忌证:骨髓再生障碍、恶病质及脑、心、肝、肾有严重病变且没有控制者。

2.常规用药

(1)紫杉醇＋顺铂(DDP):第1天紫杉醇175 mg/m²,静脉注射;第2、3天DDP 40 mg/m²,静脉注射,3周重复。

中国医学科学院肿瘤医院用该方案治疗了30例晚期食管癌患者,有效率为57％。Vander Gaast等治疗了31例晚期食管癌患者,有效率55％,耐受性好。

(2)TPE:紫杉醇 75 mg/m²,静脉注射,第 1 天;DDP 20 mg/m²,静脉注射,第 1～5 天;5-Fu 1 000 mg/m²,静脉注射,第 1～5 天。3 周重复。

Son 等治疗 61 例食管癌,有效率 48%,中位缓解期 5.7 个月,中位生存期 10.8 个月,但毒副反应重,46%患者需减量化疗。

(3)奥沙利铂(L-OHP)＋亚叶酸钙(LV)＋5-氟尿嘧啶(5-FU):L-OHP 85 mg/m²,静脉注射,第 1 天;LV 500 mg/m² 或 400 mg/m²,静脉注射,第 1～2 天;5-FU 600 mg/m²,静脉滴注(22 h 持续),第 1～2 天。

Mauer 等报道,34 例食管癌的有效率为 40%,中位有效时间为 4.6 个月。中位生存时间为 7.1 个月,1 年生存率为 31%。主要毒性为白细胞计数下降,4 级 29%。1 例死于白细胞计数下降的脓毒血症。2～3 级周围神经损伤为 26%。

(4)伊立替康(CPT-11)＋5-FU＋氟达拉宾(FA):CPT-1 1180 mg/m²,静脉注射,第 1 天;FA 500 mg/m²,静脉注射,第 1 天;5-FU 2 000 mg/m²,静脉滴注(22 小时持续),第 1 天。每周重复,共 6 周后休息 1 周。

Pozzo 等报道,该方案治疗了 59 例食管癌,有效率 42.4%,中位生存时间为 10.7 个月。3/4 级中性粒细胞下降为 27%,3/4 级腹泻 27%。

(5)多西紫杉醇＋CPT-11:CCPT-11 1 160 mg/m²,静脉注射,第 1 天;多西紫杉醇 60 mg/m²,静脉注射,第 1 天。3 周重复。

Govindan 等报道,该方案治疗初治晚期或复发的食管癌,有效率 30%。毒副反应包括 71% 的患者出现 4 度骨髓抑制,43%患者出现中性粒细胞减少性发热。

(6)吉西他滨(GEM)＋LV＋5-FU:GEM 1 000 mg/m²,静脉注射,第 1、8、15 天;LV 25 mg/m²,静脉注射,第 1、8、15 天;5-FU 600 mg/m²,静脉注射,第 1、8、15 天。每 4 周重复

该方案治疗了 35 例转移性或局部晚期食管癌,有效率 31.4%。中位生存时间 9.8 个月。1 年生存率 37.1%。3～4 级的白细胞下降 58%。

3.单一药物治疗

单一药物治疗食管癌,有效率不高,一般在 20%以内。较早的药物包括 5-FU、丝裂霉素(MMC)、顺铂(DDP)、博来霉素(BLM)、甲氨蝶呤(MTX)、米多恩醌、依立替康(CPT-11)、阿素(ADM)和长春地辛(VDS)。新的药物包括紫杉醇、多西他赛、长春瑞滨、吉西他滨、奥沙利铂和卡铂。5-FU 和 DDP 的联合方案被广泛认可,有效率在 20%～50%,是食管癌化疗的标准方案。紫杉醇联合 5-FU 和/或 DDP 被认为是一个对鳞癌和腺癌都有效的方案。另外,CPT-11 和 DDP 的联合方案也对部分食管鳞癌有效。

4.食管癌联合化疗方案

(1)DDP＋5-FU:DDP 100 mg/m²,静脉注射,第 1 天;5-FU 1 000 mg/m²,静脉滴注(持续),第 1～5 天。3～4 周重复。

(2)ECF:表阿霉素 50 mg/m²,静脉注射,第 1 天;DDP 60 mg/m²,静脉注射,第 1 天;5-FU 200 mg/m²,静脉滴注(持续),第 1～21 天。3 周重复。

(3)吉西他滨＋5-FU:吉西他滨 1 000 mg/m²,静脉注射,第 1、8、15 天;5-FU 500 mg/m²,静脉注射,第 1、8、15 天。3 周重复。

(4)DDP＋VDS＋CTX:CTX 200 mg/m²,静脉注射,第 2、3、4 天;VDS 1.4 mg/m²,静脉注射,第 1、2 天;DDP 90 mg/m²,静脉注射,第 3 天。3 周重复。

(5)DDP＋BLM＋VDS：DDP 120 mg/m²，静脉注射，第 1 天；BLM 10 mg/m²，静脉注射，第 3～6 天；VDS 3 mg/m²，静脉注射，第 1、8、15 天。每 4 周重复。

(6)DDP＋ADM＋5-FU：DDP 75 mg/m²，静脉注射，第 1 天；ADM 30 mg/m²，静脉注射，第 1 天；5-FU 600 mg/m²，静脉注射，第 1、8 天。3～4 周重复

(7)BLM＋依托泊苷(VP-16)＋DDP：依托泊苷(VP-16) 100 mg/m²，静脉注射，第 1、3、5 天；DDP 80 mg/m²，静脉注射，第 1 天；BLM 10 mg/m²，静脉注射，第 3～5 天。4 周重复。

(8)DDP＋BLM：DDP 35 mg/m²，静脉注射，第 1～3 天；BLM 15 mg/m²，静脉滴注(18 h 持续)，第 1～3 天。3～4 周重复。

（田　文）

第二节　胃　　癌

胃癌是我国最常见的恶性肿瘤之一，死亡率居恶性肿瘤首位。胃癌多见于男性，男女之比约为 2：1。平均死亡年龄为 61.6 岁。

一、病因

尚不十分清楚，与以下因素有关。

(一)地域环境

地域环境不同，胃癌的发病率也大不相同，发病率最高的国家和最低的国家之间相差可达数十倍。在世界范围内，日本发病率最高，美国则很低。我国的西北部及东南沿海各省的胃癌发病率远高于南方和西南各省。生活在美国的第二、三代日本移民由于地域环境的改变，发病率逐渐降低。

(二)饮食因素

饮食因素是胃癌发生的最主要原因。具体因素如下所述。

(1)含有致癌物：如亚硝胺类化合物、真菌毒素、多环烃类等。

(2)含有致癌物前体：如亚硝酸盐，经体内代谢后可转变成强致癌物亚硝胺。

(3)含有促癌物：如长期高盐饮食破坏了胃黏膜的保护层，使致癌物直接与胃黏膜接触。

(三)化学因素

(1)亚硝胺类化合物：多种亚硝胺类化合物均致胃癌。亚硝胺类化合物在自然界存在的不多，但合成亚硝胺的前体物质亚硝酸盐和二级胺却广泛存在。亚硝酸盐及二级胺在 pH 1～3 或细菌的作用下可合成亚硝胺类化合物。

(2)多环芳烃类化合物：最具代表性的致癌物质是 3,4-苯并芘。污染、烘烤及熏制的食品中 3,4-苯并芘含量增高。3,4-苯并芘经过细胞内粗面内质网的功能氧化酶活化成二氢二醇环氧化物，并与细胞的 DNA、RNA 及蛋白质等大分子结合，致基因突变而致癌。

(四)幽门螺杆菌

1994 年，WHO 国际癌症研究机构得出"幽门螺杆菌是一种致癌因子，在胃癌的发病中起病因作用"的结论。幽门螺杆菌感染率高的国家和地区常有较高的胃癌发病率，且随着幽门螺杆菌

抗体滴度的升高胃癌的危险性也相应增加。幽门螺杆菌感染后是否发生胃癌与年龄有关,儿童期感染幽门螺杆菌发生胃癌的危险性增加;而成年后感染多不足以发展成胃癌。幽门螺杆菌致胃癌的机制有如下提法:①促进胃黏膜上皮细胞过度增生;②诱导胃黏膜细胞凋亡;③幽门螺杆菌的代谢产物直接转化胃黏膜;④幽门螺杆菌的 DNA 转换到胃黏膜细胞中致癌变;⑤幽门螺杆菌诱发同种生物毒性炎症反应,这种慢性炎症过程促使细胞增生和增加自由基形成而致癌。

(五)癌前疾病和癌前病变

这是两个不同的概念,胃的癌前疾病指的是一些发生胃癌危险性明显增加的临床情况,如慢性萎缩性胃炎、胃溃疡、胃息肉、胃黏膜巨大皱襞症、残胃等;胃的癌前病变指的是容易发生癌变的胃黏膜病理组织学变化,但其本身尚不具备恶性改变。现阶段得到公认的是不典型增生。不典型增生的病理组织学改变主要是细胞的过度增生和丧失了正常的分化,在结构和功能上部分地丧失了与原组织的相似性。不典型增生分为轻度、中度和重度 3 级。一般而言重度不典型增生易发生癌变。不典型增生是癌变过程中必经的一个阶段,这一过程是一个谱带式的连续过程,即正常→增生→不典型增生→原位癌→浸润癌。

此外,遗传因素、免疫监视机制失调、癌基因的过度表达和抑癌基因突变、重排、缺失、甲基化等变化都与胃癌的发生有一定的关系。

二、病理

(一)肿瘤位置

1.初发胃癌

将胃大弯、胃小弯各等分为 3 份,连接其对应点,可分为上 1/3(U)、中 1/3(M)和下 1/3(L)。每个原发病变都应记录其二维的最大值。如果 1 个以上的分区受累,所有的受累分区都要按受累的程度记录,肿瘤主体所在的部位列在最前如 LM 或 UML 等。如果肿瘤侵犯了食管或十二指肠,分别记为 E 或 D。胃癌一般以 L 区最为多见,约占半数,其次为 U 区,M 区较少,广泛分布者更少。

2.残胃癌

肿瘤在吻合口处(A)、胃缝合线处(S)、其他位置(O)、整个残胃(T)、扩散至食管(E)、十二指肠(D)、空肠(J)。

(二)大体类型

1.早期胃癌

早期胃癌指病变仅限于黏膜和黏膜下层,而不论病变的范围和有无淋巴结转移。癌灶直径10 mm 以下称小胃癌,5 mm 以下称微小胃癌。早期胃癌分为 3 型(图 12-1)。Ⅰ型,隆起型;Ⅱ型,表浅型,包括3 个亚型,Ⅱa 型,表浅隆起型;Ⅱb 型,表浅平坦型;Ⅱc 型,表浅凹陷型;Ⅲ型,凹陷型。如果合并两种以上亚型时,面积最大的一种写在最前面,其他依次排在后面。如Ⅱc+Ⅲ。Ⅰ型和Ⅱa 型鉴别如下:Ⅰ型病变厚度超过正常黏膜的 2 倍,Ⅱa 型的病变厚度不到正常黏膜的 2 倍。

2.进展期胃癌

进展期胃癌指病变深度已超过黏膜下层的胃癌。按 Borrmann 分型法分为 4 型(图 12-2)。Ⅰ型,息肉(肿块)型;Ⅱ型,无浸润溃疡型,癌灶与正常胃界限清楚;Ⅲ型,有浸润溃疡型,癌灶与正常胃界限不清楚;Ⅳ型,弥漫浸润型。

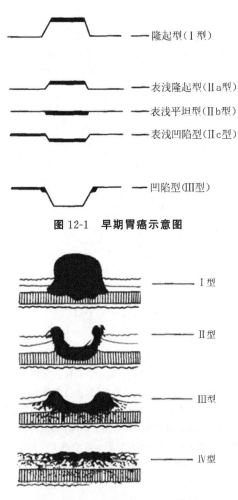

图 12-1　早期胃癌示意图

隆起型（Ⅰ型）

表浅隆起型（Ⅱa型）

表浅平坦型（Ⅱb型）

表浅凹陷型（Ⅱc型）

凹陷型（Ⅲ型）

Ⅰ型

Ⅱ型

Ⅲ型

Ⅳ型

图 12-2　胃癌的 Borrmann 分型

（三）组织类型

（1）WHO 将胃癌归类为上皮性肿瘤和类癌两种，其中前者又包括：①腺癌（包括乳头状腺癌、管状腺癌、低分化腺癌、黏液腺癌及印戒细胞癌）；②腺鳞癌；③鳞状细胞癌；④未分化癌；⑤不能分类的癌。

（2）日本胃癌研究会将胃癌分为以下 3 型：①普通型，包括乳头状腺癌、管状腺癌（高分化型、中分化型）、低分化性腺癌（实体型癌和非实体型癌）、印戒细胞癌和黏液细胞癌；②特殊型，包括腺鳞癌、鳞状细胞癌、未分化癌和不能分类的癌；③类癌。

（四）转移扩散途径

1.直接浸润

直接浸润是胃癌的主要扩散方式之一。当胃癌侵犯浆膜层时，可直接浸润腹膜、邻近器官或组织，主要有胰腺、肝脏、横结肠及其系膜等，也可借黏膜下层或浆膜下层向上浸润至食管下端、向下浸润至十二指肠。

2.淋巴转移

淋巴转移是胃癌的主要转移途径，早期胃癌的淋巴转移率近 20%，进展期胃癌的淋巴转移率高达 70% 左右。一般情况下按淋巴流向转移，少数情况也有跳跃式转移。胃周淋巴结分组（图 12-3）具体如下：除了上述胃周淋巴结外，还有 2 处淋巴结在临床上很有意义，一是左锁骨上淋巴结，如触及肿大为癌细胞沿胸导管转移所致；二是脐周淋巴结，如肿大为癌细胞通过肝圆韧带淋巴管转移所致。淋巴结的转移率＝转移淋巴结数目/受检淋巴结数目。

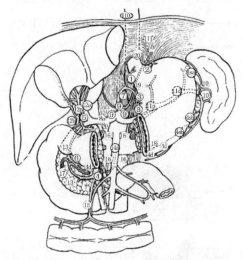

1.贲门右区；2.贲门左区；3.沿胃小弯；4sa.胃短血管旁；4sb.胃网膜左血管旁；4d.胃网膜右血管旁；5.幽门上区；6.幽门下区；7.胃左动脉旁；8a.肝总动脉前；8p.肝总动脉后；9.腹腔动脉旁；10.脾门；11p.近端脾动脉旁；11d.远端脾动脉旁；12a.肝动脉旁；12p.门静脉后；12b.胆总管旁；13.胰头后；14a.肠系膜上动脉旁；15.结肠中血管旁；16.腹主动脉旁(a1,膈肌主动脉裂孔至腹腔干上缘；a2,腹腔干上缘至左肾静脉下缘；b1,左肾静脉下缘至肠系膜下动脉上缘；b2,肠系膜下动脉上缘至腹主动脉分叉处)；17.胰头前；18.胰下缘；19.膈下；20.食管裂孔；110.胸下部食管旁；111.膈上

图 12-3　胃周淋巴结分组

3.血行转移

胃癌晚期癌细胞经门静脉或体循环向身体其他部位播散，常见的有肝、肺、骨、肾、脑等，其中以肝转移最为常见。

4.种植转移

当胃癌浸透浆膜后，癌细胞可自浆膜脱落并种植于腹膜、大网膜或其他脏器表面，形成转移性结节，黏液腺癌种植转移最为多见。若种植转移至直肠前凹，直肠指诊可能触到肿块。胃癌卵巢转移占全部卵巢转移癌的 50% 左右，其机制除以上所述外，也可能是经血行转移或淋巴逆流所致。

5.胃癌微转移

胃癌微转移是近几年提出的新概念，定义为治疗时已经存在但目前常规病理学诊断技术还不能确定的转移

(五)临床病理分期

国际抗癌联盟(UICC)1987 年公布了胃癌的临床病理分期，尔后经多年来的不断修改已日趋合理。

1.肿瘤浸润深度

用 T 来表示，可以分为以下几种情况：T_1，肿瘤侵及黏膜和/或黏膜肌(M)或黏膜下层

(SM)，SM 又可分为 SM_1 和 SM_2，前者是指癌肿越过黏膜肌不足 0.5 mm，而后者则超过了 0.5 mm。T_2，肿瘤侵及肌层(MP)或浆膜下(SS)。T_3，肿瘤浸透浆膜(SE)。T_4，肿瘤侵犯邻近结构或经腔内扩展至食管、十二指肠。

2.淋巴结转移

无淋巴结转移用 N_0 表示，其余根据肿瘤的所在部位，区域淋巴结分为 3 站，即 N_1、N_2、N_3。超出上述范围的淋巴结归为远隔转移(M_1)，与此相应的淋巴结清除术分为 D_0、D_1、D_2 和 D_3。

考虑到淋巴结转移的个数与患者的 5 年生存率关系更为密切，UICC 在新 TNM 分期中(1997 年第 5 版)，对淋巴结的分期强调转移的淋巴结数目而不考虑淋巴结所在的解剖位置，规定如下：N_0 无淋巴结转移(受检淋巴结个数须≥15)；N_1 转移的淋巴结数为 1~6 个；N_2 转移的淋巴结数为 7~15 个；N_3 转移的淋巴结数在 16 个以上。

3.远处转移

M_0 表示无远处转移，M_1 表示有远处转移。

4.胃癌分期

分期见表 12-1。

表 12-1　胃癌的分期

	N_0	N_1	N_2	N_3
T_1	ⅠA	ⅠB	Ⅱ	
T_2	ⅠB	Ⅱ	ⅢA	
T_3	Ⅱ	ⅢA	ⅢB	
T_4	ⅢA	ⅢB		
$H_1P_1CY_1M_1$				Ⅳ

表 12-1 中Ⅳ期胃癌包括如下几种情况：N_3 淋巴结有转移、肝脏有转移(H_1)、腹膜有转移(P_1)、腹腔脱落细胞检查阳性(CY_1)和其他远隔转移(M_1)，包括胃周以外的淋巴结、肺脏、胸膜、骨髓、骨、脑、脑脊膜、皮肤等。

三、临床表现

(一)症状

早期患者多无症状，以后逐渐出现上消化道症状，包括上腹部不适、心窝部隐痛、食后饱胀感等。胃窦癌常引起十二指肠功能的改变，可以出现类似十二指肠溃疡的症状。如果上述症状未得到患者或医师的充分注意而按慢性胃炎或十二指肠溃疡病处理，患者可获得暂时性缓解。随着病情的进一步发展，患者可逐渐出现上腹部疼痛加重、食欲缺乏、消瘦、乏力等；若癌灶浸润胃周血管则引起消化道出血，根据患者出血速度的快慢和出血量的大小，可出现呕血或黑便；若幽门被部分或完全梗阻则可致恶心与呕吐，呕吐物多为隔宿食和胃液；贲门癌和高位小弯癌可有进食哽噎感。此时虽诊断容易但已属于晚期，治疗较为困难且效果不佳。因此，外科医师对有上述临床表现的患者，尤其是中年以上的患者应细加分析，合理检查以避免延误诊断。

(二)体征

早期患者多无明显体征，上腹部深压痛可能是唯一值得注意的体征。晚期患者可能出现：上腹部肿块、左锁骨上淋巴结肿大、直肠指诊在直肠前凹触到肿块、腹水等。

四、诊断

胃镜和 X 线钡餐检查仍是目前诊断胃癌的主要方法,胃液脱落细胞学检查现已较少应用。此外,利用连续病理切片、免疫组化、流式细胞分析、反转录酶-聚合酶链反应(RT-PCR)等方法诊断胃癌微转移也取得了一些进展,本节也将做一简单介绍。

(一)纤维胃镜

纤维胃镜优点在于可以直接观察病变部位,且可以对可疑病灶直接钳取小块组织做病理组织学检查。胃镜的观察范围较大,从食管到十二指肠都可以观察及取活检。检查中利用刚果红、亚甲蓝等进行活体染色可提高早期胃癌的检出率。若发现可疑病灶应进行活检,为避免漏诊,应在病灶的四周钳取 4～6 块组织,不要集中一点取材或取材过少。

(二)X 线钡餐检查

X 线钡餐检查通过对胃的形态、黏膜变化、蠕动情况及排空时间的观察确立诊断,痛苦较小。近年,随着数字化胃肠造影技术逐渐应用于临床使影像更加清晰,分辨率大为提高,因此 X 线钡餐检查仍是目前胃癌的主要诊断方法之一。其不足是不能取活检,且不如胃镜直观,对早期胃癌诊断较为困难。进展期胃癌 X 线钡餐检查所见与 Borrmann 分型一致,即表现为肿块(充盈缺损)、溃疡(龛影)或弥漫性浸润(胃壁僵硬、胃腔狭窄等)3 种影像。早期胃癌常需借助于气钡双重对比造影。

(三)影像学检查

影像学检查常用的有腹部超声、超声内镜(EUS)、多层螺旋 CT(MSCT)等。这些影像学检查除了能了解胃腔内和胃壁本身(如超声内镜可将胃壁分为 5 层对浸润深度作出判断)的情况外,主要用于判断胃周淋巴结,胃周器官肝、胰及腹膜等部位有无转移或浸润,是目前胃癌术前 TNM 分期的首选方法。分期的准确性普通腹部超声为 50%,EUS 与 MSCT 相近,在 76% 左右,但 MSCT 在判断肝转移、腹膜转移和腹膜后淋巴结转移等方面优于 EUS。此外,MSCT 扫描三维立体重建模拟内镜技术近年也开始用于胃癌的诊断与分期,但尚需进一步积累经验。

(四)胃癌微转移的诊断

胃癌微转移的诊断主要采用连续病理切片、免疫组化、反转录酶-聚合酶链反应(RT-PCR)、流式细胞术、细胞遗传学、免疫细胞化学等先进技术,检测淋巴结、骨髓、周围静脉血及腹腔内的微转移灶,阳性率显著高于普通病理检查。胃癌微转移的诊断可为医师判断预后、选择术式、确定淋巴结清扫范围、术后确定分期及建立个体化的化疗方案提供依据。

五、鉴别诊断

大多数胃癌患者经过外科医师初步诊断后,通过 X 线钡餐或胃镜检查都可获得正确诊断。在少数情况下,胃癌需与胃良性溃疡、胃肉瘤、胃良性肿瘤及慢性胃炎相鉴别。

(一)胃良性溃疡

胃良性溃疡与胃癌相比较,胃良性溃疡一般病程较长,曾有典型溃疡疼痛反复发作史,抗酸剂治疗有效,多不伴有食欲缺乏。除非合并出血、幽门梗阻等严重的并发症,多无明显体征,不会出现近期明显消瘦、贫血、腹部包块甚至左锁骨上窝淋巴结肿大等。更为重要的是,X 线钡餐和胃镜检查,良性溃疡常小于 2.5 cm,圆形或椭圆形龛影,边缘整齐,蠕动波可通过病灶;胃镜下可见黏膜基底平坦,有白色或黄白色苔覆盖,周围黏膜水肿、充血,黏膜皱襞向溃疡集中。

（二）胃良性肿瘤

胃良性肿瘤多无明显临床表现，X线钡餐为圆形或椭圆形的充盈缺损，而非龛影。胃镜则表现为黏膜下包块。

六、治疗

（一）化学治疗

胃癌对化疗药物有低度至中度的敏感性。胃癌的化疗可于术前、术中和术后进行，以下主要介绍常用的术后辅助化疗。术后化疗的意义在于在外科手术的基础上杀灭亚临床癌灶或脱落的癌细胞，以达到降低或避免术后复发、转移的目的。目前对胃癌术后化疗的疗效仍存在较大的争议，一些荟萃分析显示术后化疗患者的生存获益较小。

1.适应证

（1）根治术后患者：早期胃癌根治术后原则上不必辅以化疗，但具有下列一项以上者应辅助化疗，癌灶面积＞5 cm²、病理组织分化差、淋巴结有转移、多发癌灶或年龄＜40岁。进展期胃癌根治术后无论有无淋巴结转移，术后均需化疗。

（2）非根治术后患者：如姑息性切除术后、旁路术后、造瘘术后、开腹探查未切除以及有癌残留的患者。

（3）不能手术或再发的患者：要求患者全身状态较好、无重要脏器功能不全。4周内进行过大手术、急性感染期、严重营养不良、胃肠道梗阻、重要脏器功能严重受损、血白细胞计数＜3.5×10^9/L、血小板计数＜80×10^9/L等不宜化疗。化疗过程中如出现上述情况也应终止化疗。

2.常用化疗方案

已证实胃癌化疗联合用药优于单一用药。临床上常用的化疗方案及疗效如下。

（1）FAM方案：由5-FU（氟尿嘧啶）、ADM（阿霉素）和MMC（丝裂霉素）三药组成。用法：5-FU（600 mg/m²），静脉滴注，第1、8、29、36天；ADM 30 mg/m²，静脉注射，第1、29天；MMC 10 mg/m²，静脉注射，第1天。每2个月重复一次。有效率为21%～42%。

（2）UFTM方案：由UFT（替加氟/尿嘧啶）和MMC组成，用法：UFT 600 mg/d，口服；MMC 6～8 mg，静脉注射，1次/周。以上两药连用8周，有效率为9%～67%。

（3）替吉奥（S-1）方案：由替加氟（FT）、吉莫斯特（CDHP）和奥替拉西钾三药按一定比例组成。前者为5-FU前体药物，后两者为生物调节剂。用法：40 mg/m²，2次/天，口服；6周为1个疗程，其中用药4周，停药2周。有效率为44.6%。

近年胃癌化疗新药如紫杉醇类（多西他赛）、拓扑异构酶Ⅰ抑制药（伊立替康）、口服氟化嘧啶类（卡培他滨）、第三代铂类（奥沙利铂）等备受关注，含新药的化疗方案呈逐年增高趋势，这些新药单药有效率＞20%，联合用药疗效更好，可达50%以上。此外，分子靶向药物联合化疗也在应用和总结经验中。

（二）放射治疗

胃癌对放射线敏感性较低，因此多数学者不主张术前放疗。因胃癌复发多在癌床和邻近部位，故术中放疗有助于防止胃癌的复发。术中放疗的优点为：①术中单次大剂量（20～30 Gy）放射治疗的生物学效应明显高于手术前、后相同剂量的分次照射；②能更准确地照射到癌复发危险较大的部位，即肿瘤床；③术中可以对周围的正常组织加以保护，减少放射线的不良反应。术后放疗仅用于缓解由狭窄、癌浸润等所引起的疼痛以及对残癌处(非黏液细胞癌)银夹标志后的局部治疗。

(三)免疫治疗

生物治疗在胃癌综合治疗中的地位越来越受到重视。主要包括:①非特异性免疫增强剂,临床上应用较为广泛的主要有卡介苗、短小棒状杆菌、香菇多糖等;②过继性免疫制剂,属于此类的有淋巴因子激活的杀伤细胞(LAK)、细胞毒性 T 细胞(CTL)等以及一些细胞因子,如白细胞介素-2(IL-2)、肿瘤坏死因子(TNF)、干扰素(IFN)等。

(田 文)

第三节 结 肠 癌

结肠癌是胃肠道常见的恶性肿瘤。近年来,我国的结肠癌发病率呈明显上升且有多于直肠癌的趋势,以 51~60 岁居多。好发部位依次是乙状结肠、回盲部、升结肠、降结肠、横结肠。

一、病因

结肠癌的发病原因可能是多方面的。近年来认为结肠癌的发生与发展是经过黏膜增生、腺瘤及癌变的多步骤多基因起作用的遗传性疾病。

(一)癌前疾病

(1)腺瘤:目前国内外研究已取得共识,认为结肠癌半数左右来自腺瘤的癌变。

(2)溃疡性结肠炎:特别是长期慢性溃疡性结肠炎,由于肠黏膜反复破坏和修复,因而癌变率随病史的延长而增高,其病变程度及范围也与癌变呈相关。

(二)膳食和运动

食物中过多的动物脂肪及动物蛋白的摄入,缺少新鲜菜果及纤维素食品,缺乏适度的体力活动,使肠的蠕动功能下降,肠道菌群发生变化,肠道中胆酸和胆盐含量增多等,其结果都会引起或加重肠黏膜损害。

(三)环境因素

下列因素也与结肠癌的发病有关:①精神因素;②钼的缺乏;③阳光与维生素 D 的缺乏。

二、病理与分期

绝大多数结肠癌为腺癌。

(一)根据肿瘤的大体形态分类

(1)肿块型:肿瘤向肠腔内生长,好发于右侧结肠,特别是盲肠。

(2)浸润型:肿瘤沿肠壁浸润,易引起肠腔狭窄和肠梗阻。多发生于左侧结肠,特别是乙状结肠。

(3)溃疡型:肿瘤向肠壁深层生长并向周围浸润,是结肠癌的最常见类型。

(二)结肠癌的分期普遍采用 Dukes 分期法

A 期:癌仅局限于肠壁内。又分为 3 个亚期,即 A_0 期,癌局限于黏膜内;A_1 期,癌穿透黏膜

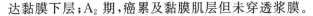

达黏膜下层；A_2 期，癌累及黏膜肌层但未穿透浆膜。

B 期：癌穿透肠壁但尚无淋巴结转移。

C 期：癌穿透肠壁且有淋巴结转移。又分为两个亚期，即 C_1 期，淋巴结转移限于结肠壁和结肠旁淋巴结；C_2 期，肠系膜淋巴结，包括系膜根部淋巴结转移。

D 期：远处淋巴结转移或腹腔转移，或广泛侵及邻近脏器而无法切除。

结肠癌的转移方式主要为淋巴转移，首先转移到结肠壁和结肠旁淋巴结，再到肠系膜血管周围和肠系膜根部淋巴结。血行转移多见于肝，其次是肺、胃等，也可直接浸润邻近器官和腹腔种植。

三、临床表现

结肠癌早期症状不明显，发展后可出现以下症状。

（一）排便习惯和粪便性状的改变

排便习惯和粪便性状的改变常为最早出现的症状。多为排便次数增多，粪便不成形或稀便，粪便带血、脓或黏液，亦可发生便秘。

（二）腹部不适

腹部不适也是早期症状之一。常为定位不确切的持续性隐痛、不适或腹胀感，初为间歇性，后转为持续，发生肠梗阻则腹痛加重。

（三）腹部肿块

在结肠部位出现呈结节状质硬肿块，横结肠和乙状结肠部位肿块可有一定活动度。如肿块肠外浸润或并发感染，则肿块固定且有明显压痛。

（四）肠梗阻症状

肠梗阻症状是结肠癌的后期症状。多呈慢性低位不完全肠梗阻。一旦发生完全肠梗阻则症状加重。

（五）全身症状

患者可出现贫血、消瘦、乏力、低热等。晚期还可出现肝大、黄疸、水肿、腹水、锁骨上淋巴结肿大及恶病质等。

由于右侧结肠和左侧结肠癌病理类型不同，临床表现也有区别。一般右侧结肠癌的临床表现以全身症状、贫血和腹部肿块为主，而左侧结肠癌则以肠梗阻、便秘、腹泻、便血等症状为主。

四、诊断

（一）早期症状

结肠癌的早期症状多较轻或不明显，易被忽视。应重视对高危人群和怀疑为结肠癌患者的监测。凡 40 岁以上有以下任何一种表现者应视为高危人群。

（1）直系亲属中有结直肠癌患者。

（2）有癌症史或有肠道癌前病变。

（3）大便隐血试验持续阳性。

（4）具有以下 5 项中的两项以上者：慢性腹泻、慢性便秘、黏液血便、慢性阑尾炎史及精神创伤史。

(二)辅助检查

下列辅助检查方法可供选择。

(1)X 线钡剂灌肠或气钡双重造影及乙状结肠镜或纤维结肠镜检查,有助于明确诊断。

(2)B 型超声和 CT、MRI 对了解腹内肿块和肿大淋巴结、肝内转移灶及肠外浸润等均有帮助。

(3)血清癌胚抗原(CEA)约 60％患者高于正常,虽特异性差,但对判断复发和预后有帮助。

(4)直肠黏液 T-抗原试验或大便隐血试验可作为对高危人群的筛查。

五、治疗

原则应采用以手术为主的综合治疗。

(一)手术治疗

1.术前准备

结肠癌术前肠道准备十分重要,主要方法是:术前 3 天进流质饮食,并发肠梗阻时应禁饮食、补液、胃肠减压;口服肠道抗生素(如新霉素、甲硝唑等)和缓泻剂(如蓖麻油或硫酸镁);术前晚及术日晨做清洁灌肠。

2.结肠癌根治性手术

切除范围包括肿瘤所在肠襻及其系膜和区域淋巴结。适用于 Dukes A、B、C 期患者。

(1)右半结肠切除术:适用于盲肠、升结肠、结肠肝曲的癌肿。切除范围包括右半横结肠、升结肠、盲肠和末端回肠 15～20 cm。对结肠肝曲的癌肿应加切整个横结肠和胃网膜右动脉组淋巴结。

(2)横结肠切除术:适用于横结肠癌,切除范围包括结肠肝曲和脾曲的全部横结肠及胃结肠韧带的淋巴结组。

(3)左半结肠切除术:适用于结肠脾曲、降结肠癌,切除范围包括横结肠左半、降结肠及部分或全部乙状结肠。

(4)乙状结肠癌根治术:切除范围包括全部乙状结肠和全部降结肠或部分降结肠及部分直肠。

3.其他术式

姑息性切除术、结肠造口术、单纯肠吻合旁路术,适用于 Dukes D 期和不能根治的 Dukes C 期患者。

(二)化学药物治疗

辅助化疗用于根治术后 Dukes B、C 期结肠癌的综合治疗。化学治疗配合根治性手术,可提高 5 年生存率。目前常用的化疗方案均以 5-氟尿嘧啶为基础用药。最常用静脉化疗,也可经肛门用 5-氟尿嘧啶栓剂或乳剂用药的方法,以减轻化疗的全身毒性。还有经口服、动脉局部灌注及腔内给药等方法。常用的化疗药物有 5-氟尿嘧啶、铂类、表阿霉素、羟喜树碱等。

(田 文)

参 考 文 献

[1] 金琦.内科临床诊断与治疗要点[M].北京:中国纺织出版社,2021.

[2] 刘春辉.常见内科疾病诊疗[M].北京:中国纺织出版社,2020.

[3] 焉鹏.消化内科疑难病例解析[M].济南:山东科学技术出版社,2022.

[4] 魏红.现代实用内科疾病诊疗[M].北京:科学技术文献出版社,2020.

[5] 徐玉生.现代内科疾病诊疗思维[M].北京:科学技术文献出版社,2020.

[6] 赵粤.现代临床内科疾病诊疗[M].北京:科学技术文献出版社,2020.

[7] 周光耀.实用内科疾病诊疗技术[M].天津:天津科学技术出版社,2020.

[8] 王桥霞.临床内科疾病诊疗[M].北京:科学技术文献出版社,2020.

[9] 付蓉,王邦茂.内科疾病疑难病例精解[M].上海:上海科学技术献出版社,2022.

[10] 徐玮,张磊,孙丽君,等.现代内科疾病诊疗精要[M].青岛:中国海洋大学出版社,2021.

[11] 曾湘良.神经内科疾病诊疗指南[M].天津:天津科学技术出版社,2020.

[12] 王佳宏.内科疾病诊疗与临床检验[M].天津:天津科学技术出版社,2020.

[13] 胡春荣.神经内科常见疾病诊疗要点[M].北京:中国纺织出版社,2022.

[14] 刘兵.临床内科疾病诊断与治疗[M].北京:科学技术文献出版社,2020.

[15] 黄峰.实用内科诊断治疗学[M].济南:山东大学出版社,2021.

[16] 王军燕.新编临床内科疾病诊疗学[M].天津:天津科学技术出版社,2020.

[17] 何靖.现代内科疾病诊疗思维与新进展[M].北京:科学技术文献出版社,2020.

[18] 马路.实用内科疾病诊疗[M].济南:山东大学出版社,2022.

[19] 詹庆元.内科重症监护病房工作手册[M].北京:人民卫生出版社,2022.

[20] 陈云.现代临床内科疾病诊疗学[M].长沙:湖南科学技术出版社,2020.

[21] 李海霞.临床内科疾病诊治与康复[M].长春:吉林科学技术出版社,2020.

[22] 王为光.现代内科疾病临床诊疗[M].北京:中国纺织出版社,2021.

[23] 黄忠.现代内科诊疗新进展[M].济南:山东大学出版社,2022.

[24] 王晓彦.内科常见病诊治指南[M].济南:山东大学出版社,2022.

[25] 樊文星.肾内科疾病综合诊疗精要[M].北京:科学技术文献出版社,2020.

[26] 王凯.神经内科常见疾病诊疗实践[M].天津:天津科学技术出版社,2020.

[27] 张奉春,贾青,李雪梅.北京协和医院内科百年记忆[M].北京:中国协和医科大学出版

社,2022.

[28] 马春丽.临床内科诊疗学[M].长春:吉林大学出版社,2020.

[29] 张春梅.新编内科临床诊疗[M].哈尔滨:黑龙江科学技术出版社,2020.

[30] 冯念苹.常见内科疾病治疗与用药指导[M].北京:中国纺织出版社,2022.

[31] 郑信景.实用心内科诊疗学[M].哈尔滨:黑龙江科学技术出版社,2020.

[32] 邱海军.实用内科临床诊疗学[M].长春:吉林科学技术出版社,2020.

[33] 于春华.神经内科常见病诊疗[M].上海:上海交通大学出版社,2020.

[34] 张雪芳.神经内科临床诊疗方法[M].北京:科学技术文献出版社,2020.

[35] 李巧春.心血管疾病诊疗研究[M].乌鲁木齐:新疆人民卫生出版社,2020.

[36] 杜云,岳志杰,李学文.不典型症状心绞痛的临床危险因素分析[J].中西医结合心脑血管病杂志,2022,20(2):308-310.

[37] 张雨辰,张雅琴.糖尿病类型及并发症的研究进展[J].基因组学与应用生物学,2021,40(2):958-960.

[38] 杨子奇,赵德喜.基于网络药理学探讨脑出血方治疗脑出血的作用机制[J].吉林中医药,2021,41(3):363-367.

[39] 汪洋,李亦梅.经皮穿刺微球囊压迫术与射频热凝术治疗原发性三叉神经痛疗效比较[J].新乡医学院学报,2022,39(10):959-963.

[40] 刘铭静,龚艳晖,程全伟,等.C3肾小球肾炎误诊为急性肾小球肾炎1例并文献复习[J].广州医科大学学报,2022,50(2):116-122.